Chirurgie de la main
Affections rhumatismales, dégénératives. Syndromes canalaires （2nd edition）

手外科择期手术学

风湿病和退行性疾病、神经卡压综合征

主 编 ［卢森堡］米歇尔·梅尔 (Michel Merle)
　　　 ［卢森堡］托马·雅格尔 (Thomas Jager)
顾 问　顾玉东
主 审　劳 杰　庄永青　赵 新
主 译　江 烨　陈 希　周英杰

U0377124

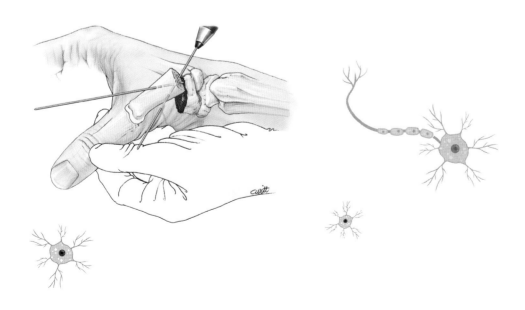

復旦大學 出版社

译 者 名 单

顾问　顾玉东

主审　劳　杰　庄永青　赵　新

主译　江　烨　陈　希　周英杰

译者（按姓氏笔画排序）

于　虎　方有生　朱　茜　刘　阳　刘宇洲

刘英男　刘泽远　刘靖波　关文杰　江　烨

芮　晶　李深茜　陈　希　陈　曦　周英杰

赵颖露　贾亭松　徐秀玥　高凯鸣　郭金鼎

曹瑾瑾　梁　硕　彭蔚骢　魏婧韬　魏瑞鸿

原著编委名单

［法］博雷利·雅克（Borrelly Jacques）

［卢森堡］康·克里斯托夫（Camps Christophe）

［法］迪朗·亚历山大（Durand Alexandre）

［法］迪凯尔·让-路易（Durckel Jean-Louis）

［卢森堡］迪伊森·克里斯托夫（Duysens Christophe）

［法］戈米·罗贝尔（Gomis Robert）

［法］埃尔伯格·纪尧姆（Herzberg Guillaume）

［卢森堡］伊塞尔·米舍利娜（Isel Micheline）

［卢森堡］伊塞尔·桑德兰（Isel Sandrine）

［卢森堡］雅格尔·托马（Jager Thomas）

［卡塔尔］拉勒芒·贝尔纳（Lallemand Bernard）

［法］勒弗隆·安热利（Leflon Angélie）

［卢森堡］马克卢菲·雅默尔（Makhloufi Djamel）

［卢森堡］梅尔·米歇尔（Merle Michel）

［卢森堡］米诺·洛朗斯（Munaut Laurence）

［法］珀蒂·埃莱娜（Petit Hélène）

［阿根廷］普瓦特万·吕坎诺（Poitevin Luciano）

［法］拉奥·纳瓦尔（Rahal Nawal）

［法］西比亚·让（Sibilia Jean）

［意］瓦蒂·吕卡（Vaienti Luca）

［法］沃切·菲利普（Voche Philippe）

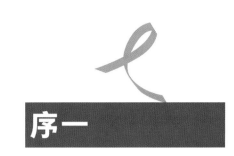

序一

> 得智慧，得聪明者，这人便为有福
>
> ——箴言篇 3:13

我在 2000 年跟随 Michel Merle 教授接受培训。我为他知识的深度、对手外科疾病历史的熟悉、对病理机制的理解及高效而优雅的手术操作深深折服。我观察到，他的技术和策略通过许多患者的经历和时间之考验而得以精进。

我发现这些经验是如此宝贵，于是我申请了将 Merle 的第一卷《急诊手外科学》法语版本翻译成英语版本的工作。我觉得将他的经验翻译成英语的工作十分重要。尽管那次没能成功，但我很感激的是翻译第三卷的机会来了。

在这一英语版本中，所有的章节都经过了充分编辑。最初的翻译工作是由我和 Marie-Thérèse Lim 完成的。精简章节时，我尝试尽可能地保留法语版本的原汁原味，尤其是在历史部分，原文的精妙之处在于很好地传达了我们现今对于这些话题理解中的争议和讨论。

翻译稿的审阅工作由正在受训的手外科医生和一些章节所涉及领域的专科医生参与。对于这一点，我十分感激我在国立大学医院的同事们，尤其感谢职业治疗科的 Tan Lay Lay 女士和 Christina Tai 女士；来自风湿科的 Anita Lim 医生和 Manjari Lahiri 医生，他们仔细修改了类风湿关节炎和肢体动脉痉挛症（雷诺病）章节。Peter Robless 副教授、Amitabha Lahiri 及 Sandeep Sebastin 医生在神经卡压章节的审阅中给予了无法估量的帮助，尤其是他们对胸廓出口综合征、尺神经和桡神经章节的修订工作。最后，特别感谢 Ellen Lee 医生，正中神经章节的共同作者，对全书做了终审。

能将这部独一无二的教科书翻译成英语是我无上的荣耀。

新加坡国立大学医院

Aymeric Lim 教授

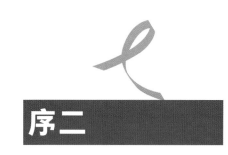

序二

    手是人类赖以生存及创造美好生活的器官。"宝剑锋从磨砺出,梅花香自苦寒来",我国一代又一代手外科医生通过不懈努力,创造了一个又一个奇迹:从断肢(指)再植到游离第二足趾移植再造拇指,从膈神经移位术到健侧颈七神经根移位治疗臂丛损伤等,都是中国的手外科医生带给全世界手外科领域的璀璨明珠。

    同时,我们也欣喜地看到,全世界手外科医生不断努力,一起为手部疾病患者带来福祉,持续推动学科的发展。当下,国内的手外科医生也开始认识到手外科疾病谱正发生变化,放眼全球、博采众长,积极学习本学科及相关学科的新理念和新技术是当务之急,也是每个手外科医生必须抱有的终生学习的态度。

    这本《手外科择期手术学》为我们带来了许多手外科疾病诊治方面的新认识,尤其是手部关节置换、类风湿关节炎的康复治疗、上肢神经卡压性疾病的新进展等。书中对疾病病因病理的详细阐述、精美的手术示意图及对术后康复治疗的完整介绍让我印象深刻。相信国内的手外科医生可以通过阅读这本译著,了解国际手外科领域的新进展和新理念,学习到许多我们尚未开展或者经验较欠缺的手术方法,拓宽学术视野,补足短板,完善对手外科各种手术技术的认识。手外科人需要不断学习思考,并在传承中创新,这样才能更好地服务患者,推动我国手外科事业的发展。

中国工程院院士

复旦大学附属华山医院手外科

顾玉东 教授

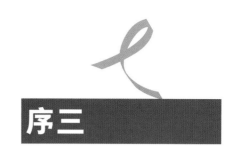

序三

　　2014年初秋，机缘巧合之下，我和新加坡国立大学医院的 Aymeric Lim 教授相识在上海。由于我们都从事手外科专业，因此初次见面就恳切交流了中国和新加坡手外科专科的发展现状。我得知 Aymeric Lim 教授的英文译著 *Elective Hand Surgery* 在新加坡是手外科专科医生培训的经典著作，该书的原著由卢森堡的 Michel Merle 教授用法文编写。交流中，Aymeric Lim 教授希望能有机会将此书翻译成中文，方便中国同道学习，并期望获得宝贵意见。考虑到该译著涉及手外科一些择期手术疾病，包括手及腕部的骨关节炎、类风湿关节炎、退行性病变及神经卡压等，专而精地将这些疾病的手术技术生动呈现，切入的视角独特，可以填补目前手外科领域中文著作的些许空白，我便欣然接受了这一任务。然而，一切并没有想象得那么简单，由于原著是法文，而后由 Aymeric Lim 教授翻译成英文，由不同国家的出版社出版，版权的归属问题、海外版权的引进流程都亟待解决，这其中的周折不是三言两语可以道明的，历时多年，实属不易，好在复旦大学出版社版权部的老师凭借丰富的经验终于圆满解决。令人欣慰的是，全书文字内容的翻译工作进展顺利，翻译团队均是青年手外科专业医生，可谓慢工出细活，翻译后相互审校，最后再由手外科领域的资深专家、学者审阅，不放过任何一个细节，充分保证了中译本的学术质量。再者，本书图文并茂，手术技术示意图精美、清晰，充满了艺术性，更具科学性，一步一图，准确示意了手术操作步骤，尤其对于一些我们并不熟悉的手术技术，形象生动地让读者深刻掌握要领，是本书的一大亮点。

　　如今，通过大家的共同努力，《手外科择期手术学》中译本终于出版，感恩所有参与者的辛勤付出，齐心协力，好事多磨，将这本精而专的佳作成功带给读者！

中国医师协会手外科医师分会会长

复旦大学附属华山医院手外科

劳杰　教授

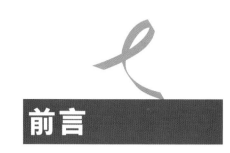

前言

　　这本教科书是带有主编 Michel Merle 教授优雅个人风格和经验的明显印记的"三部曲"丛书中的第三卷。在这一卷中,他与来自新加坡的 Aymeric Lim 副教授合作编译出适合英语读者的版本。第一卷是关于手外科急诊的。第二卷是关于手外科重建手术的。第三卷专注手外科择期手术学,涵盖了骨关节炎、类风湿关节炎、手部退行性疾病及神经卡压综合征等主题,于 2007 年出版了法语版本,2009 年出版了德语版本。这三卷已经成为法国手外科医生培训的重要教材,同时也成为有经验的手外科医生的参考书。

　　Merle 教授和 Lim 副教授作为主要作者,也邀请了欧洲和新加坡的同事参与编写,使类似术后康复、类风湿关节炎的药物治疗、肘关节外侧疼痛、雷诺病及神经卡压的病理学等方面内容通过更加包容的方式得以展示。教材的内容涵盖手外科择期手术疾病的病因学、非手术治疗及手术治疗方法。手术治疗部分包括常规手术的简要描述、更简略叙述的备选手术方案,重要的是还提供了作者选择特定手术方案的理由,为手术方案的选择和手术操作技术提供了有用的线索。

　　一系列的因素成就了本书的宝贵价值。首先是主编的智慧,他在手外科发展及教学领域的影响力已经由他的故乡欧洲延伸到了美洲和亚太地区。他的工作几乎在所有的国际科学会议上都得到了展示。第二个因素是精美的图表和照片。我很难选择哪些插图更棒,但是拇指腕掌关节骨关节炎、类风湿关节炎和掌腱膜挛缩章节,尤其是那些解剖图,可能是例外。第三个因素是来自新加坡国立大学医院的 Aymeric Lim 的贡献,他在手外科医生培训和开展研究项目方面的影响力非常大,尤其是在亚太地区。这些因素加在一起,我们才可以给读者带来难忘并易读的英语翻译版本。

　　在写前言时,我向我的同事们,Michel Merle、Aymeric Lim 及他们的合作者和出版者表示祝贺,祝贺这本出色的教科书的诞生。我向手外科培训医生和手外科专家推荐这本书,阅读本书将是十分有价值的一项投资。

Michael Tonkin 教授

手及周围神经外科

皇家北岸医院

悉尼大学

St Leonards,NSW 2006,澳大利亚

目录

第一章　腕关节骨性关节炎

对于原发性腕关节骨性关节炎的认识仍然有一些模糊的地方，比如其病因就存在疑问，是创伤引起的？抑或是一些被我们忽略的原因？不可否认，自发的软骨钙化会改变整个腕关节内的所有关节，但是这一改变通常只在舟状骨-大多角骨-小多角骨（STT）关节被发现。对于腕关节骨性关节炎发病机制的了解相对更多，软骨细胞的老化导致了其合成能力下降，而合成能力是修复关节软骨必不可少的。细胞因子尤其是白介素-1β（IL-1β）联合肿瘤坏死因子-α（TNF-α）导致软骨水平的分解代谢活跃。这解释了为什么一些学者会在类风湿关节炎的治疗中使用抗 TNF-α 药物来延缓关节的破坏进程。我们可以预见在不久的将来将会使用阻止 IL-1β 激活的 IL-1RA 来治疗软骨细胞自身的老化。与此同时，使用磁共振成像（MRI）技术来显示受累的软骨得到显著发展，使腕关节骨性关节炎较使用传统的放射影像学检查能得到更早期的诊断。

对于一个腕关节退行性变、疼痛的患者，其治疗方案需要兼顾活动性、力量及舒适性。髋关节、膝关节及肩关节的严重退变已经可以通过假体置换取得良好效果。然而，腕关节复杂的生物力学特性并不能确保同样的疗效。正因为治疗的困难，激励手外科医生开展了一系列相关手术，包括滑膜切除术、茎突切除术、去神经支配术、韧带重建术、部分或全腕关节融合术、部分或全腕关节置换术。如果这些手术的效果全部被准确评估，我们会发现没有一个手术可以完美地恢复腕关节功能。理想的情况下，外科医生和风湿病专家共同会诊可以给患者早期的诊断和治疗带来好处。比如当舟月骨进行性塌陷（scapholunate advanced collapse，SLAC）已经发展到Ⅲ期，就意味着腕关节功能的不可逆丧失。

第一节　发病机制

一、桡腕关节和腕骨间关节骨性关节炎

Linscheid 等观察到，腕关节的畸形和稳定性下降是桡腕关节和腕骨间韧带的退行性和创伤性断裂的结果。腕骨间联系的丧失导致腕骨间生物力学平衡的严重破坏。当舟月韧带不再完整，舟状骨生物力学平衡的破坏尤为明显。经过一段相对无症状期，临床表现会发生改变，出现腕关节急性疼痛、腕骨间稳定性和活动度下降及力量减退等症状。最早的软骨退行性病变的征象发生在舟状骨和桡骨茎突之间，根据 Watson 和 Ballet 分期法，表现为 SLAC Ⅰ期（图1-1）。当疾病发展到Ⅱ期，软骨破坏进展到桡舟关节水平，出现舟月分离和骨赘。当疾病发展到Ⅲ期，表现为桡舟关节间隙消失、头月关节之间出现关节炎，仅桡月关节未受累。

当软骨钙化出现时，腕关节不稳的进展就变得非常细微。Romano 称其为舟状骨软骨钙化性进行性塌陷（scaphoid cartilage advanced collapse，SCAC），并归纳了6期分型法来描述关节退变的进程（图1-2）。

（1）Ⅰ期：舟月间隙增宽，不伴有舟状骨旋转，伴桡舟关节软骨下硬化。

（2）Ⅱ期：舟状骨旋转，舟月间隙由于钙磷沉积引起舟月韧带损伤而进一步增宽。

（3）Ⅲ期：三角韧带钙化及月三角分离。

（4）Ⅳ期：桡月关节面破坏。

（5）Ⅴ期：局限性腕中关节破坏。

（6）Ⅵ期：全腕关节破坏。

STT 关节是常见的疼痛部位，通常需要行关节融合术。豆三角关节骨性关节炎非常少见，一旦发生，需要手术干预。这些病症都需要积极的治疗，首先可以使用休息位支具制动，同时使用非甾体抗炎药或者使用皮质激素关节内注射。这些一线治疗措施常常可以缓解患者的症状，让患者通过改变活动方式来改善症状至可承受的范围。

二、尺骨撞击

尺骨撞击表现为疼痛、力量减弱，并出现日常生活困

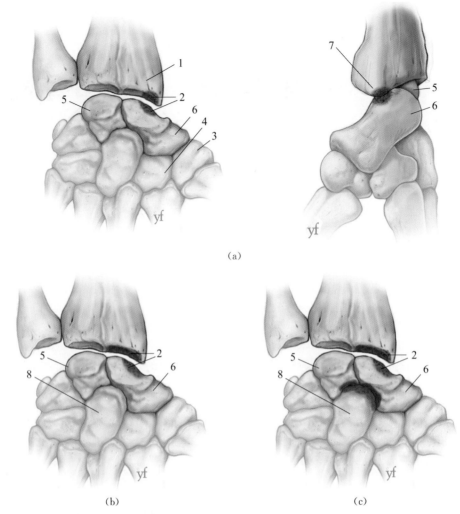

(a)

(b)　　　　　　　　　　　　　(c)

图 1-1　腕关节 SLAC 的三期示意图

注:(a)Ⅰ期:舟状骨和桡骨茎突间的软骨炎;(b)Ⅱ期:整个舟状骨窝的退变,舟月分离及骨赘增生;(c)Ⅲ期:桡舟关节消失,头月关节及舟头关节退变。(1)桡骨;(2)软骨炎;(3)大多角骨;(4)小多角骨;(5)月骨;(6)舟状骨;(7)桡骨茎突;(8)头状骨。

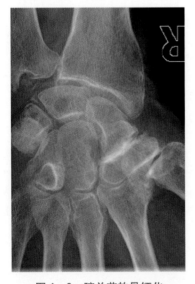

图 1-2　腕关节软骨钙化

注:舟月关节退变的初期,不伴有舟状骨旋转、严重的 STT 关节骨性关节炎、桡尺远侧关节炎及三角韧带钙质沉积。

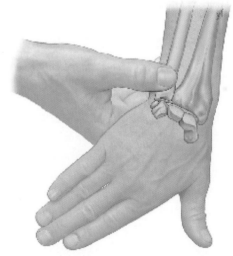

图 1-3　在前臂旋前、腕关节尺偏位,尺骨撞击和三角韧带的退变可以清楚地显现

注:当检查者向尺骨头加压时疼痛会加剧。

难。当腕关节尺偏和背伸受限时表观症状更为明显。当腕关节负重时,80%的力通过桡骨传递,20%的力通过尺骨传递。Palmer 和 Werner 曾论证,当尺骨正变异增长 2.5 mm,腕关节负重变为 58.1%通过桡骨传递,而 41.9%通过尺骨传递。这就解释了尺骨所受负荷是如何损伤三角韧带并逐渐导致尺三角软骨炎的。Palmer 归纳了三角纤维软骨复合体(TFCC)损伤的分型方法,其中Ⅰ型是创伤性损伤,Ⅱ型是退行性损伤。Ⅱ型还进一步分为以下 5 期。

（1）ⅡA 期:关节盘变薄但未穿孔。

（2）ⅡB 期:关节盘变薄伴有尺骨、月骨和三角骨软骨软化。

（3）ⅡC 期:三角韧带穿孔伴有尺骨、月骨和三角骨软骨软化。

（4）ⅡD 期:三角韧带穿孔伴有尺骨、月骨和三角骨软骨软化,月三角韧带撕裂。

（5）ⅡE 期:三角韧带穿孔伴有尺骨、月骨和三角骨软骨软化,月三角韧带撕裂伴尺腕关节炎。

(一) 诊断

患者表现出桡尺远侧关节背侧疼痛,在腕关节尺偏时疼痛加剧。患者有腕关节束缚感及进行性的力量下降和关节活动度下降。疼痛症状在检查者将腕关节置于旋前和尺偏位时,以及在尺骨头背侧加压时加重(图 1 - 3)。疼痛症状必须与尺侧腕伸肌腱(ECU)滑脱、尺侧腕屈肌腱(FCU)或尺侧腕伸肌腱腱鞘炎或豆三角关节炎相鉴别。

(二) 影像学评估

尺骨变异必须在影像学检查中准确评估。摄片时,上臂位于肩关节外展 90°,肘关节屈曲 90°位,前臂位于中立位,手掌平放于 X 线摄片平板上,第三掌骨位于前臂中轴线上。尺骨变异情况是通过测量桡骨远端的腕骨关节面与尺骨远端的腕骨关节面平行线之间的距离来评估的,精确至毫米(图 1 - 4)。一般情况下,这个数值都是较小的负数(-0.9 mm)。摄片时,必需严格按照这个体位才能获得可重复性好的测量结果,因为当肩关节外展小于 90°或者前臂旋前位及患者被要求做抓握动作时,X 线片显示尺骨变异程度会增加。桡舟月关节关节炎也会导致尺骨变异程度

增加。

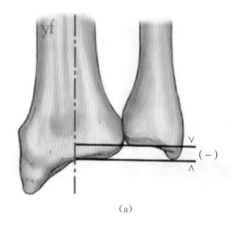

(a)

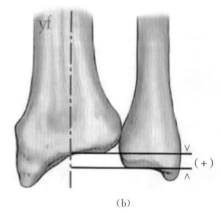

(b)

图 1 - 4　测量桡尺远侧关节指数或尺骨变异值

注:(a)该指数是负数;(b)该指数是正数。

三、桡尺远侧关节炎

该疾病的患者表现为前臂旋前和旋后时腕关节疼痛,会注意避免前臂旋前旋后动作,比如转动门把手。患者手腕力量下降并常伴尺骨头背向不稳。X 线片后前位和侧位可以显示尺骨头滑脱及尺骨头周围典型骨赘增生的程度。但是影像学改变与患者的腕关节功能之间并没有直接联系。患者通常会因为影响日常生活的急性疼痛而寻求外科诊治。

第二节　桡腕关节和腕骨间关节炎的手术方案

该疾病有许多手术方案,这些方案可以根据手术效果来排序,根据关节退行性病变的程度,推荐不同的手术方案。

一、桡骨茎突切除术

桡骨茎突切除术是腕关节 SLAC Ⅰ期的推荐方法。手术切口位于桡骨茎突上,需要注意保护桡神经浅支的背侧

分支。斜行的截骨牺牲了桡腕韧带，但是保留了桡舟头韧带。截骨长度要适量，不能超过 5 mm，截骨过多会导致继发性尺骨不稳。如果桡腕韧带复合体质地良好，可以将残端用 Mitek 骨锚钉或者 2/0 的 PDS 穿骨缝线固定于桡骨。关节镜下桡骨茎突切除术是一个很好的选择，该技术可以直观地评估关节和韧带情况，并且在不损伤桡腕韧带复合体的情况下截骨。关节镜镜头选择 3～4 入路，通过 1～2 入路使用 2.9 mm 的刨削器清创，6R/U 入路被用来做关节腔内的充分冲洗。如果发现严重的滑膜炎，需要小心地使用 Vaper-Mitek 射频进行滑膜清理，射频电极的强度必须要精确调整以避免损伤关节囊和韧带等重要组织。术后腕关节在中立位制动 2 周，手指无须制动。术后 6 周开始功能训练。

二、舟状骨切除术

腕关节 SLAC 和 SCAC II 期是这一术式的适应证。在 STT 关节没有受累的情况下，切除舟状骨近端 2/3 是合理的选择。如果 STT 关节已经出现关节炎，应选择使用舟状

骨全切术，此时腕关节应力的传递就转换到了三角骨-月骨复合体。背侧镶嵌不稳(DISI)中发生的任何月骨背向屈曲都应该复位并且与头状骨融合。在腕骨尺侧柱还没有受累的情况下，我们常规使用这一关节融合术式。目前有两种手术入路：桡侧入路和尺背侧入路。桡侧入路相对更为合理，通过该入路可以同时行桡骨茎突切除术。通过该入路可以完成部分或者完整的舟状骨切除术，同时可以显露整个头月关节，为去除骨皮质提供完整的手术视野，提高关节融合率。关节融合通过置入克氏针及骨钉来完成。通过这一手术入路可以将月骨精确地置于中立位，或根据患者的需求置于轻度背伸或掌屈位(图 1-5)。尽管我们猜测保护腕关节背侧的关节囊韧带复合体可以大大减轻对腕关节掌屈功能的限制，然而我们并没有随访到比较理想的腕关节功能。事实上，我们观察到的结果与背侧入路手术所获得的结果是相似的：掌屈 60°、背伸 60°、桡偏 42°、尺偏 42°。尺背侧入路的优点在于可以更好地显露腕骨并对其进行手术，可以同时切除后骨间神经，当损伤程度比预计更为严重时方便将头月融合改成四角融合。

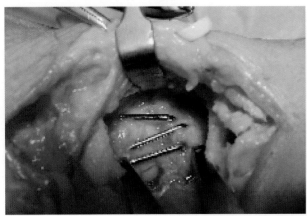
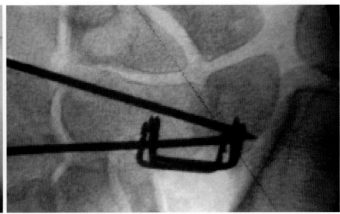

图 1-5 通过桡侧入路行头月关节融合术

注：首先行桡骨茎突切除术，而后切除舟状骨近端 2/3。使用 Cloward 拉钩来显露头月关节，头月关节间隙用桡骨远端和舟状骨截下的松质骨来填充。用 3 枚骨钉及 2 枚(直径 1.0 或 1.5 mm)克氏针从第二和第三腕骨间隙置入固定头状骨和月骨。

三、舟状骨切除术联合四角融合术

腕关节四角融合术涉及月骨、三角骨、头状骨及钩骨(图 1-6)。我们推荐腕关节正中以第三列为中轴的弧形切口，背侧关节囊以"H"形切口切开。根据 STT 关节的情况，将舟状骨做部分或完全切除。关节融合以经典的克氏针和骨钉来完成。我们曾经使用类似于蜘蛛形钢板的 Biotech International 简易锁定系统完成过 19 例关节融合术，结果与传统的手术方式及 Kendall 报道的结果类似。无论以何种方法来完成关节融合，都必须首先用一枚克氏针临时固定桡骨与月骨来纠正 DISI 畸形。使用圆形钢板来进行关节融合必需非常小心，确保切除所有关节面的适量骨皮

质；必须保证从桡骨干骺端及舟状骨截骨所得的松质骨足够填塞植骨；圆形钢板要尽可能远离桡骨远端的背侧缘，防止腕关节背伸受到影响；最后，钢板的位置要放置合适，要保证每块腕骨都能打上 2 枚螺钉。我们行四角融合术的临床结果与 Ryu 等报道的结果差别较大，他们报道的结果是腕关节背伸 40°、掌屈 40°、尺偏 30°、桡偏 10°；而在我们的研究中，第一组的结果是背伸 45°、掌屈 45°、尺偏 18°、桡偏 18°，第二组的结果是背伸 50°、掌屈 50°、尺偏 26°、桡偏 26°。

四、STT 关节融合术

STT 关节炎很常见，在尸体解剖中发现其发生率达

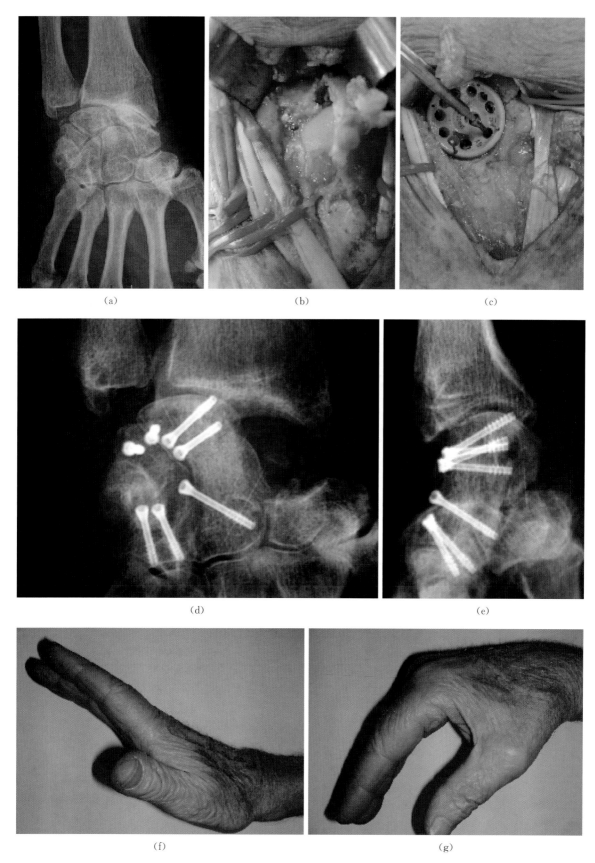

图 1-6　使用简易锁定钢板/系统进行四角融合术

注：(a)81 岁患者，腕关节 SCAC Ⅱ期，软骨钙化；(b)钙质沉积导致关节囊韧带复合体退行性病变；(c)使用钛合金螺钉固定简易锁定钢板；(d，e)术后 19 个月行影像学检查；(f，g)腕关节活动度为掌屈 35°、背伸 35°。

83.3%。就软骨钙化而言,Safar 观察到 STT 关节炎的发病率为 61.4%。它可以有较长的无症状期,相反的,也可以表现为剧烈疼痛,以至于患者必须寻找外科医生手术治疗。STT 融合术最初由 Peterson 和 Lipscomb 在 1967 年完成,Watson 和 Hempton 是该术式的早期提倡者。相比 Waston,我们更倾向于使用从鼻烟窝至桡骨茎突的外侧弧形切口,因为我们常规行由 Voche 报道的桡骨茎突切除术,通过切除桡骨茎突留下的空隙,从桡骨骨骺获取一定量的松质骨。术中需要保证腕骨的高度,以及将桡舟角维持在大约 45°的位置。术中通过在舟状骨腰部置入 1 枚直径 1.2 mm 的克氏针随后置入头状骨来维持舟状骨的位置(图 1-7)。术中不宜将舟状骨过度向背侧倾斜,这样会增加舟状骨对于桡骨远端舟状骨窝的应力,从而导致腕关节的疼痛和僵硬。术后需要严格制动 6 周。如果关节炎局限在 STT 关节,那么该术式可以很好地减轻疼痛症状。腕关节

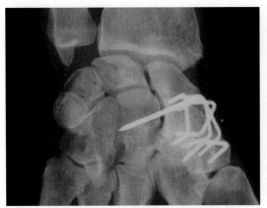

(a)

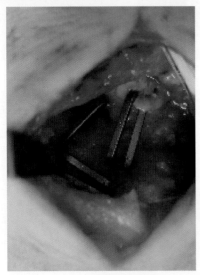

(b)

图 1-7 STT 关节融合术

注:(a、b)以 1 枚克氏针固定住舟状骨和头状骨,将桡舟角维持在 45°。需要融合的腕骨以 5 枚钛合金骨钉固定并确保其稳定性。在 STT 关节融合的同时行桡骨茎突切除术以避免桡骨与舟状骨的撞击。

的活动度可以达到:背伸 91°、掌屈 91°、桡偏 0°、尺偏 30°。

五、舟头关节融合

原发性骨性关节炎是一种进行性发展的疾病,处于发展中的腕关节原发性骨性关节炎不是舟头关节融合的手术适应证。只有在预估该骨性关节炎不会进行性发展的情况下,我们才会融合舟头关节。因此,只有在创伤性腕关节 SLAC I 期、舟月韧带无法被修复时才融合舟头关节。

六、桡月关节或桡舟月关节融合术

这一关节融合术适用于腕关节类风湿关节炎(详见第五章),因为腕关节的原发性骨性关节炎很少局限在桡腕关节,并且施加在腕中关节的负荷最终会导致非常严重的疼痛。对于多发性类风湿关节炎,其关节囊韧带结构均发生改变,结果导致腕关节仅有 50°左右的活动度。采用桡舟月关节融合术的患者再也无法获得原有的关节活动度。

七、近排腕骨切除术

在原发性腕关节骨性关节炎中,近排腕骨切除术的适应证很有限,因为头状骨和桡骨的月骨窝很少可以免于软骨钙化。在决定是否行近排腕骨切除术之前,必须进行关节镜检或者 MRI 检查来评估关节面的情况。舟状骨切除联合四角融合术是一个可以替代的选择。

八、豆三角关节融合术

尽管创伤是引起豆三角关节炎最常见的原因,但是关节软骨钙化也会提高其发生率。症状表现为显著的疼痛和力量减弱。明确诊断依靠体格检查:将腕关节屈曲使得尺侧腕屈肌放松,检查者用拇指和示指将豌豆骨向桡侧和尺侧来回活动,如此会出现疼痛症状及骨摩擦音。在尺侧腕屈肌强大应力的作用下,豌豆骨将应力通过联系近远排腕骨的三角钩韧带传递。豌豆骨的空间移动性十分重要,因为生物力学已经证实豌豆骨对于三角骨起到了稳定器的作用,同时防止尺腕关节发生平移。因此,我们推荐保留豌豆骨,我们宁可行关节融合而不是选择可能会引起尺神经病变的豌豆骨切除术。豆三角关节炎首选药物治疗,佩戴腕关节中立位静态支具,同时使用非甾体抗炎药,还可以选择在关节内激素注射。这些处理措施常常是有效的,可以显著延缓需要行豆三角关节融合的期限。

手术切口选择 Guyon 管表面的弧形切口,可以延伸到豌豆骨。这一入路可以较大限度地保护尺神经和尺动脉。肌腱和关节囊韧带复合体在豌豆骨桡侧横行切开,两侧关

节软骨可以清晰地显露。使用咬骨钳行软骨下的截骨，随后使用 1 枚直径 1.0mm 的克氏针临时固定豌豆骨与三角骨，使用 2 枚直径 1.2mm 的螺钉固定豌豆骨与三角骨，从

而完成融合。术后使用支具 4 周，将腕关节固定于背伸 20°位，严格制动可将尺侧腕屈肌对其的牵拉力降到最小（图 1-8）。

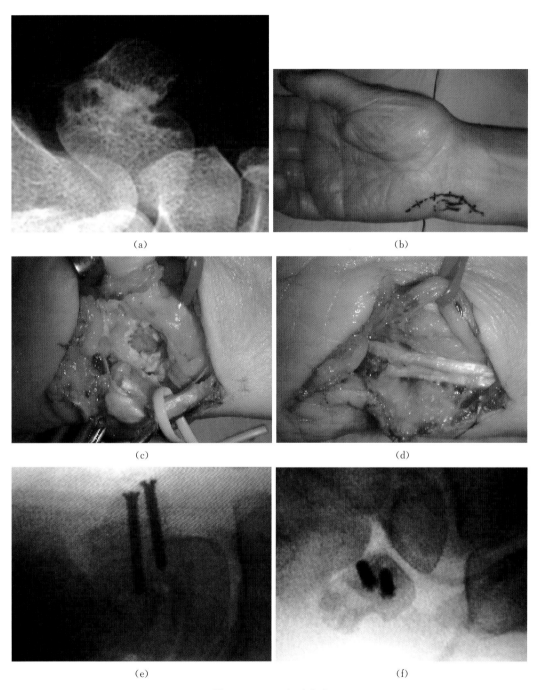

图 1-8 豆三角融合术

注：(a)豆三角关节软骨钙化；(b)在腕尺管前方的桡侧作弧形切口，并且向远端延伸至豌豆骨以便暴露 Guyon 管；(c)将豌豆骨向前方牵拉，发现其关节面完全破坏；在关节面周围可以看到钙质沉积；(d、e、f)以 2 枚直径 1.7mm 的钛合金螺钉固定完成关节融合。

九、全腕关节置换术

该术式还有一些问题有待解决，所有试图行全腕置换术的患者都以摘除假体而告终。这使得最终腕关节融

合术的实施更为困难，从而需要改行桡腕关节切除术。1967 年，Swanson 发明了一种硅胶假体，而后进一步用钛合金套筒包住假体来减少假体向桡骨和远排腕骨发生偏移。尽管可以减轻疼痛，但是随着时间的延长，腕关节的活动度持续丧失，最终导致所有医疗团队放弃使用该假体。从那

时起,许多医生尝试了不同的人工关节假体,其中包括 Mayo Clinic 的 Volz 和 Meuli 及 Guepar 团队等,然而许多并发症陆续发生。最早在腕骨假体周围出现透光意味着骨皮质被侵蚀,最终假体完全穿透骨皮质并且移位至掌骨间隙。而后维持假体的肌肉肌腱复合体受到极大的机械应力,使得腕伸肌腱有断裂风险。桡侧腕长伸肌腱和桡侧腕短伸肌腱断裂导致腕关节发生尺偏及假体半脱位。翻修手术非常困难,并且并发症的发生率明显升高,最终以关节融合术作为结局。对于不接受全腕关节融合术的患者,可以在桡腕关节间隙置入一个 2 mm 的硅胶假体来缓解疼痛症状。该类型关节置换术的寿命从几个月至几年不等。

十、全腕关节融合术

手术适应证:腕关节骨性关节炎已发展到晚期;腕关节剧烈疼痛、日常生活严重受限。有许多手术方式可以使用,我们更喜欢使用 Synthes 公司的钢板螺钉技术来完成关节融合术,该技术无须通过髂骨植骨来完成彻底的关节融合(图 1-9)。关节融合必需彻底,融合的关节不仅应该包括桡腕关节和尺腕关节,还需要包括第二、第三腕掌关节。在腕关节背侧作纵行切口,起自第三掌骨桡侧缘,向 Lister 结节和桡骨远端延伸。结扎横行静脉,切开第三伸肌间室后游离拇长伸肌腱并向桡侧牵拉。切开伸肌支持带,并在整个手术过程中都要注意保留,在手术结束时将其修复,以避免伸肌腱弓弦畸形。需要融合的关节面必须打磨至松质骨。桡骨远端包括 Lister 结节、月骨、舟状骨、头状骨及第三掌骨,它们的背侧皮质骨必须用骨凿去除。这些凿下的皮质骨及其下层的松质骨可以用来填入打磨好的需要融合的关节面之间。Synthes 公司可以提供 3 种不同的钛合金钢板,其中两款是预弯的。这些钢板和螺钉外形小巧,对伸肌腱的刺激程度可以降至最低。在完成背侧皮质骨去除后,两款预弯的钢板可以深深置入腕骨,固定后将腕关节维持在背伸 10°位。直型钢板应用在难度较大的关节融合术中,并需要在关节间植骨。钢板的远端用直径 2.7 mm 的螺钉固定在第三掌骨,与固定头状骨的螺钉直径相同。钢板的近端以直径 3.5 mm 的螺钉固定于桡骨。我们推荐将腕关节置于轻度尺偏位。考虑到钢板具有加压作用,我们建议在钢板固定于桡骨之前于去除骨皮质的关节间隙进行松质骨植骨。伸肌支持带以 2/0 PDS 缝线缝合,引流留置 48 小时。前臂维持在抬高位,以减轻术后肢体肿胀,即使已经使用了弹力绷带和负压引流,这一点也十分重要。术后第 3 天,去除负压引流装置,使用前臂保护性支具(手指可以活动)4 周。术后 6 周患者可以开始轻微活动的工作,至术后

12 周可以回归正常工作。在我们完成融合的 16 例患者中,除了 1 例仍存在第二腕掌关节微动,其余均完全融合。其中 10 例患者由于出现了伸肌腱的不适症状,需要去除内固定。16 例患者中仅 9 例完全解决了疼痛问题。所有实施关节融合术之前接受过至少 2 种干预措施的患者,术后仍残留间歇性、散发性腕关节疼痛。然而,这些患者均恢复了足够的力量来完成日常活动,这一结果与 Hastings 报道的结果相似。

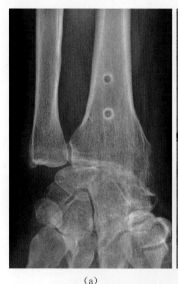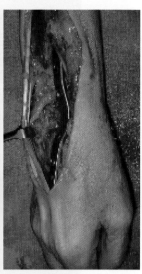

(a)　　　　　　　(b)

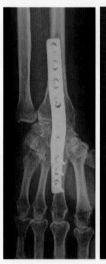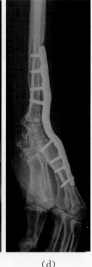

(c)　　　　(d)

图 1-9　使用 Synthes 钢板行全腕关节融合术

注:(a)对于腕关节 SLAC Ⅲ期尝试钢板(4 枚螺钉)融合术的失败病例;(b)重新使用预弯钢板行全腕关节融合术,在第三掌骨和头状骨以直径 2.7 mm 螺钉固定,在桡骨用直径 3.5 mm 螺钉固定;(c),(d)术后 2 个月腕关节完全融合。

第三节 尺骨撞击综合征和桡尺远侧关节炎的手术方案

一、Wafer 手术

这一术式(图 1-10)是由 Felden 等提出的,旨在当尺骨正变异不超过 4 mm 时用以改善尺骨撞击。该术式需要切除 2～4 mm 的远端尺骨头,保留三角韧带的桡、尺侧缘附着点。在尺骨桡侧缘背侧作切口,向远端弧形延伸至尺腕间隙。为了避免并发肌腱炎,尺侧腕伸肌腱被原位保留。关

节囊以桡侧为底边作"U"形瓣打开,暴露桡尺远侧关节、TFCC 及月骨和三角骨的关节面。使用骨刀将远端尺骨头切除 2～4 mm,同时保留 TFCC 及尺骨茎突的韧带附着点。至少 50% 的桡尺远侧关节面需要保留。根据 TFCC 中央部损伤的程度,可以在不造成桡尺远侧关节不稳定的前提下切除部分 TFCC。截骨完成后,将关节囊以 2/0 PDS 缝线缝合于 TFCC 背侧部,同时修复伸肌支持带。术后佩戴静力型支具 3 周,术后 6 周开始日常活动。这一术式在关节镜下

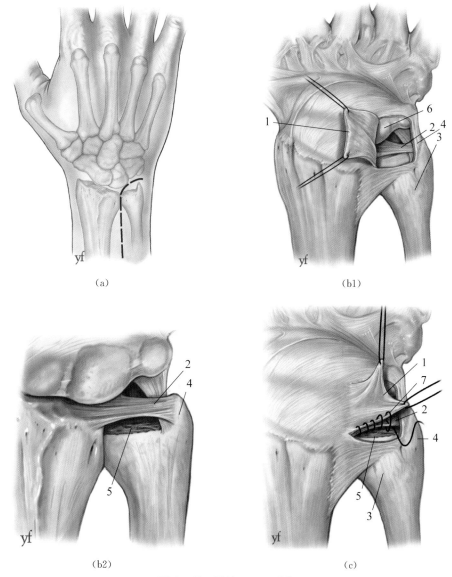

图 1-10 开放 Wafer 手术

注:(a)在尺骨桡侧缘背侧作直切口,并向尺腕间隙弧形延长;(b)以桡侧为底边掀起 U 形瓣以暴露桡尺远侧关节,以骨刀切除尺骨头远端 2～4 mm,保留尺骨茎突及附着其上的韧带;(c)以 2/0 PDS 缝线将关节囊瓣缝合至三角韧带背侧。(1)桡侧为底边的"U"形关节囊瓣;(2)三角韧带;(3)尺骨;(4)尺骨茎突;(5)尺骨头远端 2～4 mm 切除区域;(6)三角骨;(7)将关节囊瓣缝合至三角韧带背侧。

操作更有优势。Tomaino 和 Weiser 曾经报道了 12 例使用关节镜术后症状改善的病例,术中经 3～4 入路置入镜头、第 6 入路置入 2.9 mm 的刨削器进行清创。关节镜下截骨需要穿过三角韧带,与此同时需要保留三角韧带周边连接桡尺远侧关节的部分。值得注意的是,通过关节镜行 Wafer 术可以减少对周围组织的创伤,同时允许早期开展功能训练。

二、尺骨短缩术(Milch)

该术式在尺骨需要短缩 4 mm 以上且不伴有腕关节骨性关节炎的情况下使用。

三、尺骨半切及肌腱填塞术(Bower)

该手术需要斜行切除尺骨头,同时保留尺骨茎突及三角韧带的附着点。为了避免截骨后桡骨向尺骨移位,Bower 切取一半的尺侧腕伸肌腱将其填塞于截骨处。这一术式只在对功能要求不高的原发性腕关节骨性关节炎患者治疗时考虑使用(图 1-11)。

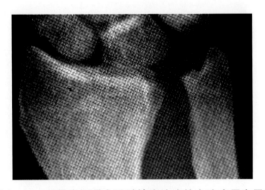

图 1-11 尺骨半切联合肌腱填塞治疗的方法应用在局限于桡尺远侧关节的软骨炎

注:尺桡骨之间的间隙以取取一半的尺侧腕伸肌腱填塞来保留。通过 X 线检查来判断是否存在撞击。

四、尺骨头切除术(Darrach)

已经证实这一术式对关节疼痛有效,并可以恢复旋

前、旋后功能。然而也将同时减少 25％～30％的手部抓握力,且容易引起腕骨向尺骨移位。另外,必须行尺侧腕屈肌腱从后方悬吊尺骨的韧带成形术,以限制尺骨向背侧半脱位引起疼痛。

五、Sauve-Kapandji 手术

这是目前最简单有效的术式,可以保留腕关节的宽度及尺腕韧带复合体,同时恢复旋前、旋后功能,并消除尺骨撞击。这一术式唯一的问题就是尺骨近端的稳定性(图 1-12)。

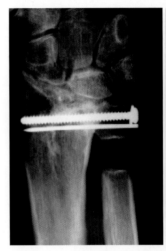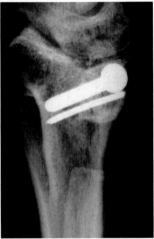

图 1-12 Sauve-Kapandji 手术

注:腕关节 SLAC II 期伴有严重的桡尺远侧关节炎。残留的用于关节融合的尺骨头应该尽可能短,但是必须要能容纳 1 枚直径 3.5 mm 松质骨圆头螺钉和 1 根 15/10 mm 克氏针,以防止旋转。

六、全腕关节置换术

这一术式的目的是通过置入金属假体来重建腕关节,包括桡尺远侧关节及尺腕关节的生物力学稳定性。我们关于这一术式的经验是令人失望的,韧带重建也不能在旋前、旋后时为假体提供足够而持久的稳定性。

第四节 适当手术方式的选择

一、桡腕关节骨性关节炎

手术方案根据腕关节 SLAC 的分期来选择。

I期:常规行桡骨茎突切除术,最好在关节镜检下完成,可同时选择行或不行滑膜清理术。

II期:根据 STT 关节的情况行舟状骨部分或完全切除术。而后行头月关节融合,如果关节炎累及腕中关节则行

四角融合术。根据疼痛的严重程度还可以行腕关节去神经支配术。保留尺腕关节的桡舟月关节融合术是有风险的，因为该术式不能控制原发性关节炎的最终进展程度。这一术式应当仅在类风湿腕关节炎中使用。

Ⅲ期：临时方案包括在桡腕关节间隙置入硅胶假体及腕关节去神经支配。全腕关节融合术需要使用 Hastings 介绍过的融合钢板，这是最为有效的方法，同时可以避免从髂骨取骨植骨。全腕关节置换术由于术后中期并发症高发，其效果不尽如人意。

二、单发的 STT 关节炎

使用骨钉行关节融合术是一种选择，需要注意的是，不要将舟状骨置于过度垂直的位置。同时需要行桡骨茎突切除术。

三、尺骨撞击与桡尺远侧关节炎

关节镜下的 Wafer 手术为尺骨撞击提供了治疗方案，它可以切除正变异 4 mm 以内的尺骨头。如果需要切除正变异 4 mm 以上的尺骨头并且关节炎局限在尺腕关节，Milch 介绍的关节外的尺骨短缩术是一个选择。当尺骨撞击同时伴发桡尺远侧关节炎时，对于那些日常活动要求并不严苛的患者，可以使用 Bowers 介绍的尺骨头半切联合部分尺侧腕伸肌腱填塞法。对于病因为创伤者，我们不建议使用该术式，因为尺骨会逐渐向桡骨移位，最终会导致新的撞击，尽管桡尺远侧关节之间有肌腱填塞，但是填塞的肌腱会脱出。在近端行骨间背侧神经去神经术有助于改善患者的不适症状。严重的桡尺远侧关节炎合并三角骨软骨软化需要切除尺骨头。根据 Darrach 的介绍，需要切取一半的尺侧腕伸肌腱或尺侧腕屈肌腱重建韧带来稳定尺骨残端。我们更偏爱 Sauve-Kapandji 手术，它可以保留腕关节的宽度并且降低腕骨向尺侧移位的风险。该手术的难度在于保持尺骨近端的稳定性。

第五节　腕关节去神经支配术

去神经支配术是治疗慢性腕关节疼痛的方法之一，这一术式的技术要求和适应证必须严格把握，从而获得持久的效果。以解剖学结果及 Wilhem 临床应用为依据，这一术式已经被德国和北欧医生长期使用。

一、解剖

为了更好地了解这个术式，必须要充分弄清楚支配腕关节的相关神经。Wilhem 首先对 5 例成年患者的腕关节进行了解剖学研究，并发表了相关文献，他描述了 10 支支配腕关节的神经分支（图 1-13）。

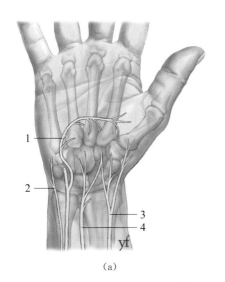
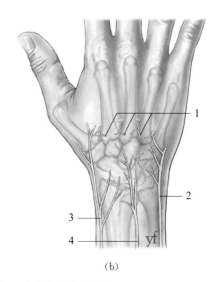

（a）　　　　　　　　　　　　（b）

图 1-13　不同神经分支支配腕关节复合体的情况

注：(a)掌侧。(1)尺神经终末肌支，(2)尺神经背侧感觉支，(3)掌皮支，(4)骨间前神经。(b)背侧。(1)尺神经支配腕掌关节的终末肌支，(2)尺神经背侧感觉支，(3)桡神经浅支，(4)骨间后神经。

（一）桡神经

1. 骨间后神经

该神经是比较恒定的,在 Lister 结节水平的平均直径约 1.4 mm,这就是它可以很好地被显露和确认的原因。其远端与骨间前血管的终末背侧支伴行。这一神经血管束被一层较厚的筋膜包裹,贴着第四伸肌间室桡侧缘的骨膜走行。有学者还观察到其发出支配桡尺远侧关节的较为恒定的一个分支,大约在桡尺远侧关节近端 3～5 cm 水平发出。骨间后神经的终末支在关节平面进入关节囊,并分散为 3～4 支。骨间后神经支配的区域广泛,包括月骨、钩骨、三角骨、尺骨头及第 1～3 腕掌关节。它与尺神经深支的关节穿支、尺神经手背支的分支及桡神经浅支的分支均有交通。

2. 桡神经浅支

桡神经浅支的三支背侧皮支发出非常细小的支配关节的分支。从浅层开始与连接皮下和深层静脉网的血管伴行,并走行至深部结构。根据 Winckler 的描述,第一骨间间隙的一支关节支自示指背侧的桡背侧神经发出(图 1 - 14)。这就是 Foucher 返支,它在桡骨茎突远端平均 2.6 cm 处发出,平均直径 0.8 mm,在手术过程中是可以观察到的。它的特异性支配区较大,包括大多角骨掌骨关节、拇指和示指的掌指关节及大小多角骨关节。在其行经过程中与第一掌骨背侧动脉伴行。该神经血管束在骨间背侧间隙顶部从一个椭圆形的孔内穿出筋膜。前臂背侧的皮神经同样发出细小的分支到深层结构。

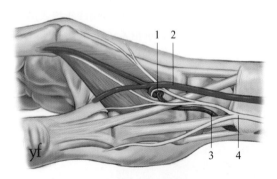

图 1 - 14 第一骨间间隙神经的详细解剖和走行轨迹(1)

注:第一骨间间隙的相关静脉(2),桡动脉(3),桡神经背侧感觉支(4)。

（二）尺神经

尺神经主干在尺骨头远端发出不恒定的豆钩分支。尺神经深支发出分支穿过第2、3、4骨间间隙。沿着其从掌侧至背侧的走行解剖,最终支配第2～5腕掌关节。尺神经手背支发出 3 支感觉神经支,从该感觉神经支又分出非常细小的关节支,这些关节支与连接皮下静脉网的血管束伴行,从浅层向深层结构延伸。

（三）正中神经

骨间前神经。位于前臂远端,平均直径 1.3 mm,与位于其尺侧的骨间前血管掌侧终末支伴行。该神经血管束(紧贴骨间膜)走行于旋前方肌下方,同时发出分支支配该肌肉,并提供血供。在旋前方肌远侧缘,沿着桡骨的干骺端,骨间前神经发出数支细小的分支,其中内侧的一支支配桡尺远侧关节。骨间前神经分别与前臂外侧皮神经及尺神经深支的关节穿支有交通。掌侧皮支在舟状骨结节水平发出一支或数支形态不规则的关节支。

（四）肌皮神经

在桡侧腕屈肌水平、桡骨茎突近端约 3 cm,前臂外侧皮神经发出一支关节支。它在桡骨茎突水平进入关节囊并且支配舟状骨周边的关节。它与桡神经感觉支的分支、骨间后神经的关节支及尺神经深支的关节支均有许多交通支。

（五）前臂内侧皮神经

前臂内侧皮神经发出非常细小的分支支配深层组织。

二、手术技术

（一）全腕关节去神经支配术

全腕关节去神经支配术的目标是切断以上提及的所有关节支,但同时要保护发出这些关节支的神经主干。手术采用局部麻醉,上臂上止血带。术中使用双极电凝仔细止血。我们强烈推荐使用放大镜,手术采用 3 个切口(图 1 - 15)。

掌侧采用 Henry 切口,约 4 cm 长,以桡侧腕屈肌腱桡侧边缘为中心,有稍许弧度凸向桡侧。

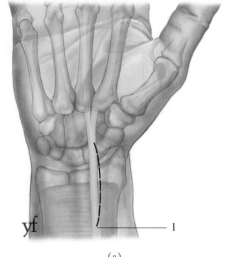

(a)

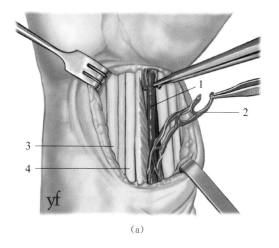

（a）

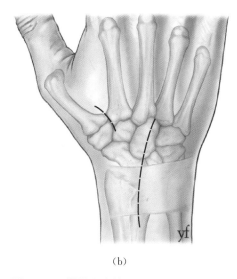

（b）

图1-15　暴露所有神经分支所需要的切口

注：（a）掌侧：约4cm长，以桡侧腕屈肌腱的桡侧缘为中心，有稍许弧度凸向桡侧；（b）背侧：一个直形或弧形的切口，位于第一骨间背侧间隙，以其近端顶点为中心，约1.5cm长。

背侧以Lister结节为中心做长弧形切口，凸向桡侧。以Lister结节近端3cm为起点，以第三骨间间隙背侧基底部为止点。

在第一骨间背侧间隙做一个以其近端顶点为中心的1.5cm直形或弧形短切口。

1. 掌侧切口

在桡骨茎突近端3cm显露桡动脉，充分游离并结扎伴行静脉。这样保证了可以切断前臂外侧皮神经的分支（图1-16）。下一步就是在前臂筋膜浅层掀起桡侧的皮瓣，进一步分离皮瓣，以便能用钝头组织剪分离。牵拉要轻柔，避免损伤桡神经浅支。而后显露垂直走行连接浅层和深层静脉网的血管，这些血管都与细小的神经分支伴行。这些血管与伴行的神经在桡骨茎突近端1cm、第二掌骨轴方向上，以双极电凝烧灼。第三步是掀起前臂筋膜，这一步对于显露正中神经掌皮支并不是必需的。在筋膜下从前臂远端1/4、腕管内侧1cm用手指钝性分离出并不恒定的关节支。第四步涉及深部的结构，将拇长屈肌腱向桡侧牵拉、指屈肌腱向尺侧牵拉显露旋前方肌的远侧缘和桡骨远端。近排腕骨从桡动脉、尺动脉和骨间前动脉来的血供均用电凝烧灼。桡骨远端的骨膜以1cm的宽度掀起，包括其最远端附着的肌肉及起始处数毫米的关节囊，但必须小心，避免损伤关节软骨。骨膜要尽可能向桡尺远侧关节近端掀起，保证能顺利分离骨间前神经的内侧分支。

2. 背侧切口

在Lister结节尺侧1cm打开第四伸肌间室，采取近端部分有限暴露，防止损伤伸肌支持带。向尺侧牵拉肌腱显露骨间后神经和血管。止血以后，在关节面近端3cm处切断神经，这样就保证了切断的神经包括了桡尺远侧关节支，这一关节支有时是可以看到的（图1-17）。然后，

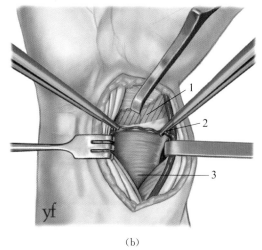

（b）

图1-16　掌侧操作的主要步骤

注：（a）剥离桡动脉（1），同时结扎伴行静脉（2），正中神经（3），掌长肌（4）；（b）桡骨远端边缘剥离（1），将连接浅层和深层血管系统的与细小神经分支伴行的小血管以电凝止血（2），旋前方肌（3）。

将切口两侧的皮瓣掀起，暴露范围延伸到整个前臂远端1/4的背侧部分。事实上，在桡侧进行的游离可以延伸到掌侧入路所暴露的区域。掌侧的分离更为重要，因为可以延伸到尺侧腕屈肌，在此处可游离出尺神经的背侧感觉支分出的所有分支（图1-18）。同样要注意彻底止血和保护神经主干。该切口可以显露桡神经和尺神经的浅支及手背支。掌骨部分切口用来剥离掌骨基底部的骨膜，包括第2～4掌骨基底间隙的最高点，同时保留掌骨间动脉。如果症状局限于近端，并且没有累及腕掌关节，那么该步骤可以省略。最好行单一切口而不是多个切口，因为单切口同样可以取出所有骨赘。

3. 背侧联合切口

辨认并保留伴行的静脉，游离神经并切除1cm长度，神经主干必须仔细保护，避免损伤。将皮肤及皮下组织用手指钝性分离，在静脉周围分离出半径约1.5cm的范围，如果仍然无法看到神经，就必须将静脉结扎切断。用手指钝性分离是从深部组织分离皮瓣的最佳方法（图1-18）。该

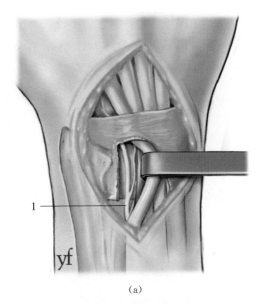

（a）

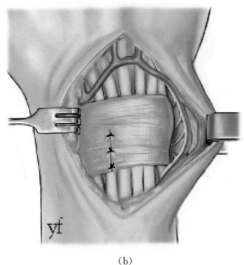

（b）

图 1－17　背侧入路的主要步骤

注：（a）打开第四间室，切除 3 cm 长的后骨间神经终末支（1）；（b）牵开创面，对创面的内侧和外侧缘止血。

切口一直到整个手术结束时才关闭，这样可以更好地在术中止血，如果需要，可以在桡骨周围从掌侧向背侧贯穿放置多孔管道充分引流。

（二）部分或选择性的去神经支配术

在该术式中，涉及主要支配腕关节的骨间前和骨间后神经。选择性去神经术的适应证不尽相同，但根据 Nyakas 的报道，以神经阻滞法来进行术前评估是必须的。这一试验可以根据 Dellon 介绍的方法来操作（图 1－19）。

1. 背侧去神经支配术

以 Lister 结节为中心，做一个相对较短的 2.5 cm 长的切口，神经切断的方法同上。

2. 掌侧去神经支配术

该术式通过掌侧入路进行，包含 4 个步骤。这在之前

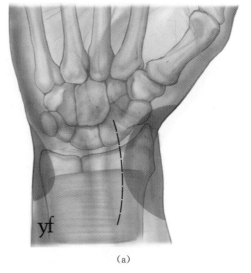

（a）

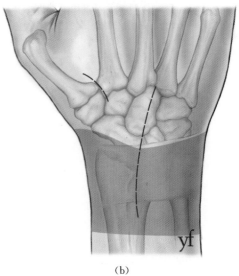

（b）

图 1－18　暴露不同皮神经分支所需的皮肤游离区域

注：（a）掌侧；（b）背侧。

的掌侧切口手术技术章节中已经介绍。我们发现完成其中的第 3 步，即分离前臂筋膜是明智的。

3. 掌背侧联合入路

该术式在效果上相当于简化的全腕关节去神经支配术，并且被一些学者认为去神经程度已经足够，从而得到提倡。Berger 可以通过单一的背侧切口完成该手术。

（三）术后处理

所有因手术分离造成的肢体严重肿胀将在术后 3～4 周缓解。我们为患者开具休息位手部支具，使用最多一周时间，并且建议肢体抬高，同时手指行全范围活动。偶尔发生一过性的感觉异常，尤其在桡浅神经支配区域，这一症状在 2 周后消失。术后 3～4 周，腕关节疼痛改善或消失。一般需要 3～4 个月才能显现出去神经支配术的益处，并且必须牢记疼痛症状在大约 2 年时间内将持续改善。

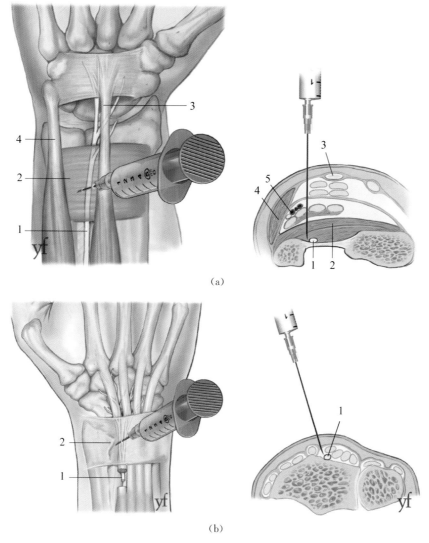

(a)

(b)

图 1-19 Nyakas 术前实验评估神经支配区域

注:(a)通过向旋前方肌(2)下方进针浸润来阻滞骨间前神经(1),掌长肌(3),尺侧腕屈肌(4),尺神经血管束(5);(b)在 Lister 结节(2)尺侧进针阻滞后骨间神经(1)。

(四)并发症

如果术中严格止血,血肿是比较少见的。持续的感觉异常可能是桡神经浅支或其分支损伤的信号。我们再次强调在处理神经时必须加倍小心。目前没有报道过夏科(Charcot)关节,这可能是由于术中忽视并残留了一些小的神经交通支。任何一根神经切断后均未发现神经瘤。骨关节炎的自然进程并不会因为去神经支配术而发生改变。

(五)结果

不同的研究报道显示,有 10%~35% 的患者术后没有改善。仅 Foucher 报道了 1 例患者在起初症状改善后数月出现症状加重。我们注意到发生这种现象的仅此 1 例,并且认为术后症状的复发是不常见的。对于大多数病例,术后症状的改善是持久的,Buck-Gramcko 曾报道对 1 例病例进行了 14 年的随访。

(六)全腕关节去神经支配术的优缺点

这种未处理骨关节的手段不会影响以后进一步的治疗,可以在日间手术室完成,随访简单,并且患者可以在术后 3~4 周开始工作,也没有症状恶化的风险。即使出现不好的情况也仅是疼痛症状同术前。若无手术并发症,术后手部的抓握力和活动度都没有改变。最主要的缺点是手术效果的不可预见性,因此在取得患者同意时必须与其充分讨论和沟通。

(七)适应证

必须要认识到部分和全腕关节去神经支配术的适应证是不同的。

1. 全腕关节去神经支配术

这个术式并不是手术治疗的最后选择,同样也不是与腕关节融合术相冲突的,虽然这两个手术的适应证十分相似,但其目标并不相同。腕关节去神经支配术的目的是尽可能减轻腕关节疼痛,但不影响腕关节其他的临床参数。需要对腕关节进行良好的手术前评估,包括客观地测量手部抓握力及关节活动度、影像学改变程度、疼痛程度、病情恶化的潜在可能性及患者的诉求。典型的适应证是保留了有功能的关节活动度和抓握力的腕关节慢性疼痛,对这类患者而言减轻疼痛是主要诉求。如下病理改变可以通过该术式解决,并且其适应强度可以按以下顺序降序排列:原发性骨性腕关节炎、舟骨不愈合进行性塌陷(scaphoid non-union advanced collapse,SNAC)Ⅲ期、腕关节 SLAC 病变、创伤性腕关节炎、ⅢB 或Ⅳ期月骨缺血性坏死。根据我们的经验,50 岁以上的患者使用该术式的效果更好,这可能是由于神经再生能力相对较差。

2. 部分去神经支配术

对于腕关节退行性病变的病例,这种手术的适应证非常少,其疗效也远未得到证实。该术式的典型适应证是由于邻近的病变导致的神经刺激症状,如 Dellon 报道的创伤引起的或者牵拉引起的骨间前神经疼痛。同样的,切断骨间后神经是一些医生经背侧入路手术的常规操作。

三、结论

该术式独特的性质并没有降低它的有效率。在不同研究中,患者症状改善的比例为 60%~90%。当然必须要正确把握手术适应证。基于视觉模拟疼痛量表的现代疼痛评估应该可以提供更准确的手术效果评价。

(翻译:高凯鸣、芮晶、周英杰)

(审校:劳杰)

参考文献

1. Berger RA. (1998) Partial denervation of the wrist: a new approach. Tech Hand Upper ExtremSurg 2:25 - 35.

2. Buck-Gramcko D. (1977) Denervation of the wrist joint. J Hand Surg 2B:54 - 61.

3. Buck-Gramcko D. (1991) Denervation du poignet. In: R Tubiana (ed), Traite de chirurgie de la main. Masson, Paris, Vol. Ⅳ, pp. 787 - 792.

4. Buck-Gramcko D. (1993) Wrist denervation procedures in the treatment of Kienbock's disease. Hand Gin 9:517 - 520.

5. Cozzi EP. (1991) Denervation des articulation du poignet et de la main. In: R Tubiana (ed). Traite de chirurgie de la main. Masson, Paris, Vol. Ⅳ, pp:781 - 787.

6. Dellon AL, Mackinnon SE, Daneshvar A. (1984) Terminal branch of anterior interosseous nerve as source of wrist pain. J Hand Surg 9B:316 - 322.

7. Dellon AL. (1985) Partial dorsal wrist denervation: resection of the distal posterior interosseous nerve. J Hand Surg IOA:527 - 533.

8. Dubert T, Oberlin C, Alnot JY. (1990) Anatomy of the articular nerves of the wrist. Implications for wrist denervation techniques. Ann Chir Main 9:15 - 21.

9. Ekerot L, Holmberg J, Eiken O. (1983) Denervation of the wrist. Scand J Plast Reconstr Surg 17:155 - 157.

10. Ekerot L, Jonssor K, Necking LE. (19886) Wrist denervation and compression of the lunate in Kienbock's diseasr. Scand J Plast Reconstr Surg 20:225 - 227.

11. Ferreres A, Suso S, Foucher G, et al. (1995) Wrist denervation. Surgical considerations. J Hand Surg 20B:769 - 772.

12. Foucher G. (1989) Technique de denervation du poignet. Ann Chir Main 8:84 - 87.

13. Foucher G, Da Silva JB, Ferreres A. (1992) La denervation totale du poignet. Apropos de 50 cas. Rev Chir Orthop Repar App Mot 78:186 - 190.

14. Foucher G, Da Silva JB. (1992) La denervation du poignet. Ann Chir Main 11:292 - 295.

15. Foucher G, Long Prell P, Erhard L. (1998) La denervation articulaire, une reponse simple ades problemes complexes de chirurgie de la main. Chirurgie 123:183 - 188.

16. Fukumoto K, Kojima T, Kinoshita Y, Koda M. (1993) An anatomic study of the innervation of the wrist joint and Wilhelm's technique for denervation. J Hand Surg 18A:484 - 489.

17. Geldmacher J, Legal HR, Brug E. (1972) Results of denervation of the wrist and wrist joint by Wilhelm's method. Hand 4:57 - 59.

18. Gray DJ, Gardner E. (1965) The innervation of the joints of the wrist and hang. Anat Record 151:261 - 266.

19. Ishida O, Tsai TM, Atasoy E. (1993) Long-term results of denervation of the wrist joint for chronic wrist pain. J Hand Surg 18B:76 - 80.

20. McCarthy CK, Breen TF. (1995) Arborization of the distal posterior interosseous nerve. J Hand Surg 20A:218 - 220.

21. Nyakas A. (1958) Unsere neueven Etfahrungen mit de Denervation des Knochel und tarsalen Gelenkes. Zbl Chirurgie 83:2243 - 2249.

22. Tubiana R. (1991) Denervations artivulaires. Introduction. In: R Tubiana (2\ed), Traite de chirurgie de la main. Masson, Paris, Vol. Ⅳ, p. 780.

23. Voche Ph, Dubert Th, Laffargue C, Gosp A. (2003) Autoevaluation de la douleur et da la function du poignet. Proposition d'une version franc; aise d'un questionnaire nordamerican et essai preliminaire. Rev Chir Orthop 89:443 - 448.

24. Weinstein LP, Berger RA. (2002) Analgesic benefit, functional outcom, and patient satisfaction after partial wrist denervation. J Hand Surg 27A:833 - 839.

25. Wilhem A. (1958) Zur Innervation der Gelenke der oberen Extemitat. Z anat EntwicklGesch 120:331 - 371.

26. Wilhem A. (1966) Die Gelenkdenervation und ihre anatomischen Grundladen. Ein neues Behanglungspringzip in der Handchirurgie. Helte Unlallheilkd 86:1 - 109.

27. Winckler G. (1953) Le nerg articulaire dorsal du premier espace interossuex de al main. Arch Anat Histol Embryo 36:61 - 68.

第二章　第一腕掌关节炎

大多角骨掌骨关节(即第一腕掌关节,trapezio metacarpal joiht,TMJ)关节炎好发于 50～60 岁的女性,在 7～10 年内病情可发展至拇指"M"形畸形或拇内收畸形。病程进展中,患者可能因疼痛难忍而寻求治疗,也可能疼痛可以忍受直至患者抓握大型物体困难并最终出现腕掌关节处疼痛。TMJ 关节炎外科治疗困难,因为需要达到关节活动、无痛和稳定三者的平衡,其中维持关节稳定是最难达成的目标。目前仍有一部分学者采用 1949 年 Gervis 提出的局部或全部大多角骨切除的手术方式,但在过去 40 年内围绕该术式仍创造了许多新技术。起初,我们应用 Swanson 假体完成了 900 多例手术,然而其中超过 25％的病例术后出现了包括关节不稳定、关节半脱位、关节间隙狭窄及少见的硅胶性滑膜炎等并发症,从而必须接受二次手术。由于完全假体置换失败或大多角骨切除术后关节塌陷需进行翻修手术,从 1985 年起,我们限制了 Swanson 假体的应用。92％的病例术中进行大多角骨切除同时进行肌腱填塞。这一操作的基础不仅基于解剖和生物力学考虑,而且来源于临床评估:93％的双侧 TMJ 关节炎患者在第一次术后平均 16 个月要求进行对侧手术。

第一节　流行病学

TMJ 关节炎最早于 1937 年由 Forestier 描述,好发于女性(90％),并且双侧易发。Arstrong 等发现,绝经后期女性中 TMJ 关节炎患病率可达 25％。50 岁以下的女性中,8％患有该疾病,而该年龄段男性 TMJ 关节炎则罕见。接受子宫切除术后的女性患 TMJ 关节炎的比例明显高于未行子宫切除术的女性。另一方面,Felson 做了弗雷明翰(美国马萨诸塞州东部城镇)的流行病学调查,并未发现雌激素摄入、子宫切除术和 TMJ 关节炎之间存在相关性,而白种人的发病率较中国或日本的黄种人高出 3 倍之多。

目前尚无研究关注术后的发病率。值得注意的是,许多 TMJ 关节炎患者尽管关节退变但并无症状,而支具固定和类固醇关节内注射在急性爆发期是有效的。一些患者出现拇指内收畸形时也并无明显疼痛。掌指关节代偿性过伸引起疼痛时,患者通常会寻求治疗,但遗憾的是,许多内科医生并不清楚外科的治疗方法,只有当患者出现永久性关节功能缺失时才会转诊。我们的经验显示,目前只有 10％的 TMJ 关节炎患者进行了手术治疗。

第二节　解剖和生物力学

TMJ 是拇指的关键活动关节,能够自由旋转,使拇指能和其余各指相对。大多角骨在胚胎期第 46 天出现,逐渐移动到手部前方腾出空间用于对指。拇指位于手的近端侧方,前倾角 45°。TMJ 通常被描述为球-鞍结合体(图 2-1)。事实上,它的结构是复杂的,因为两个关节面并不一致。Rongieres 从影像学角度对 TMJ 关节进行了精确描述:大多角骨远端是前后凸、横向凹的关节面,而掌骨基底部关节面则相反(图 2-2)。Weitbrecht 于 1742 年首次描述了 TMJ 的韧带分布。后续又有许多研究(Rouviere,Hatnes,

Napier,Lanz 和 Wachsmuth,Kaplan,De la Caffiniere,Pieron,Drewniany,Bonnel,Pellegrini,Imaeda,Bettinger 和 Kuhlmann)。Bettinger 和 Kuhlmann 的两项最新研究使我们对 TMJ 的韧带有了更深的认识。Bettinger 描述了 TMJ 的 16 条相关韧带,Kuhlmann 则强调了后内侧复合体的重要性。以下 4 条韧带对维持 TMJ 稳定性起决定性作用(表 2-1,图 2-3):①浅前斜韧带(SAOL);②后斜韧带(POL);③掌骨间韧带(IML);④Kuhlmann 后斜韧带或桡背侧韧带(DRL)。

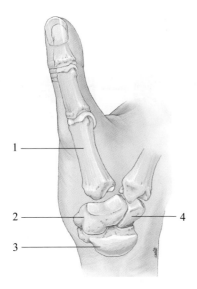

图 2-1　TMJ 的解剖

注：TMJ 呈鞍形，大多角骨远端是前后凸、横向凹的关节面，掌骨基底部关节面则相反。由于曲率不同，两个关节面并不一致。(1)掌骨，(2)大多角骨，(3)舟状骨，(4)小多角骨。

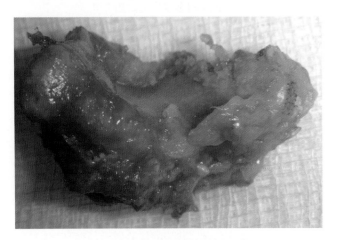

图 2-2　小多角骨软骨退化引起的骨刺

表 2-1　TMJ 韧带结构起止点与功能

韧带	起止点	功能
深浅前斜韧带(DAOL 和 SAOL)(Beak 韧带)	大多角骨的舟状骨结节和第一掌骨掌侧(靠近尺侧结节)	维持旋前和伸直张力限制松弛
后斜韧带(POL)	大多角骨桡背侧结节的内侧面至掌骨的尺背侧结节与 IML 一起	稳定旋转
掌骨间韧带(IML)	第二掌骨基底的桡背侧面和第一掌骨的尺侧结节	对抗极度外展、旋后和对指大多角骨切除后稳定拇指
Kuhlmann 桡背侧韧带(DRL)	大多角骨的桡背侧结节和第一掌骨基底的背侧缘	对抗极度位置：在旋后、屈曲、内收时伸直，与 SAOL、DAOL 相反，保证稳定。Eaton-Litter 成形术原则(FCR)

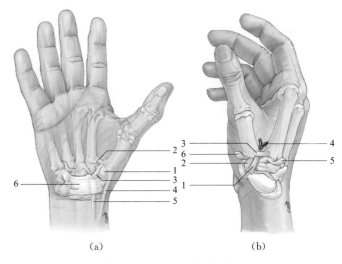

(a)　　　　　　　　　(b)

图 2-3　TMJ 韧带结构

注：(a)掌侧韧带：(1)浅前斜韧带(SAOL)，(2)掌骨间韧带(IML)，(3)尺侧副韧带，(4)拇长展肌(APL)，(5)桡侧屈腕肌(FCR)，(6)屈肌支持带；(b)背侧韧带：(1)后斜韧带(POL)，(2)Kuhlmann 后斜韧带或桡背侧韧带(DRL)，(3)背侧掌骨间韧带(DIML)，(4)桡动脉，(5)桡侧腕长伸肌，(6)拇长展肌(APL)。

Cooney 曾研究 TMJ 的活动度。TMJ 屈伸角度范围为 $53°±11°$，外展内收角度范围为 $42°±4°$。该关节凹凸骨面的实际接触有限。当关节位于中立位时，接触面小，受力增加(图 2-4)。因此，拇示指间 1 kg 的捏力施加至 TMJ 的力为 13.42 kg，至掌指关节为 6.61 kg，至指间关节为 3.68 kg。当拇指最大程度外展或内收时，关节面一致程度最高。正常的关节压力已经很大，所以当关节炎发生时，退化不可避免，同时伴随韧带退化、手内肌萎缩及因拇长展肌力量引起

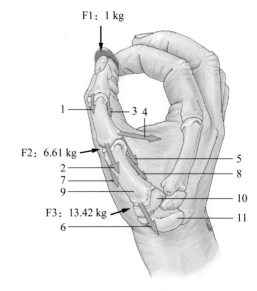

图 2-4　拇示指间 1 kg 捏力(F1)在拇指各关节的力量分布

注：掌指关节受力 6.61 kg(F2)，第一腕掌关节受力 13.42 kg(F3)。

影响拇指活动和稳定的 8 块肌肉的运动：(1)拇长伸肌(EPL)，(2)拇短伸肌(EPB)，(3)拇长屈肌(FPL)，(4)拇内收肌(AP)，(5)拇短屈肌(FPB)，(6)拇长展肌(APL)，(7)拇短展肌(APB)，(8)拇对掌肌(OP)，(9)第一掌骨，(10)大多角骨，(11)舟状骨。

的关节变形。拇指最常使用的对指位,为屈曲、外展和旋前的结合,这也会加重关节不稳定。

拇指的自发旋转是由韧带紧张和松弛间微妙的相互作用引起的。拇指外展时,后斜韧带绷紧、桡背侧韧带松弛,使第一掌骨旋转对齐。掌骨间韧带是一个重要的关节稳定体,防止关节半脱位、保证拇指对指的平衡和有力。反之,掌骨间韧带和后斜韧带损伤将导致无法对指。仅靠韧带并不能保证关节的稳定性和功能,手内肌和手外肌作用同样至关重要。以下 8 块肌肉有助于关节的活动和稳定(图 2 - 4):拇长伸肌(EPL)、拇短伸肌(EPB)、拇长屈肌(FPL)、拇内收肌(AP)、拇短屈肌(FPB)、拇长展肌(APL)、拇短展肌(APB)、拇对掌肌(OP)。

拇短展肌和拇对掌肌使拇指内收、前倾和屈曲。它们附着于关节稳定后斜韧带和桡背侧韧带,旋转第一掌骨。肌腱和韧带之间是相互协同的。因此,Zancolli 将拇指外展对应至后斜韧带和掌骨间韧带,内收对应至桡背侧韧带,屈曲对应至前斜韧带和桡背侧韧带,伸直对应至桡背侧韧带和后斜韧带。解剖的复杂性导致了关节运动时旋转中心的变化。环形运动时,关节旋转中心位于大多角骨掌骨关节表面;屈伸时旋转中心位于大多角骨;内收外展时旋转中心位于第一掌骨基底部。

TMJ 关节炎很少单发。Swanson 证实 80% 的病例有全大多角骨炎症。在选择治疗方案时不得不考虑舟状骨和大小多角骨关节的生物力学。事实上,舟状骨远端外侧关节面对应着大多角骨,该关节的作用主要是使拇指前倾。当拇指对掌和后倾时,大多角骨在舟状骨上相应地向前、向后滑动。当然,这需要舟状骨和韧带功能完好。大多角骨切除术改变了舟状骨的生物力学。在进行这项手术前必须确认舟月韧带完好无损,避免剩余腕骨发生严重的不稳定。

第三节　发病机制

TMJ 韧带松弛和不稳定是引起骨关节炎的重要因素。Pelligrini 进行尸体解剖发现深浅前斜韧带(DAOL 和 SAOL)退化和关节炎之间存在密切关系。这些韧带完整性的破坏会导致拇指屈曲和内收运动时 TMJ 背侧半脱位,伴随疼痛及滑囊炎。Koff 进行了冰冻尸体标本的立体摄影测量,证实关节面退化开始于掌骨基底部桡侧 1/4,逐步进展至掌侧 1/4。大多角骨的后期软骨磨损从桡背侧 1/4 发展至掌侧 1/4。

TMJ 的不稳定经过 7~19 年可最终导致严重畸形,称为"M"形拇指或 Pollux 内收畸形(图 2 - 5)。早期,第一掌骨桡背侧半脱位引起 Forestier 征;疼痛和畸形限制活动范围,引起掌指关节代偿性过伸;肌肉挛缩使虎口挛缩,导致第一掌骨与第二掌骨平行;最终拇指指间关节屈曲以实现对捏,尺侧侧副韧带超负荷,导致一种疼痛性的不稳定。

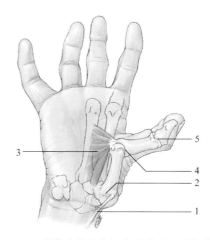

图 2 - 5　TMJ 关节炎终末期拇指内收畸形或"M"形拇指

注:由于关节囊韧带装置的退化和拇长展肌作用引起 TMJ 半脱位。(1)畸形引起 Forestier 征,(2)内收肌引起虎口挛缩,(3)第一掌骨平行于第二掌骨,仅能在掌指关节过伸位下手持大型物体,(4)拇指掌指关节外侧挛缩,引起尺侧副韧带拉长,(5)拇指指间关节屈曲,参与精细握捏动作。

第四节　分　　型

文献中提到许多分型,比如 Burton 分型、Smith 分型,分型或分级标准包括生物力学、临床和影像学标准。Eaton 和 Littler 的改良 4 期分型应用最为广泛。该分型是根据以大多角骨和籽骨叠加为中心的拇指 X 线侧位片检查进行的分型(图 2 - 6)。

(1) Ⅰ期:正常关节面,可伴随因滑囊炎引起的关节间隙增宽。

(2) Ⅱ期:关节间隙狭窄,可见小于 2 mm 的松散小骨片或骨赘,无舟状骨大多角骨关节炎。

(3) Ⅲ期:严重的 TMJ 破坏,伴有软骨下硬化,超过 2 mm 的松散小骨片或骨赘,无舟状骨大多角骨关节炎。

(4) Ⅳ期:舟状骨大多角骨关节和 TMJ 均受累。

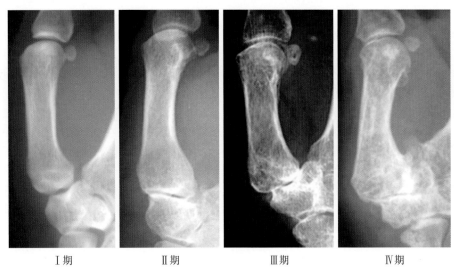

| Ⅰ 期 | Ⅱ 期 | Ⅲ 期 | Ⅳ 期 |

图 2-6 Eaton 和 Littler 的 4 期分型

注：根据以大多角骨和籽骨叠加为中心的拇指 X 线侧位片进行影像学分型。

第五节　临床体格检查、辅助检查和鉴别诊断

一、临床体格检查

TMJ 关节炎患者的典型症状是拇指基底部疼痛，疼痛放射至大鱼际和掌指关节。在对捏和抓握大型物体时疼痛加重。许多日常活动变得很难做到，比如旋转车钥匙、开罐头瓶子、缝线、切割和写字等。疾病早期会有关节滑脱的不稳定感，其后伴随软骨软化和舟状骨周围骨赘形成，从而发生关节僵硬和背侧半脱位，导致拇指处于内收位。疾病晚期关节僵硬、疼痛减轻。终末期会形成拇指内收位畸形。

当炎症存在时，检查者示指压在 TMJ 桡掌侧会产生疼痛。向近端 1 cm 的位置是舟状骨大多角骨关节，该位置的疼痛表明是全大多角骨关节炎。研磨试验通过拇指环行运动并轴向受压时产生骨擦感和疼痛证实关节退化（图 2-7a）。当疾病早期炎症存在时，也能用同一类试验，轴向牵拉对关节囊韧带复合体施压引起疼痛来证实。由 Glickel 描述的第一掌骨基底部挤压试验同样敏感。检查者一手拇、示指使被检者第一掌骨头处于伸直位，另一手的拇指按压被检者第一掌骨基底部背侧（图 2-7b）。这种对背侧半脱位的复位在疾病进展期尤其疼痛。

另外两种疾病可能会与 TMJ 关节炎并存：腕管综合征和桡侧腕屈肌腱炎，可通过远端腕横纹水平肌腱触诊压痛、腕关节主动屈曲时加重证实。

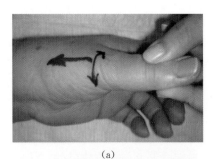

(a)

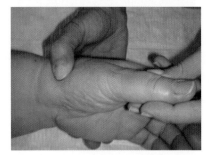

(b)

图 2-7　第一腕掌关节点的临床体格检查

注：(a)研磨试验：检查者对拇指压加轴向压力并进行环行运动，患侧拇指会产生骨擦感。(b)Glickel试验：检查者使第一掌骨头伸展，对其背侧基底施加压力，当关节炎发作或第一腕掌关节背侧半脱位复位时，疼痛尤其严重。

二、影像学检查

Kapandji 从 6 个方位全面进行了 TMJ 的影像学评估。根据 Eaton 分型，获得一张正确的 X 线侧位片是对该疾病

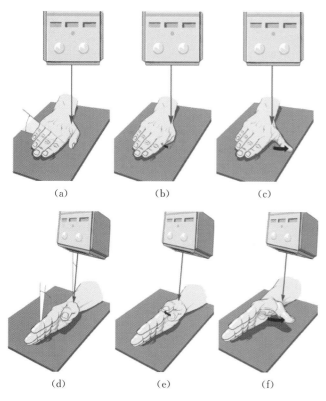

图 2-8 Kapandji 影像学评估

注:(a)拇指侧位片:拇指与桡骨同一轴线,手掌旋前 30°位于 X 线下,X 线对准掌指关节;(b)拇指完全屈曲角度下的侧位片;(c)拇指最大伸直角度下的侧位片;(d)前臂尺侧缘朝下,腕关节旋前 15°、背伸 15°时的后前位片。拇指指甲平面平行于 X 线板,X 线对准掌指关节,与竖直方向成 30°角;(e)拇指内收时的正位片:拇指靠近第二掌骨,指甲平行于 X 线板;(f)拇指外展时的正位片:拇指最大伸直位远离第二掌骨,X 线对准掌指关节。

进行影像学分期的关键(图 2-8)。腕关节处于 20°背伸并尺偏位。前臂旋前,手置于桌上。手掌继续过度旋前直至 X 线完全垂直于拇指掌指关节侧方。根据 Kapandji 的描述,真正的侧位片应该可以观察到拇指侧位全长、籽骨叠影、呈凹面的第一掌骨基底部与大多角骨的凸面对应。手和前臂放在同一位置,另外摄两张 X 线片,一张使拇指屈曲至掌

部,另一张使拇指处于最大程度伸直位。据此记录拇指屈伸活动范围:53°±11°(Cooney 测量),60°±10°(Kapandji 测量)(表 2-2)。

表 2-2 TMJ 正常的活动度(根据 Kapandji 影像学检测)

	屈伸位		前后位
中立位:M1-M2 角度	20°	中立	35°
屈曲	20°~25°	前倾	25°~35°
伸直	30°~35°	后倾	15°~25°
总关节活动度	60°±10°	总关节活动度	50°±10°

后前位拍摄的体位是前臂尺侧缘朝下,腕关节旋前 15°、背伸 15°。拇指指甲平面平行于 X 线板,X 线对准大多角骨掌骨关节,与竖直方向成 30°倾斜。从这个角度观察,大多角骨鞍部应该是凹面,掌骨基底部是凸面。籽骨应对称排列于掌骨头,舟状骨大多角骨关节能完全看到。另外还需摄两张 X 线片,一张使拇指内收、一张拇指外展,拇指均平行于 X 线板。

腕关节中立位时的正位片、握拳时的正位片及侧位片都可用以排除大多角骨切除术后加重的腕关节不稳定性。Herren 等的研究表明,大多角骨切除术后,一个正常的腕关节依然稳定,而舟月关节破坏的腕关节则无法维持稳定性。对于这些病例而言,将大多角骨近端和小多角骨融合是更好的选择。

三、鉴别诊断

有几种疾病容易与其混淆。de Quervain 腱鞘炎可由 Finkelstein 试验确诊(即腕关节尺偏、拇指紧握于掌心,可于第一伸肌间隔引发疼痛)。腕关节炎或软骨钙化可引起关节面压痛。解剖学鼻烟窝压痛提示舟状骨大多角骨关节炎。有必要行舟状骨 X 线摄片,以排除舟状骨病变。

第六节 治 疗

一、保守治疗

早期的 TMJ 关节炎可应用非甾体抗炎药和夹板治疗。白天用一个短的拇指人字形夹板固定拇指于中立位(45°外展并前倾)、掌指关节 30°屈曲位(图 2-9),这个位置能明显减轻 TMJ 的压力。夜间用一个长夹板固定腕关节于轻度背伸位(图 2-10),固定 6 周后,76% 的 Eaton

Ⅰ期和Ⅱ期病例及 54% 的Ⅲ期和Ⅳ期病例症状可有改善。关节内类固醇注射不作为常规应用,而应保留在炎症急性发作期作为治疗手段。反复注射可使关节囊韧带组织变脆弱,可能加大后期手术的难度。然而,Day 等也报道对于 Eaton Ⅰ期 TMJ 关节炎患者采用夹板固定 3 周联合关节内类固醇注射后,83% 的病例可在超过 23 个月内减轻疼痛。

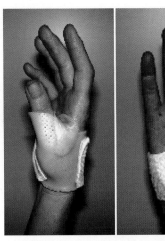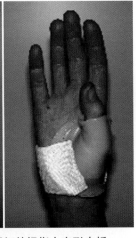

图 2-9　白天戴短的拇指人字形夹板

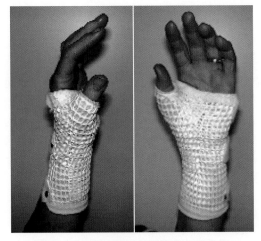

图 2-10　晚上戴长的拇指人字形夹板

注:夹板从前臂中段 1/3 至拇指指间关节固定,腕关节背伸 20°,拇指固定和短型夹板相同,使手内肌和手外肌放松。

二、手术治疗

自 1970 年起,有大量外科术式用于治疗该疾病,其中大多是基于以上提及的解剖学和生物力学研究。在 Eaton 分级进展期也就是Ⅲ期和Ⅳ期,没有一项术式可以重建长期灵活、舒适和有力的关节活动。在这一疾病阶段,韧带结构退化,大多角骨切除会进一步降低韧带生物力学性能;然而由于手内肌和手外肌对于新关节的稳定作用,术后功能恢复效果还是可以接受的。用肌腱填塞重建韧带的术式(LRTI)目前被寄予很大期望。肌腱填塞的目的是用部分桡侧腕屈肌腱或拇长展肌腱重建前斜韧带或喙部韧带。这个术式防止拇指向近端移位的效果并不理想。务必记得肌腱在生物力学上并不等同于韧带。

在大多角骨切除术后,尽管大多数技术(肌腱填塞、韧带重建、内植物及全假体置换)可实现关节无痛,但并没有重建关节力量。内植物和假体确实在一段时间内达到了力

量的需求,但并发症很多,由 de la Caffiniere 概念启发的大多数设计都没能经得起时间的考验。全假体置换无法长时间模仿匹配 TMJ 的生物力学。在 EatonⅢ期和Ⅳ期的 TMJ 关节炎中,骨赘的形成使大多角骨形状改变,舟状骨大多角骨关节面受累。实验中一个金属杯状模具被插入病变的大多角骨中,它需要承受相当大的轴向负荷(相当于对捏力量的 13 倍),不出意料会出现模具松弛、大多角骨骨折及假体头端半脱位。翻修这些损伤的假体十分困难。这时通常需要进行大多角骨切除术,同时需要处理为了置入假体而短缩的第一掌骨。矛盾的是,当 Swanson 假体因为其不稳定性(25% 的半脱位或脱位)被质疑时,它的适应证之一仍然包括假体植入或肌腱填塞失败导致严重的拇指向近端移位。最近,Silastic Tie 假体被发现能通过韧带整形,套索固定假体头端来降低移位风险。对于 Easton Ⅱ、Ⅲ和Ⅳ期 TMJ 关节炎,我们认为选择何种治疗方式更合适还有待证实。而对于Ⅰ期 TMJ 关节炎,我们治疗方式的选择已达成一致。

三、Eaton Ⅰ期 TMJ 关节炎

(一) Eaton-Littler 韧带成形术

Eaton 和 Littler 描述了当保守治疗失败后,用韧带成形术治疗 TMJ 不稳定的方法。桡侧腕屈肌腱的一半被用于韧带成形术;肌腱远端附着点保留,肌腱穿过掌骨基底部骨道,绕拇长展肌一圈后缝合于自身。手术目标是重塑前斜韧带。采用 Wagner 手术入路,沿着桡侧腕屈肌腱向近端延长至腕横纹(图 2-11a)。显露大鱼际肌,保护桡神经浅支及桡动脉。在第一掌骨尺背侧暴露拇长伸肌腱。桡侧腕屈肌腱远端经过大多角骨沟由纤维骨隧道穿出。在前臂中段 1/3 桡侧腕屈肌腱肌腹交界处作一 2 cm 的纵行切口。横向切断肌腱的桡侧半,用手术刀纵行分离肌腱并切开前臂筋膜。止血后,半束肌腱的近端由腕部切口引出,继续分离直至第二掌骨基底部肌腱止点处(图 2-11b)。

空针定位大多角骨掌骨关节关节面,用电钻和直径 2.7 mm 的钻头于掌骨基底部打通一个骨隧道。该隧道平行于关节面,并在关节面前后方向以远 5 mm 的距离。半束肌腱用一线环牵引从前方洞口穿入,从背侧抽出,环绕拇长展肌腱掌骨止点处,最后编织缝合于原位剩余的桡侧腕屈肌腱。第一腕掌关节位于中立位,用 2/0 PDS 缝线将半束肌腱缝至第一掌骨背侧出口的骨膜上,然后穿过拇长展肌腱后再次缝合至掌骨基底部。保持适度的张力将其与自身行编织缝合。大鱼际肌用 3/0 Vicryl 缝线修复。从第一掌骨颈向第二掌骨颈打入一枚克氏针,将拇指固定在前倾位。4 周后拔除克氏针。韧带成形术对于 Eaton Ⅰ期的 TMJ 关节炎患者有效。Freedman 对 23 例患者进行了 15 年的随访,证实 65% 的患者术后疼痛消失,且关节炎无进展。

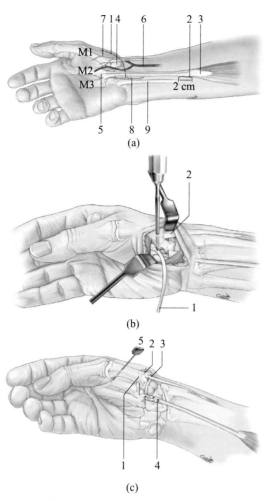

(a)

(b)

(c)

图 2-11 Eaton-Litter 韧带成形术

注:(a)(1)在第一掌骨基底部桡背侧作一 3 cm 的 J 形切口,延长至桡侧腕屈肌腱近端腕横纹水平处,(2)在桡侧腕屈肌腱肌腹交界处作一 2 cm 的纵行切口,(3)桡侧腕屈肌腱,(4)大多角骨,(5)桡侧腕屈肌腱在第二掌骨基底部的止点,(6)桡动脉,(7)桡浅神经,(8)正中神经掌皮支,(9)掌长肌。(b)从第一掌骨处分离部分大鱼际肌,暴露大多角骨,(1)半侧桡侧腕屈肌腱在远侧腕横纹水平分离,用 Mayo 剪刀将骨纤维鞘劈开;从腕部切口处取出半束肌腱,并向远端分离,直至第二掌骨基底部止点处;牵开保护桡动脉;(2)拇长展肌,空针定位大多角骨掌骨关节面,用电钻和 2.7 mm 的钻头于掌骨基底部打通一个骨隧道。该隧道平行于关节面,并在关节面前后方向以远 5 mm 的距离。(c)牵引半束肌腱通过骨隧道,(1)保持肌腱适度张力,将肌腱缝至骨膜,或用 Mitek-Minilock 铆钉固定,(2)穿过拇长展肌后,肌腱再次缝合至第一掌骨基底部关节囊,(3)然后用 Pulvertaft 编织缝法将肌腱缝至剩余的桡侧屈腕肌腱,(4)从第一掌骨颈向第二掌骨颈打入一枚克氏针、将拇指固定保持在前倾位(5)。

(二) 第一掌骨截骨术(Wilson)

该术式是按照第一掌骨基底部设计的单皮质背侧 30° 楔形截骨,这样会改变拇指的生物力学,转移掌侧和尺侧的负荷,减少负荷对前斜韧带后外侧 1/4 的影响,降低了 TMJ 背侧半脱位的风险,使虎口张开。手术切口位于第一掌骨桡侧缘的纵行切口(图 2-12a)。用空针定位后,从第一腕掌关节开始做一 3 cm 长的切口。保护桡神经浅支,将拇长伸肌腱向尺侧牵拉。暴露部分大鱼际肌。在距离关节

1 cm 干骺端处行单侧皮质楔形截骨(图 2-12b)。近端横行截骨、远端斜行截骨,间距约 5 mm、成 30°角。用摆锯在背侧截骨,保留前方部分骨皮质促进骨质愈合并保持稳定。

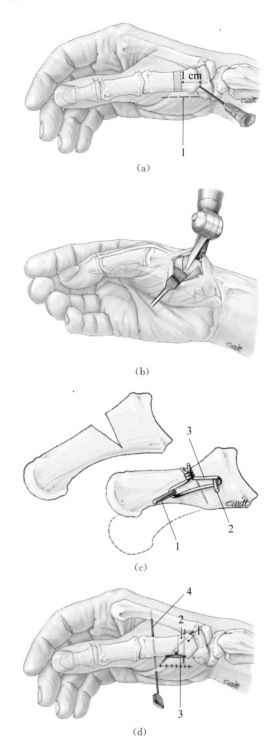

(a)

(b)

(c)

(d)

图 2-12 Wilson 第一掌骨截骨术

注:(a、b)在第一掌骨桡侧缘作一 3 cm 切口,(1)针头辅助定位第一掌骨关节面,暴露部分大鱼际肌,暴露第一掌骨近端;用摆锯在距关节面 1 cm 行前后方向背侧单皮质 30°角楔形截骨。(c、d)截骨区由两枚直径 1.4 mm 克氏针(1、2)固定,用 22 号钢丝环扎加压,(3)于第一、二掌骨间横行打入一枚直径 1.5 mm 克氏针,(4)保护截骨区 4 周。

用一枚直径 1.4 mm 克氏针由近端向远端斜行固定以闭合截骨区。用另一枚克氏针横行穿过距骨切除区一段距离的掌骨基底部。两枚克氏针末端用 22 号钢丝线环扎使骨折端加压(图 2-12c、d)。这个稳定的结构将拇指固定时间缩短至 3 周。我们更倾向于选用掌骨间克氏针固定制动,它可以使虎口张开,防止术区周围大鱼际肌挛缩,同时允许掌指关节和指间关节自由活动。Holly 等在 33 例患者共 41 例第一掌骨截骨术病例研究中发现,80% 的病例术后疼痛消失或仅限于重体力活动时出现疼痛。术后随访 6 年,优良率达 74%。

(三)第一腕掌关节去神经化

该关节由桡神经在桡骨茎突水平发出的分支支配。在 30% 的病例中关节受 Lejars 神经支配。Foucher 等对 36 例去神经化病例随访 17 个月后发现,81% 的病例疼痛得以缓解。我们的 11 例随诊结果并不尽如人意,在第 13 个月时去神经化的效果减退。我们认为对 Eaton Ⅰ 期的年轻女性患者,保守治疗失败时,该手术可作为临时的治疗手段。

四、Eaton Ⅱ、Ⅲ、Ⅳ 期 TMJ 关节炎

如果仍有足够的关节面存在,Eaton-Littler 韧带成形术仍适用于 Ⅱ 期 TMJ 关节炎。Pellegrini 提出,如果 TMJ 背侧仍存在软骨,可以选用第一掌骨楔形截骨术。以上手术的适应证是有限的,因为需要确保关节炎不继续进展。基于许多既往病例的结果,我们对那些进展性关节炎的患者采取更保守的治疗策略表示遗憾,最终不得不进行全大多角骨切除及肌腱填塞手术。这些病例更适合选择去神经化的保守治疗方式(不需要术后制动),这项治疗可使症状缓解数年,而最终依然需要行大多角骨切除术。目前全大多角骨切除术(Gervis 于 1949 年提出)还需附加两项手术:肌腱填塞或者含有肌腱填塞的韧带重建。

(一)含有肌腱填塞的大多角骨切除术

在我们的临床实践中,最常采用的是全大多角骨切除术,同时拇长展肌掌侧半编织缝合于掌长肌腱的手术方式。与 Froimson 于 1970 年提出的利用桡侧腕屈肌的一半进行的 Anchovy 术式不同,我们的术式并不包括悬吊或穿骨洞的韧带重建术。该术式最适用于 Ⅱ 或 Ⅲ 期病例,此时关节囊仍保留了足够的部分可以进行关节重建,同时手内肌功能完好,可提供动力用于术后活动关节。平均 40% 的关节高度缺失对于功能重建并非不利;事实上这反而可以加深虎口,减少拇短伸肌在掌指关节的作用力。

1. 手术入路

于第一掌骨基底部桡背侧作一 3 cm 的切口,如果需要切取桡侧腕屈肌腱,则切口可 J 形延长至近端腕横纹水平(图 2-13a)。相较于过鼻烟窝的 S 形切口,我们更倾向于此 J 形切口,因为这样暴露更方便;但缺点是会留下不美观的瘢痕。切开真皮层,暴露静脉丛,用双极电凝将最小的侧支凝住。在尺背侧找到桡神经,不必将桡神经完全游离,将它和伴行的主要静脉及脂肪组织一同用线圈牵开(图 2-13b)。牵开拇长展肌和拇短伸肌。近端置入牵开器暴露第一伸肌间隙,并用 Metzenbaum 剪刀游离解剖。将拇长展肌分为 2~3 束,其中一束分离至腱腹交界处(图 2-13c)。全大多角骨切除术后,这一束最后与掌长肌腱一起作为填塞肌腱。

2. 大多角骨切除术

在开始大多角骨切除术之前最好先找到桡动脉,将细小的分支凝住后将其牵拉至尺侧。第一腕掌关节囊"H"形切开,远端至大多角骨掌骨关节,近端至舟状骨大多角骨关节。水平方向切口平行并接近大鱼际腱膜。该切口设计保留了坚实的背侧关节囊,可增加成形术后稳定性。用骨膜剥离器分离大多角骨与其附着组织(图 2-13e)。大多角骨切除最好采用碎骨分块去除的方法,最大程度保留周围关节囊韧带附着点及近端的桡侧腕屈肌腱。用 8~10 mm 的骨刀将大多角骨分为桡侧和尺侧部分(图 2-13f),用骨刀或咬骨钳纵行咬碎骨质;用咬骨钳更好,因为这能避免损伤桡侧腕屈肌腱。大多角骨切除必须彻底。掌骨间隙可能形成骨赘或滑囊炎,因此必须仔细去除这些部分。小多角骨保持完整。这部分手术可能是冗长沉闷的,但不能粗暴操作,需尽可能保存关节囊韧带组织的完整性,这是手术成功的关键步骤。大多角骨切除后无须处理第一掌骨基底部,除非有骨赘可能撞击第二掌骨或小多角骨(图 2-13g)。第一掌骨基底部在此区域应当完全游离,同时可以观察到第二掌骨基底部、小多角骨、舟状骨和桡侧腕屈肌腱。

3. 肌腱填塞

作 2 个短切口取下掌长肌腱,一个位于远侧腕横纹水平,另一个在前臂距腕横纹 12 cm 处(图 2-13h1)。后一个切口的精确位置可用止血钳牵拉掌长肌腱后确定。从掌长肌肌腹交界处开始分离。如果掌长肌腱缺失(人群中约 13%),可选用桡侧腕屈肌腱的一半。做一个短的远侧腕横纹切口,必须保护肌腱尺侧的正中神经掌皮支。在前臂腱腹交界处作第二个 2 cm 纵行切口,可用止血钳分离和抓持肌腱,松解部分前臂筋膜直至半侧肌腱可牵拉穿过,从远侧腕横纹切口引出。该操作遗留瘢痕小。用之前拇长展肌切取的一束编织缝合于掌长肌腱或桡侧腕屈肌腱移植段(图 2-13 h2、h3),形成一个 8~10 mm 直径的肌腱球,用 2/0 PDS 缝线交叉缝合固定。肌腱球嵌入空腔,拇长展肌的远端仍附着于掌骨基底部。

4. 关节囊成形术

关节囊成形术的质量决定了最终的功能结果。用 2/0 PDS 缝线荷包缝法(图 2-13i),从掌骨基底部开始,第一针缝关节囊和邻近的大鱼际腱膜,继续缝至关节囊韧带于掌骨背侧缘的附着点、背侧关节囊和拇长展肌腱止点。PDS 缝线转向舟状骨远极,从掌侧穿过再次缝至大鱼际腱膜,于

第一掌骨外展位关闭荷包。前后牵拉第一掌骨评估关节囊成形术的张力。如果张力足够，掌骨基底部保持稳定，不会发生半脱位；如果张力不足，可加用 2/0 PDS 进行"U"形缝合，加固成形的关节囊。接着环形活动掌骨测试有无卡顿，如果这种现象存在，有 3 种可能的原因：残留骨赘、关节囊成形后薄弱和第一掌骨塌陷。前两种原因容易纠正，第一掌

骨塌陷则需要进行 Eaton-Litter 型前斜韧带重建。另外，手术者也可能选择 Swanson 或 Tie Silastic 关节置换术。为了使拇指外展和后倾，拇长展肌腱可通过折叠缩短 6～8 mm，或者用一枚可吸收 Mitek 微型锚钉固定于第一掌骨基底部（图 2 - 13j）。第一掌骨塌陷几毫米可使拇短伸肌腱松弛，如此可有效限制第一掌指关节的过伸畸形。

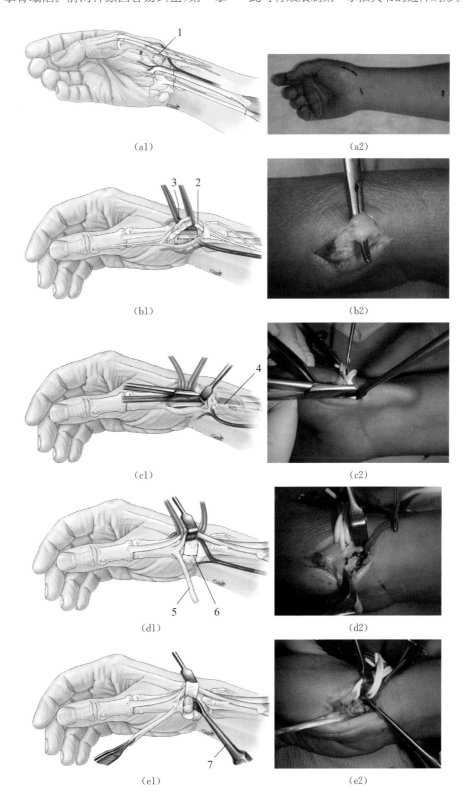

（a1）　（a2）

（b1）　（b2）

（c1）　（c2）

（d1）　（d2）

（e1）　（e2）

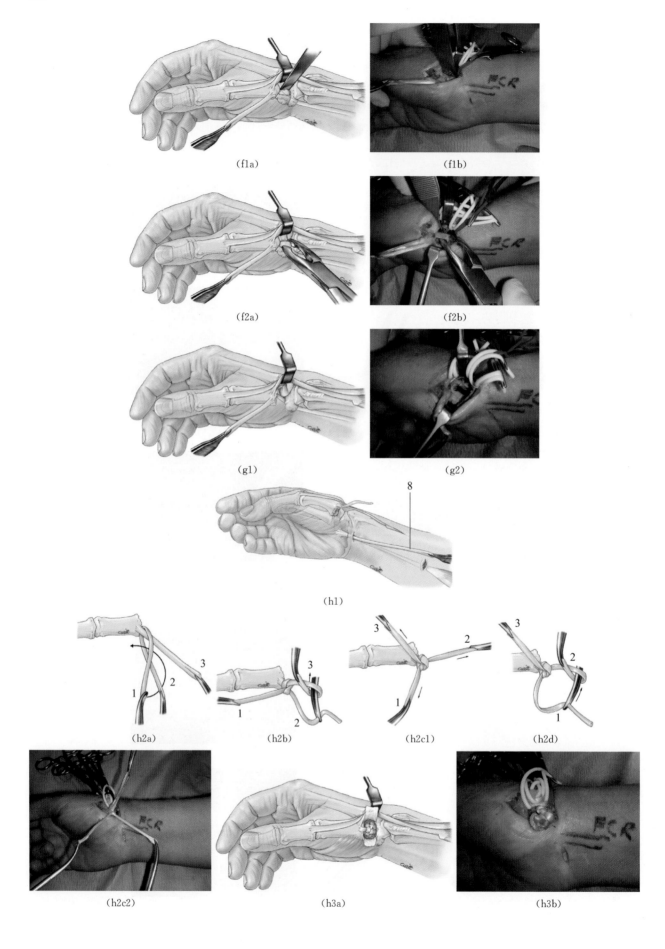

(f1a)

(f1b)

(f2a)

(f2b)

(g1)

(g2)

8

(h1)

(h2a)

(h2b)

(h2c1)

(h2d)

(h2c2)

(h3a)

(h3b)

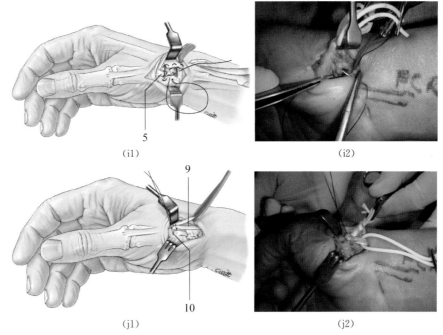

图 2-13 伴肌腱填塞的全大多角骨切除术

注:(a1)(1)于第一掌骨基底部和大多角骨桡背侧做一 3 cm 切口。(a2)短分段切口分离掌长肌腱。(b1、b2)用线圈牵开桡神经(2)和静脉分支,游离拇长展肌和拇短伸肌,桡动脉(3)暴露并将其从大多角骨处牵拉开。(c1、c2)Morel-Fatio 牵开器将表面皮肤和桡神经从拇长展肌处牵开(4)。(d1、d2)一半或 1/3 束拇长展肌腱被纵行劈开,然后用 Metzenbaum 剪刀分离至腱腹交界处,(5)在第一腕掌关节囊上做一个"H"形切口,(6)注意保护附着在第一掌骨,大多角骨和舟状骨的关节囊韧带止点。(e1、e2)用骨膜剥离器将大多角骨与其附着组织分离。(f1a、f1b)大多角骨切除术:在桡侧腕屈轴心位置,用 8~10 mm 的骨刀将大多角骨分为桡侧和尺侧部分(f1a、b)用骨刀或咬骨钳纵行咬碎骨质(f2a、b)。(f2a、f2b)大多角骨切除术:用 8~10 mm 的骨刀将大多角骨分为桡侧和尺侧部分(f1a、b)用骨刀或咬骨钳纵行咬碎骨质。(g1、g2)大多角骨切除术必须彻底,将骨质和滑膜从掌骨间隙完全去除。(h1)做 2 个 1 cm 的切口,相距 12 cm,取出掌长肌腱。(h2a~d),掌长肌腱(1,2)被编织缝合于拇长展肌腱(3)形成一个直径 8~10 mm 的肌腱球(h3a、b)。(i1、i2)关节成形术:用 2/0 PDS 荷包式缝合关节囊韧带组织,由于拇长展肌(5)的存在使肌腱填塞物处于第一掌骨基底部。(j1、j2)拇长展肌移位或短缩:活动的拇长展肌腱通过折叠缩短 6~8 mm 修复拇指塌陷并有助于后倾,或者拇长展肌腱向远侧移位,用一枚可吸收 Mitek 微型锚钉固定(10)。

5. 第一掌指关节过伸畸形的矫正

对于小于 30°的过伸畸形,我们用一根直径 1.2 mm 克氏针从近节指骨桡侧于关节屈曲 20°位作斜行短暂关节固定。对于超过 30°的畸形则需进行包括掌板及籽骨处理的关节囊固定术。在掌指关节掌侧横纹中央做 Bruner 切口。

找到指神经后用线圈牵开,切开斜行滑车,松解拇长屈肌腱。打磨掌骨颈,用手术刀剥离掌板和籽骨,并用一枚微型可吸收锚钉将其固定在掌骨颈。关节囊固定术后用一枚直径 1.2 mm 克氏针固定掌指关节于 20°屈曲位,制动 4 周(图 2-14)。

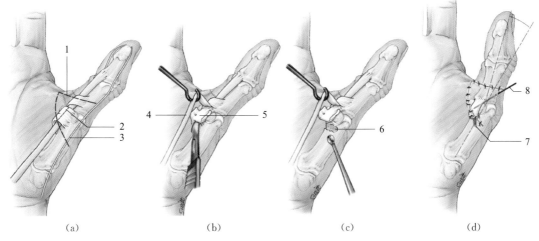

图 2-14 纠正掌指关节过伸

注:(a)在掌指关节掌侧横纹中央做 Bruner 切口(1),找到指神经后用线圈牵拉开,A1 斜行滑车纵行切开(2)。(b)牵开拇长屈肌腱(4),用手术刀松解掌板(5)。(c)用刮匙打磨掌骨颈皮质(6)。(d)将一枚 Mitek 微型锚钉垂直固定在掌骨颈上(7),用一枚直径 1.2 mm 的克氏针(8)固定掌指关节于屈曲 20°位,制动保护关节囊 4 周。

6. 制动

用 1 枚直径 1.5 mm 掌骨间克氏针穿过第一掌骨和第二掌骨,制动关节 4 周。克氏针在第一掌骨颈水平穿出皮肤(图 2-15)。这枚克氏针能使关节牢固固定,而使腕关节和指间关节自由活动。

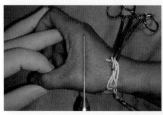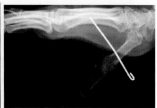
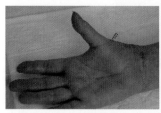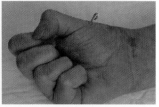

图 2-15 关节置换术的制动

注:用直径 1.5 mm 掌骨间克氏针穿过第一掌骨和第二掌骨,保持拇指前倾位固定 4 周。患者可行手指功能锻炼。

7. 缝合与包扎

用 Vicryl 快吸收 3/0 缝线关闭创面之前,桡神经需要远离瘢痕区,避免日后出现感觉障碍。在如此有限的空间放置引流管是没有意义的。术后疼痛在 VAS 7 分左右建议积极处理。加压包扎 48 小时,无须支具,然后换药、减少敷料包扎,保护用于关节暂时固定的克氏针。术后 15 天拆除缝线。术后 4 周拔除掌骨间克氏针,不需要麻醉。

8. 结果

对 52 例患者共计 69 例手术随访后,Stussi 将我们进行的 34 例关节置换术和另一位医生用部分拇长展肌腱和桡侧腕屈肌腱进行韧带重建的 37 例手术进行比较。他发现第一组重新参与日常活动早于第二组(分别为 92% 和 73%)。第二组术后拇指向近端移位更少发生,仅差 1 mm,但关节置换比单纯的肌腱填塞有更高的残余痛比例(30% 和 20%)。两组的关节活动和力量相同。但如果残留掌指关节过伸,会对捏力影响最大。

最近,我们进行了一项 286 例单纯肌腱填塞关节成形术的回顾性研究,显示 93% 的双侧 TMJ 关节炎患者在第一次手术后平均 16 个月要求行对侧手术。

(二)肌腱填塞关节置换术结合韧带重建

在美国有项共识,就是将前斜韧带重建和肌腱填塞关节成形术相结合。韧带重建需要穿骨洞,这保证了持久的有效性,即使拇指运动使剪切应力增加。我们放弃了 Weilby 提出的将桡侧腕屈肌腱缠绕拇长展肌腱 3 次,以及 Atroshi 提出的用一半桡侧腕长伸肌腱缠绕拇长展肌腱和

桡侧腕屈肌腱的术式。这些悬吊式韧带重建最终均以松弛、无法限制拇指向近端移位而告终。我们仍然用 Burton 描述的穿骨洞的韧带重建术,与 Eaton 和 Littler 的方法类似,但我们现在选用整个桡侧腕屈肌腱,这并不会对腕关节功能造成缺陷。我们将这项术式用于进展期的 TMJ 关节炎,特别是伴有拇指内收畸形的 Eaton Ⅳ 期病例。在这一疾病阶段,关节囊韧带结构严重破坏,手内肌萎缩。因此重建前斜韧带、稳定第一掌骨相当重要。

1. 手术方法

在第一掌骨基底部桡背侧作 3 cm 切口,向腕部近端"J"形延长,为了方便切取桡侧腕屈肌腱(图 2-16a)。切开皮肤,将小的静脉丛凝住。在尺背侧找到桡神经,无须游离周围脂肪垫,以避免神经损伤(见图 2-13b,手术入路相同)。用线圈将桡神经牵开,整个手术过程中助手需小心保护神经。这些措施是为了防止术后拇指背侧神经痛发生,神经痛往往需要数月才能改善。用线圈牵开拇长展肌和拇短伸肌腱,用皮下撑开器撑开,直视下松解第一伸肌群间隔室(图 2-13c)。电凝桡动脉分支后将其向大多角骨复合体尺侧牵开。

2. 全大多角骨切除术

手术操作与单纯肌腱填塞相同,但更烦琐,因为Ⅳ期 TMJ 关节炎的关节囊退化,骨赘形成更严重。用 15 号手术刀片将关节囊韧带结构从大多角骨骨膜下剥离。最困难的部分是松解掌侧结构和桡侧腕屈肌腱,因为这两个组织经常和舟状骨及大多角骨粘连。必须清除所有骨赘和炎性滑膜组织,特别是在掌骨间隙(图 2-16d～g)。

3. 切取桡侧腕屈肌腱

桡侧腕屈肌腱于远侧掌横纹处易游离,远端与舟状骨分离。用止血钳牵拉该肌腱使其保持一定张力,从而显露其在前臂的走行。向近端约 12 cm 处作一纵行切口暴露腱腹交界处。切断全部肌腱,用止血钳抓取。松解前臂筋膜,使肌腱能穿过隧道从腕部切口引出。用一个肌腱拉钩穿过小多角骨腔处的腔隙,将桡侧腕屈肌腱近端完全拉出,游离肌腱远端与掌侧的所有附着组织(图 2-16b)。

4. 桡侧腕屈肌腱穿过第一掌骨基底部隧道

这一操作需要精准。隧道斜行,起于掌骨背侧,距 TMJ 关节面远端 1 cm,出口位于深前斜韧带(dAOL)止点处。首先打入一根直径 1.5 mm 克氏针,确定隧道位置(图 2-16c1、c2),用 3 mm 的钻头,手控 Jacob 卡盘卡紧,避免损伤周围组织和掌骨基底部(图 2-16c3)。用 22 号钢丝线圈将肌腱从前方拉出(图 2-16c4),拉紧肌腱直至第一掌骨基底部距第二掌骨 2～3 mm。张力太紧会引起疼痛和拇指内收,张力太松会导致关节不稳定和捏力减弱。用 2/0 PDS 缝线加固前关节囊,用一枚 Mitek 微型锚钉将肌腱固定在掌骨背侧(图 2-16c5、c6)。第一掌骨的位置必须处在舟状骨的轴线上,并和第二掌骨处于同一水平。大多角骨切除后的空间必须保留,拇指旋前使拇指指腹可与示指桡侧对捏。Burton 建议用克氏针临时固定掌骨于小多角骨和头状骨,但我们认为这并不必要,而应用一根直径 1.5 mm 的克氏针

固定第一、第二掌骨,克氏针从掌骨颈水平穿入。我们认为这为关节囊成形和韧带成形术提供了足够的稳定性。

5.肌腱填塞

肌腱自身折叠于第一掌骨基底部以覆盖关节面和骨隧道。2根2/0 PDS缝线将肌腱自身固定,同时固定于第一掌骨掌侧(图2-16d1)。填塞肌腱的体积应该充填整个大多角骨切除空间,但不能超出切除范围,从而能够良好地闭合背侧关节囊。根据其形状和平滑度,肌腱可自身卷曲呈蜗牛状(图2-16d2)后用2/0 PDS缝线固定,或者折叠8～10次呈手风琴形状(图2-16d1)。填塞肌腱应当作为第一掌骨和舟状骨之间的交界面接口,减少韧带成形术中的剪切应力。基于该理念,我们用另一枚Mitek微型可吸收锚钉打入小多角骨,将填塞肌腱固定于大多角骨腔中(图2-16d1)。

6.关节囊成形术

关节囊成形术的质量决定了术后新关节活动的稳定性。对于Eaton Ⅳ期TMJ关节炎病例,关节囊韧带结构严重破坏,难以严密缝合。首先用2/0 PDS缝线荷包缝合关闭关节囊(图2-16e)。如果这样修复还不够,可取拇长展肌腱的一束从掌骨背侧缝至舟状骨远端、"8"字缝合予以加强(图2-16f)。

7.拇短伸肌腱移位和矫正掌指关节过伸

在TMJ关节炎进展期,掌指关节过伸普遍存在。当过伸小于30°时,用一枚直径1.2 mm克氏针作临时关节固定即可。当过伸大于30°时,则需要进行如上所述的掌板关节囊固定术(图2-14)。我们从未做过早期的关节融合。为了改善拇指外展,将拇短伸肌腱移位至拇长展肌腱,可以减少掌指关节过伸(图2-16g)。

8.矫正拇指内收

Eaton Ⅳ期TMJ关节炎矫正拇指内收很困难,因为此阶段关节退行性病变伴随大鱼际肌严重萎缩。拇内收肌和第一背侧骨间肌挛缩通常伴随虎口挛缩,使拇指平行于示指(图2-5、2-16i)。单纯的内收肌腱膜切开并不能使虎口开大,必须从第一掌骨处松解第一背侧骨间肌,从第三掌骨处松解拇内收肌。蝴蝶样或三叉戟样的成形术可打开虎口,但并不加深虎口。在所有病例中,掌指关节过伸超过30°时均需行关节囊固定术矫正(图2-14)。

9.缝合和包扎

用3/0 Vicryl快吸收缝线缝合伤口,注意避免将桡神经缝至伤口瘢痕内,这会导致术后持续数周甚至数月的神经痛(图2-16h)。无须引流。外露的克氏针折弯成一个圈。术后48小时加压包扎,并放置掌侧支具和保持腕关节轻度背伸。换药减少敷料后手指可开始主动活动,仅大多角骨处新关节面和韧带成形处制动,用掌骨间克氏针固定保护4周。

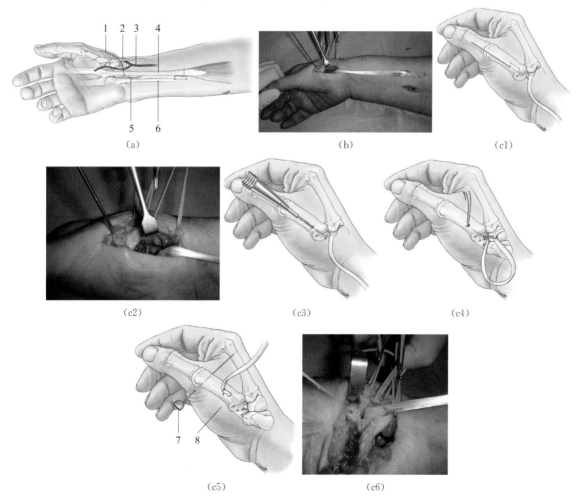

(a)　　　　　　　　　(b)　　　　　　　　　(c1)

(c2)　　　　　　　　　(c3)　　　　　　　　　(c4)

(c5)　　　　　　　　　(c6)

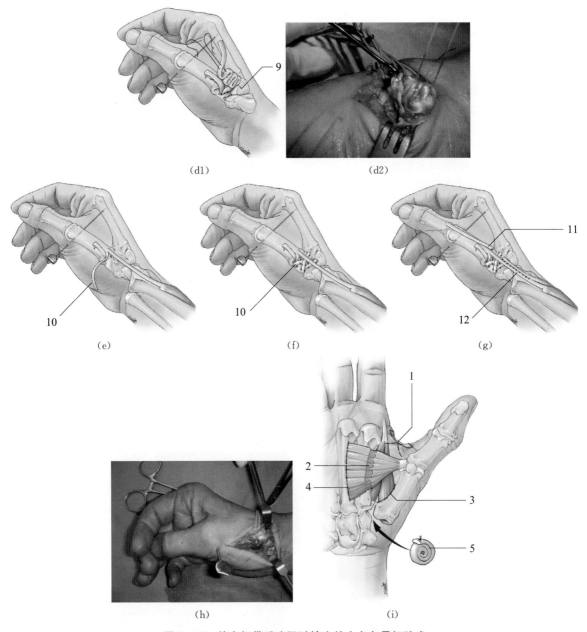

图 2-16　伴有韧带重建肌腱填塞的大多角骨切除术

注:(a)手术入路:在第一掌骨基底部桡背侧作 3 cm 长的切口,并向近端腕横纹"J"形延长直至桡侧腕屈肌(1)水平,(2)桡神经浅支,(3)桡动脉,(4)桡侧腕屈肌腱,(5)正中神经掌皮支,(6)掌长肌腱。(b)将桡侧腕屈肌腱彻底松解至其远端止点。于近端作 2 cm 长的纵行切口,将肌腱从腱腹交界处切断,切开前臂筋膜,便于肌腱从远端切口抽出。(c)穿骨隧道。(c1)用一根直径 1.5 mm 克氏针斜行打入距第一腕掌关节面远端 1 cm 的第一掌骨背侧。从前斜韧带掌侧止点处穿出;(c2)已完成全大多角骨切除,取出桡侧腕屈肌腱,用克氏针从后向前打一个斜行隧道;(c3)用 3 mm 电钻扩大隧道;(c4)用 2/0 PDS 缝线加强缝合前关节囊,用 22 号钢丝将肌腱抽出;(c5)当第一掌骨和第二掌骨在同一水平时,用一根直径 1.5 mm 的克氏针将第一掌骨于前倾位固定于第二掌骨。用一枚 Mitek 可吸收微型锚钉将桡侧腕屈肌腱固定在第一掌骨背侧(8);(c6)将桡侧腕屈肌腱从第一掌骨背侧抽出,锚钉缝线固定。(d1、d2)肌腱自身折叠于第一掌骨基底部。用 2 根 2/0 PDS 缝线将其缝在掌骨掌侧面。将一枚可吸收锚钉钻入小多角骨(9),将填充肌腱球固定于大多角骨空腔中,填充肌腱球可被折叠成手风琴样(d1)或自身卷曲呈蜗牛样(d2)。(e)用 2/0 PDS 缝线荷包缝合关节囊韧带组织,如有必要,可从拇长展肌取一束加固缝(10)。(f)取一半拇长展肌腱加固缝合关节囊韧带组织(10)。(g)在第一掌骨基底部分离拇指伸肌腱(11)后移位至拇长展肌腱(12),可改善拇外展并减少掌指关节过伸,如果过伸角度小于 30°,用直径 1.2 mm 克氏针作短期关节固定即可。(h)关节囊成形和第一、第二掌骨关节临时固定。缝合伤口时注意避免瘢痕与桡神经(蓝绳圈)的走行重叠。(i)虎口开大。(1)"Z"字成形;(2)松解拇内收肌;(3)从第一掌骨剥离第一背侧骨间肌;(4)肌腱填塞的关节成形术。

10. 结果

即使在最初的数月内没有显著恢复,3 组超过 3 年随访的病例仍然提示握力分别有 13%、50% 和 93% 的提升,侧捏力分别有 27%、34% 和 43% 的提升。Tomaino 报道分别有 11% 的病例发生了关节半脱位、13% 的病例拇指近端移位,但发现影像学表现和功能结果间无明显关联。Lins 在他的病例中发现,89%的患者在接受关节成形术后疼痛明显改善,同时注意到功能恢复在术后6年仍有改善。Tomaino提出极少数失败病例是由于韧带重建的力学设计不当造成的。

11. 并发症及其治疗

大多角骨切除后行伴或不伴韧带重建的肌腱填塞术常见的并发症包括拇指掌骨、指骨列的近端移位、疼痛复发、力量减退及关节半脱位。在此情形下,首选处理方法是硅胶假体植入恢复拇指长度。植入物通常用周围剩余肌腱进行固定,可选择桡侧腕屈肌腱的一半,更为常用的选择是桡侧腕长伸肌腱的桡侧半。手术方法在后文描述。

桡神经感觉支配区的持续性感觉异常也较为常见,多由于瘢痕卡压神经造成。按摩及理疗后症状常可缓解。为预防该并发症,在解剖桡神经时必须保留神经周围脂肪筋膜组织,切不可将神经分离至完全裸露。在272个病例中,我们对2例术中采取了干预措施,即用脂肪组织包埋神经。

（三）其他手术方法及其并发症的治疗

1. 关节融合术

关节融合术并非首选术式,手术指征限于骨关节炎仅累及第一腕掌关节时。该术式有诸多缺点,例如因拇指无法内收并拢而导致穿戴手套和手插口袋困难。Chamay报道有25%的患者在6年半内邻近关节因压力转移而发生关节炎。过度使用掌指关节会导致关节过伸和痛性侧方不稳。因手术方法不同,关节融合术后骨愈合时间久,且有多达13%的患者有骨不连等可能。继Muller提出嵌入移植方法后,诸如钢丝环扎、Herbert螺钉固定等技术被广泛应用,我们的经验是推荐使用Carrell的手术方法,即锥帽状关节融合同时行桡骨远端松质骨移植,该技术最为可靠。内固定采用克氏针和环扎钢丝(图2-17)。术后使用掌骨间钢丝固定4周,防止关节屈曲。经典的关节融合位置为拇指外展45°、前倾、轻度旋前位,握拳时拇指位于中节指骨上。

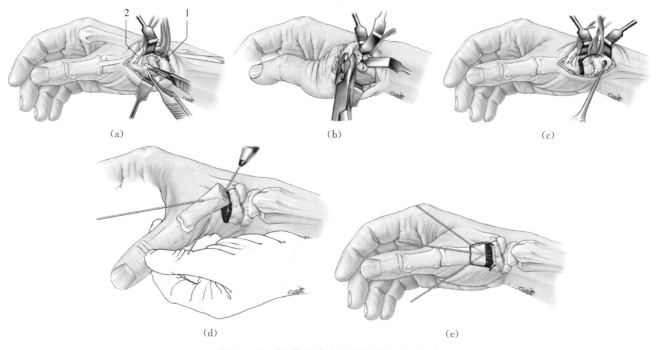

(a) (b) (c)

(d) (e)

图2-17 杯-锥法大多角骨掌骨关节融合术

注:(a)以大多角骨掌骨关节为中心的桡背侧手术入路,保护(1)桡动脉和(2)桡神经,拇长展肌牵开至外侧,拇短伸肌牵开至内侧,切开关节囊韧带结构。(b)用骨膜剥离子游离第一掌骨基底部,咬骨钳去除所有骨赘,第一掌骨基底部被牵出关节腔,用咬骨钳去皮质并修整。(c)大多角骨同样去骨皮质和修整,由桡骨远端获取松质骨进行移植。(d)第一掌骨基底部用3根克氏针固定。(e)自体骨植骨行关节融合后,克氏针穿入大多角骨,张力带钢丝确保关节融合处压力,标准位置为拇指外展45°、前倾并轻度旋前位。

2. 关节融合术的翻修

除了用游离植骨加牢固内固定来处理骨不连外,我们还可以翻修融合的第一腕掌关节,进行关节成形术。因关节融合术的固有缺点,许多患者术后会提出恢复关节活动度的要求,对此需要谨慎,因为关节成形术不能保证力量的恢复,力量大小取决于手内肌质量和手外肌肌力的减小程度。此外,关节融合术完全破坏了第一腕掌关节的关节囊结构,需要利用桡侧腕屈肌腱、拇长展肌腱或者桡侧腕长伸

肌腱来重建新关节的稳定性。活动度和舒适性可以利用空竹外形的硅胶植入体(Tie植入物)来实现,同时利用桡侧腕屈肌腱和一半的桡侧腕长伸肌腱来固定(图2-18d)。关节融合术和大多角骨切除术用骨刀操作,注意避免损伤桡侧腕屈肌,骨膜剥离器游离第一掌骨基底部,咬骨钳去除骨赘(图2-18)。第一掌骨必须恢复各轴向活动度。用钻头穿透掌骨基底后使用精细骨锉制造一个可容纳Tie假体尾部的空腔。为了稳定假体,需要切除部分小多角骨,使其能与

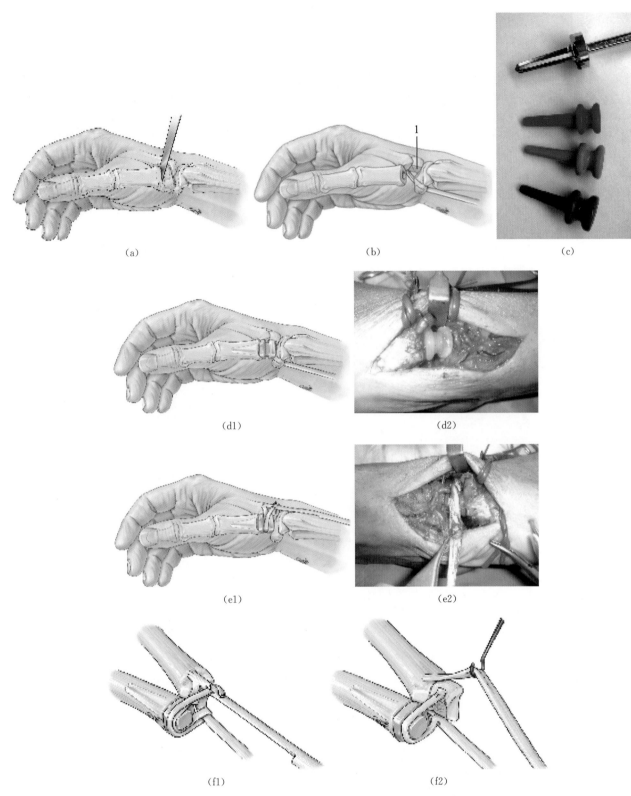

图 2-18　关节融合失败后用 Tie 假体进行翻修

注：(a)切口与关节融合术相同，骨不连处切断，获得平整的第一掌骨基底部骨质。(b)行全大多角骨切除，部分小多角骨切除，使骨切面与舟状骨基底部垂直(1)。(c)用骨挫修整第一掌骨基底部髓腔以匹配 Tie 假体形状，有 3 种可用型号，假体外形有助于维持其稳定性，有助于韧带成形术的实施。(d1、d2)用骨挫修整第一掌骨基底部髓腔以匹配 Tie 假体形状，有 3 种可用型号，假体外形有助于维持其稳定性，有助于韧带成形术的实施。(e1、e2)套索套住假体和桡侧腕屈肌腱后，桡侧腕长伸肌腱半截与自身缝合。(f1、f2)桡侧腕长伸肌腱成形术详解，两次套索套住 Tie 假体。桡侧腕屈肌腱也可以用来行关节成形术。用 Minitek 骨锚钉将其固定至小多角骨。

舟状骨远端形成合适的角度。假体大小需经过测量,使其恰好能完全覆盖舟状骨表面又不超出。韧带固定需利用一半的桡侧腕长伸肌腱或桡侧腕屈肌腱。在套索固定假体和桡侧腕屈肌腱后,将一半的桡侧腕长伸肌腱与自身缝合固定。如利用桡侧腕屈肌腱进行固定,需使用 Mitek 骨锚钉将其固定在小多角骨或者第二掌骨基底部(图 2-18 g、h)。假体可以通过将一束拇长展肌腱自第一掌骨基底部向舟状骨"Z"字缝合进一步固定。术后使用一枚直径 1.5 mm 掌骨间克氏针固定拇指于外展、前倾位 4 周制动,这样既可以保持拇指长度,又可以缓解疼痛。所有的大多角骨硅胶假体的活动均发生于头尾连接处,此处也是日后可能发生假体断裂的部位。

3. 关节置换术

(1) Swanson 硅胶假体和 Tie 假体。尽管 Swanson 假体在最近 20 年被成功应用,但因其被认为可能导致硅胶性滑膜炎而一度遭到弃用,甚至永久弃用。这种并发症事实上非常少见,在我们的 150 例病例中仅发现 2 例。有 25% 的病例有影像学的关节不稳定表现,但这与临床结果并无相关性,大多数的关节半脱位并无疼痛,也不影响活动度(图 2-19)。目前,我们除了在关节融合术和全假体置换术失败后行补救性关节融合翻修手术时会使用 Swanson 假体,其他情况下已弃用该植入物。常规需要进行韧带重建。Tie 硅胶假体因其有 3 种大小型号并能适用于大多数病例,是目前常用的选择。

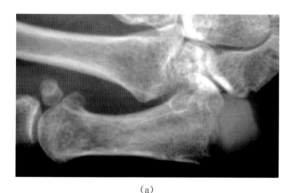

(a)

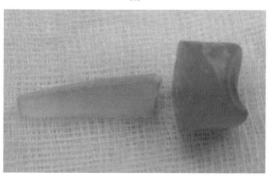

(b)

图 2-19 Swanson 硅胶假体并发症

注:(a)假体半脱位和断裂;(b)假体多在头尾交界处断裂,此处第一掌骨承受应力。注意假体磨损处在舟状骨上并不稳定。

(2) 其他假体。Ashworth-Blatt 硅胶假体被用于局限的 TMJ 关节炎。在一项 52 例病例的队列研究中,术后 3 年持续发现有假体破碎问题存在。大多数翻修手术采用大多角骨全切除后 Swanson 假体植入或肌腱团填塞方法。Dacron 假体(Dacron,一著名聚酯纤维品牌)起初被认为是可靠的,但最近 Voulliaume 等报道了患者因对 Dacron 材料不耐受而引起炎性反应的并发症。我们在使用硅胶-Dacron 复合材料的病例中也发现了类似现象,尽管 Dacron 材料理论上在复合物中应当起到稳定假体尾端的作用。我们很快就放弃了使用 Eaton-Littler 硅胶假体,因为起稳定假体作用的桡侧腕屈肌腱在通过假体头端后会发生坏死。而钛和高温石墨材料假体有磨损周围骨质的缺点。

(3) 全关节假体。1973 年,de la Caffinière 提出了一种全关节成形术,即将关节球和关节窝组合后用骨水泥黏合在掌骨和大多角骨。1991 年他发表了一篇超过 100 例病例数、随访时间 18 年的报告,并发症发生率为 7%。大多数并发症的原因为大多角骨关节窝松动。有大量的理由支持全关节置换的新理念:保持拇指长度,可进行早期康复锻炼(术后 3 周),恢复快,可保留力量和活动度,无疼痛。适应证限于单纯的 TMJ 关节炎,同时 de la Caffinière 不推荐该手术用于手工劳动者、拇内收或掌指关节明显外展患者。大量证据表明以上患者的长期疗效并不理想。很多团队试图通过改变假体形状,用骨整合材料假体替代骨水泥假体来改善手术效果。金属-聚乙烯耦合假体已被金属-金属耦合假体替代。每种新假体的应用效果都以小病例数和短时程随访的病例报告发表。并发症包括关节半脱位、关节窝松动、近端移位和大多角骨骨折(图 2-20),发生率为 10% 左右。

我们常用的假体关节置换也因为出现上述并发症一般预后不佳。可以注意到外科医生大多很难在大多角骨中心定位关节窝时不破坏骨质,外加第一腕掌关节空间狭小、操作困难,第一掌骨基底部骨质去除过多,会对后期关节翻修手术造成困难。作者认为尽管大多角骨切除联合肌腱团填塞和全关节置换在术后舒适度和活动度上没有显著差异,但他们强调假体置换能显著改善力量,虽然该术式并不适用于手工劳动者。尽管如此,我们手术的人群年龄平均 60 岁,他们更希望恢复舒适性和活动度。另外,患者在对需要进行康复锻炼并且疼痛的外科手术失望后,很难有信心接受后续更为困难的翻修手术。

4. 全关节置换的翻修

关节窝去除后需行大多角骨全切除,注意操作时保护桡侧腕屈肌腱(图 2-20b)。掌骨骨水泥或骨整合材料的取出更为困难。如果假体的头端和颈部能充分与柄部分离,则柄部可以留在原位,通常需要使用特制的牵引器和锤子。最具挑战的是术中需纵向切除掌骨近端 2/3 骨皮质(图 2-20c)。关节置换术有多种方法,术式的选择取决于第一掌骨的条件(长度和骨髓腔大小)。如果掌骨切除过多(超过 7 mm),则必须取自体髂骨双层皮质骨植骨,恢复掌骨的长度甚至必要时需矫枉过正(图 2-20d)。矫枉过正十分必要,因为移植骨在肌腱填塞数月后会有部分骨质吸收,拇指会有 40% 左右的长度丢失。松质骨填塞骨髓腔需在彻底刮除骨水泥残留物后进行。双层皮质移植骨需用咬骨钳塑形后楔入髓腔近端数毫米处,以直径 1.2 mm 交叉克氏针固定。

根据需填塞肌腱的容积,肌腱团填塞可选用全部的桡侧腕屈肌腱或桡侧腕屈肌腱加掌长肌腱。手术的难点在于使新的第一腕掌关节获得良好的稳定性。因关节囊结构已严重松弛,常用桡侧半的桡侧腕长伸肌腱行"Z"字缝合固定,自移植骨的近侧缘向舟状骨远侧缘缝合(图 2 - 20f),常需应用骨锚钉辅助固定。第一掌骨基底部切除常导致拇长

展肌腱止点缺失,故需用骨锚钉将其重新固定在移植骨的背侧。拇指用直径 1.5 mm 掌骨间克氏针固定于外展、前倾位。移植骨融合最短需 6 周,故术后 6 周方可开始主动活动(图 2 - 20 g、h)。如果掌骨切除范围较局限(数毫米内),使用 Tie 硅胶假体进行重建术则相对容易实施,髓腔能无困难地容纳假体尾部,假体稳定性依靠半侧的桡侧腕屈肌腱、桡侧腕长伸肌腱或拇长展肌腱束来重建。直径 1.5 mm 掌骨间克氏针固定拇指于拇外展、前倾位 4 周。如果患者不想使用硅胶假体,骨髓腔必须用桡骨远端骨质或人工骨填塞,以避免发生填充肌腱球术后的移位,同时应进行韧带重建。

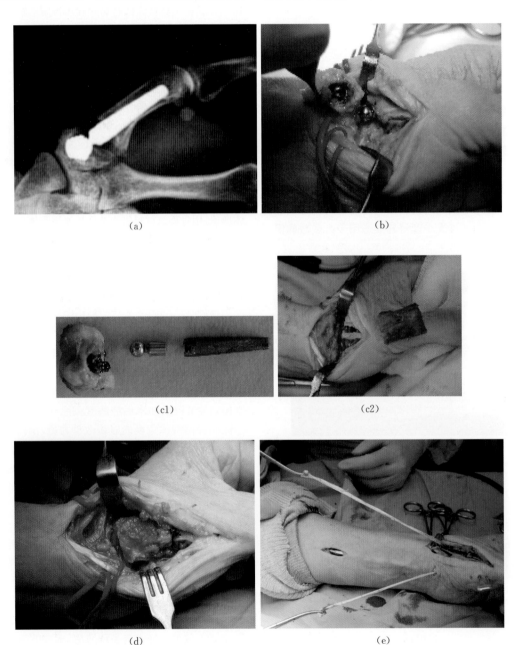

(a)　　　　　　　　　　　(b)

(c1)　　　　　　　　　　　(c2)

(d)　　　　　　　　　　　(e)

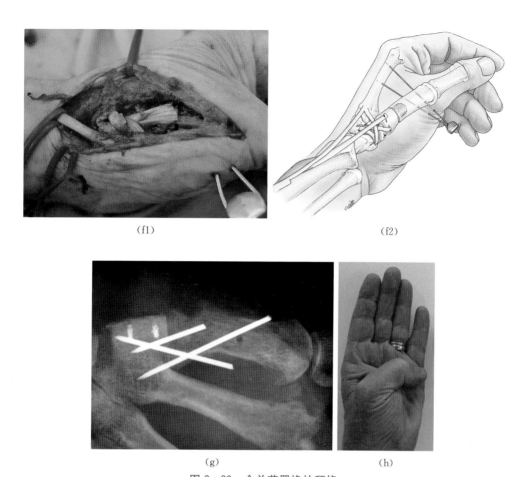

(f1)　　　　　　　　　　　　　　　(f2)

(g)　　　　　　　　　　　　　　　(h)

图 2-20　全关节置换的翻修

注：(a)假体近端移位和金属沉着病引起的滑膜炎造成的全关节成形术失败。(b)行全大多角骨切除可以观察到假体和金属沉着。(c1)要取出骨整合的掌骨干部分需行纵向骨切开。(c2)全关节假体植入时第一掌骨过度切除需通过自体髂骨双层皮质骨或 3 层皮质骨游离植骨矫正。(d)髂骨植骨块用咬骨钳修整后塞入骨髓腔，用 3 根克氏针固定。第一掌骨纵向切开骨质，用 2/0 PDS 缝线捆扎缝合。髂骨植骨块应纵向稍过长，因为随时间推移，会有部分骨质吸收。(e)用桡侧腕屈肌腱半腱行舟状骨大多角骨填塞肌腱成形术，半侧桡侧腕长伸肌腱用来重建关节囊韧带，用 2 枚 Minitek 骨锚钉将其固定在髂骨植骨块上。(f1、f2)用桡侧腕屈肌腱半腱行韧带重建，用连体分叉针固定第一掌骨 6 周。(g)术后 5 个月的影像学检查结果，注意第一掌骨与髂骨融合良好。(h)Kapandji 功能评分 9/10 分。

第七节　手术方式选择

对于年轻患者，使用药物治疗和支具能尽可能推迟手术时间，尽管大多角骨去神经化手术被认为能推迟行大多角骨切除术的时间，但这只是推测，因为早期的 TMJ 关节炎并无明确的影像学和临床诊断标准。病情发展至持续性疼痛时提示有外科手术指征。

一、Eaton Ⅰ 期

用半侧桡侧腕屈肌腱行韧带重建能够有效稳定第一腕掌关节，也可选用 Wilson 第一掌骨截骨术。大多角骨去神经化手术可作为辅助手段，我们的经验中它的效果只能维持约 13 个月。

二、Eaton Ⅱ 期

我们并不推荐将 Ⅰ 期的手术方式应用于 Ⅱ 期患者，这样做风险很高，很快就会因疼痛复发而失败，并且患者很难满意，一年后即要接受大多角骨切除和相关手术的结果。

三、Eaton Ⅲ 期和Ⅳ期

首选大多角骨切除术联合肌腱团填塞术，尤其适用于关节囊结构特别是前斜韧带完好的病例。如切除大多角骨后第一掌骨基底部不稳，可用桡侧腕屈肌腱重建韧带，同时矫正拇内收畸形。

四、翻修手术

（一）Ⅰ期

疼痛复发为手术指征，选择大多角骨切除术联合肌腱填塞，伴或不伴韧带重建。

（二）Ⅱ、Ⅲ、Ⅳ期

如出现伴有疼痛和力量缺失的拇指近端移位，则提示需行 Swanson 或 Tie 假体翻修术，同时行固定性韧带成形术。

（三）关节融合失败

拆开融合的关节，行 Swanson 或 Tie 假体翻修术，同时行固定性韧带成形术。

（四）全关节置换失败

如掌骨有明显缺失，需行双层皮质骨游离植骨恢复掌骨长度，肌腱填塞和固定性关节囊成形术可兼顾舒适和功能。如掌骨无明显缺失，可在取出假体后，行 Swanson 或 Tie 假体植入，同时行固定性韧带成形术。

第八节　支具固定和康复锻炼

术后 1～30 天的康复锻炼旨在保持第 2～5 指的活动度，并最大限度消除水肿。患肢用前臂吊带抬高并局部冰敷。拇指间关节的主动活动对预防拇长伸肌腱粘连至关重要。另一方面，需限制拇指掌指关节活动，避免掌骨间克氏针和修复后关节囊韧带的微动。可进行拇示指对捏动作，但不能用力。腕关节趋向轻度屈曲尺偏，但必须在可控范围内，如果无法自行控制，则需佩戴前臂支具。术后第 30 天，去除掌骨间克氏针，更换长拇指人字形支具（图 2-21），第一掌骨置于外展、前倾 45°位，掌指关节置于屈曲 30°位，指间关节不固定，腕关节背伸 10°。支具可维持拇指在其原有位置并能减轻疼痛。康复锻炼以拇指按摩开始，同时行瘢痕按摩以减轻疼痛。

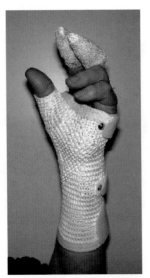

图 2-21　术后长拇指人字形支具
注：示指和中指 IP 关节融合。

被动活动训练应在无痛的前提下循序渐进，逐步恢复拇指外展、前倾和对掌动作。握持第一掌骨，保持掌指关节固定，只活动新的第一腕掌关节。主动活动遵循 Boutan 规则。加强第一骨间肌及拇对掌肌力量以稳定新关节的桡背侧。训练先从可能已在病程中萎缩的拇短展肌开始。手保持平伸时拇指最大程度外展，如有肌肉萎缩，保证肌肉等长收缩即可。之后进行拇对掌训练，训练各指对指对捏动作，重点训练拇指外展和前倾动作。最常犯的错误是早期允许拇内收动作出现，虽然日后的确需要训练该动作，且训练难度更大。主动轴向延长训练可加强拇对掌肌和第一骨间肌的力量。

拇指后倾动作时疼痛明显且恢复较慢。第一掌骨背伸需依靠拇长展肌，但其常在病程中萎缩或被瘢痕粘连。为使该动作有效，需要固定拇长伸肌及拇短伸肌。故而拇指后倾动作训练需在指间关节和掌指关节屈曲位进行。训练的最终目标是实现稳定、有力的对捏动作。掌指关节屈曲十分重要，可防止拇指内收畸形，这时常需要短臂拇指人字支具。目前已经证实，即使在有支具制动的情况下，拇指对捏时大鱼际肌仍有收缩（等长收缩）。人字形支具可保持第一掌骨位于外展前倾位，同时避免对掌。掌指关节置于屈曲 30°位固定，指间关节不固定。

术后第 8 周开始抗阻力训练。患者常会因第一腕掌关节炎病程进展引起的大鱼际肌萎缩而感到灰心。对捏动作需要长时间训练，需确保自始至终不会出现掌指关节过伸。应指导患者如何进行日常活动如开瓶盖、切菜等。在长时间训练后，建议患者佩戴长支具，可以给拇指加压，使关节和肌肉得到休息。瘢痕按摩和超声治疗于术后第 5 周开始。桡神经浅支被瘢痕卡压的病例会有拇、示指背侧、虎口区的感觉异常和疼痛，对此需进行瘢痕按摩，用硅胶膜脱敏治疗。Kapandji 功能评分可用于评估疗效（图 2-22）。

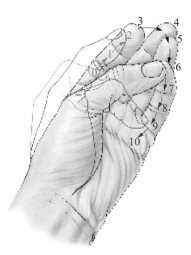

图 2 - 22 Kapandji 功能评分

注:总分 10 分,提供简单、快速、客观的拇指关节功能评估。0 分:拇指指腹对掌至示指近节指骨桡侧;1 分:拇指指腹对掌至示指中节指骨桡侧;2 分:拇指指腹对掌至示指远节指骨桡侧;3 分:拇指指腹对掌至示指指尖;4 分:拇指指腹对掌至中节指腹;5 分:拇指指腹对掌至环指指腹;6 分:拇指指腹对掌至小指指腹;7 分:拇指指腹对掌至小指远指间关节横纹;8 分:拇指指腹对掌至小指近指间关节横纹;9 分:拇指指腹对掌至小指掌指关节横纹;10 分:拇指指腹对掌至远端掌横纹尺侧。

（翻译:刘宇洲、芮晶、徐秀玥、赵颖露）
（审校:劳杰）

参考文献

1. Andre JM，Gable C，Xenard J，et al.（1994）Atlas pratique des ortheses de la main. Springer Verlag，Paris.

2. Armstromg AL，Hunter JB，Davis TR.（1994）The prevalence of degeneratiove arthritis of the base of the thumb in postmenopausal women. J Hand Surg 19B:340 - 341.

3. Ashworth CR，Blatt G，Chuinard RG，Stark HH.（1977）Silicone rubber interposition arthroplasty of the carpometacarpal joint of the thumb. J Hand Surg（Am）2:345 - 357.

4. Atroshi I，Axelsson G.（1997）Extensor carpi radialis longus tendon arthroplasty. J Hand Surg 22A:419 - 427.

5. Bettinger PC，Smutz W，Linscheid R，Berger RA.（1999）An anatomic study of the stabilizing ligaments of the trapezium and trapeziometacarpal joint. J Hand Surg 24A:786 - 798.

6. Bettinger PC，Berger AB.（2001）Functional ligamentous anatomy of the trapezium and trapezimetacarpal joint（gross and arthroscopic）. Hand Clinics 17:151 - 168.

7. Bonnel F，Bellan N.（1990）L'articulation trapezonmetacarpienne du pouce. In: Ph Saffar（ed.）La Rhizarthrose. Expansion scientifique française，Paris，pp. 9 - 17.

8. Boutan M，Genin-Etcheberry T，Peres JM，Ribiere J.（2003）Le protocole de reeducation posoperatoire de rhizarthrose. Ann Kinesitherapie 20 - 21:36 - 41.

9. Bramberger HB，Stern PJ，Kiefhaber TR，et al.（1992）Trapeziometacarpal joint arthrodesis: a functional evaluation. J Hand Surg 17A:605 - 611.

10. Brutus JP，Kinnen L.（2004）Remplacement prothetique total de la trapezometacarpienne au moyen de la protheses ARPE dans le traitement de la rhizarthrose: notre experience a courtterme dans une serie personnel le de 63 cas consecutifs. Chir Main 23: 224 - 228.

11. Burton RI.（1973）Basal joint arthrosis of the thumb. Orthop Clin North Am 4:347 - 348.

12. Burton RI，Pellegrini VD.（1986）Surgical management of basal joint arthritis of the thumb: Ⅱ. Ligament reconstruction with tendon interposition arthroplasty. J Hand Surg 11A:324 - 332.

13. Burton RI.（1997）Ligament reconstruction tendon interposition arthroplasty. Atlas Hand Clinics 2:77 - 99.

14. Caffiniere（de la）JY.（1970）L'articulation trapezometacarpienne approche biomecanique et appareil ligamentaire. Arch Anat Pathol 18:277 - 284.

15. Caffiniere（de la）JY. Aucouturier P.（1979）Trapeziometacarpal arthroplasty by total prothesis. Hand 11:41 - 46.

16. Caffiniere（de la）JY.（1991）Resultaa a long terme de la protheses totale trapeziometacarpienne dans la rhizarthrose. Rev Chir Orthop 77:312 - 321.

17. Carroll RE，Hill NA.（1973）Arthrodesis of the carpometacarpal joint of the thumb. A clinical and cinerocentographic study. J Bone Joint Surg 55B:292 - 294.

18. Chamay A，Piaget-Morerod F.（1994）Arthrodesis of the trapeziometacarpal joint. J Hand Surg 55B:489 - 497.

19. Cooney WP，Chao EY.（1977）Biomechanical analysis of static forces in the thumb during hand function. J Bone Joint Surg 59A: 27 - 36.

20. Cozzi EP.（1991）Denervation des articulations du poignet et de la main. In: R Tubiana，Traile de chirurgie de la main. Masson，Paris，Vol. 4，pp. 781 - 787.

21. Davis TRC，Brady O，Dias JJ.（2004）Excision of the trapezium for osteoarthritis of the trapeziometacarpal joint: a study of the benefit of ligament reconstruction of tendon interposition. J Hand Surg（Am）29:1069 - 1077.

22. Day CS，Gelberman R，Patel AA，et al.（2004）Basal joint osteoarthritis of the thumb: A prospective trial of steroid injection and splinting. J Hand Surg（Am）29:247 - 251.

23. Dell PC，Brushart TM，Smith RJ.（1978）Treatment of trapeziometacarpal arthritis: results of resection arthroplasty. J Hand Surg 3A:243 - 249.

24. Drewniany J，Palmer A，Flatt A.（1985）The scaphotrapezial-ligament complex: an anatomic and biomechanical study. J Hand Surg 10A:492 - 498.

25. Eaton RG，Littler JW.（1969）A study of the basal joint of the thumb，treatment of its disabilities by fusion. J Bone Joint Surg 51A:661 - 668.

26. Eaton RG，Littler JW.（1973）Ligament reconstruction of the painful thumb carpometacarpal joint. J Bone Joint Surg 55A: 1633 - 1666.

27. Eaton RG，Lane LB，Littler WJ，Keiser JJ.（1984）Ligament reconstruction for the painful thumb carpometacarpal joint: a long-

term assessment. J Hand Surg 9A:692 - 699.

28. Eaton RG, Floyd WE Ⅲ. (1988) Thumb metacarpophalangeal-capsulodesis: an adjunet procedure to basal joint arthroplasty for collapse deformith of the first ray. J Hand Surg 13A:449 - 453.

29. Felson DT. (1990) The epidemiology of knee osteoarthritis: Results from the Framingham osteoarthritis study. Semin Arthritis Rheum 20:42 - 50.

30. Forestier J. (1937) L'osteoarthrite seche trapezometacarpienne (rhizarthrose du pouce). Presse Med 45:315 - 317.

31. Foucher G, Pretz PL, Ehrard L. (1988) La denervation articulaire, une reponse simple a des problemes complexes de chirurgie de la main. Chirurgie 123:183 - 188.

32. Foucher G, Pretz PL, Ehrard L. (1988) La denervation artivulaire, une reponse simple a des problemes complexes de chirurgie de la main. Chirurgie 123:183 - 188.

33. Freedman DM, Eaton RG, Glickel SZ. (2000) Long term results of volar ligament reconstruction for sympatomati basal joint laxity. J Hand Surg 25A:297 - 304.

34. Froimson AI. (1970) Tendon arthroplasty of trapeziometacarpal joint. Clin Orthop Re Res 70:191 - 199.

35. Gervis WH, Wells T. (1949) Excision of the trapezium for osteoarthritis of the trapeziometacarpal joint. J Bone Joint Surg 31B:537 - 539.

36. Glickel SZ, Kornstein AN, Eaton RG. (1992) Long term follow-up of trapeziometacarpal arthroplasty with coexisiting scaphotrapezial disease. J Hand Surg 17A:612 - 620.

37. Glickel SZ. (2001) Clinical assessment of the thumb trapeziometacarpal joint. Hand Clinics 17:185 - 195.

38. Guyot-Drouot MH, Fontaine C, Delcambre B. (1997) Arthrose de la main et du poignet. Encycl Med Chir, Elsevier, Paris Appareil locomoteur, 14 - 066 - A - 10, p. 7.

39. Haynes R. (1944) The mechanism of rotation of the first carpo-metacarpal joint. J Anat 78:44 - 46.

40. Herren DB, Lehmann O, Simmen BR. (1998) Does trapeziectomy destabilize the carpus? J Hand Surg 23B:676 - 679.

41. Hobby JL, Lyall HA, Megitt BT. (1998) First metacarpal for trapeziometacarpal osteoarthritis. J Bone Joint Surg 80B:508 - 512.

42. Imaeda T, An K, Cooney WI, Lindsheid R. (1993) Anatomy of trapeziometacarpal ligaments. J Hand Surg 18A:226 - 231.

43. Imaeda T, Niebur G, Cooney WP, et al. (1994) Kinematics of the normal trapeziometacarpal joint. J Orthop Res 12:197 - 204.

44. Kapandji AI, Matti E, Raab C. (1980) La radiographie specifique de l'articulation trapezometacarpienne, Sa technique, Son interet. Ann Chir 34:9719 - 9726.

45. Kapandji AI. (1986) Cotati on Clinique de l'opposition et de la contre-opposition du pouce. Ann Chir Main 5:67 - 73.

46. Kapandji AI. (1990) Biomecanique des articulations trapezometacarpienne et scapo'idotrapezienne. In: Ph Saffar (ed.), La Rhizarthrose. Wxpansion scientifique française, Paris, pp. 33 - 28.

47. Kaplan E. (1965) Functional and Surgical Anatomy of the Hand, 2nd edn. Lippincott, Philadelphie.

48. Koff MF, Ugwonalli OF, Strauch RJ, et al. (2003) Sequential wear patterns of the articular cartilage of the thumb carpometacarpal joint in osteoarthritis. J Hand Surg 28:597 - 604.

49. Kuhlmann JN. (2001) Importance du complexe ligamentaire posteromedial trapezometacarpien. Chir Main 20:31 - 47.

50. Lanz TV, Wachsmuth W. (1959) Praktische anatomie: einlehr und helfsbuch der anatomischen grundlagen artzlichen Handelns. Springer Verlag, Berlin, p. 261.

51. Lins RE, Geleberman RH, Me Keown L, et al. (1996) Basal joint arthritis: trapeziectomy with ligament reconstruction and tendon interposition arthroplasty. J Hand Surg 21A:202 - 209.

52. Martinet X, Belfkira F, Corcella D, et al. (2004) Reaction a corps etranger dans les rhizarthroses traitees par trapezectomie et interposition d'un anchois en Dacron. A propos de 5 cas. Chir Main 23:27 - 31.

53. Michon J. (1990) La premiere commissure dans la rhizarthrose. In: Ph Saffar (ed.), La Rhizarthrose. Paris, Expansion scientifique française, pp. 140 - 143.

54. Moulton MJ, Parentis MA, Kelly MJ, et al. (2001) Influence of metacarpophalangeal joint position on basal joint loading in the thumb. J Bone Joint Surg (Am) 83:709 - 716.

55. Muller GM. (1949) Arthrodesis of the trapezionmetacarpal joint for osteoarthritis. J Bone Joint Surg 318:540 - 542.

56. Napier J. (1955) The form and function of the carpometacarpal joint of the thumb. J Anat 89:362 - 369.

57. Ny JE, Eaton RG. (1990) Arthroplastie par implant de trapeze stabilize par un tendon. In: Ph Saffar (ed.), La Rhizarthrose. Paris, Expansion scientifique française, pp. 140 - 143.

58. Pellegrini VD Jr. (1991) Osteoarthritis of the thumb trapeziometacarpal joint: a study of the pathophysiology of articular cartilage degeneration, Ⅰ. Anatomy and pathology of the aging joint. J Hand Surg 16A:967 - 974.

59. Pellegrini VD Jr. (1991) Osteoarthritis of the thumb trapeziometacarpal joint: a study of the pathophysiology of articular cartilage degeneration, Ⅱ. Articular wear patterns in the osteoarthritic joint. J Hand Surg 16A:975 - 982.

60. Pellegrini VD, Parentis M, Judkins A, et al. (1996) Extension metacarpal osteotomy in the treatment of trapeziometacarpal osteoarthritis: a biomechanical study. J Hand Surg 21A:16 - 23.

61. Pellegrini VD Jr. (1997) Extension metacarpal osteotomy in the treatment of trapeziometacarpal osteoarthritis. Atlas of the Hand Clinics, Carpometacarpal. Joint 2:183 - 202.

62. Pieron A. (1973) The mechanism of the first carpometacarpal (CMC)joint. An anatomical and mechanical analysis. Acta orthop Scand Suppl 148:1 - 104.

63. Rayan GM, Young BT. (1997) Ligament reconstruction arthroplasty for trapeziometacarpal arthrosis. J Hand Surg 22A:1067 - 1076.

64. Rongieres M. (2004) Anatomie et physiologie de l'articulation trapezometacarpienne humaine. Chir Main 23:263 - 269.

65. Rouviere H. (1924) Anatomie humaine descriptive et topographique, Tome 2 Membres, Systeme nerveux central. Paris.

66. Stussi JD, Dap F, Merle M. (2000) Etude retrospective de 69

rhizarthroses primitives operees par trapezectomie totale suivie dans 34 cas de tendinoplatie d'interposition et dans 35 cas de suspensionplastie. Chir Main 19:116 - 127.

67. Swanson AB, de Groot SG, Watermeier JJ. (1981) Trapezium implant arthroplasty, long-term evaluation of 150 cases. J Hand Surg (Am) 125 - 141.

68. Swigart CR, Eaton RG, Glickel SZ, Johnson C. (1999) Splinting in the treatment of arthritis of the first carpometacarpal joint. J Hand Surg 24A:86 - 91.

69. Taylaor EJ, Desari K, D'Arcy JC, Bonnici AV. (2005) Comparision of fusion, trapeziectomy and Silastic replacement for the treatment of osteoarthritis of the trapeziometacarpal joint. J Hand Surg (Br) 30:45 - 49.

70. Tomaino MM, Pellegrini VD Jr, Burton RI. (1995) Arthroplasty of the basal joint of the thumb. J Bone Joint Surg 77A:346 - 355.

71. Van Wetter P. (1974) Le champ d'action du pouce et ses limites. Ann Chir 28/10:851 - 853.

72. Voulliaume, Forli A, Guinard D, et al. (2003) Les arthroplasties parnterposition par anchois en Dacron dans le traitement des rhizarthroses essentielles: resultats a distance. Chir Main 22:197 - 202.

73. Weilby A. (1988) Tendon interposition arthroplasty of the first carpo-metacarpal joint. J Hand Surg 13B:421 - 425.

74. Weitbrecht J, Syndemology (1742), W8 Saunders, Philadelphie, 1969, [75] Wilson JN Basal osteotom of the first metacarpal in the treatment of arthritis of carpometacarpal joint of the thumb. Br J Surg 60:854 - 858.

75. Zancolli EA, Ziadenberg C, Zancolli E Jr. (1987) Biomechanics of the trapeziometacarpal joint. Clin Orthop 220:14 - 26.

第三章　指间关节骨关节炎

长久以来，外科手术并不作为指间关节骨关节炎的治疗方式，外科医生认为此部位无法进行手术。女性患病率为男性的 10 倍，她们很难接受如此不幸的事实，尤其当疼痛成为长期煎熬时。现如今，面部美容手术已成为常态，而手部美容手术却与之形成鲜明反差，这种现象耐人寻味。尽管外科医生和风湿科医生不能治愈骨关节炎，但他们有一系列的手术方法可以选择，根据受累关节情况选择从滑膜切除术或理清到关节成形术或关节融合术，目的都是缓解疼痛和改善手功能。

鉴于目前患者坚持要求治疗，外科医生有必要非常清楚所实施治疗方式的可能预后。滑膜清理和修整术并不能阻止骨关节炎的进展。虽然手术可以将骨关节炎稳定一段时间，但是术后病情恶化的实例并不少见。同样，关节成形术也只能维持一段时间有效，必须向患者强调在日常生活及活动中应尽量减少受累关节的活动量，以期推迟关节置换手术的时间。关节融合术的优点在于能缓解疼痛，提供良好的舒适性，维持指骨的稳定，但负重转移到相邻关节，有加快关节退行性病变的风险。

第一节　掌指关节骨关节炎

骨关节炎最少累及掌指关节。临床上常见近指间关节和远指间关节因为关节退行性病变被完全破坏，但掌指关节却完好无缺或仅有轻微累及。掌指关节关节炎发病率男性高于女性，常因关节疼痛而非僵硬就诊。功能性的关节活动度可长时间得到保持，X 线检查常提示关节间隙变窄甚至关节面完全破坏。Brewerton 位片能有效观察掌骨头的两侧边缘（见第六章，图 6-3a、b）。较长指掌关节的骨赘增生非常少见，有关节刨削指征的情况更为罕见。

患者常因剧烈疼痛就医，在对全关节置换做过大量尝试后，发现其中期疗效以失败居多，故目前的共识为使用硅胶假体植入。目前最可靠的假体是 MP Neuflex-DePuy 假体。有关该假体植入方法详见第六章，相关康复治疗方法详见第七章。其结果要好于应用于类风湿关节炎的病例，因关节囊韧带结构和掌板并未在关节炎病程中遭到过多破坏（图 3-1）。然而，当 Neuflex 假体用于示指时，因其要承受拇指的侧方应力，故需要用 2 枚生物可吸收骨锚钉加固两侧的侧副韧带。MicroFix-Mitek 骨锚钉置于假体两侧的侧副韧带止点处，以便形成 20°外展角（见图 6-12）。

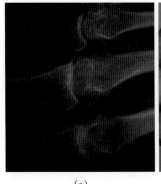
(a)

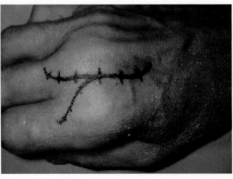
(b)

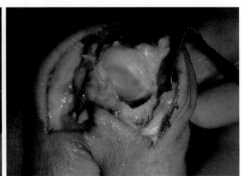
(c)

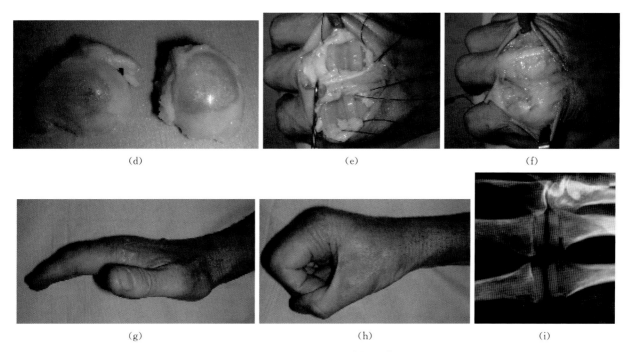

(d)　　　　　　　　(e)　　　　　　　　(f)

(g)　　　　　　　　(h)　　　　　　　　(i)

图 3-1　Neuflex-DePuy 假体掌指关节置换术

注:(a)示指和中指掌指关节骨关节炎;(b)V-Y 入路可以同时暴露两个关节;(c)第二掌指关节软骨面。切开尺侧矢状带,分离牵开伸肌腱至桡侧;(d)2 个被切下的掌骨头;(e)插入 2 个 Neuflex 假体,用 2/0 PDS 缝线褥式缝合加固侧副韧带;(f)修复尺侧矢状带,将伸肌腱重新放置在假体表面;(g、h)2 个月后随访患手功能情况;(i)2 个假体的影像学图像。

拇指掌指关节骨关节炎:拇指掌指关节原发性骨关节炎相对罕见且疼痛耐受性较好,关节活动度的丧失可由指间关节和第一腕掌关节代偿。此处骨关节炎常继发于侧副韧带损伤后引起的关节不稳。我们极少使用假体来恢复拇指掌指关节功能,因为假体不能很好地承受侧方应力,而且拇对捏动作不稳会导致捏力下降。我们仅在以下情况下使用拇指掌指关节置换术:错误地进行第一腕掌关节融合,伴或不伴有拇指间关节融合。对于拇指掌指关节原发性骨关节炎,我们首选关节融合术,推荐方法有髓内锁定融合或用直径 1.5 mm 克氏针两枚伴或不伴张力带捆扎(图 3-2)。上述两种方法都能使拇指在术后 1 天即开始在轴线方向

活动。

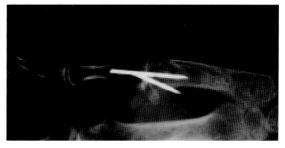

图 3-2　用两枚直径 1.5mm 克氏针行拇指掌指关节融合术

第二节　近指间关节骨关节炎

患者常因近指间关节骨关节炎的明显疼痛和功能受限而主动就诊,另外,Bouchard 结节也影响手的美观(图 3-3)。两种类型的骨关节炎将分别阐述。

一、炎症型

表现为由滑膜增生和关节积液引起的急性关节红肿、疼痛,通常药物治疗和支具固定能缓解红肿。如果保守治

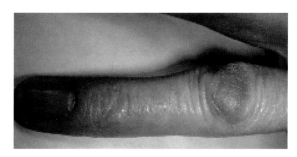

图 3-3　近指间关节的 Bouchard 结节

疗无效,可考虑行滑膜切除术治疗。

滑膜切除术:以近指间关节为中心行背侧弧形切口切开皮肤,暴露伸肌腱,滑膜组织常嵌入生长于中央腱和侧腱束间(图 3-4)。在中央腱和侧腱束间行关节切开,以利于使用精细的咬骨钳(Medlane K902)行滑膜切除术,之后用3/0 Monocryl 缝线将中央腱和侧腱束拉拢缝合。早期功能锻炼可在伸指位动力支具保护下进行,支具需在术后4周内24 小时佩戴。前3周的主动屈曲活动应限制在45°以内,患者必须逐渐恢复近指间关节屈曲,白天佩戴动力支具可以促进这一过程。莱卡加压指套应在术后一直佩戴以减轻水肿(图 3-5)。

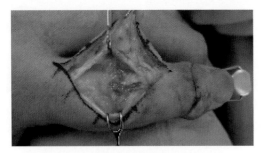

图 3-4 近指间关节背侧滑膜切除术
注:滑膜组织嵌入伸肌腱中央腱与侧腱束之间。

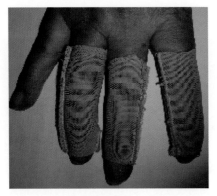

图 3-5 示中环指近指间关节滑膜切除术后佩戴莱卡弹力指套

二、增生型

增生型骨关节炎以关节活动度受限和骨赘增生明显为特点,并非所有病例都有明显疼痛。以近指间关节为中心的关节X线正侧位片可以观察关节骨赘增生情况(图 3-6)。伸指受限的原因是背侧骨赘挤压中央腱使其张力增高,屈指受限是由掌侧骨赘引起的。根据关节面的情况,有两种术式可供选择,如关节面情况尚可,可选择行骨赘去除、关节清理术;如关节面已被破坏,关节置换术要优于关节融合术。

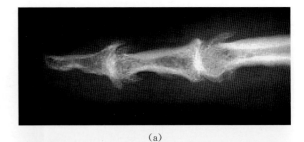

(a)

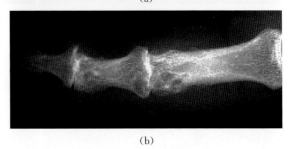

(b)

图 3-6 严重的近指间关节和远指间关节骨赘增生威胁到伸肌腱

(一)关节清理术

如果关节面条件尚可,行关节清理术较为适宜。采用跨近指间关节的背侧弧形切口(图 3-7a),暴露骨赘入路推荐先将横行支持韧带切断,牵开侧腱束,使用精细的咬骨钳(3 mm)切除近节指骨头和中节指骨基底部的骨赘,要注意避免损伤中央腱止点(图 3-7b)。如果中央腱止点断裂,需

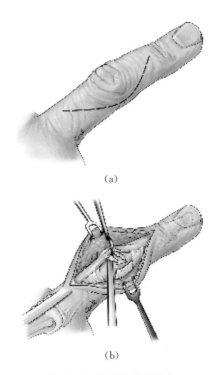

(a)

(b)

图 3-7 清理近指间关节
注:(a)背侧弧形切口;(b)用钩子牵开伸肌腱,用细小的骨刀(3 mm)插入清理近中节指骨背侧骨赘,处理过程要小心,不要破坏中央腱止点。

使用 Mitek-Minilock 骨锚钉重建止点。应避免清除侧方的骨赘以保护侧副韧带，维持关节稳定性。即使用小号的咬骨钳自背侧切口进入清理掌侧骨赘也相当困难，可用小号的骨膜剥离子游离掌板的近端部分，以恢复关节的部分屈曲活动度。在手术过程的最后，应尽量避免伸肌腱在手术区域发生术后粘连，推荐使用生物可吸收材料，例如 Divide (Mitek)，置于肌腱和指骨之间。如果伸肌腱连续性未遭破坏，术后 48 小时开始活动，进行渐进性、无痛的关节屈伸锻炼。如果中央腱止点行重建术，术后应使用动力型支具 4 周，功能锻炼流程同手指钮孔状畸形的治疗，允许远指间关节的主动活动，以避免因侧腱束粘连而引起手指僵硬。

（二）关节置换术

自背侧切口进入行关节置换术的效果令人失望，不论是采用切断伸肌腱的 Chamay 法还是自中央腱与侧腱束之间进入（图 3-8）都不能令人满意。带或不带钛合金套筒的 Swanson 假体在 3 年随访中仅能提供 45°的关节活动度。侧方植入的 Neuflex 近指间关节假体（图 3-9）在作者的病例中能显著提高疗效，许多病例达到了超过 60°的有效关节活动度（图 3-13）。活动度提高的原因是未切断伸肌腱，另外，与 Swanson 假体相比，其更大的掌侧旋转角度可减少活

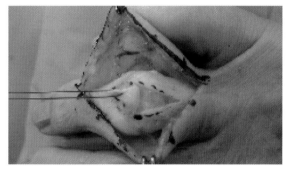

图 3-8　近指间关节 Chamay 入路
注：在内外侧束间掀起以远端为蒂的三角形皮瓣。

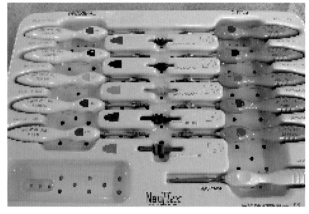

图 3-9　插入 Neuflex 近指间关节假体的辅助工具
注：5 种型号。

塞效应。在假体设计上，关节有小于 15°的欠伸，同时假体的基底部可以覆盖近中节指骨的截骨断端。

以指间横纹为中心行背外侧切口切开（图 3-10），背侧指神经牵开保护，切断横形支持韧带，自近节指骨头切断侧副韧带（图 3-10b）。在掌板上做 2~3 mm 切口以便牵开关节（图 3-10c1、c2），用最小号的电动摆锯锯片横行切断近节指骨头，保护好周围的关节囊韧带结构和肌腱（图 3-10b），之后就能轻松地使近指间关节脱位，此法能在保护好伸肌腱中央腱的同时允许对中节指骨基底部进行修整。

骨关节炎会造成骨皮质密度增高，利用牙科钻切开指骨来评估指骨骨髓腔大小较为容易。近节和中节指骨掌侧皮质用来作为参照以避免植入物产生旋转。Neuflex-De-Puy 系统自带一套骨锉用以修整髓腔外形（图 3-10f），使其符合假体的形状（图 3-10g）。作者推荐首先选用适宜近节指骨髓腔的锉刀，因为髓腔狭窄程度决定了假体的大小，随后使用锉刀修整中节指骨髓腔。在所有病例中，假体不可选择过大，应恰好与背侧骨皮质齐平，要绝对避免造成伸肌腱的弓弦畸形。

使用试用假体测试植入物稳定性（图 3-10），试用假体移除后，对辅助切口的侧副韧带需用 2/0 PDS 缝线加强缝合。如掌板在切除骨赘和关节后自近节指骨处分离，重建其止点对于防止关节过伸尤为重要，否则将严重影响关节功能和力量。可利用 1~2 枚 Microfix-Mitek 可吸收骨锚钉于掌侧指骨皮质重建止点（图 3-10i）。我们没有发现同时使用 Microfix-Mitek 可吸收骨锚钉和 Neuflex 假体会增加并发症的发生率。

测试好假体型号后，将合适的正式假体植入，然后用可吸收骨锚钉将侧副韧带止点重建于近节指骨颈部，用 3/0 PDS 缝线将侧副韧带缝合于掌板，加强侧方稳定性及强化掌板牢度，以避免关节过伸（图 3-10j）。建议调整侧副韧带和掌板张力后，关节有 15°的欠伸。

以 3/0 Vicryl 缝线缝合皮肤，将邻指一起加压包扎。两天后更换更薄的敷料覆盖创面，同时佩戴静态支具，支具掌侧远端至 A1 滑车中点，固定掌指关节屈曲 45°，背侧部分远端超过远指间关节，保护近指间关节，避免过伸，患指用维克牢粘扣与邻指一起固定，支具佩戴 4 周（图 3-11）。

因关节置换术未破坏伸肌腱的连续性，近指间关节的主动活动锻炼应即刻循序进行，仅侧方约束因邻指固定而被抵消。术后第 3 周，缝线被吸收后，患指佩戴弹力绷带以消除水肿。如果术后第一阶段出现伸指或屈指活动度部分丧失，需在夜间佩戴伸指动力支具，白天佩戴弹力带动力支具（图 3-12）。

如果无条件行侧方入路或行关节置换术时须行伸肌腱修复，则背侧入路势必无法避免（见第六章，图 6-12）（图 3-13）。

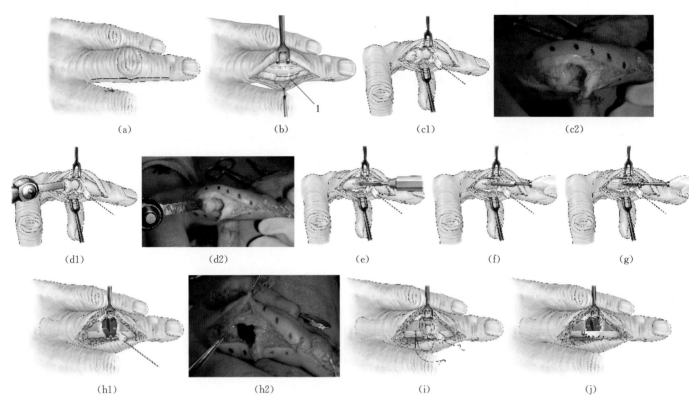

(a) (b) (c1) (c2)

(d1) (d2) (e) (f) (g)

(h1) (h2) (i) (j)

图 3-10　侧方入路进入的 Neuflex 假体插入技术

注:(a)切口位于背外侧,以近指间关节为中心。(b)切断横行支持韧带,暴露侧方关节囊韧带(1)横行支持韧带。(c1、c2)从侧方切断近节指骨骨骺端的关节囊韧带复合体。在掌板上做 2～3 mm 切口辅助近指间关节脱位。(d1、d2)用摆锯切断近节指骨头。(e)用钻头探查髓腔。(f)用 Neuflex 钻安装锉刀后扩大髓腔。(g)用近端和远端骨锉匹配髓腔。(h1、h2)用试用假体测试指骨截骨端的稳定性,在近节指骨颈打入 Microfix-Mitek 可吸收骨锚钉加固侧方关节囊韧带的稳定性。(i)掌板予以缝合或用 Microfix 骨锚钉固定至近节指骨掌侧皮质。(j)插入正式假体后,用骨锚钉固定侧副韧带,韧带绝大部分的掌侧纤维缝合在掌板边缘。

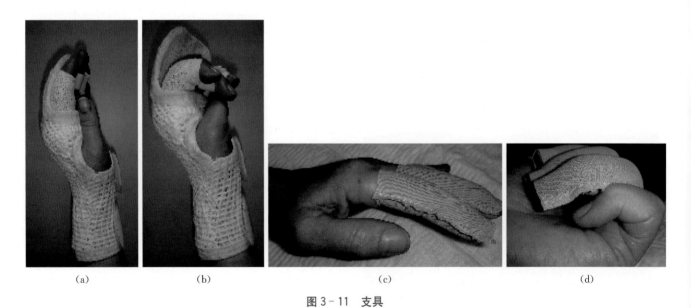

(a) (b) (c) (d)

图 3-11　支具

注:(a、b)静态支具,屈曲掌指关节 45°防止近指间关节过伸。患指用维克牢粘扣与邻指一起固定,协助早期主动伸指训练。(c、d)莱卡弹力指托用以消除水肿、减少瘢痕。

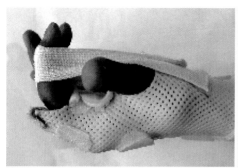
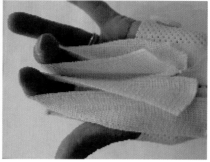

图 3-12　弹力带动力支具

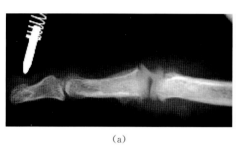
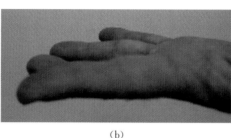
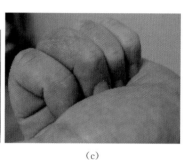

（a）　　　　　　　　　　　　（b）　　　　　　　　　　　　（c）

图 3-13　功能结果

注：（a）图像显示中指背侧插入近指间关节 Neuflex 假体联合掌板修复后能在机械应力下保持关节稳定性。（b、c）除了远指间关节有轻微欠伸外，手指基本获得完整的关节活动度。

（三）近指间关节融合术

该手术仅作为骨关节炎的最后手段，因为掌指关节基本很少受关节退行性病变过程累及且使用 Neuflex 假体并无禁忌，尤其是当远指间关节需要行关节融合时。但是此术式在类风湿关节炎的治疗中却是合理的选择，因为无法在同一指骨同时行掌指关节（最常见）和近指间关节假体植入术。

因手术部位的限制过于明显，近指间关节融合术的实施并非易事。两根克氏针联合张力带固定可以达到牢固的骨折固定。如骨量损耗明显，需取尺骨嵴骨质行髓腔植骨。近指间关节融合角度一般在示指为屈曲 25°位，自桡侧向尺侧每指依次增加 5°，小指为屈曲 40°位。

第三节　远指间关节骨关节炎

大量罹患骨关节炎的女性患者就医不仅是因为难忍的疼痛，还因为黏液囊肿、外生骨疣和 Heberden 结节等其他外观畸形影响手部美观（图 3-14）。医生必须十分清楚地向患者阐明外科手术治疗（像风湿内科治疗一样）不能治愈骨关节炎，只有远指间关节融合能停止关节畸形病程。

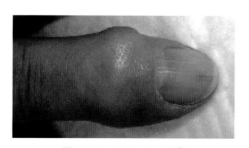

图 3-14　Heberden 结节

单纯黏液囊肿：多见于 40 岁左右女性,可发生于远节指骨伸肌腱止点的任何一侧(图 3-15)。囊肿由漏出关节囊的滑膜液形成,通常继发于骨疣或伸肌腱与侧韧带间的滑膜囊退变。穿刺或局部类固醇浸润治疗是无用的,甚至是有害的,因为囊肿直通关节腔。烧灼疗法、冷冻疗法和放射疗法也是同样的道理,都可能引起皮肤坏死而造成肌腱、关节外露。

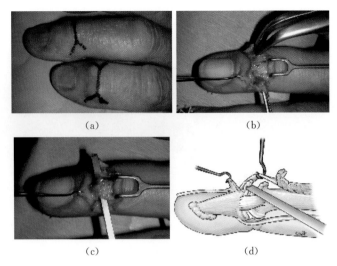

图 3-16　滑膜切除和关节清创

注:(a)以远指间关节为中心的 Beasley 入路;(b)切除囊肿后行滑膜切除,用咬骨钳行关节清创;(c、d)肌腱拉钩拎起伸肌腱以提供足够空间使用 3 mm 骨刀清理背侧骨赘。

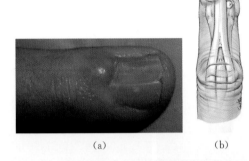

图 3-15　黏液囊肿压迫甲基质造成指甲营养不良

注:外科手术探查隐藏的黏液囊肿必须谨慎进行,当囊肿累及甲基质时更要注意。

如局部病损不大,外科手术治疗简单有效;如病损范围较大,切除后有软组织缺损,需行局部皮瓣转移修复创面。

在背侧远指间横纹处做横行切口,两端根据 Beasley 原则各设计一个三角形皮瓣(图 3-16),切除黏液囊肿及其蒂部,用咬骨钳咬除骨赘,用肌腱拉钩将伸肌腱横行拎起牵开,暴露伸肌腱止点处的骨赘,用 3 mm 骨刀小心清除肌腱止点处的所有骨赘,小心操作避免损伤伸肌腱,如果手术造成关节不稳,需使用直径 1.2 mm 克氏针固定远指间关节 3 周。

如果囊肿过大,其表面皮肤变薄,常会出现皮肤瘘管,流出透明胶冻样液体。偶尔因囊肿纵向挤压甲基质会引起指甲营养不良,这种囊肿切除时必须十分小心,要保护好甲基质。因囊肿切除造成的皮肤缺损需行皮瓣转移术来覆盖。目前有多种皮瓣修复法可以保证美观的术后外观(图3-17)。Kleinert 提出用旋转推进皮瓣,Young 认为这种皮瓣会限制远指间关节屈曲,故而建议使用双叶旋转皮瓣,Blanc 等提出一种使用 2 个皮瓣来覆盖囊肿和皮肤切除后软组织缺损的技术。我们更推荐使用 Smith 的旋转推进皮瓣,这种皮瓣蒂部位于中节指骨的指背皮肤一侧缘,供区的皮肤缺损可行全厚皮片植皮或任其二期愈合(图 3-17d)。

远指间关节可在术后 15 天,旋转皮瓣和植皮愈合后开始进行活动。滑膜切除和清理会引起一定程度的关节僵硬,这需要事先告知患者。如果囊肿切除过程足够小心,指

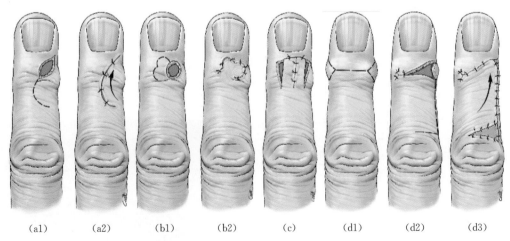

| (a1) | (a2) | (b1) | (b2) | (c) | (d1) | (d2) | (d3) |

图 3-17　切除黏液囊肿后的皮肤修复

注:(a1、a2)Kleinert 旋转推进皮瓣;(b1、b2)Young 双叶旋转皮瓣;(c)Blanc 双叶皮瓣:2 个四方形皮瓣用以覆盖软组织缺损,供区皮肤缺损可二期愈合;(d1、d2、d3)Smith 或 Hueston 背侧旋转推进皮瓣,供区皮肤缺损以中厚皮片植皮修复。

甲营养不良会在术后一段时间后停止,或者仅留下轻微凹陷。

(一) 远指间关节置换术

Swanson 提出使用硅胶假体行远指间关节置换术是基于以下理论:假体＋关节囊成形＝新关节。遗憾的是,再造的关节囊并没有力学价值,而且限制了假体的活动,在做抓握动作时损失稳定性和力量。随着时间推移,伸肌腱因与假体直接接触而逐渐出现力量丧失,偶尔会出现锤状指畸形。

Wilgis 是少有的发表使用该假体有良好结果病例报道的研究者,他阐述该假体有平均 10 年使用寿命和 30°活动度的预后。Schwartz 和 Peimer 描述了一个病例:70 岁小提琴手,在示指远指间接受 Swanson 假体植入后,能继续演奏小提琴。我们的经验是不推荐此种关节置换术,并且我们已弃用这种手术。

(二) 关节融合术

远指间关节融合术因其有平均 11% 的不融合率而受到质疑。骨折愈合一般需要 8 周,如果骨接触面质量较高且固定牢靠,可缩短至 6 周。Carrol 和 Hill 提出了"杯-锥"理论以协助融合和精确固定远指间的屈曲角度。组合使用不同工具来协助修整和剥除远指间关节关节面。因这些钻头被证实难以使用且容易造成周围软组织损伤,故已被我们弃用。

理想的远指间关节融合要求内植物足够小,以保持足够多的骨量,同时还要足够稳定以确保牢固固定。因此,各种髓内系统被提出,包括 Harrison-Nicolle 钉这种并未获得远指间关节融合指征的内植物。

Arata 及其同事报道了在 15 例患者中使用髓内可吸收 PLA 钢丝,并在第 8 周获得了全部融合的结果。我们使用四边形切割的髓内可吸收钢丝联合斜行直径 1.2 mm 可吸收钢丝,在第 6 周获得了相似的结果。

Herbert 螺钉因其作用机制依靠加压拉力,据 Lamas Gomez 等报道有 95% 的融合率。Teoh 等报道应用 AO 螺钉在背侧成角融合,在第 8 周有 96% 的融合率。使用锥形无头的 Mini-Acutrak 加压螺钉并无更多益处,其融合率只有 85%,Brutus 等也承认该方法劣于其他方法。

我们的术式选择限于以下两种:骨量不足时使用克氏针关节融合,尤其是小指的远指间关节。反之则使用 Arex 加压螺钉,其独特的精细的差别螺距设计可提供更强的压力,能在术后 4 周获得功能。

(三) 克氏针关节融合

以背侧远指间关节横纹为中心作 Beasley 切口,切断伸肌腱后,用细头咬骨钳清理骨赘,切断侧副韧带,如中节指骨骨骺已被骨关节炎破坏,则需修薄中节指骨骨骺端的两侧骨质以保持手指美观。一般来说,融合远指间关节于屈曲 25°位,这个角度在示指能够很好地完成对指动作。但是根据经验,不必过分尽力做到这个角度,因为绝大多数患者都希望能够将关节融合在普遍意义上的美观位置 0°。

对于较长的手指,用纵行直径 1.2 mm 和斜行直径 1.0 mm 克氏针交叉固定,对于小指,因其骨量较少,用纵行直径 1.0 mm 和斜行直径 0.8 mm 克氏针交叉固定。克氏针末端安装 Chiroclip Arex,固定 6 周。拔除克氏针后,手指佩戴莱卡材料弹力指套 6 周,用以帮助水肿吸收,同时帮助手指塑形。关节融合后可在夜间佩戴 Michon 背侧支具保护 2 周。

(四) Arex 加压螺钉关节融合

对于我们来说,此法为金标准,它能提供足够的髓腔内压力。螺钉体直径 2 mm,中央有中空通道供直径 1.0 mm 克氏针通过,螺钉无头,两端有螺纹,直径和螺距各不相同,大头直径 3.0 mm,先被钉入,小头直径 2.5 mm。独特的螺纹设计使其在钉入远指间关节后可提供强大的髓腔内压力(图 3-18)。

选用 Beasley 切口入路,切断伸肌腱,修整关节侧方以恢复美观(图 3-18a),谨慎截骨,尽量多保留骨质,避免指骨过度短缩(图 3-18b),此时应使用 C 臂机透视确认克氏针的准确位置(图 3-18c),克氏针穿过远节指骨后穿入中节指骨髓腔。于克氏针穿入点作辅助切口协助螺钉进入,螺钉有 5 种长度型号(15~35 mm)(图 3-18d)。如果中节指骨髓腔直径超过 2 mm,我们使用 25~35 mm 的螺钉。较窄的髓腔需使用 20 mm 的螺钉。螺钉拧入时要连续不能间断,不可倒转,以免破坏已攻出的骨内螺纹,使两个指骨牢牢固定在一起。螺钉末端进入指骨皮质水平后可停止拧入(图 3-18e)。以 4/0 Vicryl rapide 缝线缝皮。握拳测试手指有无旋转畸形,如有旋转畸形,则需手工矫正。

术后即可轻柔地锻炼掌指关节和近指间关节,第 3 周起可进行轻度活动,第 6 周起活动无限制。

随访的 73 例病例中,我们只遇到 1 例因技术失误导致的不融合,原因是螺钉过长,无法通过狭窄的骨髓腔,使用髓内切口很容易取出螺钉,需要更换更短的螺钉,但取出原螺钉的过程改变了已在指骨内攻出的螺纹,导致了失败结果。很遗憾,同时还存在 1 例感染病例。

该螺钉有许多优点,螺钉较粗的末端位于中节指骨内,较细末端位于远节指骨内,这就避免了破坏远节指骨的宝贵骨质。

另外,融合关节中心的强有力的加压力量可以加速骨融合速度,允许早期活动(图 3-19)。螺钉由钛金属 TA6V-ELI 制成,避免了关节融合后的内植物取出。螺钉植入过程必须严谨,且需要术中透视。

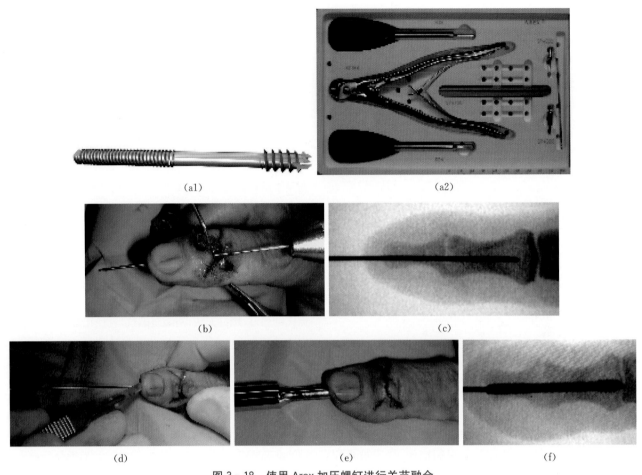

(a1)　　　　　　　　　　　　　　　　　　　　(a2)

(b)　　　　　　　　　　　　　　　　　　　　(c)

(d)　　　　　　　　　　　(e)　　　　　　　　　　　(f)

图 3-18　使用 Arex 加压螺钉进行关节融合

注:(a1)Arex 螺钉的螺纹设计可确保其拥有足够的加压力量;(a2)快速插入螺钉的辅助工具;(b、c)远指间关节骨面处理:1 枚直径 1.0 mm 克氏针钉入远节指骨,术中透视确认克氏针位于髓腔内;(d)用手术刀在克氏针入口处增大切口,方便螺钉进入;(e、f)螺钉获得加压效果。克氏针拔除,术后第 3 周活动患指。

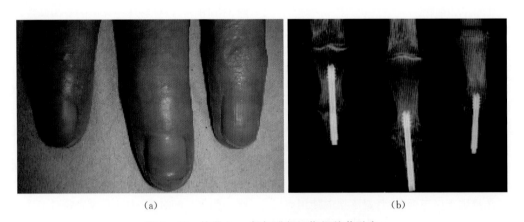

(a)　　　　　　　　　　　　　　　　　　　　(b)

图 3-19　使用 Arex 螺钉进行远指间关节融合

注:(a)手指行关节融合术后 3 个月,Beasley 入路切口几乎不可见;(b)X 线片显示融合效果。

(五)结论

接受远指间关节融合术的患者得到了有效的疼痛缓解和力量恢复。新一代近指间关节 Neuflex 假体自侧方植入,可缓解疼痛,并提供大范围的关节活动度,假体使用寿命为 10~12 年,且其置换过程仅需 15~20 分钟,在局麻下进行即可。

(翻译:贾亭松、徐秀玥、郭金鼎)

(审校:劳杰)

参考文献

1. Arata J，Ishikawa K，Soeda H，Kitayama T. （2003）Arthrodesis of the distal interphalangeal joint using a bioabsorbable rod as an intramedullary nail. Scand J PlastReconstr Surg Hand Surg 37：228 – 231.

2. Beasley RW. （1981）Hand Injuries. WB Saunders，Philadelphie. p. 259.

3. Blane S. Candelier G，Bonnan J，Faure P. （2004）Utilisation 'd'un lambeau bilobe pour le traitement des kystes muco'ides juxta-engeeaux. Chir Main 23：137 – 141.

4. Bouchard C. （1887）Lecons sur les auto-intoxications dans les maladies professees a la Faculte de medecine de Paris pendant l'annce F. Savy，Paris，pp. 178 – 180.

5. Brutus JP. Palmer AK，Mosher JF，et al. （2006）Use of a heedless compressive screw for distal interphalangeal joint arthrodesis in digits：clinical outcome and review of complications. Hand Surg 31A：85 – 89.

6. Carroll，Hill NA. （1969）Small joint arthrodesis in hand reconstruction. J Bone Joint Surg S1A：1219 – 1221.

7. Chamay A. （1988）Le lambeau tendincux triangulaire dorsal inverse： porte ouverte sur l'articulation interphalangienne proximale. Ann Chir Main 7：179 – 183.

8. Heberden W. （1802）Commentaries on the history and cure of disease. T Payne，Londres，pp. 148 – 149.

9. Kleinert H，Kutz JE，Fishman JH，McCraw LH. （1972）Etiology and treatment of the So-Called Mucous Cysts of the finger. J Bone Joint Surg 54A：1455 – 1458.

10. Lamas Gomez C，Proubasta I，Escriba I，et al. （2003）Distal interphalangeal joint arthrodesis：treatment with Herbert screw. J South Orthop Assoc 12：154 – 159.

11. Sabbagh W，Grobbelaar AO，Clarke C，et al. （2001）Long term results of digital arthrodesis with the Harrison-Nicolle peg. J Hand Surg 26B：568 – 571.

12. Schwartz DA，Peimer CA. （1998）Distal interphalangeal Joint implant arthroplasty in a musician. J Hand Therapy 11：49 – 52.

13. Smith PJ. （1982）A sliding flap to cover dorsal skin defects over the proximal interphalangeal joint. The Hand 14：271 – 278.

14. Swanson AB. （1966）A flexible implant for replacement of arthritic or destroyed joints in the hand. NY Univ Inter-Clin Inform Bull 6：16 – 19.

15. Teoh LC，Yeo SJ，Singh I. （1994）Interphalangeal joint arthrodesis with oblique placement of an AO lag screw. J Hand Surg 19B：208 – 211.

16. Voche P，Merle M，Membre H，Fockens W. （1995）Bioabsorbable rods and pins for fixation of metacarpophalangeal arthrodesis of the thumb. J Hand Surg 20：1032 – 1036.

17. Wilgis EF. （1997）Distal interphalangeal joint silicone interpositional arthroplasty of the hand. Clin Orthop Relat Res 342：38 – 41.

18. Young KA，Campbell AC. （1999）The bilobed flap in treatment of mucous cysts of the distal interphalangeal joint. J Hand Surg 24B：238 – 240.

第四章 类风湿关节炎

本章从多个方面对类风湿关节炎进行介绍。尝试从定义、症候学、诊断、治疗及预后等方面总结这种疾病带来的诸多问题。旨在使外科医生熟悉这种疾病的多变性,并且突出其特性化的不确定因素。

我们的目的是关注那些能够帮助内外科医生做出治疗决策的临床要素。了解这种疾病的治疗难度对于建立起外科医生与风湿科医生之间相互信赖的合作关系是非常必要的。这种共识是现实中内外科医生所期望的兼顾治疗的基础。

第一节　临床常见问题

类风湿关节炎是一种病因未知并主要累及关节的慢性全身性炎症。所引起的关节炎症特征为对称发病、可自行缓解,但如果不加以干预,可能因炎症侵蚀软骨及骨骼导致关节破坏,最终导致畸形。这种疾病从远端至近端逐步累及关节,治疗效果不好的患者,可能在 10～20 年内产生严重的运动功能丧失。关节外表现因其相关发病率及较非特异性类风湿关节炎更高的死亡率而具有重要临床意义。类风湿关节炎可能增加冠状动脉疾病、感染及淋巴瘤的风险,同时减少预期寿命。重症类风湿关节炎(累及 30 个以上关节)的高死亡率已经相当于 3 支冠状动脉血管病变或Ⅳ期霍奇金淋巴瘤的死亡率。类风湿关节炎呈全球性分布,患病率为 0.5%～1%,其中 75% 为女性。类风湿关节炎因对功能的损害严重,增加了患者和社会的经济负担,未接受治疗的患者中有 20%～30% 在确诊后 3 年内将永久丧失工作能力。

类风湿关节炎的诊断依赖分类标准,包括典型临床表现(症状和体征)、实验室指标及影像学表现。临床评价是发现早期类风湿关节炎的关键。实际上,早期关节炎表现常无明显差别。早期关节炎可能演变为类风湿关节炎或者另一种关节炎,但也可能自行缓解或维持一般表现。

历史回顾:风湿病术语的回顾。类风湿关节炎最早于 1800 年由 Augustin Jacob Landre-Beauvais 发现,并称其为原发性虚弱性痛风。1853 年,Jean-Marie Charcot(图 4-1)发表了详细描述类风湿关节炎演变的博士学位论文,其中有许多上肢屈伸畸形的照片,在论文中,他同样将这种疾病称为原发性虚弱性痛风。

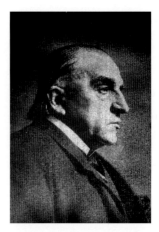

图 4-1　55 岁的 Jean-Marie Charcot(1825—1893)

注:他曾主管萨尔裴德谢(Salpetriere)临终疗养院的老年妇女科(又被称为人类之悲惨聚集的混乱场所)长达 15 年。1852 年,他作为一名实习生时便开始着手准备关于多发性关节炎的论文,并于 1853 年答辩。拍摄这张照片时,Charcot 已经研究癔症达 2 年之久,并被人们称为"神经官能症领域的拿破仑"。

他指出在尸检研究中并未发现痛风沉积物。

同一时期,Trousseau 将这种疾病命名为"结节性风湿病",并沿用了几十年。Lasegue 在 1856 年描述细节时采用了相同的命名。直到 1858 年,Alfred Baring Garrod 提出了"类风湿关节炎"的命名,强调了这种疾病缺乏血中高尿酸的表现,在此之前它一直被称作风湿性痛风。这个名字在 1890 年在他的儿子 Archibald Garrod 撰写的论著中再次被使用。从 1920 年起,Coste、Jacques Forestier 和 Lagardere 称其为"慢性进展性多发性关节炎"。1957 年,国际抗风湿联盟组织提议将这种疾病命名为"类风湿关节炎"。结合以上说法,法国翻译为"类风湿多发关节炎",德国翻译为"慢性多发性关节炎"。

语义学上的探索(关于词语的来源)虽然不是中心问题,却并非微不足道。有一种形式的关节炎表现为患者出现风湿性多发关节炎引起的各种皮肤红斑,但表现为单次发作并可以完全缓解。这种特殊的类型很久以前就被发现了。事实上,类风湿关节炎可能有较长的缓解期,或者

这种类型和我们先前所指的类风湿关节炎是完全不同的。

无论这种类型性质如何,许多学者认为其非常常见(占病例的 35%)。Cobb 在 1955 年单独进行了报道,随后 Ropes 等在 1958 年同样进行了报道。另外,Zeidler 和 Huslemann 在 1989 年特别指出这是一种类似非特异性的良性关节炎。然而,这种特殊类型已经被完美地整合于类风湿关节炎的分类中了。

第二节 病　　史

类风湿关节炎是否发生了变化?纵观相关医学文献、著作、画像和肖像的研究,尤其是古生物学资料,并非 Snorrason、Boyle 和 Buchanan 这几人认为的这种情况只在 18 世纪的欧洲出现。这种观点在 1995 年 Rothschild 和 Woods 发表的文章中被高度赞同。为了巩固他们的观点,他们引用了这一领域中的权威专家 Short 的观点。然而,Short 虽提过其可能早在 17 世纪就被 Sydenhan 报道过,但从未对其进行明确的定义。他提出了这种疾病可能与强直性脊柱炎有着共同的起源。其他学者,如 Storey、Corner 和 Scott,认为近两个世纪以来这种疾病的发病率及严重程度可能出现了恶化。

类风湿关节炎是个古老的问题,早在东罗马帝国(公元 980—1055 年)君士坦丁九世的医生 Psellus 的著作中已被提及。其后 Caughey 的病例报道中描述了这种疾病的所有特征性表现。

17 世纪(1626—1696 年)的塞维涅夫人也遭受这种疾病的折磨。回顾过去 200 年类风湿关节炎及其多种表现,我们发现其病因学具有多因素特征,以及潜在环境因素的重要性。

从 20 世纪初开始,多种病原体被认为是诱发类风湿关节炎的元凶。1930 年,消化道链球菌感染与其有关的可能性被提出。随着医学的发展,其他病原体如变形杆菌、人类疱疹病毒、风疹病毒及人类细小病毒 B19 被怀疑与发病相关。这种无成果的病原体研究引出了免疫系统缺陷的假设。

类风湿关节炎进展的危险因素包括女性、阳性家族史、老年、硅酸盐暴露及吸烟。每天 3 杯咖啡,尤其是脱咖啡因的咖啡可能同样相关。类风湿关节炎的女性患者中有 3/4 在怀孕后症状得到明显改善,但分娩后出现复发。烟草吸入被一致认为是对类风湿关节炎起负面作用的环境因素。

第三节 临 床 特 点

类风湿关节炎的异质性体现在疾病发病、进展模式、严重程度的不同形式,以及对多种治疗方法的不同反应。推测基因多样性是这些特性的基础。

75% 患者为女性,好发于 30~50 岁的女性,在男性中发病年龄更早。50 岁之前,患者中女性:男性为 3:2;50~60 岁之间为 7:1;60 岁之后,两性间患病率相近。

类风湿关节炎的临床表现多样性包括渐进性累及多关节型、间歇性或迁移性累及关节型,以及累及单关节型。部分伴随关节外表现。约有 10% 的患者在去除风湿病暴露因素后能获得长期的临床缓解。部分患者偶尔发作,但功能预后均较理想。15%~30% 的患者会出现间断性部分缓解,并且不需要持续治疗。缓解期可长达 1 年,但再次复发后常累及其他关节。多数呈渐进性发展的患者会产生关节破坏及功能丧失。

一、"典型"的类风湿关节炎

常无先兆地引起多关节疼痛、僵直和肿胀,较常累及手指的掌指关节及近指间关节、拇指指间关节、腕关节及脚的跖趾关节,其他关节(如肘关节、肩关节、踝关节和膝关节)也可累及。因静止不动而引起的关节晨僵是最具代表性的表现,但值得注意的是,这种症状在其他关节炎疾病中同样可见。

多达 1/3 的患者会出现全身症状,如疲劳、食欲不振、肌肉酸痛和抑郁。虽然这些症状本身并无特异性,但将其与年龄及性别结合在一起后,对于有经验的临床医生来说即是诊断类风湿关节炎的依据。

间歇性的关节痛发作期可持续数日。随后的发作期有逐渐延长的趋势,并在特征性的症状和体征出现之前变得

更加频繁。

2～6个月定期的社区随访会诊后,患者会被转诊给风湿科专家。患者自诉关节疼痛,以肢端关节为主,肩关节在早期也常被累及。肘关节、膝关节区域及更多的在踝关节和跗关节也可出现疼痛,髋关节及脊柱关节累及较少见。如累及环杓关节,可引起呼吸困难、声音嘶哑、吞咽困难及疼痛。

症状双侧对称性出现是一个重要的特征表现(虽然在疾病早期较少出现),并可多次复发,多出现在后半夜。体格检查常可于受累关节处发现轻压痛。皮温升高及皮肤感觉过敏较少见。

二、复发型风湿病

一种急性间歇性复发的单关节或部分关节炎症,可引起周围软组织大量炎症改变,但可自发消退,无临床后遗症及影像学改变。一至多个关节在数小时至数日内相继受累,无症状期可持续数日至数月。

三、单关节炎

持续性单个关节的关节炎(单关节炎)常累及大关节,如膝关节、肩关节、髋关节、腕关节和踝关节。关节炎可为唯一的症状或为多发性关节炎的前驱症状。膝关节的单关节炎较少见,病程可持续数月,关节镜检查及 MRI 阴性表现会增加诊断难度。患者发病前可能会有关节外伤史。

急性发作时可出现近指间关节肿胀。仔细触诊可以发现关节背侧周围少量关节液渗出,此体征具有较高的诊断价值(图 4-2),也可见沿着腱鞘发展的滑膜炎,尤其好发于手指。指伸肌腱腱鞘炎较为典型并可能引起肌腱断裂。

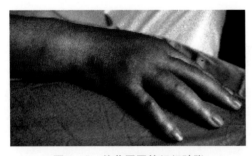

图 4-2　关节周围软组织肿胀

注:49 岁,女性,患有血清反应阳性的类风湿关节炎 6年。图示手指肿胀,右小指近指间关节因关节液渗出引起早期纺锤状畸形。

对诊断有次要价值的为手指屈肌腱腱鞘炎,其可能引起典型的腕管综合征,并可伴随一个较难发现的有价值的早期体征,患者会出现握拳时指腹无法触及手掌,称作"握拳征"(图 4-3)。

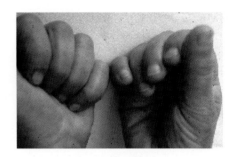

图 4-3　握拳征

注:43 岁,女性,患有进展性关节炎 4 年,尝试多种治疗无效。因屈肌腱腱鞘炎,握拳时指腹无法触及手掌。图示发作期右侧患手与左侧健手的对比。随后确诊为类风湿关节炎。

在临床中,我们关注近期出现的四肢炎症性疼痛症状,并简单归纳了几项有价值的体征:①被动背伸腕关节引起疼痛;②侧方施压于掌指关节及跖趾关节引起疼痛;③握拳征并非完全在早期出现,因此,需触诊掌骨头掌侧,即软骨及关节囊的接合处。早期发现只有 1～2 个关节可能受累。

医生应同时检查周围关节是否累及。需要以适度的压力及轻柔的活动对关节进行触诊。

临床经验能让我们区分这是疾病近期活动的表现还是以往关节问题留下的后遗症。在手指骨关节炎表现为累及远指间关节时更有意义。

四、已被证实的临床表现

(一)一般及全身表现(关节外表现)

类风湿关节炎是一种全身性疾病,因此需要注意关节外表现。极少情况下会出现患者无关节炎症状却有关节外症状。可能受累的器官、组织包括皮肤、眼睛、肺、心脏、肾脏、血管、唾液腺、中枢及周围神经系统和骨髓。

最常见的累及皮肤的表现为风湿结节。风湿结节对诊断类风湿关节炎具有高度特异性,但其较多出现在疾病晚期并且只有约 1/3 的患者可能出现(图 4-4)。这些结节好发于尺骨鹰嘴下方,并有趋势向压迫区域发展。起初可以有压痛,但在增大后变为无痛性肉眼可见的肿块,并且为皮下而非在骨膜上,极少有感染的可能。这些风湿结节大多数情况下出现在皮肤组织,有时也会出现在心肌、心脏瓣膜及肺实质中。

眼睛干燥不适也是常见表现。火疖及巩膜炎同样为类风湿关节炎滑膜病变的表现,约 5% 的患者可能出现。肺及胸膜的病变在类风湿关节炎患者中同样常见,但可无明显症状。在风湿性肺部疾病中最常见的为间质性肺疾病(图 4-5)。

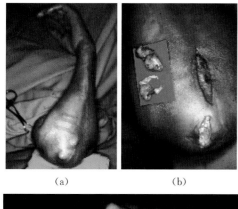

(a)　　　　　　　　(b)

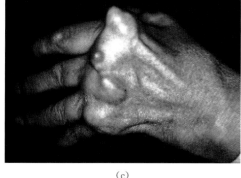

(c)

图 4-4　风湿结节

注:(a)鹰嘴及尺骨皮下区域的风湿结节。结节主要发生在受压区域;(b)患者通常要求手术切除;(c)中指掌指关节及示指近指间关节的风湿结节。掌指关节半脱位及腕关节脱位可引起鹅颈畸形及吹风手。

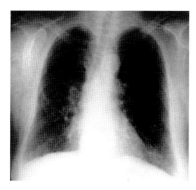

图 4-5　间质性肺疾病表现

注:64 岁患者,诊断为类风湿关节炎 4 年。患者伴随严重的全身症状及快速出现的关节破坏。胸部 X 线显示 3 年后不能由其他病因解释的肺纤维化表现。

心包炎及心肌炎在类风湿关节炎患者中较为少见。伴有风湿性血管炎的患者可因炎症侵犯神经滋养血管的血管壁导致多发性单一神经炎或全身性多发神经病,出现轻度或重度神经系统症状。周围神经病可能由药物诱发,尤其是金和青霉胺,虽然这些如今几乎已不使用。

累及肾脏可表现为使用非甾体抗炎药引起的肾小管坏死;慢性炎症引起的淀粉样变性;肾病综合征中的膜性肾病

或少数新月体性肾小球肾炎。累及肾脏多数无明显症状,也可出现肾功能不全和下肢水肿。

(二) 关节畸形

因另有章节主题为手部畸形的病理学,在此仅做简短的描述。手部畸形多见于确诊的慢性类风湿关节炎中,所有关节均可受累,包括颈椎,尤其是位于寰枢椎关节平面。疾病早期常见足部与手部关节受累呈镜像关系,足部典型畸形为扁平足及足趾向外侧偏移畸形。

其他关节也可不同程度受累。肩关节、踝关节及肘关节均呈渐进性累及。髋关节炎发生于明确确诊的病例中,患者常需要接受关节置换手术。手及腕关节最常受累并且程度最重。腕关节受累表现为因尺骨小头背侧半脱位引起渐进性桡尺远侧关节破坏。这也是尺侧腕伸肌在手掌部半滑脱后从腕伸肌变为腕屈肌的结果。这个现象一定程度上解释了初期因腕部桡侧肌肉影响,桡骨远端斜面出现腕骨的桡偏及尺侧移位(图 4-6)。在这些力的作用下迫使手指尺偏,同时尺侧屈伸肌腱的张力增高,伴随手内肌张力增高,形成恶性循环。

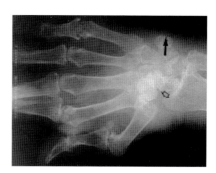

图 4-6　腕骨的桡偏及尺侧移位

注:76 岁,女性,确诊类风湿关节炎 15 年。黑色箭头指向腕骨尺侧移位,白色箭头指向腕骨轻度的桡偏。拇指出现反鹅颈畸形,示小指掌指关节严重累及。

因关节渗出液的扩散引起掌指关节的掌板撕裂伴近节指骨基底部向前半脱位可加剧手指畸形程度。此外,屈肌腱的不全滑脱可能引起手指尺侧轴及中立轴的弓弦畸形。近指间关节的前半脱位及腕关节背侧积液的扩散可共同引起 De Seze 报道的典型手部驼峰样畸形(图 4-7)。伸肌腱

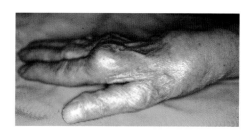

图 4-7　驼峰手

注:患者手部呈现典型驼峰样畸形,伴伸肌腱腱鞘炎及掌指关节掌侧半脱位。

同样随着运动滑脱至各掌指关节间尺侧沟中。

渗出液扩散可引起多种畸形同时存在,并完全无法预知何时出现其他关节的累及。

鹅颈畸形是近指间关节掌板破坏、拉伸及伸肌腱外侧肌束的牵拉所引起的。掌指关节掌侧半脱位和手内肌的挛缩可加重畸形(图4-8)。钮孔状畸形是由伸肌腱中央束损伤导致的,表现为外侧束掌侧滑脱导致近指间关节屈曲及远指间关节过伸(图4-9)。远指间关节积液可引起伸肌腱止点处撕裂,导致锤状指(图4-10)。拇指反鹅颈畸形主要由掌指关节积液伴屈曲及掌侧半脱位引起。因伸肌腱仍

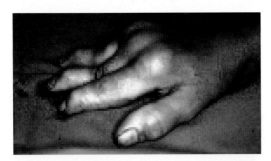

图4-8 重度类风湿关节炎(8年)引起的鹅颈样畸形

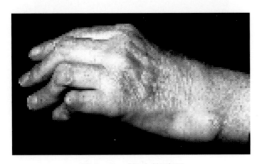

图4-9 钮孔状畸形

存在部分功能而出现远节指骨过伸(图4-11)。这些畸形均为逐步形成;初期虽可纠正,但患者很容易适应这些畸形,因此他们在发病初期几年内不会寻求医学帮助。

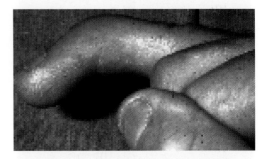

图4-10 因伸肌腱断裂导致的锤状指

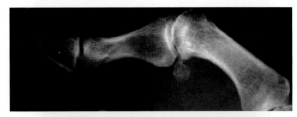

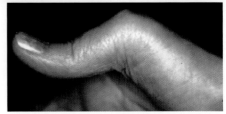

图4-11 长期类风湿关节炎患者可出现拇指反鹅颈畸形

这些畸形无法避免地引起功能丧失,最终可能导致肌腱断裂。在炎性组织中手术修复受损的肌腱是十分困难的。

第四节 自然史和演化过程

了解疾病的自然史能使我们更容易地进行诊断及预后评估。为了了解类风湿关节炎的自然史,我们追溯到还没有任何治疗方法的时代。水杨酸盐作为最初来源于柳树皮的治疗药物首先被发现。自1899年起,阿司匹林也被作为治疗药物开始使用。同时也出现了各式各样相关的手稿,如1893年Auguste Renoir在自传中对自己所患的类风湿关节炎进行了详细描述(图4-12),1853年Charcot的经典论文(图4-13),1856年Lasegue的文章、Garrod的研究、Landre-Beauvais和Sydenham的文章都对典型类风湿关节炎的特征进行了大致描述。

尽管类风湿关节炎患者的症状能够获得缓解,但

这仍是一种终身疾病。在20~30年的病程中,发作与缓解之间没有固定规律,两者均可持续1~3年。病情可按年、月、周、日、每小时(偶尔)呈波动性改变,并与患者日常活动无关。夜间疼痛为该病的特征性表现。

临床对个体患者类风湿关节炎的自然史的观察揭示了评估药物长期疗效的困难,并让人们认识到研究针对性治疗方法的艰巨性。该病难以捉摸的特性促使医生不断学习新的治疗方法。若医生对轻度发病患者不进行积极治疗,那么面对迅速进展的疾病也应更加积极。

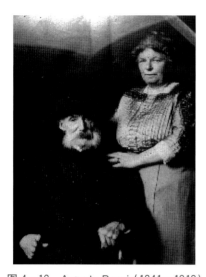

图 4‐12 Auguste Renoir(1841—1919)

注:照片拍摄于 1913 年,即疾病演变后的 16 年。他的左手被严重累及,所有手指屈曲畸形。

另一方面,现在为了根除疾病的潜在炎症,对于看似良性的疾病,发作时也主张积极治疗。最近的指南主张对所有类风湿关节炎患者进行早期积极治疗。疾病发作时间越长,患者对治疗的反应越差。

这种困扰是否随着时间而改变?20 世纪下半叶,类风湿关节炎患者红细胞沉降率下降的发现可能反映了疾病自然史及对治疗反应的变化。虽然流行病学研究发现发

病率呈下降趋势,但在欠发达国家仍有许多患者病情十分严重。

类风湿关节炎在关节中最主要的两种表现为可逆性炎症及不可逆的关节软骨及其下骨质的侵蚀破坏。炎症与侵蚀破坏的累积效应被公认为相互关联。

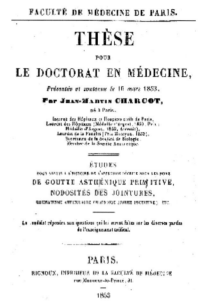

图 4‐13 Jean-Marie Charcot(1825—1893)的博士论文

第五节 分 型

20 世纪 50 年代开始提出制定类风湿关节炎的标准化诊断方法,不仅是为了临床诊断,也是为了流行病学研究及临床试验。在分型中有价值的相同特征在临床诊断中更有意义。最近的分型标准是 1987 年由美国风湿病学会修改并确认的(表 4‐1)。患者如果满足至少 4 条标准:晨僵、累及 3 个或以上关节,手部关节炎及对称性关节炎,并至少持续 6 周,就可以被归类为类风湿关节炎。这些标准主要被用来诊断疾病,但某些患者发病早期并不符合上述标准,而后仍可发展为典型的类风湿关节炎。另一方面,少数患者初期虽满足上述诊断标准,但后来发展为其他疾病如系统性红斑狼疮(systemic lupus erythematosus,SLE)、干燥综合征、硬皮病、混合性结缔组织病、银屑病关节炎及结晶性关节炎。七项标准中至少两项(结节和侵蚀)在早期诊断及治疗中不会出现。

越来越多的证据显示类风湿关节炎至少包括两种亚型:细分标准初期建立在是否存在类风湿因子的基础上,但逐渐地,分型标准转变为是否存在抗瓜氨酸蛋白抗体(anti-citrullinated peptide antibodies,ACPA),有时依据是否存

表 4‐1 1987 年美国风湿关节炎分型修订标准

标准	描述
晨僵	晨僵出现在关节及周围组织,至少持续 1 小时
3 个或 3 个以上关节炎	至少 3 个关节受累(14 个可累及关节:双侧近指间关节、掌指关节、腕关节、肘关节、膝关节、踝关节及跖趾关节),同时伴有软组织水肿或积液(除外单纯骨性增生)
手部关节炎	腕关节、掌指关节及近指间关节中至少一个关节出现水肿
对称性关节炎	同时累及肢体双侧相同关节(双侧累及近指间关节、掌指关节及跖趾关节时,无须呈完全对称分布)
风湿结节	皮下结节出现在骨性凸隆部位或伸肌表面,或近关节区域
血清类风湿因子	通过任意方法证实存在正常对照中阳性率低于 5% 的血清类风湿因子
影像学改变	手部或腕部正位片呈现典型类风湿关节炎影像学改变,包括累及关节或附近的骨质侵蚀或明确的骨质脱钙表现(除外单纯骨关节炎表现)

在抗环瓜氨酸肽(cyclic citrullinated peptide，CCP)抗体(抗CCP抗体)。两种亚型的理论符合观察到的临床表型的多样性。ACPA阳性患者相较于阴性患者有更迅速的关节破坏表现。这些发现表明ACPA阳性及阴性类风湿关节炎的发展可能具有不同的病理生理机制。

为了加强对类风湿关节炎病理生理的理解，需要对疾病本身及其亚型进行新的定义。欧洲抗风湿病联盟(EULAR)与美国风湿病学会(ACR)合作对疾病分类标准进行了更新，从而及时发现具有转变为慢性及关节损害风险的早期关节炎症患者。但这些标准因其结果的多变性尚未达到预期的作用效果。

风湿性关节炎患者预后不佳相关因素：多个活动关节受累、关节外表现、功能评估差、高表达类风湿因子和/或ACPA、高血沉和C反应蛋白、存在人类白细胞抗原DRB1、早期出现影像学骨质破坏、经济条件差、高龄或低龄。

流行病学和病例对照研究发现，吸烟是类风湿关节炎的一个重要危险因素，尤其是类风湿因子阳性的类风湿关节炎。同时，吸烟也是出现包括关节外表现的严重疾病的预测因素。

第六节　辅助检查

现如今，没有任何一项检查能够独立诊断类风湿关节炎。辅助检查常被用于支持临床诊断，但阴性检查结果并不代表可以排除患病可能。

一、实验室检查

自身抗体和急性期反应物检测对早期诊断风湿性关节炎具有一定价值。最可靠的早期诊断慢性及侵袭性疾病的标志物是类风湿因子(rheumatoid factor，RF)和抗CCP抗体。对于高度怀疑类风湿关节炎的患者，需检测RF和抗CCP抗体。这些生物标志物的浓度也很重要：浓度越高，疾病越可能出现慢性化、骨质侵蚀和关节破坏表现。

1. 类风湿因子

典型的RF为一种可直接与IgG的FC段结合的IgM自身抗体。RF见于70%的患者中，高水平的RF与疾病侵袭性、类风湿结节和关节外表现相关，因此可以作为判断预后不良的指标。但是在诊断方面，其价值仍受限。高达30%的类风湿患者血清RF为阴性，并且这个比例在疾病早期可超过50%。RF并非类风湿关节炎的特异性指标，它时常出现在其他疾病中，包括结缔组织病(SLE、硬皮病、干燥综合征)和慢性炎症性疾病(感染性心内膜炎、结核病和梅毒)，以及非风湿性疾病如多发性骨髓瘤、哮喘和矽肺。1%～15%的65岁以下及7%～30%的65岁以上正常人可出现血清RF阳性。

高RF浓度(>50 IU/ml)对于鉴别类风湿关节炎和其他类型炎性关节炎具有较高价值。在对患者治疗的过程中，发现RF水平出现下降，然而这无法用于临床判断疾病是否处于活动期。

2. 抗CCP抗体

抗CCP抗体较RF更具特异性，但敏感性较低。抗CCP抗体最早被命名为抗核周因子抗体、抗角蛋白抗体和抗Sa抗体。瓜氨酸是一种非必需氨基酸，是精氨酸在肽酰精氨酸脱亚胺酶(peptidylarginine deiminase，PAD)作用下脱亚胺的产物。这种酶有多种同工酶。类风湿关节炎滑膜炎症中含有大量PAD2和PAD4。这些酶能局部诱导滑膜蛋白如纤维蛋白的瓜氨酸化。有趣的是，对于相应的含精氨酸多肽和HLA DR4(DRB1 * 0401或 * 0404)抗原结合槽，瓜氨酸多肽抗体更易与后者结合，并且发现这种免疫反应与RA病理生理学中的共享表位假说相关。在受累关节中发现的抗CCP和抗瓜氨酸聚角蛋白微丝蛋白抗体暗示RA滑膜中的瓜氨酸化细胞外纤维蛋白可能是触发局部免疫反应的主要自身抗原之一。

抗CCP抗体和RF在近一半可能患RA早期关节炎的患者中被发现。同时检测抗CCP抗体及RF较单独检测其中任意一种可以更好地排除RA。

3. 抗核抗体

随着疾病的进展，出现抗核抗体的可能性逐渐增加。抗核抗体在SLE患者中一直表现为阳性，而在RA患者中阳性比例仅占30%～40%，这些患者病情多为慢性病程且更严重。抗双螺旋DNA抗体仅特异出现于SLE患者中，在RA患者中并不表达，因此可用于鉴别这两种疾病。

4. 急性期反应物

急性期反应物如红细胞沉降率(erythrocyte sedimentation rate，ESR)和血清C反应蛋白(CRP)在最终诊断为RA的早期关节炎患者中升高程度高于最终诊断为其他疾病的患者。然而，这个现象一定程度上因人而异，从而限制了这些检查的早期评估意义。另一方面，临床疾病活动和关节损害与急性期反应物关系密切。在长期患有RA的患者中(超过20年)，在没有明显临床炎症症状的情况下，ESR可能出现持续性升高，这时CRP是较好的检测指标。ESR和CRP对短期的病情变化比较敏感。连续检测急性期反应物可以对治疗效果进行判断。但这两项指标均无法对RA的长期损害进行评估。虽然早期类风湿因子浓度对预后判断具有重要意义，但连续检测对评估病情进展并无意义。

5. 肝功能

疾病活跃期患者中血清转氨酶和碱性磷酸酶浓度可能出现一定程度升高。这可能与使用改善病情的药物的影响相混淆。血清白蛋白浓度经常下降，并与疾病严重程度相关。

二、基因分型

HLA-DRB1 × 基因反复发现与 RA 相关。这种关联在共享一个相似的氨基酸序列(又被称为共享表位)的 *HLA-DRB 1* 等位基因中尤为明显。携带这种共享表位(SE)等位基因增加了患 RA 的风险及病情的严重程度。考虑到其他标志物的预判价值(包括抗 CCP 抗体和类风湿因子)，当前并不推荐使用 HLA 标志常规分型和共享表位状态，并且其有限实用性和技术的潜在花费导致了对 SE 等位基因分型的必要性。

一旦确诊为 RA，SE 等位基因的基因分型可能帮助预测哪些患者更易出现重症及侵蚀性疾病，并对这些患者进行早期积极的干预。这种分型对于一经发现即接受积极有效的缓解病情抗风湿药物(DMARDs)治疗的早期 RA 患者临床意义并没有那么高。

但这些能够被识别的基因标志仍不确定能否预判不需要进行积极干预的人群，从而避免不必要的副作用。

三、诊断性关节穿刺术

当一个关节被怀疑可能受累时，应施行关节穿刺术。RA 患者的关节液能特征性地表现为中性粒细胞占优势、葡萄糖含量低及蛋白水平接近血清。白细胞计数为 3 000～50 000/mm^3。

四、鉴别诊断

许多其他疾病会出现与 RA 相似的症状，如炎症相关关节病、血清阴性强直性脊柱炎和其他结缔组织疾病(如 SLE)。血色素沉着症和多关节痛风可与 RA 表现相似。

五、影像学表现

传统的 X 线片中，骨质破坏的定量分析仍是对关节破坏治疗效果评估的金标准。骨折及关节软骨的破坏是 RA 的后期表现。最初可发现掌指关节周围的骨密度降低，但这种特异性的表现并非一直出现。骨质侵蚀在手和脚上表现尤为明显。其表现为与肿瘤相似的血管翳侵犯并腐蚀关节软骨和骨及软组织，特别是肌腱和韧带(图 4-14、4-15)

多关节炎的影像学进展分期早期由 Steinbrocker 提出。分为以下四期：

(1) Ⅰ期：轻度，骨质疏松。

(2) Ⅱ期：中度，出现一定程度的骨质和软骨侵蚀。

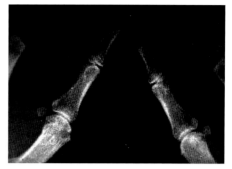

图 4-14 患者(45 岁)诊断 RA 1 年后摄 X 线片发现典型的第一掌骨头外侧(左手)及指间关节的侵蚀

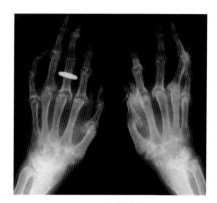

图 4-15 疾病持续进展

注：诊断 RA 9 年后，出现腕骨破坏，关节间隙消失，左手第一、二、三、五掌骨和右手第二、三、四、五掌骨出现溶骨性破坏。右手第一掌指关节骨性强直。所有近指间关节出现溶骨性破坏。

(3) Ⅲ期：重度，软骨破坏和骨质侵蚀。

(4) Ⅳ期：末期，出现骨性强直，腕骨明显。

这个早期分期标准在 20 世纪七八十年代由其他学者进行了改良。Larsen 提出了一种复杂的影像学损害评估方法，能够帮助了解多关节炎解剖异常的进展情况，包括将患者的影像片根据一套 0～5 分的影像学分级标准进行分级。掌指关节和近指间关节单独评分，腕关节先按整体评分后乘以 5。尽管 Larsen 的方法常被用于评估手和脚的 X 线片，但也可用于评估其他关节。Sharp 首次提出一套独立的骨质侵蚀和关节间隙狭窄的数值评估标准。通过手上 27 个部位对关节间隙狭窄(5 分量表)和骨质侵蚀(最高达 5 分)进行评分。Sharp 虽然对标准进行了修改和简化，但仍需要花费一定时间。但这是美国最常用的标准，可以用于评估疾病的进展。Amos 进行了具有特殊价值的系列研究，在特定时期内对新出现的分散的侵蚀部位进行计数。上述 3 种方法均具有较好的可重复性。

将最早的手部平片作为基线，每年复查了解是否出现新的骨质侵蚀和/或关节间隙狭窄。当临床症状加重但 X 线检查正常或无改变时，可进行超声和 MRI 检查。这两项检查都能比 X 线检查早两年发现骨质侵蚀，并且可以检测出更多的病变。MRI 也可以显示肌腱炎症和髓内水肿,对类风湿患肢的手术决策具有重要意义。此外,还能确认滑膜血管翳的存在,并能在注射钆后的 T_1 成像中与滑膜渗出物进行鉴别。MRI 在 RA 的临床试验中被越来越多地使用。由于 RA 的治疗策略逐渐转变为早期诊断和治疗,X 线检查对其预后的价值已经越来越小了。

第七节 发 病 机 制

研究者发现早期 RA 病理损害表现为血管异常,并先于滑膜增生和临床确诊出现。滑膜活检能清楚地发现滑膜组织中的血管扩张。滑膜绒毛的肥大是由血管增生和 A 型巨噬滑膜细胞及 B 型成纤维滑膜细胞数量增加引起的。淋巴细胞浸润可表现为结节出现,其中心之前为淋巴结。这个特征虽然是 RA 的典型表现,但并不具有特异性(图 4 - 16)。

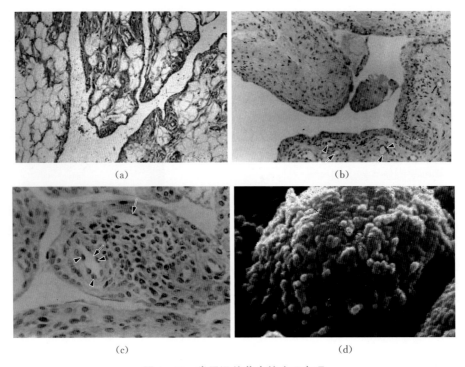

(a)

(b)

(c)

(d)

图 4 - 16 类风湿关节炎的病理表现

注:(a)正常滑膜组织(60×,HE 染色)。正常滑膜吞噬泡。滑膜边界清晰,边缘可见少量细胞。(b)RA 滑膜组织(60×,HE 染色)。肥大的滑膜绒毛。边界可见致密的细胞结构即滑膜增生。绒毛内充满圆形淋巴细胞和新生血管(箭头所指)。(c)高倍镜下的 RA 滑膜组织(160×,HE 染色)。大量淋巴细胞增生伴较多新生血管(箭头所指)和管腔内的淋巴细胞(箭头处)。(d)活跃的淋巴细胞(电镜扫描)。"树莓细胞":淋巴细胞外膜上的皱褶代表炎性介质分泌旺盛。

滑膜增生或血管翳出现在关节囊和骨之间的滑膜入口处,向关节软骨扩散并向下方侵蚀至骨质。这解释了骨质侵蚀的影像学特征(图 4 - 15)。腱帽结构和肌腱也可被这种血管翳浸润。软骨、骨、肌腱和韧带的破坏是由于蛋白水解酶的作用,也可由促炎症细胞因子引起。血管翳也可向关节和腱鞘扩张,影响患指的屈伸活动,造成典型的手部畸形(图 4 - 7~4 - 9)。

类风湿结节时常在皮下浅表组织中被触及,偶尔出现于内脏。其中心为坏死区,周围包绕着巨噬细胞和成纤维细胞,自身被富含胶原和增生淋巴细胞的外部硬化区所环绕。结节为典型表现但非特异性表现。

第八节 疾病活动的评估

将 RA 患者分为不同组别,从轻度及未分级,到早期、确诊、重度,再到炎症轻但伴严重功能障碍的末期。对疾病活动的评估及对治疗反应的监控可以帮助指导对 RA 患者的长期管理。当选择 RA 的评估指标时,临床医生和患者的着重点存在分歧。患者最初的目标是缓解症状和改善功能,因此最为相关的评估指标为幸福感(有时又称患者整体评价)、疼痛、关节僵直及功能评价。然而临床医生意识到这些标准多为综合性的炎症和关节损害评价标准。即使长期 RA 患者的炎症得到控制,也会出现疼痛症状。因此,临床医生更喜欢选择针对性的炎症检查(如实验室检查或关节指数)和针对性的关节损害检查(如 X 线)。然而,这些针对性的炎症指标可能受到既往损伤的干扰。

以下指标被用于评估疾病活动:患者及医生对功能现状的评定;关节累及和关节外表现的评估;实验室检查;影像学检查。

最被广泛运用的评价标准为 ACR 疗效评价标准和 EULAR 疗效评价,以及疾病活动指数(DAS),包括其简化版,如疾病活动指数简易版(SDAI)和临床疾病活动指数(CDAI)。复合型的标准可以将疾病的多个方面转变为单个量化数值。DAS28 是一种被广泛使用的针对 RA 患者疾病活动和疗效的评价指标。但是 DAS28 的计算需要一个十分复杂的表格。更多侧重点放在关节压痛计数而非关节肿胀计数,虽然近期研究发现关节肿胀和影像学表现更加相关。

SDAI 满足了对简易化标准的需求,去除了多样化的影响并使用单个数值进行评价。SDAI 标准包括关节压痛和关节肿胀计数,以及患者和医生对疾病活动的评定和 CRP 指标。

这些标准已经被证实能帮助定义缓解、对疾病活动的程度分级,以及在某些情况下决定是否使用 DMARDs。

一、症状

对疾病活动的评估应当包括关节疼痛程度、晨僵持续时间和疲劳严重程度。此外,应积极寻找 RA 关节外表现的症状及变化,包括全身性症状如发热、厌食、烦躁和体重下降。发热在 RA 成年患者中并非普遍出现,因此需先排除因感染引起的发热。

二、体格检查

定期进行体格检查,时间间隔取决于疾病的活动及严重程度。例如,重度活动性疾病患者一般间隔 4 周复查,轻症患者或病情控制良好的患者可每 2~4 个月复查一次。在患者复查时,需进行体格检查以评估先前受累关节的变化及炎症是否累及其他关节。关节检查包括腕、肘、肩、膝关节,手部掌指关节和近指间关节,脚的跖趾关节和近趾间关节。各个关节应进行肿胀、压痛、活动度和畸形的评估。颞下颌关节也可能受累,表现为张口及咀嚼困难。握力也是判断功能丧失的敏感指标。

三、关节肿胀和压痛计数

肿胀关节的计数是临床医生最常用的量化炎症组织的指标。关节压痛是另一种评价疼痛的指标。关节压痛和肿胀之间的关联性并没有人们预期的那么高,因此需要对两者进行评估。现在仍没有一个量表能运用单个量化标准进行受累关节的评价。现有的评估标准涉及的项目均不相同,包括所要评估关节的数目,是否评估关节的大小,关节畸形评分是线性量表还是简单分为正常和不正常。关节计数是记录受累关节的数目。关节评分是按照关节受累的程度分级。关节计数比关节评分更具可重复性。Ritchie 关节指数是在英国被广泛使用的一种关节压痛评分。52 个周围关节或关节周围区域被分为 4 级疼痛评分,但这项指数似乎在检查大量关节时并无优势。ACR 推荐使用 28 - 关节指数(包括 10 个掌指关节、10 个近指间关节和双侧肩、肘、腕和膝关节)及 80 - 关节计数。

四、患者整体评价

所有的量表都包括对患者幸福感的评定。可使用一个视觉模拟评分进行量化。初诊的患者会被给予 100 分。在其后的定期复查中会问及患者是否感觉好很多、有改善、没变化、变差或非常差,相对应的评分为 -2、-1、0、+1 或 +2。在无对照的情况下,事实上复查更为频繁的患者有更多机会更改他们的评分。

五、疼痛

疼痛评分对所有 RA 患者和所有抗风湿治疗的疗效评价均有价值。最常用的量化疼痛的方法是视觉模拟评分和 5 级描述性(Likert)量表。疼痛的评定在 RA 短期药物对照实验中是比较敏感的评价指标,但其价值在纵向研究中并无评估。前期工作发现,疼痛评分随着时间表现平稳或得到改善,此时曲线下面积即为更加相关的疾病评估方法。

六、功能状况/功能障碍

最古老的评定功能障碍的方法为 Steinbrocker 功能指数,其已被修订。这种方法将患者划分为 4 组功能分类,对短期内的变化并不敏感。因此,这种方法对于评定关节损害较炎症更有意义。人们对先前制订的自我管理问卷进行了重大改进,使其能进行功能鉴定。最广泛使用的是斯坦福健康评估问卷(HAQ)。HAQ 列举了 20 项日常任务,并对患者在进行这些任务时的困难程度进行四级量表的分级。HAQ 问卷对于短期的改变较敏感,并能够排除治疗带来的干扰。此外,最近出现的功能障碍是最有价值的 RA 患者提前死亡的预判指标。有研究发现,患者自述功能问卷是最有用的类风湿患者的单项问卷。

此被弃用。

七、不再使用的评估工具

(一) 定性及定量闪烁扫描术

这种方法能根据锝元素标记的双膦酸盐定位的速度定量评估定位的强度(图4-17),如今已不再使用。

(二) 温度记录法

这种方法在20世纪70年代由Collins等人(Bath类风湿学校)提出。但是这种耗时的方法并不适合临床检查,因

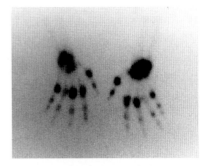

图4-17 受累关节锝元素高浓度定位
注:与临床影像学表现相似。

第九节 治 疗

20世纪50~80年代,代表快速缓解RA症状的疗法(NSAIDs、镇痛药及类固醇药物)——"金字塔方法"在DMARDs(金、青霉素、抗疟药)引入前被用于延长患者生存期。这种疗法只有在几周至几个月后才能见效。DMARDs因其主要毒性反应和有限的疗效而被限制使用。1970—1990年,医生开始尝试使用一种抗排斥药物——硫唑嘌呤,然后使用甲氨蝶呤,最后使用另一种抗排斥药物——环孢菌素的方案。

这标志着RA治疗模式开始从症状控制向疾病延缓转变。20世纪80年代前,类固醇激素治疗的作用不明确,因其经常被大剂量使用而产生副作用。因此,1955—1975年间都避免使用类固醇激素,直到低剂量的类固醇激素(如5~10 mg的泼尼松龙)被发现具有较好的疗效和较低的风险。

在过去的10年中,RA治疗领域最大的进步包括发现"严格控制"炎症的早期干预能够防止关节损害;甲氨蝶呤出现并成为RA的基础或靶向药物;对RA发病机制的突破性认识使人们开始聚焦生物治疗。通过对取材于活动期患者的滑膜组织进行的一系列基础免疫生物学研究、基础动物模型研究及最终临床试验,肿瘤坏死因子α(TNFα)第一个被彻底证实可作为RA治疗靶点。TNFα扩增及异常调节的产物、前列腺素和金属蛋白酶的产物被发现可以促进滑膜增生及调控其他促炎细胞因子。TNFα可能引起早期RA出现的骨质破坏及小关节的骨质疏松。TNFα靶向治疗被明确证实对多数患者均有显著益处。

骨质侵蚀(尤其是骨质疏松)和关节软骨破坏最常发生于缺乏有效治疗的RA发病的最初两年。初期,不可逆的关节损害和残疾程度取决于获得有效治疗的时机。因此,是否能够采取有效治疗方案对RA的病理生理进行干扰并预防其长期损害取决于在治疗机会窗口期的早期治疗。"早

期"RA的文字定义并不精确,随着越来越多的早期诊断方法的出现,逐渐变成不断改变的目标。RA的早期被认为是出现关节症状后的3~6个月内。类风湿因子和ACPA可在RA发病前数月甚至数年就出现。从免疫病理学的角度来看,出现早期滑膜炎并最终发展为RA的患者似乎会出现明确但短暂的由T细胞和成纤维细胞分泌的细胞因子参与的滑膜免疫反应。然而,早期患者的免疫病理学特征与确诊RA患者相比没有大的不同,说明RA患者滑膜微环境的任何独特改变可能发生在疾病十分早期的阶段,如临床前期。因此,从免疫调节角度来看,机会治疗窗口期可能十分短暂。

RA的治疗目标包括保留功能和生活质量、减轻疼痛和炎症、保护关节及控制全身并发症,提倡采用多学科综合治疗。患者的教育程度是其与多学科研究小组合作改善疗效的基础。康复、护理和药物专家在RA早期加入可帮助加快症状的发现,方便进行进一步研究及积极控制症状。专业护士在RA患者的看护中起着重要作用,能在紧急情况如疾病发作时做出处理。物理治疗师可以鼓励患者进行规律的关节、肌肉活动,从而改善其肌力及体能,治疗其他关节损伤,以及提供非药物疼痛治疗。职业理疗师不仅能够帮助患者克服日常活动中的困难,还能改善其手功能及进行心理学干预(认知行为治疗和放松疗法)。

RA有效治疗的主要目标是缓解,一般理解为疾病活动接近完全抑制,或无明显的疾病活动迹象。1948年,RA缓解首次被定义为"疾病处于静止,患者无症状,关节检查阴性且无残留功能障碍"。然而,RA缓解的定义变得越来越复杂。临床缓解一般定义为"无临床滑膜炎表现或急性期反应物正常"。影像学缓解不仅需要在X线片上,还要在敏感的检查如超声和MRI中无明显滑膜炎表现。

然而在临床实践中,疾病的低活跃度和无进展性组织损害一定程度上被认为是真性缓解。不考虑其如何定义,获得缓解是 RA 患者防止关节破坏、维持生活质量和预防残疾的重要目标。随着生物治疗技术的进展,这个目标变得更加现实了。

从临床角度来看,DMARDs 应考虑对所有 RA 患者使用。延迟使用 DMARDs 治疗会产生不利影响,那些较晚使用 DMARDs 的患者比较早期使用者会出现更多损害。即使内科医生使用 DAS28、HAQ 或另一种疾病活动或功能评分并及时调整 DMARDs,通过客观检查对疾病活动进行及时检测仍是 RA 患者获得缓解的过程中不可替代的。

一、药物治疗

药物是治疗新发 RA 和活动期 RA 的基础。RA 治疗一般开始给予 NSAIDs 和单纯止痛剂缓解疼痛和僵直。糖皮质激素被选择性使用,可低剂量口服、肌内注射,或当只有 1～2 个关节累及时行关节内注射,随后开始使用 DMARDs(因其起效作用需数周至数月而命名)。并发症、疾病严重程度(累及关节数量、炎症严重程度、预后不良的体征和功能损害程度)、内科医生经验及合并症影响 DMARDs 的选择。

所有 DMARDs 都有潜在毒性,因此必须定期监测毒性反应。不同的 DMARDs 根据其作用机制和副作用具有不同的监测方案。如果在连续的全血计数监测中发现白细胞或血小板减少,或者患者自述喉咙痛、不明原因的出血或淤青、口腔溃疡或感染迹象时,需停止使用 DMARDs。育龄期妇女使用 DMARDs 时因其致畸性需采用适当的避孕措施。但柳氮磺吡啶和羟氯喹是例外,它们对于孕妇是安全的。

传统 DMARDs 包括柳氮磺吡啶、抗疟药、甲氨蝶呤、来氟米特和不常用的硫唑嘌呤、金盐、环孢菌素、青霉胺和米诺环素。甲氨蝶呤在单一药物疗法或是联合传统 DMARDs 或生物制剂的治疗中均是使用最广泛的。对于有顽固和/或侵蚀性疾病的患者,推荐治疗以甲氨蝶呤开始(排除禁忌证)。

轻度患者和影像学表现正常者可使用羟氯喹或柳氮磺吡啶,甲氨蝶呤也是一种选择。如果症状无法得到足够控制,可以考虑使用来氟米特或联合治疗。对于上述治疗反应不理想的患者,生物反应修饰剂是下一步的选择。

生物反应修饰剂或生物制剂不仅改变了 RA 治疗选择的结构,也改变了 RA 疾病本身的面貌、患者的命运和风湿学科研及实践。相较于 DMARDs 的非特异性作用机制,生物制剂特异地将炎症级联的关键成分作为目标,包括 TNFα、白介素(IL)-1,CD80/CD86 在 T 细胞上与 CD28 相互作用(联合刺激阻断)和 B 细胞上的 CD20。这些制剂作

用迅速(一般 1～4 周),同时临床试验还发现 TNFα 拮抗剂能显著减少关节炎症,减缓关节损害的影像学进展,同时改善早期及确诊 RA 的功能。

DMARDs 加量的治疗途径近期受到质疑,研究表明患者应接受最为积极的治疗,此后可根据疗效逐渐减量。早期报道首剂使用高剂量糖皮质激素和 DMARDs 联合用药,以及使用 TNF 抑制剂和甲氨蝶呤能在获得缓解状态后逐渐减少 TNF 抑制剂的剂量。

二、基线筛选调查

传统或生物 DMARDs 开始、维持或加量治疗的推荐基线检查指标包括全血计数和肝、肾功能。使用甲氨蝶呤、来氟米特或生物制剂时,也应进行乙肝和丙肝的筛选,尤其是在疾病流行地区,并做胸部 X 线检查筛查 RA 相关肺间质疾病,因为药物可能加重这些疾病。鉴于 TNF 拮抗剂会增加分枝杆菌的感染机会,对于所有生物制剂建议优先进行皮肤测试,筛查隐匿性肺结核。

接受 DMARDs 如甲氨蝶呤和生物制剂治疗的患者严禁接种肝炎疫苗。先前存在的感染在开始使用 DMARDs 前需进行治疗。

三、非甾体抗炎药

NSAIDs 中的水杨酸盐或环氧化酶抑制剂在缓解关节疼痛及水肿方面优于单纯止痛药,但并不改变疾病进程,因此不宜单独使用。使用一种 NSAID 无效的患者可能使用另一种 NSAID 有效。考虑到其对胃肠道、肾脏及心血管等的副作用,要求尽可能短期应用。此外,长期使用昔布类药物会增加心血管风险。用昔布类药物替代传统 NSAIDs 或传统 NSAIDs 加用胃肠道保护剂可显著减少消化道溃疡等胃肠道并发症。

四、甲氨蝶呤

甲氨蝶呤是 1950 年发现的一种抗癌药。通常被用于中度活动性 RA 的初期治疗,以及作为维持联合治疗中的靶向药物。肝脏疾病患者和准备怀孕的妇女禁用。开始剂量一般为每周 7.5 mg 口服。4 周后根据疾病活动情况和患者耐受程度可以每周 2.5 mg 进行加量,最大剂量为 25 mg/周。然而,如果这种剂量效果不佳或因胃肠毒性不能耐受时,建议改为皮下注射。终止用药大多是因为其副作用,而非无效,常见的副作用为肝毒性和胃肠道反应,较少见的副作用为肺毒性(图 4-18)和全血细胞减少。在其他研究中,产生副作用的危险因素包括高龄或低龄、用药时间、剂量、女性、体重超标、肝肾疾病、残疾和不适用叶酸。每周摄取需要量的叶酸(5 mg 口服)可缓解肝酶异常。

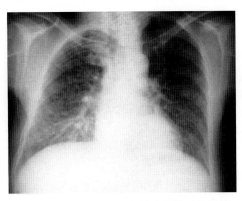

图 4-18　甲氨蝶呤引起的特异性肺部过敏

注：服用甲氨蝶呤 7 年的 RA 患者（49 岁，女性）的胸片。排除其他诱因后可以确定患者因甲氨蝶呤特异性反应出现了急进性间质性肺炎。

五、柳氮磺吡啶

1930—1940 年，RA 的病因被归结为潜在的链球菌感染，尤其是牙齿和胃肠道来源的链球菌。这种假设使 Svartz 使用柳氮磺吡啶（磺胺吡啶和 5-氨基水杨酸的结合物）治疗多发关节炎的患者。柳氮磺吡啶作为抗菌药用于治疗 RA 和溃疡性结肠炎。1942 年报道此药具有良好的疗效，1945 年其在瑞士被批准用于上述疾病。

柳氮磺吡啶因其疗效好、毒性低和无致癌危险成为最广泛使用的 DMARDs，在欧洲被作为 DMARDs 类的一线用药，直到被甲氨蝶呤取代。许多副作用在治疗早期就会出现，G6PD 缺乏的患者应避免使用。25% 的患者主诉胃肠道症状（恶心、呕吐、中度腹痛）。用药剂量应以每周 500 mg 逐步增加以帮助患者适应这些副作用。患者应被告知可能出现隐形眼镜片着色及尿液、汗液、泪液呈橙色。非剂量依赖的毒性反应较为严重，如少见的中性粒细胞缺乏症、再生障碍性贫血和血小板减少症。

六、来氟米特

来氟米特是相较于传统 DMARDs 来说较新的一种药物，只在 21 世纪早期使用。来氟米特能抑制嘧啶合成，阻碍 T 细胞分化。一些早期临床研究采用连续 3 天使用，每天 100 mg 的负荷剂量。然而，使用负荷剂量更易引起副作用，10%～15% 的患者可能出现腹泻和其他胃肠道功能紊乱。这些副作用极少数情况下会严重到需要停药。

目前不推荐使用负荷剂量，而是以 20 mg/天开始来氟米特的治疗。另一个选择是给予每周来氟米特 100 mg 的基础量。可与来氟米特相比较的首选药为甲氨蝶呤。甲氨蝶呤被用于治疗处于疾病早期或晚期的中至重度 RA 患者。

在临床实践中，对甲氨蝶呤疗效不佳、不适合甲氨蝶呤＋羟氯喹＋柳氮磺吡啶三联疗法并且无法负担生物制剂的患者，可以将来氟米特和甲氨蝶呤合用。其副作用（胃肠道症状和肝毒性）可以与甲氨蝶呤相比较。在治疗最初 6 个月内，每月进行肝功能检测，之后当单独使用来氟米特时需每 3 个月复查一次。如来氟米特和甲氨蝶呤联用，则需每月复查肝功能。大多数转氨酶升高的患者因出现一至多个合并症而加重肝毒性（包括同时 NSAIDs 或甲氨蝶呤治疗、先前或近期酗酒，或病毒性及自身免疫性肝炎）。

来氟米特可增加间质性肺炎和周围神经病的风险。血液毒性主要由来氟米特和其他药物相互作用引起。来氟米特可能增强甲氨蝶呤的骨髓毒性，导致全血细胞减少、中性粒细胞缺乏症或血小板减少症。一小部分 RA 患者可能在使用来氟米特期间出现高血压。同时使用 NSAIDs 也是危险因素之一。这些症状一般可随剂量减少或在停药后好转。因来氟米特半衰期长达 6 周，其副作用可在停药后持续很长时间。出现严重副作用的患者或考虑生育的患者可使用药物冲洗方法（如果需等待 2 年才能怀孕的患者，建议采用冲刷过程作为预防措施）。消胆胺 8g tid 或活性炭 50g qd 使用 11 天可能加速来氟米特的代谢。这种方法建议在准备怀孕前 3 个月开始使用。

七、糖皮质激素

曾经，糖皮质激素被认为是唯一能缓解症状的药物，其后 Weiss 在 1989 年提出皮质类固醇实际上能够延缓影像学上的病变，使炎症标志物 ESR、C 反应蛋白和类风湿因子均降低。现在普遍认为类固醇能够延缓 RA 影像学上的关节破坏。

氢化可的松或强的松是最常用的炎症抑制剂。活动期 RA 患者在等待 DMARDs 起效期间，氢化可的松经常用作短效药以减轻疾病的活动，剂量为每日 7.5 mg 或以下。糖皮质激素引起的骨质疏松是最常见的长期疗程的破坏性并发症。所有出现或可能有糖皮质激素引起的骨质疏松潜在风险的 RA 患者都应服用足量的钙剂和维生素 D 来补充额外的双膦酸盐。

每日分次剂量疗法更具免疫抑制作用，因其会扰乱下丘脑-垂体-肾上腺轴功能，只能短期使用。需要糖皮质激素多联疗法治疗顽固性活动性疾病的患者应和持续活动性疾病的患者一样再次评估 DMARDs 的疗效。

糖皮质激素减量对于使用的患者来说是一项挑战。突然停药会引起疾病的爆发。因此，精确到 1 mg/月的减量或相同间隔时间进行减量能够最终有效实现糖皮质激素停药。

八、金

金是在甲氨蝶呤和其他新型 DMARDs 发明前治疗 RA

的主要方法。其历史可追溯到 20 世纪 20 年代,起源于一个双重错误。首先,金被认为具有非常重要的非特异性抗菌作用,对结核杆菌有效。其次,多发性关节炎被认为和结核杆菌有关。基于这些假设,Jacques Forestier 进行了一项使用硫丙磺酸钠(allochrysine)治疗 RA 的实验(图 4 - 19),使用的剂量高达 250 mg/周。他所具有的深厚的风湿学知识、观察中灵敏的感觉和敏锐的直觉使他得以确认 allochrysine 能够对抗 RA。他在 1929 年 3 月巴黎 La Societe Medicale des Hopitaux 会议上发表了 15 位患者的病例报道。1932 年,他的父亲 Henri Forestier 再次确认了这些结果。

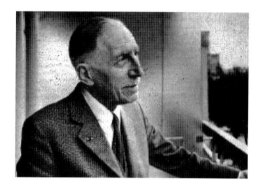

图 4 - 19　Jacques Forestier(83 岁,1973 年 8 月)

注:艾克斯莱班的风湿学家,首次使用硫丙磺酸钠治疗多发性关节炎,这种药物现在以商品名 Allochrysine 仍在被使用,但其剂量较最初有所减少。然而这种治疗方法曾因其频繁及严重的毒性反应一度被弃用。尽管如此,在第二次世界大战期间及其后,学者对这些问题进行了研究。Freyberg 等强调了使用低剂量的必要性,因为他们发现在此剂量下患者有更好的耐受度。

首次受监管的临床试验是 1945 年 Fraser 负责进行的。1961 年皇家风湿病议会小组委员会指导设计了完美且重要的多中心控制实验,也得出了相同结果。推荐采用 100 mg/周的剂量达到最好的风险/疗效比。其用来评估多关节炎疗效的方法(基于临床、影像学和生物模式)在现今的临床对照试验中仍被使用。

金对近 60% 的患者有效,但只在 3 个月后出现,前提是患者能够忍受其副作用而未停药。金疗法不能避免影像学损害的出现,但是可以减少其数量及减轻病情。金化合物比大多数 DMARDs 更具毒性。

在治疗开始时,需关注是否出现发热、关节痛的恶化、持续的口中金属味、胃肠道症状(如腹泻)、最轻微的蛋白尿、嗜酸性粒细胞增多和 ESR 的快速下降。这些异常可以提供经验性线索,提示副作用的出现。出现副作用后应减少注射频率且每周进行临床和生物学监测。除了上述体征,皮肤黏膜反应(皮疹、口腔炎、牙龈炎、舌炎)也可能出现;肾功能不全较少发生,但蛋白尿超过 0.5 mg 时必须停药,极度谨慎和减少注射能使症状恢复。血液方面的副作用最少见却最不幸,可能突然发生,有时出现在治疗后一年甚至是停药后。出现中性粒细胞缺乏者可能死亡(图 4 - 20)。

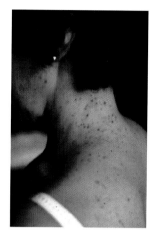

图 4 - 20　金疗法的严重毒性反应

注:48 岁女性患者,治疗 3 个月后出现中性粒细胞缺乏及巨核细胞增多。皮肤及黏膜紫癜。

九、青霉素

青霉素在 1942 年由 Abraham 和 Chain 首次分离得到。Jaffe 提出青霉素能够分离类风湿因子大分子 IgM 的结合。在那时,RA 的 IgM 被认为是致病源,将其去除可使多关节炎得到完全或部分控制。最初,Jaffe 采取膝关节内注射局部治疗以降低体内滑膜 IgM 的水平。这项实验室研究并未应用于临床。Lancet 在 1973 年发表了一项双盲实验,发现青霉素对血清阳性的多关节炎有确实的治疗作用。但之后对照实验并没有发现青霉素优于其他 DMARDs(除抗疟药)。

青霉素在更有效的 DMARDs 出现后不再经常使用,因其副作用严重,包括自身免疫性疾病如 SLE 和重症肌无力也有报道。

十、抗疟药

自从 Davidson 和 Birt(1938 年)证实奎宁的硫酸氢部分对盘状红斑有治疗效果后,氯喹类抗疟药开始在类风湿多发性关节炎患者身上进行测试。

最初,这种化合物被认为具有荧光性质,并可在皮肤聚集后保护皮肤不受紫外线(可引起 SLE)的损害。Prokoptchouk 发现抗疟药对慢性皮肤红斑狼疮及播散性红斑狼疮具有较好的疗效。在他 1940 年首次发表的文章中,阿的平(奎纳克林)不仅对皮肤和内脏表现有效,也对关节疾病有效,提示其可用于治疗 RA。

1951 年,Page 在 Lancet 杂志上报道了一例多关节炎患者,使用阿的平后关节症状得到了惊人的改善。自此以后,抗疟药的支持者将其应用扩展到了 RA。

抗疟药如羟氯喹剂量达 6.5 mg/kg 时可用于部分中度

活动性 RA 患者,尤其是那些没有预后不良表现及疾病活动较为缓和的患者。羟氯喹与甲氨蝶呤和柳氮磺吡啶三联治疗有累加效果。

这种药物与其他药物的不同之处在于其眼科的副作用。过去,"公牛眼"视网膜病是使用氯喹的主要顾虑,但羟氯喹毒性较小,因此使用更多。在治疗的第一年建议进行一套全面的眼科检查,包括瞳孔扩大的视网膜检查和中央视野敏感度的检查。角膜混浊与视网膜病变不同,是可逆的。

十一、硫唑嘌呤

首次临床试验可追溯到 1969 年发现硫唑嘌呤在 RA 中的作用。20 世纪 80 年代的研究更加系统化,确认了其在多关节炎中的作用。然而,硫唑嘌呤在治疗 RA 方面不如甲氨蝶呤有效。血液监测以防骨髓抑制和肝功能紊乱是十分重要的;这些症状在停药后可恢复。硫唑嘌呤公认可诱发白血病、淋巴瘤和实体癌。这种致癌的潜在风险被肾移植接受者所证实,但在 RA 患者中因其使用剂量很低,并未发现致癌作用。

十二、钙调蛋白抑制剂

环孢菌素和他克莫司在抑制 RA 疾病活动方面有一定的作用,并能明确抑制关节破坏。这些药物均可特异地与抑制 T 细胞转录因子(一种调节促炎性细胞因子合成的关键转录因子)去磷酸化的蛋白结合,以阻碍细胞因子如 TNFα 及干扰素 γ 的作用。这些药物无论是单独用药还是与其他 DMARDs 联合使用均有疗效。然而,加用环孢菌素对于 TNF 拮抗剂无效的患者同样没有额外的疗效。

副作用包括感染、肾毒性、中枢神经毒性和胃肠道症状。

十三、局部治疗

(一) 关节内类固醇激素注射可帮助治疗爆发型 RA

长效类固醇激素如氟羟氢化泼尼松或甲强龙被用于大关节的注射。一般患者一年注射不超过 3 次。如果患者需要多次注射,临床医生有责任评估 DMARDs 疗法以更好地控制疾病活动。氢化可的松建议用于浅表关节或腱鞘,因其导致皮下及皮肤萎缩的发生率较低。

(二) 放射性滑膜切除术

放射性滑膜切除术(radiation synovectomy,RS)被用于治疗对传统疗法无反应的慢性关节炎症。RS 通过使放射性同位素聚集在注射胶体悬液的滑膜上从而发挥作用(图

4-21)。根据临床试验结果,使用钇-90 放射治疗并结合皮质类固醇激素注射及夹板固定可减少最终的炎性反应。然而,这个方法没有被广泛应用。

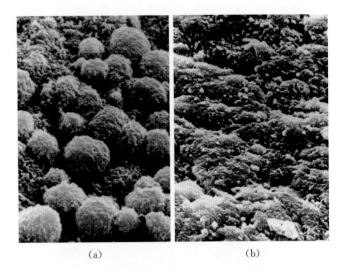

(a)　　　　　　　　　　(b)

图 4-21　滑膜切除术的有效性(电镜扫描 SEM)

注:通过关节 CT 或 MRI 检查并未发现滑膜切除术可以改变血管翳的厚度。然而,滑膜切除术的效果在表面就可以看见。两张图片分别显示了同一患者在接受钇-90 滑膜切除术前及 6 个月后相同放大倍数下的滑膜活检。(a)滑膜切除术前,电镜下可见高密度的"树莓样"细胞。(b)滑膜切除术后,"树莓样"细胞密度显著减少:数量减少且活性降低,肿胀程度下降,在表面呈圆形及多绒毛样。

十四、病例研究

此病例(图 4-22)为 1974 年确诊的 RA 患者,病程 20 年,图片展示了如果疾病不得到控制,RA 对患者会造成的可怕伤害。因为在当时,"以缓解作为疾病控制的目标"这个观念并不被人们所接受。患者中年,已婚,确诊时已经是两个孩子的母亲。在那时,使用 DMARDs 是十分困难的。

图 4-22 显示了随着疾病发展所采用的不同治疗方法。X 轴为生活事件和重要医疗时间。其上为 RA 评估的线性图。有趣的是可以发现疾病的进展及对患者的持续影响,DMARDs 对 RA 的控制在后期才出现。

历史上,金和青霉素是 RA 的主要治疗方法。金疗法是患者第一个使用的 DMARDs;然而因皮疹不得不停药。左旋咪唑被短期使用并因其血液毒性而停药。其后使用了青霉素,但到 1981 年被认为治疗无效而停药。许多其他的 DMARDs 也被使用,但都因没有疗效而停药。大致上看,疾病活动在多次波动后,1984 年后仍在活动。

局部治疗结果表明,在应用 DMARDs 的基础上,多次关节内注射、腕关节和踝关节滑膜切除术在 4～5 年内得到了较好的疗效。1985 年患者因右膝关节的顽固炎症行滑膜切除术。除了更早的腕关节滑膜切除术外,1978 年和 1979 年患者接受了手部畸形的手术治疗。

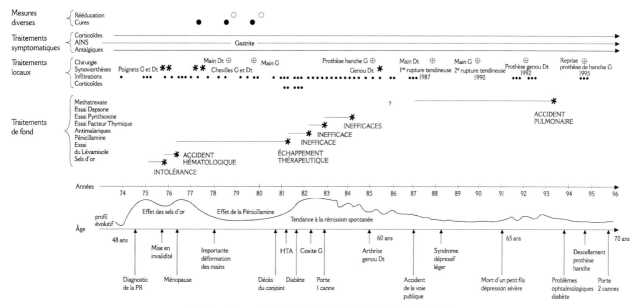

图 4-22 一位 RA 患者从 1973 年至 1996 年的病程

在使用金盐之前频繁的类固醇激素注射在疾病初期带来了显著的改善。从 1980 年青霉素治疗失败后开始,给予患者类固醇激素注射和小剂量口服。

对症治疗特别是镇痛治疗是不间断的;NSAIDs 使用了很长一段时间,除了几次因消化不良而导致的短暂停药。

从 1985 年起,患者在多个方面均开始恶化:一般情况、心理和运动功能。她需要接受左全髋置换术,右膝关节炎已无法用药物进行控制,需行化学性滑膜切除术。1987—1993 年,使用 7.5 mg/周的甲氨蝶呤延缓了疾病的发展、减少了爆发次数,直到 1993 年因过敏性肺炎而停药。

1987 年,患者因右手示指肌腱断裂需行手术治疗,之前左手环小指因伸肌腱断裂曾行手术治疗。1992 年,患者行右全膝关节置换术。1987 年,患者遭遇车祸致肋骨骨折和脊椎压缩性骨折,提示出现了骨质疏松。1988 年,患者出现中度抑郁,1991 年,患者(65 岁)失去了外孙,从而变得极度抑郁,几乎导致她取消右膝关节置换手术。

1994 年患者开始出现因长期应用激素导致的糖尿病,进而引起眼科问题。1995 年左髋关节假体开始松动,患者进行了手术干预但只得到部分缓解。1996 年,在她 70 岁时,走路需要两根拐杖帮助。她没有服用任何 DMARDs,但1985—1986 年,NSAIDs 已停药,患者采用起始剂量 4～7 mg,后每天早晨服用 10 mg 维持剂量的类固醇激素Cortancyl 治疗。

十五、生物治疗

(一) TNF 抑制剂

TNF 抑制剂在 1998 年首次被批准应用于临床。5 种可用制剂在结构和作用机制上各不相同。

英夫利西是一种静脉注射的单克隆嵌合抗体;阿达木单抗和高利单抗是皮下注射的人重组单克隆抗体;依那西普是通过人免疫球蛋白 G 的 FC 段和两个人 p75 TNFα 融合后分子重组得到的皮下注射制剂;赛妥珠单抗是新型的TNF 抑制剂,由人为将 TNF 抗体与聚乙二醇耦合以延长半衰期的抗原结合域组成,因此是 FC 域无关的皮下制剂。没有证据表明一种 TNF 比另一种好。

在早期和确诊的 RA 中,使用多种 TNF 抑制剂比使用甲氨蝶呤或一种 TNF 抑制剂的单一疗法有效。通常应用在对一种或多种 DMARDs(包括甲氨蝶呤)无反应的活动期RA 患者。对于使用抗 TNF 抑制剂无满意疗效的患者,可以有多种选择:阿巴西普、更换抗 TNF 抑制剂或利妥昔单抗。

生物 TNF 抑制剂的主要缺陷之一是感染并发症,无论是常见感染还是机会性感染,其他生物疗法靶向相关分子或细胞靶点也常涉及免疫应答反应。结核再爆发的风险已经被高危人群普查及适当的预防性抗结核治疗所降低。然而,研究发现特别是在使用抗 TNF 抑制剂治疗初期后数月,较易出现严重感染,以及军团菌、李斯特菌和志贺菌机会性感染的并发症。这些药物的高昂成本意味着只有少数患者能受益,尤其是在医疗资源紧缺的国家。此外,接受治疗的患者获得持续的显著疗效或得到缓解的人数并不太多,并且随着时间推移会出现治疗效力的二次损失。

(二) 塔西单抗

IL-6 经过 $_K$ IgG 亚家族的人造抗人 IL-6 受体抗体的综合临床试验后被证实为分子治疗靶点。塔西单抗被批准用于中重度 RA 成人患者。

（三）阿巴西普（CTLA - 4lg）

自然产生的 T 淋巴细胞相关抗原 - 4（cytotoxic T lymphocyte associated antigen-4，CTLA - 4）同时能与 CD80 和 CD86 结合。这种抗原可以在 T 细胞激活后上调，但向 T 细胞传递抑制信号而阻碍分化。一种由 CTLA - 4 胞外段和人 IgG1 的 FC 段融合而成的重组蛋白被设计出来，用以和 CD28 竞争结合 CD80 和 CD86。其副作用包括感染发生率的轻度上升。

（四）阿那白滞素

阿那白滞素是通过基因重组技术所产生的人 IL - 1 受体拮抗剂（IL - 1Ra）。用法为每日一次皮下注射，与甲氨蝶呤联合使用时对 RA 疗效也是有限的，是可用的生物制剂中效果较差的。

（五）利妥昔单抗

RA 的 B 细胞靶向治疗旨在移除 B 细胞中可能造成自身免疫的相关克隆体。B 细胞消耗治疗法短期内对 RA 具有显著疗效。此方法的中心理念是致病的 B 细胞克隆体及其自身免疫产物可能涉及一个不引起 T 细胞自身反应的自我延续的恶性循环。打破这种循环能够恢复免疫耐受，从而获得持久的改善。

尽管大多数患者在接受利妥昔单抗治疗后最初的 18 个月内出现复燃，还是有少数患者在一个疗程后得到了长时间的缓解（偶尔可达 4 年）。使用抗 CD - 20 嵌合单克隆抗体-利妥昔单抗的 B 细胞消耗疗法被批准与甲氨蝶呤联合应用于对 TNF 疗法无效的中重度活动 RA 患者。生产商推荐用法为两周分别静脉给予 2 倍剂量利妥昔单抗（1 000 mg）。

副作用很常见，尤其是在第一次输液时，可能是对 B 细胞消耗时释放的细胞因子产生的反应。每次输液前 30 分钟给予对己酰氨基酚（扑热息痛）和苯海拉明（50 mg）口服及甲强龙（100 mg）静脉注射可以减少副作用和/或输液反应的严重程度。输注盐水、吸入支气管扩张剂、肌内注射肾上腺素和甲强龙（100 mg）静脉给药是在出现支气管痉挛和低血压等严重过敏时的措施。这些药物应在输液时放置在床边。大多数治疗中出现的反应可通过暂时停止输液而缓解，等到症状完全缓解后，以之前一半的速度再次开始输液。活动性 RA 的复燃可能与外周血 B 细胞的恢复同时出现或在其后出现，常与自身抗体水平升高有关。

十六、药物联合疗法

多种传统 DMARDs 联合及传统和生物 DMARDs 联合用于治疗早期活动性 RA 和确诊的中重度疾病。这种疗法基于互补机制：药代动力学及毒性不同。

联合疗法的随机试验结果可以被归为：很少有决定性的证据表明递增、递减和维持剂量使用非生物 DMARDs 联合治疗可获得持久的疗效，除非给予甲氨蝶呤。

早期糖皮质激素快速减量后停药并联合包含甲氨蝶呤的持续非生物 DMARDs 疗法，优于单独用药或阶段性使用非生物 DMARDs。

联合使用甲氨蝶呤和 TNF 抑制剂可减缓疾病活动和影像学关节病变的进展。

根据观察到的数据发现，对于无法耐受甲氨蝶呤的患者，联合给予 TNF 抑制剂和另一种非生物 DMARDs 比单独使用 TNF 抑制剂更能有效减缓疾病活动。与之相反，联合使用生物 DMARDs 如 TNF 抑制剂和阿那白滞素或阿巴西普可能增加严重副作用的发生率，包括严重感染，因此这种疗法并不推荐。

第十节 积极治疗的障碍

合并症如复发的感染、慢性肝病和中重度心衰都是使用一些生物和传统 DMARDs 的禁忌证。对于某些不遵从用药和/或指标检测的患者，需要给予更简单的给药方案和更低的毒性风险。因此，患者的受教育程度在克服这些限制时十分重要。

第十一节 手 术 治 疗

除了药物治疗的发展，许多患者在病程中还需要骨科治疗，尤其是关节损伤或软组织损伤引起的持续性疼痛、关节功能退化、加重的畸形或顽固的局部滑膜炎。然而，手术干预在疾病活动期未接受药物治疗控制炎症时不应实施（关节炎症、贫血和急性期反应物升高）。人们对于 DMARDs 影响免疫反应而增加感染风险存在顾虑。然而，术前停用 DMARDs 可能导致疾病活动的爆发,对康复过程有负面影响。一般认为,择期手术前两周需停用 TNF 抑制剂依那西普,术后 5 周再次服用;英夫利西单抗在术前 1 个月停药,术后 1 个月开始服用;阿达木单抗在术前 2 周停药,术后 6～7 周开始服用。出现严重感染时,需在感染根除后再开始治疗。

骨科外科医生是多学科团队的无价资源,越早寻求他们的建议越好。虽然严重类风湿手累及的情况在能够负担昂贵的 DMARDs 和生物制剂的发达国家中越来越少见,应牢记(特别是在资源匮乏的国家)类风湿手是 RA 最早的表现,其病情进展是无法预估的。手术会诊并不等同于准备手术,但可以让患者在早期了解未来可能需要选择外科医生。现在有多种手术方法治疗类风湿手,许多病例中循序渐进的计划手术步骤能在保存现有功能的基础上纠正畸形。随着关节假体的长期耐久性不断得到改善,一般不会考虑进行髋和膝关节置换术的年轻患者也应通过这种手术获得更好的生活质量。

关键点:对 RA 个体化早期积极的治疗包括以下 4 个方面。

(1) 了解 RA 及其系统性特征,安全有效的药物治疗目标。

(2) 一个可发展的、协作的、可行的治疗方案包括:

1) 药物管理和非药物干预的实施。

2) 综合的患者教育,包括与社区医生和多学科团队的交流。

3) 转诊给合适的专科医生(如物理治疗师、外科医生)。

(3) 使用客观的医患沟通工具:

1) 发现疗效欠佳或治疗失败的情况,并按需求反馈给风湿科医生。

2) 识别 RA 治疗中的副作用、不良反应和毒性反应。

3) 监测症状、疾病进展、疗效和生活治疗情况。

(4) 与患者及其他医疗工作者密切合作,控制感染和合并症,如心血管疾病。

(翻译:芮晶、高凯鸣、郭金鼎)

(审校:刘靖波)

参考文献

1. Albano SA, Santana-Sahagun E, Weisman MH. (2001) Cigarette smoking and rheumatoid arthritis. Semin Arthritis Rheum 31: 146 - 159.

2. Amor B, Awada H. (1986) Traitement de la polyarthrite rhumatoide. Encycl Med Chir (Paris), Appareil locomoteur, Vol. 4,14220 A 20,2.

3. Amor B, et al. (1981) Polyarthrites rhumatoides evoluant depuis plus de 10 ans (1966 - 1978). Analyse de l'evolution et des traitements de 100 cas. Ann Med Int 132:168 - 173.

4. Amos RS, Constable TJ, Crockson RA, et al. (1977) Rheumatoid arthritis: relation of serum C-reactive protein and erythrocyte sedimentation rates to radiographic changes. Br Med J 1(6055): 195 - 197.

5. Arnett FC, et al. (1988) The American Rheumatism association revised criteria for the classification of rheumatoid arthritis. Arthritis Rheum 31:315 - 324.

6. Barrera P, et al. (1994) Methotrexate-related pulmonary complications in rheumatoid arthritis. Ann Rheum Dis 53: 434 - 439.

7. Bardin T, Kahn MF, (1992) Les medicaments de la polyarthrite rhumatoide a action retardee freinent-ils les lesions osteoarticulaires de la polyarthrite rhumatoide. In L'Actualite rhumatologique. Expansion scientifique francaise, Paris, pp. 18 - 27.

8. Berthelot JM, et al. (1995) Pancytopenies et cytopenies severes sous methotrexate a faibles doses. Rev Rheum Mal Osteoartic 62: 507 - 516.

9. Bijslma JWJ. (1995) Glucocorticosteroids in rheumatoid arthritis, In: Rheumatology in Europe. Eular Publishers, Suppl. 2, pp. 205 - 214.

10. Borg G, Allander E, Lund B, et al. (1988) Auranofin improves outcome in early rheumatoid arthritis. Results from 2-year, double blind placebo controlled study. J Rheumatol 15(12):1747 - 1754.

11. Boyle JA, Buchanan WW, (1971) Clinical Rheumatology Davis, Philadelphia, pp. 72.

12. Bregeon CH, et al. (1986) Estimation de la prevalence de la polyarthrite rhumatoide apartir d'une etude en milieu rhumatologique dansl'arrondissement d'Angers. Rev Rhum Mal Osteoartic 53:83 - 90.

13. Bukhari M, Lunt M, Harrison BJ, et al. (2002) Rheumatoid factor is the major predictor of increasing severity of radiographic erosions in rheumatoid arthritis: results from the Norfolk Arthritis Register Study, a large inception cohort Arthritis Rheum 46:906 - 912.

14. Callahan LF, Pincus T. (1995) Mortality in the rheumatic diseases. Arthritis Care Res 8:229 - 241.

15. Caughey DE. (1974) The arthritis of Constantine IX. Ann Rheum Dis 33:77 - 80.

16. Chaouat D. (1995) Les elements du choix therapeutique de la polyarthrite rhumatoide. Synoviale 37:32 - 39.

17. Charcot JM. (1853) Etudes pour servir a histoire de l' affection decrite sous les noms de goutte asthenique primitive, nodosites des jointures, rhumatisme articulaire chronique (forme primitive), etc. These Med, Paris.

18. Cobb S, Merchant WR, Warren JE. (1955) An epidemiologic look at the problem of classification in the field of arthritis Chronic Dis 2:52 - 54.

19. Davidson AM, Birt AR. (1938) Quinine bisulfate as a desensitizening agent in treatment of lupus erythematosus. Arch Dermato 37:247.

20. Dawes PT (1988) Radiological assessment outcome in rheumatoid s. Br J Rheumatol 27(Suppl. 1):21 - 36.

21. De Rycke L, Peene 1, Hoffman IE, et al. (2004) Rheumatoid factor and anticitrullinated protein antibodies in rheumatoid arthritis ostic value, association with radiological progression r ad

extra-articular manifestations. Ann Rheum Dise 63:1587 – 1593.

22. De Seze S, Ryckewaert A. (1978) Maladie des os et desarticula-tions, Fammarion, Paris, Vol 2, p. 710.

23. Edstrom B, Lugnegard H, Syk B. (1974) X Ray changes in connection with late synovectomy of the hand in rheumatoidtis. Scand J Rheumatol 4:92 – 96.

24. Ferraccioli GF, et al. (1996) Is the control of disease prossion within our grasp? Review of the GRISAR Study. BrJ Rheumatol 35(Suppl.) 8 – 13.

25. Firestein GS. (2005) Etiology and pathogenesis of rheumatoid arthritis. In: Ruddy S, Harris ED, Sledge CB, Kelley WN(e Kelley's Textbook of Rheumatology, 7th ed. W. B Saunders Philadelphia, pp. 996 – 1042.

26. Forestier J. (1929) L'aurotherapie dans les rhumatismes chroniques. Bull Mem Soc Med Hop 8:323 – 327.

27. Forestier H. (1931) Polyarthrite chronique infecticuse traitee avec succl's par les sels d'or et le soufre. Bull Mem Soc Med Hop. pp. 585 – 587.

28. Freyberg RH. (1957) The place of gold compounds in the treatment of rheumatoid arthritis. Chronic Dis 5:723 – 733.

29. Fries JF, Spitz P, Kraines RG, Holman HR. (1980) Measurement of patient outcome in arthritis. Arthritis Rheum 23 (2):137 – 145.

30. Garrod AE. (1890) A Treatise on Rheumatism and Rheumatoid Arthritis, Griffin, Londres.

31. Goekoop-Ruiterman YP, de Vries-Bouwstra JK, Allaart CF, et al. (2005) Clinical and radiographic outcomes of four different treatment strategies in patients with early theumatoid arthritis (the BeSt study): a randomized, controlled trial. Arthritis Rheum 52 (11):3381 – 3390.

32. Gregersen PK, Silver J, Winchester RJ. (1987) The shared epitope hypothesis: an approach to understanding the molecular genetics of susceptibility to rheumatoid arthritis. Arthritis Rheum 30:1205.

33. Halberg P. (1984) Controlled double blind comparative studies of disease modifying antirheumatic drugs in the treatment of patients with rheumatoid arthritis. Dan Med Bull 31:391 – 402.

34. Harris ED. (2005) Clinical features of rheumatoid arthritis. In: Ruddy S, Harris ED, Sledge CB, Kelley WN. (eds.), Kelley's Textbook of Rheumatology, 7th ed. W. B Saunders Philadelphia, pp. 1043 – 1078.

35. Harrison BJ. (2002) Influence of cigarette smoking on disease outcome in rheumatoid arthritis, Curr Opin Rheumatol27: 630 – 637.

36. Hazelman BL, De Silva M. (1982) The comparative incidence of malignant disease in rheumatoidarthritis exposed to different treatment regimens. Ann Rheum Dis (Suppl. 1):12 – 17.

37. Heliévaara M, Aho K, Aromaa A, et al. (1993) Smoking and risk of rheumatoid arthritis. J Rheumatol 20(11):1830 – 1835.

38. Hollander JL, et al. (1951) Hydrocortisone and cortisone injected into arthritic joints. Am Med Ass 147:1629.

39. Huskisson EE, (1984) Azathioprine. Clin Rheum Dis 10: 325 – 332.

40. Iannuzzi L, et al. (1953) Does drug therapy slow radiographic deterioration in rheumatoid arthritis? N Engl J Med 309: 1023 – 1028.

41. Kahn MF, et al. (1979) Leucemies aigues apres traitement par agents cytotoxiques en rhumatologie, Dix-neuf observations chez 2006 patients. Nouv Press Med 8:1393 – 1397.

42. Karlson EW, Lee IM, Cook NR, et al. (1999) A retrospective cohort study of cigarette smoking and risk of rheumatoid arthritis in female health professionals. Arthritis Rheum 42:910 – 917.

43. Kay A. (1982) Eular register of patients on immunesuppressive drugs. Ann Rheum Dis 41(Suppl. 1):30 – 31.

44. Keen HI, Brown AK, Wakefield RJ, Conaghan PG. (2005) MRI and musculoskeletal ultrasonography as diagnostic toolsin early arthritis. Rheum Dis Clin North Am (314):699 – 714.

45. Kirwan J and the ARC low dose cortico-steroid study group. (1995) Radiological progression in rheumatoid arthritis during a randomised controlled trial of prednisolone. Xifirl European Congress of Rheumatology, Amsterdam.

46. Kuder SA, Peshimam AZ, Agraharam S. (2002) Environmental risk factors for rheumatoid arthritis. Res Environ Health 17:307 – 315.

47. Landre-Beauvais AJ. Doit on admettre une nouvelle especede goutte sous la denomination de goutte asthenique primitive? These Med, Paris.

48. Lansbury J. (1966) Methods for evaluating rheumatoid arthritis. In: JL Hollander (ed.), Arthritis and Allied Conditions, Lea et Febiger, Philadelphie, pp. 269 – 291.

49. Larsen A, Dale K, Eek M. (1977) Radiographic evaluation of rheumatoid arthritis and related conditions by standard reference films. Acta radiologica (diagnosis) 18:481 – 491.

50. Lasegue CH. (1856) Du rhumatisme noueux. Archives gencrales de medecine. In: Etudes medicales, Vol. 2, pp. 679 – 693.

51. Mikuls TR, Cerhan JR, Criswell LA, et al. (2002) Coffee, tea and caffeine consumption and risk of rheumatoid arthritis: results from the Iowa Women's Health Study. Arthritis Rheum 46: 83 – 91.

52. Mulherin D, Fitzgerald, Bresnihan B. (1996) Clinical improvement and radiological deterioration in rheumatoid arthritis: evidence that the pathogenesis of synvovial inflammation and articular erosion may differ. Br J Rheumatol 35:1263 – 1268.

53. Ostergaard M, Ejbjerg B, Szkudlarek M. (2005) Imaging in early rheumatoid arthritis: roles of magnetic resonance imaging, ultrasonography, conventional radiography and computed tomography. Best Pract Res Clin Rheumatol (191):91 – 116.

54. O'Sullivan JB, Cathcart ES. (1972) The prevalence of rheumatoid arthritis. Follow up evaluation of the effect of criteria on rates in Sudbury, Massachussetts. Ann Intern Med 76:573 – 577.

55. Page F. (1951) Treatment of systemic lupus erythematosus with mepacrine. Lancet 2:755.

56. Pincus T, Callahan LF, (1993) What is the natural history of rheumatoid arthritis? Rheum Dis Clin North Am 19(1):123 – 151.

57. Prokoptchouk AJ. (1940) Treatment of lupus erythematosus with mepacrine. VestnVeneral Dermatol 2(3):23.

58. Quinn MA, Conaghan PG, O'Connor PJ, et al. (2005) Very early treatment with infliximab in addition to methotrexate in early, poor-prognosis rheumatoid arthritis reduces magnetic resonance imaging evidence of synovitis and damage, with sustained benefit after infliximab withdrawal: results from a twelve-month randomized, double-blind, placebo-controlled trial. Arthritis Rheum 52(1):27 - 35.

59. Report of a multi-centre controlled trial gold therapy in rheumatoid arthritis. (1960) (The research sub-committee of the Empire Rheumatism Council). Ann Rheum Dis 19:95 - 116.

60. Final report of a multi-centre controlled trial gold therapy in rheumatoid arthritis (1961) (The research sub-committee of the Empire Rheumatism Council). Ann Rheum Dis 20:315 - 334.

61. Raza K, Falciani F, Curnow SJ, et al. (2005) Early rheumatoid arthritis is characterized by a distinct and transient synovial fluid cytokine profile of T cell and stromal cell origin. Arthritis Res Ther 7: R784 - R795. Abstract.

62. Ritchie DM, et al. (1968) Clinical studies with an articular index for the assessment of joint tenderness in patients with rheumatoid arthritis. Quart J Med 37:393 - 406.

63. Ropes MW, et al. (1956) Proposed diagnostic criteria for rheumatoid arthritis. Bull Rheum Dis 7:121 - 124.

64. Ropes MW, et al. (1958) Revision of diagnostic criteria for rheumatoid arthritis. Bull Rheum Dis 9:175 - 176.

65. Rothschild BM, Woods RJ. (1990) La polyarthrite rhumato'ide vient-elle du nouveau monde? Rev Rhum Mal Osteoartic 57(3 bis): 271 - 274.

66. Saag KG, Teng GG, Patkar NM, et al. (2008) American College of Rheumatology 2008 recommendations for the use of nonbiologic and biologic disease-modifying antirheumatic drugs in rheumatoid arthritis. Arthritis Rheum 59:762.

67. Sambrook PN, Jones G. (1995) Corticosteroid osteoporosis. Br J Rheumatol 34:8 - 12.

68. Schellekens GA, de Jong BA, van den Hoogen FH, efal. (1998) Citrulline is an essential constituent of antigenic determinants recognized by rheumatoid arthritis-specific autoantibodies, J Clin Invest 101(1):273 - 281.

69. Sharp JT, et al. (1971) Methods of scoring the progression of radiologic changes in rheumatoid arthritis. Correlation of radiologic clinical and laboratory abnormalities. Arthritis Rheum 14: 706 - 720.

70. Short CL. (1974) The antiquity of rheumatoid arthritis. Arthritis Rheum 17:193 - 205.

71. Short CL, Bauer W. (1948) The course of rheumatoid arthritis in patients receiving simple medical and orthopaedic measures. New Engl J Med 238:142 - 148.

72. Silman AJ, Newman J, Macgregor AJ. (1996) Cigarette smoking increases the risk of rheumatoid arthritis. Results from a nationwide study of disease-discordant twins. Arthritis Rheum 39: 732 - 735.

73. Snorrason E. (1952) Landre-Beauvais and his goutte asthenique primitive. Act Med Scand 142(Suppl. 266):115 - 118.

74. Steinbrocker O, Traeger CH, Batterman RC. (1949) Therapeutic criteria in rheumatoid arthritis. JAMA 140:659 - 662.

75. Storey GO, Comer M, Scott DL. (1948) Chronic arthritis before 1876: Early British cases suggesting rheumatoid arthritis. Ann Rheum Dis 53:557 - 560.

76. Svartz N. (1942) Salazopyrin, a new sulfanilamide preparation. Acta Med Scand 60:577 - 598.

77. Syversen SW, Gaarder PI, Goll GL, et al. (2008) High anticyclic citrullinated peptide levels and an algorithm of four variables predict radiographic progression in patients with rheumatoid arthritis: results from a 10-year longitudinal study. Ann Rheum Dis 67(2):212 - 217.

78. Epub 2007 May 25. Tamisier, et al. (1986) Evaluation tomodensitometrique de laction des synoviortheses isotopiques sur le pannus thumatoideIn: C Herisson, L Simon (eds.), Acquisitions Rhumatologiques. Polyarthrite Rhumatoide: Traitements Locaux et Readaptation. Masson, Paris, 1986, pp. 116 - 122.

79. Tamisier IN. Thomas Ph, Duruy B. (1988) Diagnostic retrospect if de ls condition rhumatologique de Madame de Sevigne. In: Les Affections Rhumatismales dansl'art et dans Uhistoire. Rene Malherbe, Bruxelles, pp. 78 - 79.

80. Thompson PW. Kirwan JR. (1995) Editorials Joints count: a review of old and mew articular indices of joint inflammation. Br J Rhewmatol 34:1003 - 1008.

81. Trowsseas A. (9862) Cfiniques Medicales de I'Hotel-Dieu de Paris. Bathere et Fils. Paris. Vol. 2, pp. 732 - 735.

82. Ublig T. Hazes KB. Kvien TK. (1999) Current tobacco smoking. formal edecation and the risk of rheumatoid arthritis. J Rhewmaned 26 47 - 54.

83. Urowite MB. eof (1982) Long term effects of Azathioprine in theumatosd arthritis. Ann Rheum Dis 41(Suppl. 1):18 - 22.

84. Vitteoog ©. Poupiite 5. Krzanowska K, et al. (2003) Rheumatoid factor &. the stemeest predictor of radiological progression of theumatetd acheitis im a three-year prospective study in community-secnaited patients. Rheumatology 42: 939 - 946.

85. Visser H. (2005) Early diagnosis of rheumatoid arthritis. Best Pract Res Clim Rheum 19:55 - 72.

86. Whaley K. (1968) The articular scan in patients with theumateid arthritis a possible method of quantitating joint inflamation using radiotechnetium. Clin Sci 35:547.

87. Weiss MM. (1989) Corticosteroids in rheumatoid arthritis. Semin Arthritis Rheumatism 19:9 - 21.

88. Zeidler H. Huslemann H. (1989) Benign polyarthritis and undifferentiated arthritis. An epidemiological terra incognita. Scand J Rheumatol (Supp. 9):13 - 20.

89. Aletaha D. Neogi T, Silman AJ, et al. (2010) Rheumatoid arthritis classification criteria: an American College of Rheumatology/European League Against Rheumatism collaborative initiative. Ann Rheum Dis 69(9):1580 - 1588.

第五章　类风湿腕关节炎

类风湿患者只有手指开始变形时才开始重视。他们会坚持忍耐手腕的疼痛和变形，但是不知道这就是手指畸形的源头。任何治疗计划都是为了治疗手，因此需要全面评估手腕病理学。

临床体格检查及放射学检查（包括 MRI）可以对滑囊炎的程度及预后进行完整评估，包括肌腱断裂、关节变形甚至腕关节和桡尺远侧关节破坏。

引起这些病变的机制目前已被公认。外科干预的目标是尽可能重建腕关节正常的解剖和生物力学结构，以保护关节和屈伸肌腱。

第一节　临 床 表 现

一、屈伸肌腱腱鞘炎

只有当滑膜血管翳在手腕形成肿瘤样肿胀（图 5-1）时，才会引起患者重视，进而就医。滑囊炎从伸肌腱开始，逐渐蔓延至伸肌支持带，在疾病晚期甚至可以引起后者破坏（图 5-2）。

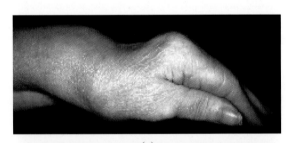

(a)

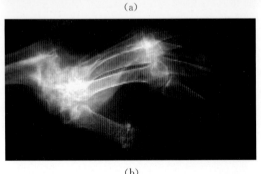

(b)

图 5-1　滑囊炎的临床表现及影像学特征

注：(a)驼峰样畸形。伸肌腱和掌指关节的滑囊炎一定程度上引发畸形。(b)手部 X 线侧位片示腕和近节指节半脱位。

滑囊炎在尺侧三条伸肌腱间隙继续发生，影响指总伸肌腱、小指固有伸肌腱和尺侧腕伸肌腱。虽然疼痛和功能障碍可能耐受，但会继发半脱位和肌腱断裂。

屈肌腱腱鞘炎（图 5-3）表现为手部疼痛和僵硬，晨起时尤为明显。检查者可以将拇指放在患者远近掌横纹之间，嘱患者屈曲手指来感受这种表现。当有外力施加于 A1 滑车时，会出现非常典型的滑囊炎捻发音和疼痛。指浅屈肌功能阻滞试验适用于除被检查手指外的其他所有手指。正常表现为只有近指间关节屈曲，因为指深屈肌腱没有受到影响。而当腱鞘炎发生时，深浅屈肌腱粘连在一起，无法滑动，并产生由滑膜血管翳引起的疼痛。

如果手指屈曲受限进一步发展到腕管综合征，说明这个区域的滑囊炎在发展。通常在腕管的近端有疼痛性肿胀。

手指屈指腱鞘处的类风湿结节会引起手指屈曲受限。用力被动拉伸或激素封闭治疗可能造成肌腱断裂。另一方面，疼痛造成的活动受限可能引起手指屈曲位固定。

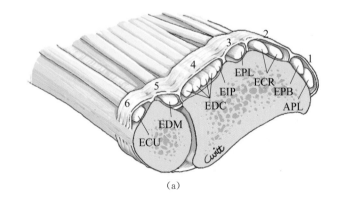

(a)

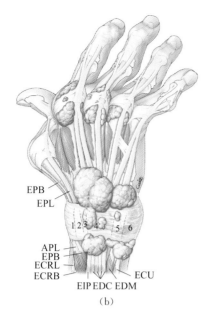

（b）

图 5-2　伸肌腱腱鞘炎

注：（a）腕背伸肌腱支持带的 6 个间隙，从桡侧到尺侧。（b）伸肌腱滑囊炎会形成假性肿瘤，在伸肌支持带的两边凸起，首先会发生在第四、五、六间隙。（1）拇长展肌腱（APL）和拇短伸肌腱（EPB）；（2）桡侧腕伸肌腱（长短）（ECR）；（3）拇长伸肌腱（EPL）；（4）指总伸肌腱（EDC）和示指固有伸肌腱（EIP）；（5）小指固有伸肌腱（EDM）；（6）尺侧腕伸肌腱（ECU）。

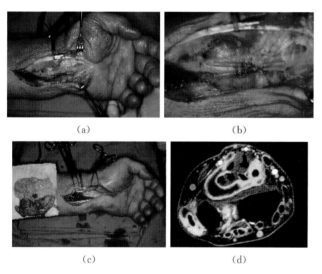

（a）　　　　　　　　　（b）

（c）　　　　　　　　　（d）

图 5-3　屈肌腱腱鞘炎同时伴腕管正中神经卡压

注：（a，b）屈肌腱严重腱鞘炎。图示大块由米粒状物形成的组织。（c）蓝色牵引线显示正中神经走行。（d）MRI 评估滑囊炎的发展，特别是拇长屈肌腱和尺侧腕伸肌腱周围。

二、肌腱断裂

（一）伸肌腱断裂

拇长伸肌腱断裂是类风湿关节炎的典型并发症。单纯腱鞘炎不能解释恒定在 Lister's 结节处的断裂。其他因素会造成肌腱在此处压力增大和缺血（图 5-4）。

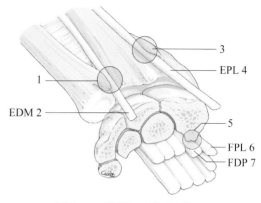

图 5-4　屈伸肌腱的断裂部位

注：疾病累及桡尺关节背侧。尺骨茎突（1）会造成小指固有伸肌腱（EDM）（2）的断裂，Lister's 结节（3）作为拇长伸肌腱（EPL）（4）的滑车，也会造成后者断裂。舟状骨（5）发生半脱位和畸形会对拇长屈肌腱（FPL）（6）和指深屈肌腱（FDP）（7）产生磨损。

小指伸肌腱的断裂最为常见，特别是小指固有伸肌腱被尺骨头损伤。中环指的指总伸肌腱次之。如图 5-5 所示。

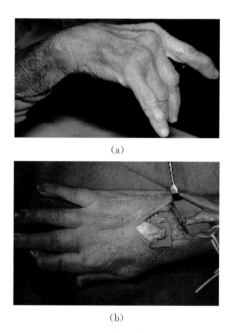

（a）

（b）

图 5-5　伸肌腱断裂

注：（a）指总伸肌腱和小指固有伸肌腱断裂，只有示指固有伸肌腱连续时的临床表现。（b）肌腱断裂的术中发现。

虽然桡侧腕伸肌腱断裂风险较小，但在病情严重的关节炎患者中，尺侧腕伸肌腱断裂造成关节桡偏，从而影响手指功能。

Marmor 等和 Millender 等指出，需对伸肌腱断裂和滑囊炎继发的骨间后神经麻痹进行鉴别。可能通过肌电图确诊，但腕部伸肌腱张力测试更简单。当肌腱断裂时，腕关节屈曲不会造成手指伸直，但神经麻痹时则情况不同。

(二）屈肌腱断裂

屈肌腱断裂相对较少,一旦发生,对修复的要求更高,主要是由于技术上的困难和不利的组织内环境。滑囊炎和骨磨损这两种机制可能单独作用和同时存在。拇长屈肌腱的断裂通常由舟骨的骨刺磨损造成。

如 Mannerfelt 所描述的,桡腕关节和腕中关节的退化是产生骨刺、引起关节囊穿孔和拇长屈肌腱断裂的根源。舟骨最多见,其次是大多角骨、尺骨远端、钩骨和月骨。舟骨骨刺引起拇长屈肌腱和示指指深屈肌腱断裂,而尺骨远端骨刺会造成小指指深屈肌腱断裂。

三、关节囊韧带断裂

滑膜血管翳逐渐蔓延到桡尺远侧关节、桡腕关节、腕中关节和腕掌关节的关节囊韧带。韧带的松弛和破裂是造成以上关节,特别是桡尺远侧关节松弛的主要原因。

腕部韧带、背侧、桡三角、掌侧及尺月韧带松弛会造成关节塌陷、旋后和尺偏畸形。此外,这也加重了原本由滑囊炎造成的舟月韧带病变。

四、骨畸形

在疾病初期会出现软骨退化,最初并不是因为滑囊炎,而是由中性粒细胞释放溶酶体和自由基导致的。接下来,滑膜血管翳通过血管渗透来破坏骨质。

关节囊韧带的损害引起腕骨的掌偏和桡骨的尺偏,这种活动是桡骨远端关节面的自然变化,腕骨的高度丧失和屈伸肌腱松弛放大了这种活动度。

第二节　发病机制

Tubiana、Taleisnik、Shapiro 和 Backdahl 等对类风湿腕关节炎的关节变形及向手指发展的认识都做出了重要贡献。

Tubiana 将类风湿腕关节分成三类:尺偏畸形、中央畸形和桡偏畸形。在疾病早期,尺偏畸形最为常见。

一、尺偏畸形

尺侧腕伸肌腱鞘和桡尺远侧关节囊韧带被滑膜血管翳侵蚀,造成尺骨头半脱位。Backdahl 等报道,当三角纤维软骨复合体松弛或破裂时,会加重这种情况。尺侧腕伸肌腱向掌侧半脱位,同时失去所有伸的功能并使腕关节尺偏,其变成腕屈肌腱后造成前臂旋后。桡侧腕伸肌保持完整且没有对抗,因此会引起腕骨和掌骨的桡偏。

Shapiro 和 Landsmeer 认为手指的尺偏是腕掌关节桡偏造成的。Tubiana 在青少年患者中确认了类似观点。手指的桡偏畸形可以引起腕掌关节尺偏,同样,后者也可以是前者的原因。

侧偏不是手指尺偏的唯一原因,即使腕关节位置正常,手指尺偏也会发生。当伸肌腱半脱位滑至掌骨间隙时,屈肌腱同样滑至尺侧,造成掌指关节囊松弛,如图 5-6 所示。

二、中央畸形

这类畸形多发生于骨内的囊肿位于桡骨远端、舟状骨和月骨时,桡月韧带松弛,舟月分离,舟月韧带被拉长后断裂,月骨掌屈后头状骨背伸。

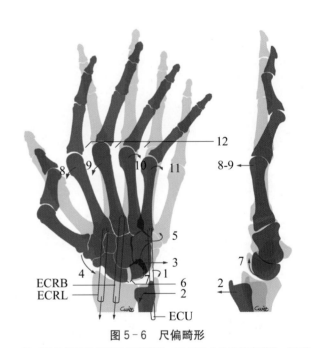

图 5-6　尺偏畸形

注:(1)尺侧腕伸肌腱掌侧半脱位;(2)尺骨小头背侧半脱位;(3)腕骨的尺侧偏移;(4)桡侧腕长伸肌腱和桡侧腕短伸肌腱造成的腕骨桡偏;(5)内侧腕骨旋后;(6)桡舟月韧带断裂,舟月分离;(7)月骨的掌屈型不稳;(8,9)第二、三掌骨背伸;(10,11)第四、五掌骨屈曲;(12)伸肌腱向尺侧半脱位,使指骨形成风吹样尺偏畸形。

这种月骨的掌屈型不稳很快发生,月骨与桡骨远端合并在一起,造成腕骨明显向尺侧偏移。当腕中关节稳定时,手腕是相对无痛的。腕关节塌陷,屈伸肌腱松弛,使骨间肌形成手指鹅颈畸形。如图 5-7 所示。

间撕裂时。舟骨塌陷,其远极掌屈凸入腕管内,磨断拇长屈肌腱(图5-8)。

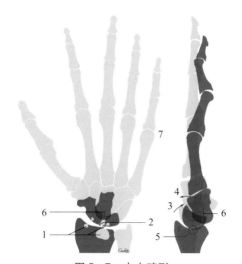

图5-7　中央畸形

注:(1)桡骨远端、舟骨和月骨有骨内囊肿;(2)舟月韧带被拉长及断裂;(3)月骨掌屈;(4)腕骨背伸;(5)月骨和桡骨合并;(6)腕关节塌陷;(7)手指的鹅颈畸形。

三、桡偏畸形

这类畸形发生于桡舟滑囊炎危害到桡舟头韧带产生中

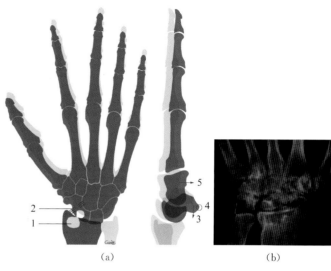

(a)　　　　　(b)

图5-8　桡偏畸形

注:(a)(1)桡舟骨间囊肿;(2)桡舟头韧带产生中间撕裂;(3)舟骨掌屈;(4)拇长屈肌腱在舟骨结节处断裂;(5)腕骨向前半脱位;(b)严重的类风湿侵蚀,在桡骨及腕骨有较多骨囊肿,特别是在塌陷的舟骨水平。

第三节　腕关节影像学

一、X线检查

X线片非常重要,因为它可以显示类风湿关节炎的发病

机制、过程和结果。

X线前后位片(图5-9a2)及侧位片(图5-9b2)可以显示明显的骨侵蚀,同时在早期提示舟月间隙破坏(图5-9)。

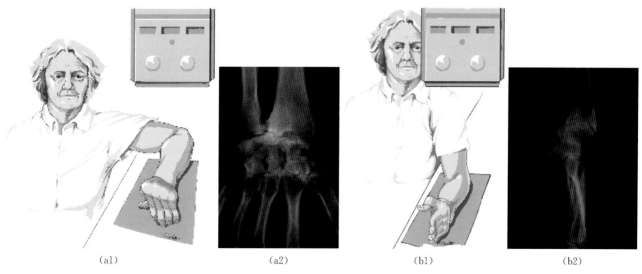

(a1)　　　　　(a2)　　　　　(b1)　　　　　(b2)

图5-9　腕关节X线前后位和侧位片

注:(a1)前后位片:肩关节外展90°,手掌贴在X线的板上,第三掌骨是放射中轴上。(a2)前后位片显示尺桡骨远端、桡腕关节及腕中关节间隙遭到破坏。(b1)侧位片:肩肘紧贴身体,前臂中立位,第三掌骨与桡骨同轴,与射线垂直。(b2)侧位片显示腕骨掌侧半脱位,关节面退化。

腕骨囊肿的出现表明掌侧滑膜血管翳在进行性发展。Larsen将关节破坏分成不同的影像学阶段(图5-10)。反复的X线检查可以评估腕关节变形进展,帮助外科医生决定手术方式和手术时机。

Tubiana曾经描述过7类最常见的变形。

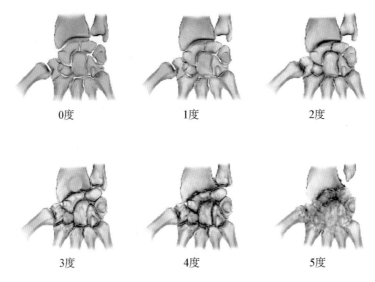

0度　　　　　　　1度　　　　　　　2度

3度　　　　　　　4度　　　　　　　5度

图5-10　Larsen等的影像学分类(1977)

注:0度:正常,没有放射学改变。1度:轻度异常。发生以下1种或多种损伤:关节周围滑膜组织肿胀,关节周围骨质缺乏,关节间隙狭窄。2度:显著异常,手指或脚趾关节边缘损伤,关节间隙狭窄可能在这些部位未能显示,在大关节关节间隙狭窄可见,但未能发现关节侵蚀。3度:明显异常,关节间隙明显狭窄伴多处大面积侵蚀。4度:严重异常,多处严重侵蚀伴严重破坏性异常,只有少部分的关节面保留。5度:致残性异常,关节面破坏,畸形出现。

(一)尺骨小头向背侧半脱位

由尺桡骨远端滑囊炎造成,形成尺骨头综合征(图5-11)。常合并桡骨乙状切迹处产生深切迹,称为Freiberg和Weinstein征(图5-12)。

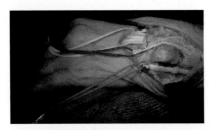

图5-11　尺骨小头向背侧半脱位形成尺骨头综合征

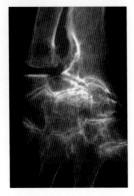

图5-12　桡骨乙状切迹处产生深切迹(Freiberg和Weinstein征)

(二)腕骨旋后移位

在尺侧腕屈肌和半脱位的尺侧腕伸肌共同作用下,腕骨的尺侧部分向掌侧和旋后移位(图5-13)。

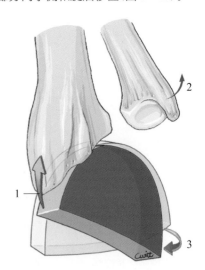

图5-13　腕骨旋后移位

注:(1、2)尺侧腕骨向掌侧旋后移位;(3)尺骨小头向背侧半脱位。

(三)掌骨向桡侧倾斜

Shapiro测量其角度为A1,这个角度由桡骨远端边缘切线和第二掌骨桡侧边缘切线组成,通常在110°~125°,并且随着桡侧腕伸肌无拮抗力造成腕骨向桡侧倾斜而增大(图

5－14）。

（四）手指向尺侧偏移

Shapiro 测量其角度为 A2，为手指的尺侧倾斜角度，由第二掌尺侧边缘切线和中指近节指骨轴线组成，当这个角度大于 25°时，需要引起重视（图 5－14），通常是由掌骨向桡侧倾斜造成的。

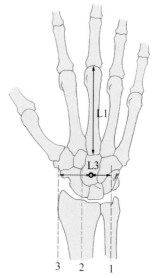

图 5－15　腕关节发生尺侧偏移时的测量

注：（1）Youm 测量头状骨头部中心至尺骨长轴垂直线之间的距离和第三掌骨的长度（L1），L3/L1 的比值（正常时为 0.3±0.03）随着腕关节向尺侧偏移而减小。（2）Dibenedetto 指数，用桡骨轴线代替，比上一个好，不会被类风湿关节炎影响，并且在尺骨小头受到破坏时更加准确。（3）Chamay 指数以毫米表示，测量过桡骨茎突平行于桡骨轴线的平行线与头状骨头部中心的距离，这个距离会随腕关节向尺侧偏移而增大。

桡舟月韧带的断裂会使舟月间隙增大，中央腕骨不稳定，造成月骨向掌侧脱位和头状骨背伸，掌屈型腕关节不稳畸形。

Youm 和 McMurtry 指数可以对腕关节塌陷有准确的评估。经头状骨头部中心的腕关节高度（L2）和第三掌骨长度（L1）的比值，正常时这个比值为 0.54±0.03，当腕关节发生塌陷时比值减小（图 5－16）。

X 线侧位片上可以评估矢状位上的畸形。

正常情况下，第三掌骨的轴线与头状骨和月骨的轴线是同一条。舟状骨长轴与头状骨成 30°～60°角。在掌屈型腕关节不稳畸形中，舟状骨越趋水平，舟月角度增大。

根据 Shapiro 的理论，腕骨塌陷可以解释手指鹅颈畸形，这种畸形可以从 X 线侧位片上明显看到。屈肌腱和手外肌伸肌腱的松弛及手内肌的不平衡造成了这种畸形。

（七）腕骨的掌侧半脱位

桡腕关节囊韧带的拉长和断裂合并桡骨远端骨皮质侵蚀促进腕骨向掌侧及近端移动。这加重了外在肌腱的延长，但像 Shapiro 所说的，不会对腕关节高度造成影响（图 5－16）。

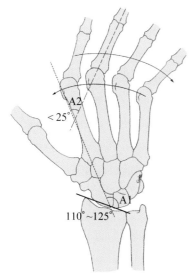

图 5－14　掌骨向桡侧倾斜

注：Shapiro 测量其角度为 A1。这个角度由桡骨远端边缘切线和第二掌骨桡侧边缘切线组成，通常在 110°～125°，桡侧腕伸肌的作用造成腕骨向桡侧倾斜而增大。Shapiro 测量的 A2 角度为手指的尺侧倾斜角度，由第二掌尺侧边缘切线和中指近节指骨轴线组成，通常小于 25°。

（五）腕关节向尺侧偏移

当腕关节向尺侧偏移时，需要严密随访，因为这提示桡月和桡舟月融合的发生。Simmen 和 Huber 认为，如果尺偏每个月进展 1 mm，则需要外科手术介入治疗（图 5－15）。

两种测量方法如下所述。

（1）Youm 和 McMurtry 测量第三掌骨长度（L1）及头状骨头部中心和尺骨轴线之间的距离（L3），L3/L1 的比值（正常时为 0.3±0.03）随着腕关节向尺侧偏移而减小。这种测量方法在尺骨小头因关节炎受到破坏或进行了 Darrach 术和 Sauve-Kapandji 术而变得不准确。

（2）相比之下，Chamay 指数更好，测量过桡骨茎突平行于桡骨轴线的平行线与头状骨头部中心的距离，以毫米表示。或者 Dibenedetto 指数，用桡骨轴线代替桡骨茎突轴线。这个距离会随腕关节向尺侧偏移而增大。

（六）腕关节高度减小

近排和远排腕骨破坏会造成腕关节高度减小。

二、CT 检查

三维重建对腕关节脱位的发现是很有意义的，并且可以指导治疗。

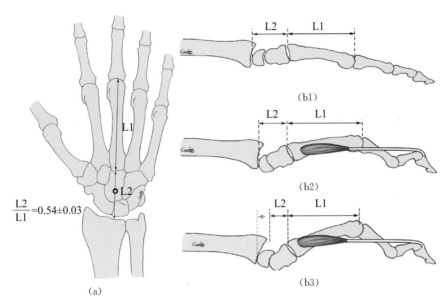

$$\frac{L2}{L1}=0.54\pm0.03$$

(a)   (b1)   (b2)   (b3)

图 5 - 16　腕关节高度测量

注：(a, b1)Youm 和 McMurtry 指数测量腕关节高度。经头状骨头部中心的腕关节高度(L2)和第三掌骨长度(L1)的比值。正常时这个比值为 0.54±0.03，当腕关节发生塌陷时，比值减小。(b2)腕骨在塌陷后平移，因舟状骨变成水平位，造成掌屈型腕关节不稳畸形，头状骨和第三掌骨的背伸，在 X 线正位片上可能不容易看到，但在侧位片上非常明显，同时会改变 Youm 和 McMurtry 指数。(b3)桡骨相邻腕骨的掌侧平移造成屈肌腱和手外肌伸肌腱松弛，形成鹅颈畸形。Youm 和 McMurtry 指数不能反映这种现象。

三、MRI

毫无疑问，MRI 已经成为诊断类风湿的先进技术，可以显示滑膜炎的位置和进展程度，以及肌腱的状态和手内肌的萎缩情况。可以向患者解释早期滑囊切除术的必要性，同时，也可以对药物治疗的有效性进行监测(图 5 - 17～5 - 19)。

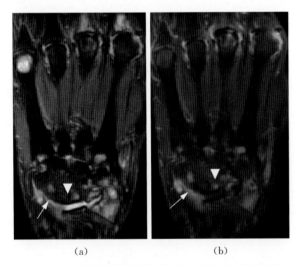

(a)   (b)

图 5 - 17　患类风湿性关节炎 17 年的患者(48 岁)使用抗 TNF - α 前的 MRI 检查评估

注：(a)FSET2 序列的正位片示多发骨内囊肿及骨侵蚀伴腕关节融合。(b)SET1 正位片示多发 T_2 高信号的骨侵蚀，在静脉注射造影剂后 T_1 序列上增强，在桡腕关节囊同样有 T_2 高信号：打入造影剂后，T_1 序列中，在关节渗液相应位置保持不变(三角所示)，而活动性血管翳处信号增强(箭头所示)。此外，注意与腕部线圈示意图(图 5 - 2b)相比获得较低分辨率，但可获得更大的研究区域。

(一) 技术

对患者而言，在关节被限制活动时，位置及舒适感是非常重要的，将手臂推向前方可以使关节位于线圈中央，但有时会造成患者疼痛。相反，因为机器直径大小的关系，也不能将手臂放在患者身边。两侧腕关节同时进行 MRI 检查对患者来说也是难以忍受的。因此，开放设计的 MRI 检查室及手腕小线圈(20 cm)对这些患者来说是很有益的。

线圈一定要适合研究的区域，腕关节的线圈可以针对腕关节给出非常好的图像，上肢的线圈因为要显示腕和掌骨，因此分辨率要低些。

在所有病例中，共有 3 种序列：自旋回波(SE)T_1，快速自旋回波(FSE)T_2 伴脂肪饱和，钆增强伴脂肪抑制 T_1。在体内注射钆后，不需要特意延长检查时间，动态图像足以给出更多信息。

至少可以得到两组互相垂直的图像，轴位图像是最重要的，会优先观察，冠状位图像通常能将不同的部分组合得到一个整体的图像，但不能估计滑囊炎进展程度和肌腱磨损情况。矢状位图像可以显示腕关节不稳。

(二) 病理学，滑膜炎和滑液量

滑膜炎、骨损伤、关节破坏和肌腱损伤均可用来评价疾病严重程度。Boutry 等建议对足进行检测，因为其可能已经被累及，但尚无症状产生。

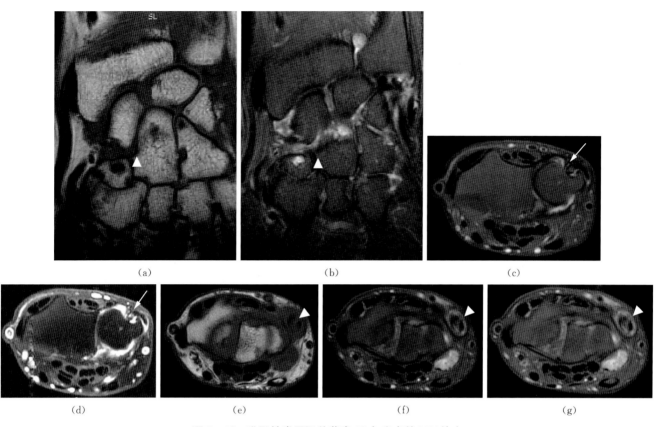

图 5- 18　进展性类风湿关节炎 15 年患者的 MRI 检查

注:患者,48 岁,目前滑囊炎较严重,在腕关节尺侧有剧痛。(a,b)T_1、T_2 加权的前后位片注射造影剂后(c,d),T_2 和 T_1 加权的轴位片(e,f,g)可见较多骨侵犯(白色三角处):桡腕关节及腕骨间关节韧带及腕豆关节凹陷处(白箭头)滑囊炎。最终,尺侧腕伸肌(白色三角处)会发生肌腱滑膜炎和磨损,在尺骨茎突水平发生狭窄和半脱位。

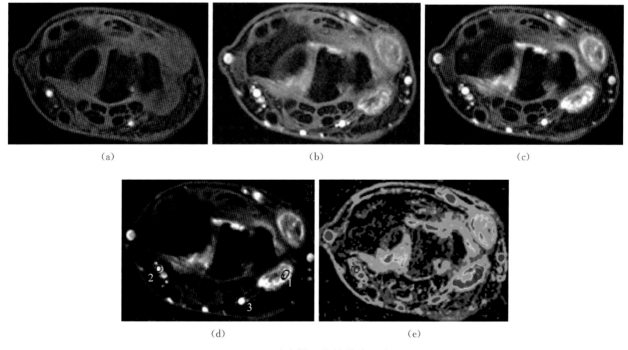

图 5- 19　动态轴位片的梯度回波序列

注:(a)最初阶段的影像;(b)中间影像;(c)最后的影像;(d)特殊区域定位;(e)相应比色表后,信号强度增大,并被标记为红色(1 号为血管翳,2 号为血管,3 号为肌肉)。

多关节的类风湿关节炎的早期诊断基于双侧及对称的腕和手的急性滑膜炎。MRI 检查较临床体检更敏感,可以检测到滑膜炎。

在 T_2 序列上,活动及富血管的滑膜血管翳呈高信号,使其有时较难与渗出相区别。另一方面,纤维血管翳是慢性且少血管的,呈低信号。

在没有对比时,很难评估滑液量,在脂肪螯合造影剂后 (0.1 mmol/kg) 的 T_1 序列上可以较清楚地显示滑膜炎。

在这些情况下,任何渗出在 T_1 上都是低信号,而血管翳是高信号,如果尽可能早地获取图像,在 5 分钟内慢性的血管翳仍然是低信号(图 5-17、5-18)。

急性滑膜炎的程度可以测量,根据组织学评估,可以用来监测疾病的动态发展,同时可以预计一年内骨质损伤的进展。测量方法包括半定量(一种估算,日常操作已够用)、手工定量(用鼠标勾画出血管翳轮廓,算出表面积,方法较复杂但准确)和全自动定量(快速但不准确)。

有一点很重要,需注意检测只能在造影剂注射后的最初 5 分钟内完成,因为在此之后,造影剂扩散进入关节液中,会夸大滑膜炎的严重程度。

(三) 动态 MRI

快速梯度回波技术重复 90～120 秒后可以显示滑膜炎,并评估血管量,得到一个显示信号强度与时间和面积的乙状曲线(图 5-19)。同时可以获得以下几个参数:增强组织的最大量;Tmax,获得这个量的时间;T55,最初增强的时间。这些参数与疾病临床及病理相关。

活动性滑膜炎:增强组织的最大量较高,最初增强的时间较快,Tmax 短。

慢性滑膜炎:增强组织的最大量较低,最初增强的时间较长,Tmax 长。

因此,动态 MRI 可以通过测量血管量来评估滑膜组织。可以在药物有效性如抗 TNFα 的评估方面增加使用。

1. 受累关节数量

虽然在不同的研究中有多种评分标准,但国际上尚无统一的评分标准。MRI 和超声比临床体检更敏感,用到这些技术的评分可以代替疾病活动评分 28(DAS28)。

2. 关节渗出

关节渗出是类风湿疾病的特征之一,但不是特异性改变。MRI 对关节渗出的识别非常敏感,特别是当需要和软组织肿胀相鉴别时。

3. 骨损伤

(1) 骨侵蚀。定义为骨皮质及皮质深面的骨小梁受到破坏。在 T_1 上显示低信号,T_2 上显示高信号(图 5-17、5-18)。可以看到正交削减。

在检测骨侵蚀方面,MRI 比 X 线更敏感,可以早一年显示。最常累及的骨依次为头状骨、三角骨、钩骨、舟状骨和小多角骨。第二和第三掌骨基底部也经常受累,并且右手多发。这些表现不能说明什么,因为目前没有任何研究表明侵蚀骨头数量与疾病活动度的相关性。

(2) 骨水肿。MRI 是唯一可以在类风湿疾病中检测出骨水肿的技术,在 FSE T_2 序列中可以看到其表现为分界不清的高信号损伤。骨头的富血管化在 T_1 序列造影剂脂肪饱和后可见,预示骨侵蚀会在一年内发生。这些损伤的发病机制和组织学改变尚不明确。

4. 肌腱炎、肌腱断裂、断裂前表现和肌腱半脱位

肌腱炎在 MRI 上(T_2 高信号)可以表现为渗出及腱鞘增厚,肌腱变细,对比(T_1 脂肪饱和)腱鞘里包含滑膜(图 5-18),这些征象必须在连续的 3 张图像中看到。

尺侧腕伸肌腱是最常累及的,甚至可以视作疾病的早期征象。而桡侧腕屈肌腱是第二个常被累及的肌腱。

肌腱断裂在临床上很容易察觉,MRI 在断裂前诊断中很有用。在肌腱上出现高信号(T_2)的断裂口。超声检查可能比 MRI 检查更准确,这两种技术在敏感性和阳性预测值不尽如人意,但在特异性和阴性预测值上较为有用。

MRI 是肌腱损伤较好的检测方法(图 5-18),同时也可以探寻肌腱损伤的原因,如滑膜炎、骨刺的研磨,也可以看到腕骨之间的位置关系及内部韧带病理变化(舟月韧带、腕三角纤维软骨复合体)。

(四) 总结

MRI 使腕和手的类风湿关节炎研究有了进一步发展。MRI 评分的使用,比如 RAMRIS(类风湿关节炎 MIR 评分系统)在 2002 年由 OMERACT 创建,可以用来随访患者。MRI 和超声也有其局限性:MRI 费用较高,实施较难;超声对检查者依赖性较高。

根据 ARA(1987)的标准,建议将 MRI 作为初始的常规检查,并每年随访检查。而超声检查则可以更频繁,作为监测治疗结果的手段。

第四节 外科治疗

手术的目的是缓解疼痛,重建关节的稳定性和活动性,避免肌腱断裂、关节破坏,改善手的外观。手术操作可以定位在软组织或关节或两者兼有。软组织的手术包括滑膜切除术和各种各样的肌腱修复术。关节手术包括关节成形术和关节固定术。手术的种类和目的列举在表 5-1、5-2 中。

表 5-1　软组织手术总结

种类	目的
屈伸肌腱的滑膜切除术	缓解疼痛,增加功能,避免断裂
修复断裂肌腱:肌腱移位	Ⅴ区的小指固有伸肌或Ⅳ的指浅屈肌腱→指总伸肌,重建4指的伸指功能;Ⅳ区的指浅屈肌腱→拇长屈肌腱,重建拇指屈曲;示指固有伸肌腱→拇长伸肌腱,重建拇指伸直
肌腱移位	桡侧腕短伸肌腱→尺侧腕伸肌腱,纠正桡偏和腕关节旋转,避免尺侧风吹手
关节滑膜切除术	
桡腕关节	减少疼痛
腕间关节	保持关节面
腕中关节	限制关节囊韧带的破坏
桡尺远侧关节	重建关节稳定性

表 5-2　骨手术总结

种类	目的
移除骨赘(Lister's 结节旁骨赘)	预防肌腱断裂 降低软组织炎性反应
关节成形术	关节固定术前的姑息性手术
介入	减少疼痛
硅胶植入的筋膜关节囊术	增加活动性
尺骨头切除	缓解疼痛
Darrach-Bowers 术	重建旋前旋后功能
尺骨头与桡骨远端皮质固定关节成形术	
Sauve-Kapandji 术	
部分关节固定术	预防腕关节尺偏
桡月关节固定	纠正背侧嵌入部分不稳和掌屈型腕关节不稳
桡舟月关节固定	将腕骨向掌侧移位的程度降至最低,移动腕骨
全腕关节固定术	缓解疼痛
腕关节成形术	确保腕关节稳定性,改善手指功能
Swanson 植入术	不再采用
全腕关节成形术	缓解疼痛,重建功能,在骨头情况不良或不明确的情况下重建活动性,在中期重建功能

一、麻醉和体位的选择

我们通常选用长效的麻醉药如耐乐品(罗哌卡因)行腋路的麻醉阻滞。对于有肩关节疾病的患者,我们会增加斜角肌间隙阻滞,可以增加患者的舒适感及便于术者摆放患者的手。单独的斜角肌间隙阻滞通常不能很好地阻滞 C_8 和

T_1。这种阻滞下有两个神经根可能无效,这就是我们选择在两个水平同时进行区域麻醉的原因。

小心安放患者体位后,手术需要在绑止血带下不超过2小时,如果患者的其他关节已经做过手术,例如髋和膝,以及有后背痛的患者,需要垫枕头。手术床上的垫子也可以再加一层,增加舒适度。

二、入路

(一)尺背侧入路

因为手术对桡尺远侧关节的局限性,我们做一个背侧弧形切口,偏向尺侧,以关节水平为中心。保护尺神经手背感觉支,这个入路可以在桡尺远侧关节滑膜切除术后将尺侧腕伸肌腱更换位置,同时可以对关节进行清创,行部分切除(Bower's 术)、完全切除(Darrach 术)及 Kapandji 关节固定-关节成形术,如图5-20(1)所示。

(二)背侧入路

这个入路需要一条很长的"S"形切口,以桡骨和第三掌骨为轴线,可以避免正中神经和尺神经的手背感觉支。我们不采用 Tubiana 建议的从尺骨头到第二掌骨基底部的长斜行切口。长期使用类固醇的患者,如果术中暴露深面的重要结构,切口边缘有坏死的风险(Brunelli)。这个切口暴露了所有的背面结构,可以在软组织和关节进行任何手术,如图5-20(2)所示。

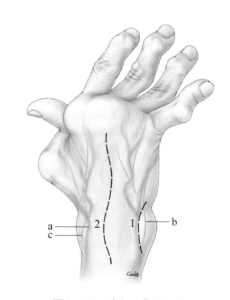

图 5-20　腕和手背侧入路

注:(1)桡月关节背侧入路,一个背侧弧形切口,偏向尺侧,以关节水平为中心。术中需要小心保护尺神经的手背感觉支(b)。(2)背侧入路,一条很长的"S"形切口,以桡骨和第三掌骨为轴线,这个切口暴露了所有背面结构,可以在软组织和关节进行任何手术。(a)静脉回流;(b)尺神经手背支;(c)桡神经手背支。

（三）掌侧入路

当需要进行屈肌腱滑膜切除术时,经典的腕管入路延长至前臂并在腕横纹处行"Z"字切口,当滑膜炎局限在掌部时,腕管切口可以在近排腕横纹处停止。

在有限数量的病例中,远侧掌横纹切口已经足够行近端至 A1 滑车的滑膜切除术。手指的滑膜切除术需要 Brunner "Z"字切口(图 5-21)。

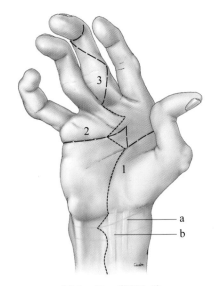

图 5-21　掌侧入路

注:(1)腕管入路延长至前臂并在腕横纹处行"Z"字切口。(2)附加远侧掌横纹切口,行近端至 A1 滑车的滑膜切除术。(3)手指的滑膜切除术需要 Brunner "Z"字切口。(a)桡侧腕屈肌腱;(b)掌长肌腱。

三、手术技巧

Straub 和 Ranawat 介绍了"腕关节背侧滑膜切除术"的概念,滑膜切除的位置包括伸肌腱群、桡腕关节、桡尺远侧关节,并行背侧稳定术。这种入路被很多学者验证过,包括 Millender 等、Brown 等、Taleisnik、Allieu、Tubiana 和 Dumontier。

该手术起初用于疾病的早期(Larse 分期 0 到 1 期),也可以用于较晚期(2 到 3 期),推迟了关节置换术和关节固定术的时间。

目前,腕背侧手术已经被视为类风湿腕关节炎的基本手术,往往在手指畸形矫形手术之前或与此类手术同时进行。

（一）背侧滑膜切除术

通过背侧切口可以保护静脉网及桡神经和尺神经皮支,上提的组织瓣可以暴露腕部所有肌腱、关节囊韧带及关节结构。

伸肌腱滑膜很少累及第一伸肌复合体,因此术中暴露并没有必要。另一方面,尺侧腕伸肌、指总伸肌、小指固有伸肌、示指固有伸肌和拇长伸肌必须暴露探查,而桡侧腕伸肌有时也需探查。

暴露桡尺远侧关节、桡腕关节、尺骨头,背侧桡腕韧带加强术需要小心切开伸肌支持带(图 5-22、5-23)

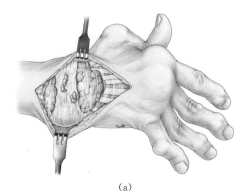

(a)

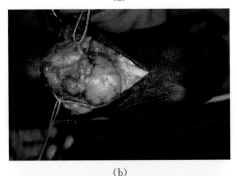

(b)

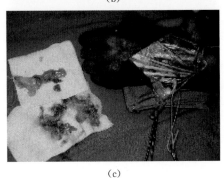

(c)

图 5-22　通过背侧入路行腕关节滑膜切除术

注:(a)腕部伸肌支持带两侧滑膜血管翳的典型表现。(b)伸肌腱复合体和桡尺远侧关节处大量滑膜增生,导致伸肌支持带辨识很困难。尺侧腕伸肌向掌侧半脱位,隐藏在滑膜血管翳后面而显示不清。(c)滑膜切除术后的伸肌腱。伸肌支持带被滑膜血管翳严重侵蚀而变细。

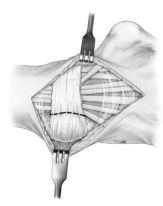

图 5-23　在尺侧腕伸肌腱上方纵行切开支持带

伸肌支持带在疾病发展过程中要保留下来,可以起到三方面作用:①稳定尺骨头;②防止伸肌腱的弓弦样畸形;③加强背侧关节囊。

1. 伸肌支持带切口

支持带在掌侧半脱位的尺侧腕伸肌上方垂直切开。完整打开或者保留近端 1 cm,防止伸肌腱弓弦样畸形(图5-23),用刀片小心切取并提起组织瓣,特别是在远端因被滑膜血管翳遮蔽,可能存在损伤小指固有伸肌的风险(图5-24)。

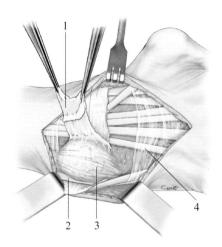

图 5-24　掌侧半脱位的尺侧腕屈肌

注:上方切开支持带(1)后暴露桡尺远侧关节(2)。大量滑膜血管翳突出,包绕尺骨头,侵蚀桡尺远侧关节和尺腕关节(3)。切开支持带时,应保护好小指伸肌腱。

打开第四伸肌腱室较简单。接下来,沿着 Lister 结节切开并提起组织瓣,避免损伤拇长伸肌腱,通常解剖至第一、二伸肌腱室汇合处为止,第一伸肌腱室很少被滑膜炎累及。

2. 伸肌腱群的滑膜切除术

不同的肌腱群被分成束,有利于行滑膜切除术,通常使用 15 号刀片。这种大量的滑膜血管翳通常包含滑膜液和很多米粒小体。滑膜切除术需要用精细的咬骨钳完成,脆弱的肌腱需要用 3/0 PDS 缝线加固。滑膜切除术后,所有肌腱都可能会断裂。

在这个阶段,应用咬骨钳将 Lister 结节咬除,去除所有可能损伤伸肌腱的不规则骨质(图5-25)。骨间后神经向近端游离 4~5 cm 后切断其支配桡尺远侧关节的分支。

(二) 滑膜切除术和桡尺远侧关节不稳的治疗

桡尺远侧关节囊纵行切开,深面的滑膜炎导致其又薄又脆,但只要有残存的都要保护好,以维持尺骨头部分或者完全切除术后的尺骨远端稳定性(图5-26)。

在疾病早期,滑膜切除术后可以保留关节,需要用到 15号刀片和精细咬骨钳。最重要的是将关节囊用穿骨线或

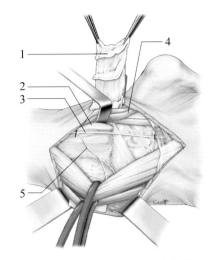

图 5-25　向上提起伸肌支持带

注:(1)切除 Lister 结节(2)和骨间后神经(3)。伸肌支持带沿着尺侧腕伸肌表面纵行切开,并将组织瓣提起,在第一、二伸肌腱室之间停止。用咬骨钳将 Lister 结节咬除后,将拇长伸肌腱(4)放在其外,骨间后神经向近端游离 4~5 cm,切断桡尺远侧关节神经支(5)。

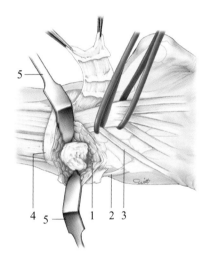

图 5-26　桡尺远侧关节入路沿关节线将关节囊纵行切开

注:滑膜血管翳(1)将尺侧腕伸肌腱推向掌侧(2),并隐藏了部分小指固有伸肌腱(3),沿着尺侧腕伸肌腱切开伸肌支持带,留下 1 cm,为伸肌腱(4)保留滑车功能。

1~2 个小骨锚钉重新缝至桡骨尺侧来稳定尺骨头。这个方法减少了尺骨头向背侧的半脱位(美杜莎头状尺骨)。可以通过桡侧腕长伸肌移位至尺侧腕伸肌来加强。

当尺骨头被破坏时,可以行 Darrach 切除术。这种术式首次应用是在创伤中,而 Smith-Petersen 将其应用于类风湿疾病的手术中(图5-27、5-28)。我们推荐完全切除,而非 Bower's 半切除,目的是防止尺桡骨撞击(图5-28b)。

为了避免对尺骨的侵犯影响二次手术,切除的水平为桡骨关节面近端。用 Homan 牵引器稳定尺骨的同时,用摆锯完成截骨。切掉约 1.5 cm,绝对不能超过 2 cm。避免用咬骨钳,否则会造成骨裂、产生骨赘(图5-27)。

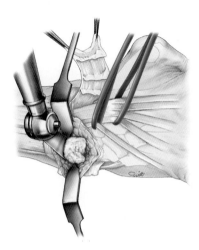

图 5-27 用摆锯在桡骨关节近端 1.5～2.0 cm 行尺骨头简单切除

注:为了防止肌腱的力学冲突,将伸肌腱的第三、四、五间隙切除。行部分滑膜切除术后暴露尺骨头,并用 2 个 Homan 牵引器保护周围软组织免受摆锯损伤。

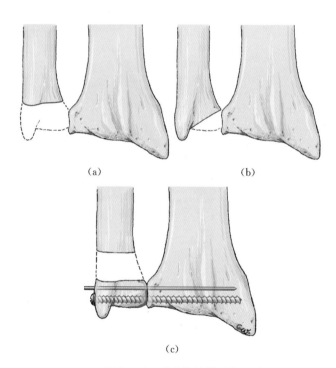

(a)   (b)

(c)

图 5-28 重建旋转的手术

注:(a)Darrach 的尺骨头完成切除;(b)为了保留尺骨茎突,Bower 的尺骨头斜行部分切除;(c)Sauve-Kapandji 的尺桡骨远端关节固定术,让近端形成一个新的关节。

我们放弃了 Swanson 型尺骨头移植,因为它没有任何生物力学价值,不能确保腕关节的稳定性或者改善旋转功能(图 5-29)。

当关节囊质量完好时,稳定尺骨远端很容易。用 2～3 根穿骨的 PDS 缝线或用 2 个小 Mitek 骨锚钉将关节囊固定在桡骨的尺侧边缘(图 5-30)。

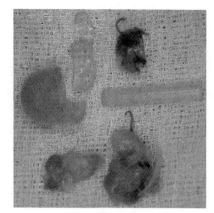

图 5-29 Swanson 型尺骨头移植 5 年后形成各种碎块

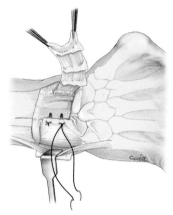

图 5-30 用 2 个小 Mitek 骨锚钉将关节囊组织瓣固定在桡骨的尺侧边缘来稳定尺骨头

经常需要用伸肌支持带的尺侧部分来加强关节囊,将其斜行部分插入豌豆骨处。用支持带加强修复后的关节囊不仅可以稳定尺骨,还可以减少关节囊桡偏及限制向尺侧移动(图 5-31)。

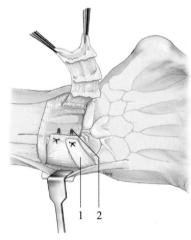

图 5-31 Tubiana 的手术

注:可以加强尺骨头稳定性,减少旋后、桡偏及腕关节向尺侧移动。伸肌支持带的远端斜行部分(1)插入豌豆骨的掌侧方向。拉紧韧带,将其固定在桡骨远端尺后侧边缘,加强桡尺关节囊平面,减少腕关节桡偏及旋后,预防向尺侧移动。可以简单用 2 个小 Mitek 骨锚钉缝合(2)。

当关节囊质量很差,同时尺侧腕伸肌保留时,可以利用此肌腱 6 cm 的桡侧半部分稳定尺骨。此手术有不同的做法。用 3.5 mm 的电钻或锥子穿过尺骨远端切面,行近端及背侧的骨皮质切开术。止点在远端的肌腱穿过骨洞,将尺骨从远端向近端拉,用钢丝或者缝线与自身缝合(图 5-32)。当背侧半脱位很严重时,一半的尺侧腕屈肌腱也可以有相同作用,不过需要穿过骨皮质的掌侧骨洞。不同于 Breen 和 Jupiter 描述的用远端的尺侧腕屈肌腱和近端的尺侧腕伸肌腱行编织缝合,我们将切断的部分尺侧腕伸肌腱缝回自身的远端止点。

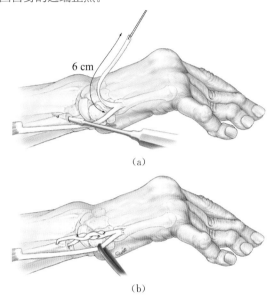

图 5-32　切除尺骨头后稳定尺骨的近端(Darrach)

注:(a)取尺侧腕伸肌腱的桡侧 6 cm,其远端止点在第五掌骨基部,予以保留,用 3.5 mm 的电钻或锥子斜穿过尺骨远端的切面,形成骨通道。(b)肌腱穿过通道,与自身行无张力的 Pulvertaft 编织缝合。

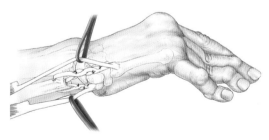

图 5-33　Darrach 双重肌腱成形术

注:在切除尺骨头后稳定尺骨末端。尺侧腕伸肌腱和尺侧腕屈肌腱的一半各自穿过骨洞,与自身行 Pulvertaft 编织缝合。

(三) Sauve-Kapandji 术

根据 Sauve-Kapandji 的描述,当桡尺远侧关节因为关节破坏和滑膜炎而疼痛时,需要做桡尺远端关节固定术,并建立近端新的关节。这种术式依赖于尺骨头和尺腕韧带的质量较好。

如果只做这个手术,尺背侧的切口就已经足够,如图 5-20(1)。关节囊的切口跟尺骨头切除的切口一样。关节囊组织必须用来稳定切除尺骨头后的尺骨近端,可以同时用背侧的尺侧腕伸肌腱来加强。

用摆锯行截骨术,从距关节线 1.5 cm 开始切(图 5-34a)。截骨后需要形成 10 mm 长的间隙。在这之前,需要松解旋前方肌的远端部分,松解后的肌肉最后会用作新关节的介入组织来避免骨融合。骨间膜也同样被保留来帮助稳定尺骨。

尺骨头向外侧和掌侧移动,同时保留尺腕韧带(图 5-34b,图 5-59c)。这样,桡尺远侧关节的滑膜切除术可以用刀片和小咬骨钳轻松完成。如果腕关节三角纤维软骨复合体损伤,也需要切除,同时用咬骨钳行尺腕关节的滑膜切除术。

桡尺远侧关节的关节面咬除至软骨面。如果尺骨头的骨储备不足,可以从切下来的部分获取 2～3 cm 的骨块作为支撑物(图 5-34c)。

放大的图像可以使关节固定术更加精确。一根横向的直径 1.5 mm 克氏针将尺骨头近端稳定在中立位上。用直径 3.5 mm、长 30～35 mm 的松质骨螺钉将尺骨头、尺桡骨之间的尺骨垫片及桡骨固定在一起(图 5-34d)。

这种结构对于旋前旋后的早期活动来说足够稳定,不过,相关软组织的愈合需要用支具固定 3 周。

Sauve-Kapandji 术在年轻的类风湿关节炎患者中有明确的指征,既解决了疼痛,又如 Darrach 术那样保留了旋转功能。

保留尺骨头可以维持腕关节的外观,更重要的是,桡尺关节面与腕骨的接触面被保留。Taleisnik 认为这种技术促成了最终的关节成形术或桡月关节固定术。

不幸的是,与预期相反,重建桡尺连接不能解除在术前已经发生的腕关节尺侧移位。因为限制活动的软组织已经被破坏,包括掌侧及背侧韧带。

四、滑膜切除术及腕关节重建

(一) 手术入路及方法

在滑膜切除术后,纠正旋后和尺侧移位是很重要的。背侧关节囊组织瓣需要保留并固定于桡骨远端。我们使用 Tubiana 报道的基底在远端的"U"形组织瓣(图 5-35a),其桡侧缘为桡骨茎突,尺侧缘为月三角关节,助手拉开腕关节,便于用精细咬骨钳行滑膜切除术,不要忽略掌侧及茎突处(图 5-35b、c)。骨囊肿应彻底刮除,特别是在桡舟月韧带附近。小心切除腕中关节的滑膜,避免损伤关节囊韧带。

"U"形组织瓣用 2/0 PDS 骨线或小 Mitek 骨锚钉(图 5-35d)重新固定在桡骨远端桡侧,固定到位。将组织瓣拉紧固定在桡骨远端时,助手手法纠正尺侧移位及腕关节旋后。

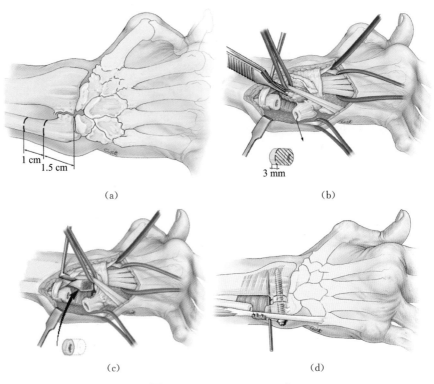

(a)

(b)

(c)

(d)

图 5 - 34　Sauve-Kapandji 术

注:(a)用摆锯行尺骨头截骨术,从距尺腕关节线 1.5 cm 开始切。为了形成新关节,切除 1 cm 的尺骨干骺端,取 3 mm 的骨块用作移植,放入桡尺骨间来重建桡尺远侧关节的宽度。(b)因为关节囊韧带的存在,尺骨头仍连接在腕关节上,将尺骨头向外斜着拉出,完成掌侧的滑膜切除术。切除残留的三角韧带。用咬骨钳咬除桡尺远侧关节的关节面。(c)将 3 mm 的移植骨块放入桡尺骨之间,重建桡尺远侧关节的宽度。(d)用长为 30~35 mm、直径 3.5 mm 的松质骨螺钉加压固定,穿过移植骨块的髓内腔。螺钉头用垫片垫起,近端用克氏针固定,防止尺骨头旋转。

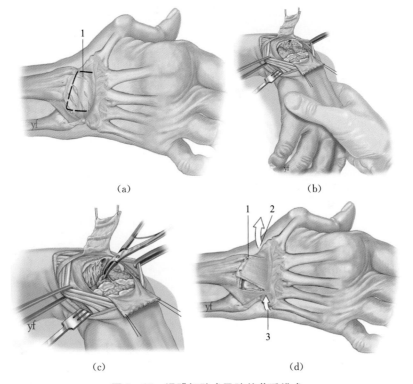

(a)

(b)

(c)

(d)

图 5 - 35　滑膜切除术及腕关节重排术

注:(a)桡腕及腕中关节背侧入路,用 Tubiana 报道的基底在远端的"U"形组织瓣(1),组织瓣的桡侧缘为桡骨茎突,尺侧缘为月三角关节。(b)助手牵拉开腕关节并屈腕放置于垫枕上,暴露关节间隙。(c)用可以到达腕关节掌侧的精细咬骨钳完成滑膜切除术。(d)将腕置于中立位,助手手法纠正尺侧移位(2)及腕关节旋后(3)。组织瓣拉紧后用带 2/0 PDS 的小 Mitek 骨锚钉(1)固定在桡骨远端桡侧。

（二）肌腱移位腕关节重建

尺偏畸形病例的腕关节会在桡侧腕长伸肌的影响下向桡侧倾斜。为了预防或者缓解手指尺偏，重建腕关节非常必要。

用伸肌支持带成形术纠正尺侧腕伸肌腱半脱位可能不足以改善腕关节偏移（图5-36），桡侧腕长伸肌腱移位至还原的尺侧腕伸肌腱可以改善这种情况。

将桡侧腕长伸肌腱在第二掌骨基底部分离，并从桡侧腕短伸肌切开直至肌腱肌腹移行处。改变其路径至尺侧，与尺侧腕伸肌腱侧侧缝合，Pulvertaft编织缝合或直接用小Mitek骨锚钉固定于第五掌骨基底部（图5-37）。

当桡偏很严重且因为尺骨头半脱位而有必要加强背侧关节时，我们选择将桡侧腕长伸肌腱绕尺侧腕伸肌腱一圈后行侧侧缝合至桡侧腕短伸肌腱的尺侧缘。这种方法创造了一个X形的坚强腱性结构，可以直接稳定尺骨背侧（图5-38）。

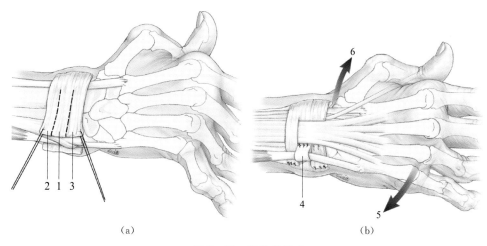

(a)　　　　　　　(b)

图5-36　腕关节重建

注：(a)根据Spinner-Kaplan叙述，行尺侧腕伸肌腱重建术。从背侧伸肌支持带切取组织瓣(1)，保留近端部分(2)作为伸肌腱滑车，远端的背侧支持带(3)加强桡腕关节囊。(b)还原的尺侧腕伸肌腱(4)稳定尺骨端（头或者干）并重置桡偏的腕关节(5)。

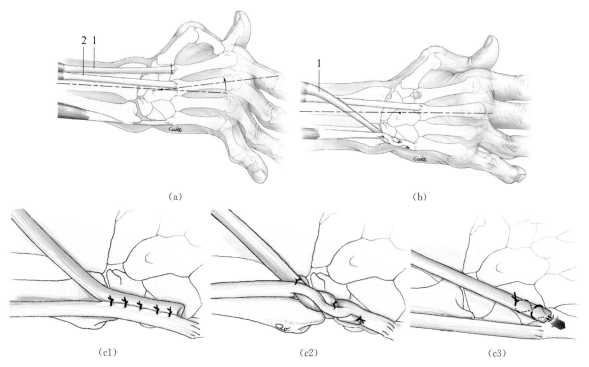

(a)　　　　　　　(b)

(c1)　　　(c2)　　　(c3)

图5-37　桡侧腕长伸肌腱移位至尺侧腕伸肌腱的腕关节重建术

注：(a)将桡侧腕长伸肌腱(1)分离至肌腱肌腹移行处。(b)从伸肌腱浅层穿至尺侧，与尺侧腕伸肌腱缝合。以下几种方法可行：(c1)与尺侧腕伸肌腱边靠近边缝合，可以提供尺侧腕伸肌的轴向边，取决于两条肌腱缝在一起的长度。(c2)Pulvertaft编织缝合。(c3)用Mitek骨锚钉固定在第五掌指关节基底。

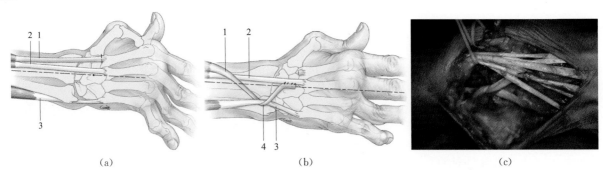

| | （a） | （b） | （c） |

图 5-38　桡侧腕长伸肌腱套索尺侧腕伸肌腱后移位于桡侧腕短伸肌腱

注：（a）将桡侧腕长伸肌腱分离至肌腱肌腹移行处。转移至尺侧，并绕尺侧腕伸肌（3）一圈。（b）将其侧侧缝合至桡侧腕短伸肌腱的尺侧缘。（c）交叉后的桡侧腕长伸肌腱（4）和尺侧腕伸肌腱可以调整改善尺骨向背侧脱位及纠正腕骨的桡偏。

伸肌腱断裂的治疗如表 5-3 所示。

表 5-3　伸肌腱断裂的治疗

类型	移位	与邻近正常的肌腱侧侧缝合	移植
小指伸指受限	示指固有伸肌腱→第五指伸肌腱	不能	可以，当示指固有伸肌腱不能使用时
环小指伸指受限	示指固有伸肌腱→第五指伸肌腱或示指固有伸肌腱→第四、五指伸肌腱	第四指伸肌腱至第三指伸肌腱	可以，常用第四、五指伸肌腱，当示指固有伸肌腱不能使用时
中环指伸指受限		第三指伸肌腱至第二指伸肌腱；第四指伸肌腱至第五指伸肌腱	
中环小指伸指受限	示指固有伸肌腱→第四、五指伸肌腱；第四指浅屈肌腱→第四、五指伸肌腱；示指固有伸肌腱→第三指伸肌腱	第三指伸肌腱至第二指伸肌腱	
4 指伸指总肌完全断裂，示指固有伸肌腱完整，小指固有伸肌腱完整	不能	不能	可以掌长肌
示中环小伸指受限	第三指浅屈肌腱→第二、三指伸肌腱；第四指浅屈肌腱→第四、五指伸肌腱	不能	可以，当移位不能进行时
拇长伸肌腱断裂	小指固有伸肌腱→拇长伸肌腱；拇短伸肌腱→拇长伸肌腱		插入移植

（三）伸肌腱断裂

滑膜切除术后，伸肌腱的真实情况被展现出来：断裂前期；假性肌腱组织模拟连续性；断裂伴明显回缩。

小指伸肌腱断裂和拇指伸肌腱断裂造成的功能损伤严重性是一样的。因为要牺牲示指和小指的伸肌腱的独立性，肌腱修复通常有得有失。肌腱重建前需要先处理掌指关节损伤、近节指骨掌侧半脱位及掌骨向尺侧移动后肌腱半脱位进入掌骨中间等情况。

关节重建通常需要换关节。腕关节功能，特别是伸腕功能需要保留，在腱固定术后，伸肌腱的功能增大。当发生少见的桡侧腕伸肌腱断裂，肱桡肌腱可以移位至桡侧腕长伸肌腱或桡侧腕短伸肌腱的止点处（图 5-39）。

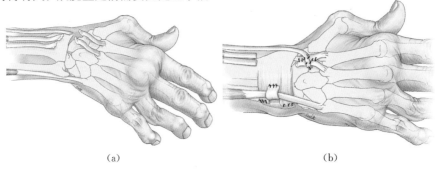

| | （a） | （b） |

图 5-39　将肱桡肌腱移位至桡侧腕长伸肌腱和桡侧腕短伸肌腱来重建伸腕功能

注：当尺侧腕伸肌有功能时，最好将肱桡肌腱移位至桡侧腕长伸肌腱，当桡侧腕长伸肌腱和桡侧腕短伸肌腱的止点质量都较差时，需要将它们缝在一起后为肱桡肌腱提供止点。

腕关节固定术在关节破坏严重或肌腱破坏导致腱固定术效果丧失时有手术指征。

当发生肌腱断裂时,不能端端缝合,即使最低程度的肌腱清创术后直接端端缝合也会使肌腱变短,造成手指屈曲不能。那么只有两种选择:移植或移位。

移植可以用于单独断裂,例如拇长伸肌腱断裂或者多重损伤。通常选择掌长肌腱或者趾伸肌腱作为移植肌腱。对小指来说,当两条伸肌腱断裂时,小指固有伸肌腱可以用来移植修复小指伸肌腱。拇长伸肌腱通常用掌长肌腱来移植。

当腕背同时行其他手术时,肌腱移植会变得困难。肌腱粘连的风险可能会影响最后的效果。伤口裂开和皮肤坏死可能会影响移植成功,特别是在长期类固醇激素治疗后。

事实上,肌腱移位才是常见的最实用的重建伸指功能的手术。Nalebuff、Millender、Mannerfelt、Feldon和Leslie均报道过很多治疗策略。

单纯的小指固有伸肌腱或者小指伸肌腱断裂只引起很

轻微的伸指障碍,并不需要修复。滑膜清除术可以保护肌腱免于断裂。

1. 小指两根伸肌腱断裂

当行小指伸肌腱至环指伸肌腱的端侧吻合后,重建的结构在张力下往往显得较短,从而引起小指的持续外展。因此,在确定示指伸肌有功能的前提下,将示指固有伸肌腱移位至小指伸肌腱会更好。可以通过牵拉,滑动至伸肌支持带近端来检测。当对示指伸肌功能存疑时,可用小指固有伸肌腱移植填补小指伸肌腱的缺损(图5-40b)。

2. 环小指伸肌腱断裂

将环指伸肌腱缝至相邻的中指伸肌腱上是比较容易的。因此,用示指固有伸肌腱移位重建小指功能是更好的选择(图5-40c)。将中环指的伸肌腱集中在一起对重建来说更容易。可以进行中指到示指及环指到小指的相邻伸肌腱端侧缝合(图5-40d)。

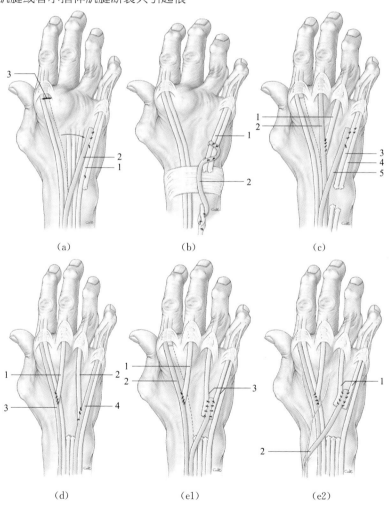

(a)　　　　　(b)　　　　　(c)

(d)　　　　　(e1)　　　　　(e2)

图5-40 示中环小指伸指功能重建

注:(a)示指固有伸肌腱(2)重建小指伸指功能(1)。示指固有伸肌腱一直游离到掌指关节囊处(3),与小指伸肌腱侧侧缝合。(b)用近端的小指固有伸肌腱(2)移植修复小指伸肌腱(1),由于其直径很小,两个缝合口均需要Pulvertaft编织缝合。(c)环小指伸指功能重建。环指伸肌腱(1)与中指伸肌腱(2)侧侧缝合,用示指固有伸肌腱(5)侧侧缝合来完成小指伸肌(3)与小指固有伸肌(4)的功能重建。如果无法行此手术,可以用移植来重建。(d)中指伸指功能重建。中指伸肌腱(1)侧侧缝合于示指伸肌腱(3),环指伸肌腱(2)侧侧缝合于小指伸肌腱上(4)。(e1)中环小指伸指功能重建。中指伸肌腱(1)侧侧缝合于示指伸肌腱(2),示指固有伸肌腱移位重建环小指伸肌(3)功能。(e2)用环指的指浅屈肌腱(2)移位重建环小指伸肌(1)。

3. 中环小指伸肌腱断裂

中指伸肌与示指伸肌行端侧缝合。示指固有伸肌腱移位重建环小指指伸肌腱(图5-40e1),用环指屈指浅肌腱移位重建环小指伸肌腱,同时中指伸肌腱与示指固有伸肌腱或示指伸肌腱行端侧缝合(图5-40e2)。指总伸肌完全断裂时,行移植编织缝合(图5-41)。

当所有手指的伸肌腱都断裂时,Nalebuff建议用中环指的指浅屈肌腱移位。当指浅屈肌腱没有被滑膜炎累及或尚未出现鹅颈畸形时,可以在指根部切断获取。在前臂切口腱腹移行处抽出,经桡侧皮下隧道转到前臂背侧,注意走行在桡浅神经深面。

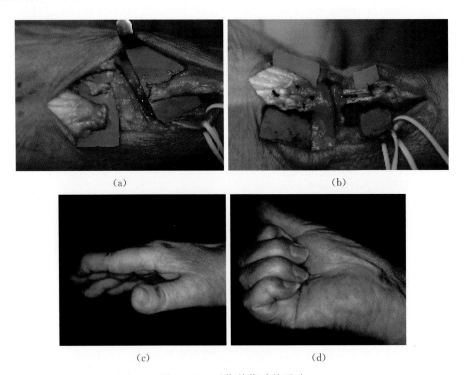

(a)　　　　　　　　　(b)

(c)　　　　　　　　　(d)

图5-41　手指伸指功能重建

注:(a)除了拇长伸肌腱和示指固有伸肌腱外,其他所有的伸肌腱都断裂。(b)用掌长肌腱和示指固有伸肌腱的近端行移植修复指总伸肌腱,采用Pulvertaft编织缝合。(c、d)术后6个月的功能恢复情况。

中指指浅屈肌腱缝至示中指的指总伸肌腱,环指的指浅屈肌腱缝至环小指的指总伸肌腱(图5-42)。

术后用掌侧支具固定于伸腕30°、掌指关节屈曲40°位,指间关节可活动。总共固定4周。

4. 拇长伸肌腱断裂

当拇长伸肌腱在Lister's结节处断裂时,用示指固有伸肌腱移位修复较为容易。在第二指蹼处取一横行小切口,切断示指固有伸肌腱。在腕部切口处将其抽出,并转到鼻烟窝处,采用Pulvertaft编织缝合(图5-43a、5-44)。

调整张力,使腕关节在中立位时,拇指的指间关节可以生理性伸直。这需要依赖正常的关节。当腕关节处于背伸位时,拇指必须可以对掌对指。

移位术后早期需要固定,用短臂支具固定4周。

当示指固有伸肌腱不能用时,可以用拇短伸肌腱重建拇长伸肌腱功能,在掌指关节处切取后,在掌骨水平采用Pulvertaft编织缝合。

偶尔也需要采用掌长肌腱移植,但手术效果比以上方法差(图5-43b)。

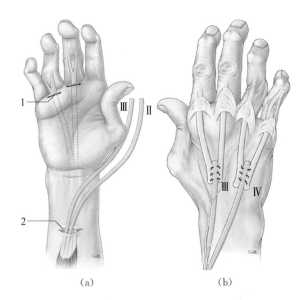

(a)　　　　　　　　　(b)

图5-42　用中环指指浅屈肌腱重建伸指功能

注:(a)取近节指横纹(1)处短横切口,将第三、四指的指浅屈肌在此切口中分离出来。在前臂中远1/3处取横切口(2),在腱腹移行处抽出。(b)行侧侧缝合,中指指浅屈肌腱缝至示中指伸肌腱,环指指浅屈肌腱缝至环小指伸肌腱。

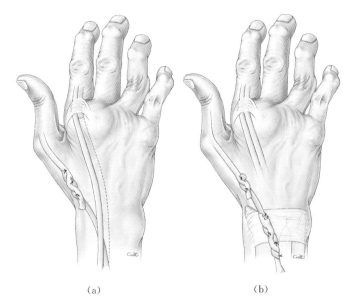

图 5 - 43　重建拇指指间关节伸直功能

注：(a)在指根处切断示指固有伸肌腱，在鼻烟窝处采用 Pulvertaft 编织缝合于拇长伸肌腱。(b)用掌长肌腱移植重建拇长伸肌腱功能。远端在鼻烟窝处采用 Pulvertaft 编织缝合，近端的拇长伸肌腱改变路径，走行于伸肌支持带表面，调整张力，使腕关节在中立位时，拇指可以生理性伸直。

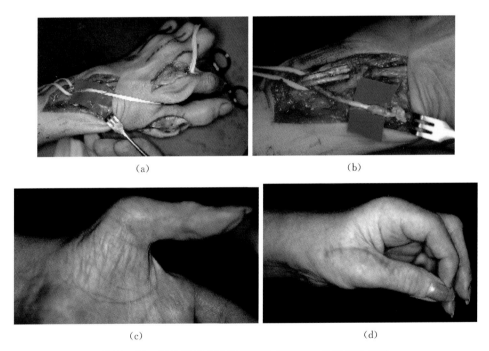

图 5 - 44　用示指固有伸肌腱移位修复断裂的拇长伸肌腱

注：(a)在鼻烟窝处找到拇长伸肌腱断裂远端。示指固有伸肌腱沿拇指的轴线移位。(b)采用 Pulvertaft 编织缝合。(c、d)2 周后的功能恢复情况。

（四）屈肌腱断裂

1. 拇长屈肌腱

修复Ⅳ区断裂的拇长屈肌腱有很多选择，目的在于重建指间关节的屈曲及强大的捏力。

如果指间关节稳定且可以活动，我们倾向于用掌长肌腱移植修复拇长屈肌（图 5 - 45）。如果同时伴有指浅屈肌腱断裂，那后者就不能用作移位，但可以用作移植。

我们不牺牲完好的指浅屈肌腱来重建拇长屈肌，是为了避免破坏手指连锁的稳定性，以及让我们有更多重建的选择（图 5 - 46）。但示指的指浅屈肌可以用来移位修复拇长屈肌。

如果指间关节条件不好，我们推荐指间关节轻微屈曲的关节固定术，便于握住小型物体。

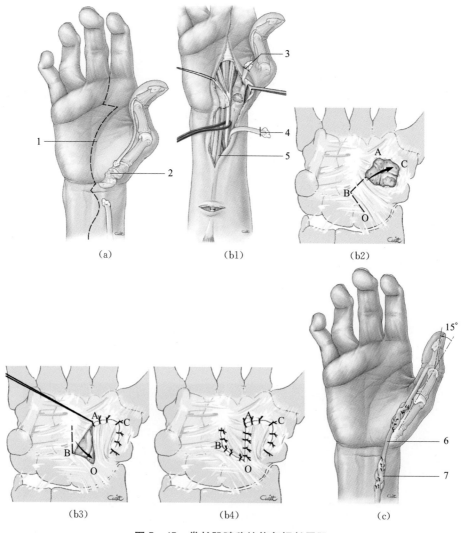

图 5 - 45　掌长肌腱移植修复拇长屈肌

注:(a)沿鱼际纹的掌侧切口(1)。拇长屈肌腱在Ⅳ区舟骨结节处断裂(2)。(b1)切开屈肌支持带,行广泛的屈肌腱滑膜切除术,修补桡腕关节表面:用局部转移皮瓣加强关节囊(b2~b4)。切除Ⅲ区(3)和Ⅴ区(4)的拇长屈肌腱两个断端磨损部分。在腱腹移行处切取掌长肌腱(5)。在远侧掌横纹近端12 cm处取横切口,切取移植肌腱。(c)掌长肌腱以Pulvertaft编织缝合移植修复拇长屈肌,在Ⅲ区与远端缝合(6),在Ⅴ区与近端缝合(7)。

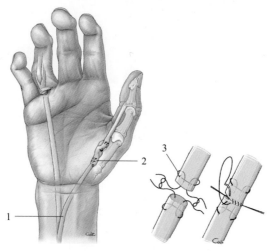

图 5 - 46　环指指浅屈肌

注:(1)移位修复拇长屈肌。在环指指根部取横行切口,切断环指指浅屈肌腱。游离肌腱至Ⅱ区,可以将其调整成拇长屈肌腱的轴线方向。采用Pulvertaft编织缝合(2)或者Kessler-Tajima(3)缝合。

2. 手指屈肌腱

在Ⅳ区断裂的指浅屈肌腱不能用作移位,但可以用于移植修复拇长屈肌,或者其他指深屈肌腱。当在Ⅱ区出现指深屈肌腱单独断裂,但指浅屈肌腱完好时,可以行远指间关节腱固定或者关节融合术。当在手部(Ⅲ区)或者腕部(Ⅳ区)断裂时,我们选择用肌腱移植术,在一期内完成(图5-47)。

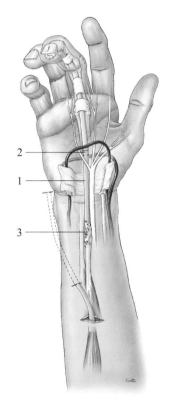

图5-47　断裂的中指指浅屈肌腱用作移植

注:远端采用 Kessler-Tajima 法(2)端端缝合,近端采用 Pulvertaft 编织缝合(3)。调整张力使手指处于轻微过屈曲状态。

多根肌腱在掌部或腕部断裂修复较难,最主要的目的是重建拇示指的对捏及后三指的抓握。由于可用于修复的肌腱材料有限,首先需要修复拇长伸肌和示指指深屈肌,可以用肌腱移植或者邻近较长手指的肌腱做移位。

对后面三个手指来说,最好将指深屈肌腱的远断端作为整体一同修复,可以用指浅屈肌腱或者指深屈肌腱移植

延长后移位修复。如果肌腱数量有限,倾向于行远指间关节肌腱固定或者融合术,首先重建近指间关节功能。

主要技术如下。

切口设计与腕际纹平行,通过"Z"字向近端延伸至腕横纹水平。也可以"Z"字向远端延伸(图5-45a)。

屈肌腱的滑膜切除应尽可能彻底,可以用15号刀片进行;较细的咬骨钳可以拖出腱鞘内残留的肌腱滑膜。肌腱可以用3/0或者4/0 PDS缝线加强。

找到并清创肌腱端,直到腕管以外远端或近端的肌腱出现健康组织,避免形成瘢痕。最理想的位置是远端缝合口在Ⅴ区、近端在Ⅲ区(图5-45b)。

重建后,锉平所有可能磨损肌腱的骨刺。检查所有舟状骨、大多角骨、尺骨小头、钩骨、月骨和桡骨远端的骨刺。常被骨刺穿透的关节囊,可以用来覆盖任何缺损,如直接覆盖,或带 LLL 瓣(图5-45b)。

3. 拇长屈肌腱移植术

该术式(图5-45c)通常使用掌长肌或者破损的指屈肌腱在同期内完成。远近端缝合口设计在腕管两侧,远端使用 Pulvertaft 编织法或者 Kessler-Tajima 缝合法。

尽管随着类风湿关节炎的病程进展,组织会发生改变,Pulvertaft 修复法允许通过 Duran 或 Strickland 训练实现主被动活动,不过需小心进行:腕部和掌指关节的屈曲会使肌腱放松,限制牵张反射。

拇长屈肌腱通过环指指浅屈肌腱重建。首先在环指根部作横切口寻及环指的指浅屈肌腱。采用 Pulvertaft 或 Kessler-Tajima 法,缝合口在腕管远端Ⅲ区,尽可能位于大鱼际肌区域。注意小心保护正中神经的分支(图5-46)。

4. 指深屈肌腱移植

可以通过较短的(6~7 cm)移植完成,吻合口位于腕管两侧。移植段的来源可以是掌长肌腱或者断裂的指浅屈肌腱。

修复张力的调节在腕部中立位进行。手指的生理性屈曲关节角度需保留,行移植术的手指弯曲更多;当为陈旧性破损时,需更加弯曲。近屈曲指间关节和远指间关节应有15°的补充弯曲。术后的锻炼方案与拇指相同(图5-47、5-48)。

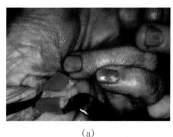 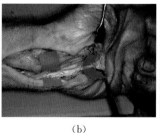 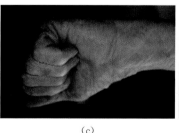 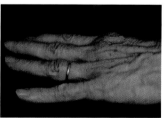

| (a) | (b) | (c) | (d) |

图5-48　腕部的环指指深屈肌腱断裂后的夹层移植术

注:(a)指深屈肌腱远端因与环指指深屈肌腱粘连而维持轻微的主动屈曲位。(b)以掌长肌腱作移植,以 Pulvertaft 编织法缝合两端。(c,d)术后1年功能良好。

5. 多根肌腱断裂

示指的指浅屈肌和指深屈肌肌腱断裂通过一段较短的移植,在腕管两侧缝合(图 5‑49)。移植段来源于掌长肌腱或者断裂的指浅屈肌腱。

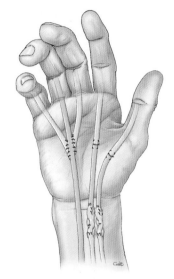

图 5‑49 多根屈肌腱断裂的重建

注:拇长屈肌腱和示指的屈肌腱单独通过移植来保留其自主屈曲功能。中、小指的指深屈肌腱缝合至完整的环指指深屈肌腱。当尺侧三指的指深屈肌腱均断裂时,一个移植肌腱就足以保证完成整个握持动作的维持。

后三指的断裂修复通过肌腱缠绕移植完成。如果这些肌腱中的一根或两根尚完好,可以通过端侧缝合来带动邻近的肌腱。

下文我们将更详细地描述。二期以硅树脂棒修复非常罕见,因为组织环境和关节的改变致使功能预后无法预估。

6. 拇指指间关节融合术

拇指的指间关节融合通过带 V‑Y 皮瓣的横切口进行,这种方法是由 Beasley 描述的(图 5‑50a)。

在分离伸肌腱及滑膜切除后,关节面以咬骨钳去除软骨。关节融合在 15°屈曲位,这样可以辅助完成指尖对指尖的捏持动作。

牢固的固定允许拇指早期使用。我们使用一个 15°螺钉(图 5‑50b、c)和斜行克氏针来加固并防止旋转(图 5‑50d、e)。克氏针剪短与骨质齐平,并通常无限期留置在体内。

关节融合的角度从桡侧至尺侧应增加,我们每向尺侧移一个手指就要增加 5°,其中示指位于 15°屈曲位。

通常末节指骨的骨量不允许行以上方法。我们用一根克氏针反向穿入末节指骨,另一根克氏针斜穿来阻止其旋转(图 5‑51)。

7. 腱固定术

这种术式并不常规开展。掌部的 Bruner 切口允许指深屈肌腱可从 A3 至 A4 滑车游离(图 5‑52)。中节指骨皮质磨平后,Mini‑Mitek 骨锚钉从远端向近端打入来固定指深屈肌腱。因为腱固定术仅在术后 6 周开始稳定,必须用一根直径 10 mm 克氏针做临时关节融合以作保护。

(五) 伸肌支持带的重分布

这是腕背部处理的最后一步。韧带皮瓣,在类风湿关节炎的病理过程中或多或少地保留下,可被用作:①保留韧带的滑车效应;②固定尺侧腕屈肌在背伸位;③固定尺骨小头或尺骨远端;④加强桡腕背侧关节囊。

当韧带质量较好时,可以整体使用(图 5‑53),从整个手术开始,我们需保护近端 1 cm 的支持带,这可以是伸肌腱的滑车。由于机械原因及保护肌腱防止滑膜炎复发,我们切开第三至四和第四至五室伸肌室之间的间隔。

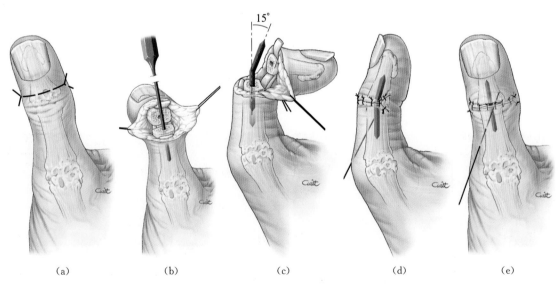

(a)	(b)	(c)	(d)	(e)

图 5‑50 用一枚锁定钉进行拇指指间关节融合

注:(a)做背侧切口,在切口两端各做一个 V‑Y 皮瓣,允许进行滑膜切除术,磨平关节面。(b)根据螺钉的大小,用钻头和骨锉做髓腔成形。(c)穿入、穿出可吸收的热塑螺钉,固定在 15°屈曲位。(d,e)用可吸收螺钉或者直径 1.2 mm 克氏针加固。

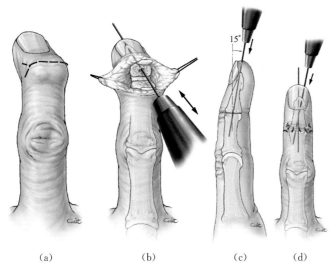

（a） （b） （c） （d）

图 5 - 51 以交叉克氏针行指间关节融合术

注：（a）在远指间关节背侧做横切口，在切口两端设计 V - Y 皮瓣，以便滑膜切除和关节面的去皮质。（b）轴向直径 1.2 mm 克氏针和斜行直径 1 mm 克氏针的穿入和穿出。（c）压缩关节面，将轴向克氏针打入中节指骨，接着屈曲各指来检查融合手指的方向。（d）斜行克氏针防止旋转。

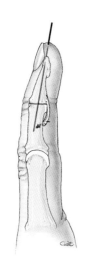

图 5 - 52 指间关节腱固定术

注：中节指骨皮质磨平后，安置一枚 Mini-Mitek 骨锚钉来固定指深屈肌腱的远端。肌腱固定以一枚直径 1.0 mm 轴向克氏针保护 6 周。示指的远指间关节固定在 15°屈曲位，每向尺侧移一个手指则增加 5°。小指通常固定在 30°屈曲位以辅助握拳的维持。

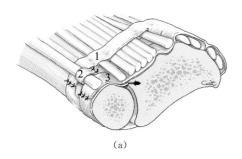

（a）

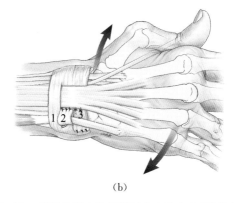

（b）

图 5 - 53 背侧伸肌支持韧带重分布为 3 束（理想方案）

注：（1）近端 1 cm 的一束保留作伸肌腱的滑车。因机械性原因，第三至四和第四至五室间隔的间隔被切开。（2）这一束用作拉紧尺侧腕伸肌腱来增加腕部的尺侧倾斜以稳定尺骨远端。将其置于伸肌腱深面但在桡侧伸肌的浅面。（3）这一束用来加强背侧关节囊。将其缝在豌豆骨的掌侧附着面，稳定尺骨，减少腕骨的旋后。

韧带的远端从伸肌腱深面通过，加强了背侧关节囊，并被缝合至豌豆骨的掌侧附着点上，稳定尺骨并减少腕部旋后。

韧带的中 1/3 从尺侧向桡侧分离 1.5 cm，用来拉紧套索尺侧腕伸肌并背伸，这种方法是 Spinner 和 Kaplan 介绍的。

甚至当伸肌支持带质量较差时（图 5 - 54），我们仍试图用它的一部分来保留伸肌腱的滑车效应，因为我们观察到在尺侧型类风湿关节炎腕部，伸肌腱有向尺侧偏移的趋势，这将加速尺侧偏移效应，这一点与 Tubiana 的观点相反。剩余的支持韧带可以用来加强背侧关节囊。

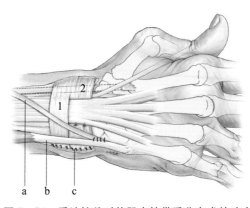

图 5 - 54 质地较差时伸肌支持带重分布术的改良

注：（1）近端一束用作指伸肌腱和桡侧腕短伸肌腱的滑车。桡侧腕长伸肌腱（a）和尺侧腕伸肌腱（b）置于这束的表面。这些肌腱的端端缝合长度决定了它们在尺骨远端的位置。（2）这束加强了背侧关节囊，被有张力地缝合至其在豌豆骨的掌侧附着点（c），可帮助腕部旋后的复位。

在这种情况下，我们直接将桡侧腕长伸肌腱移位至尺侧腕伸肌腱，或者在它周围拉紧，然后缝合至桡侧腕短伸肌腱。

（六）部分和全部关节融合术

1. 桡月关节融合术

1980 年，Chamay 和 Della Santa 观察到一种由月骨到

桡骨的"自然融合",这阻止了腕骨的尺侧偏移,进而证实了 Stack 和 Vaughan-Jackson 的观察。在 1983 年,他们建议开 展这种术式治疗与尺骨背侧半脱位相关的桡腕关节不稳、滑膜炎引起的疼痛和手指的尺偏(图 5 - 55)。

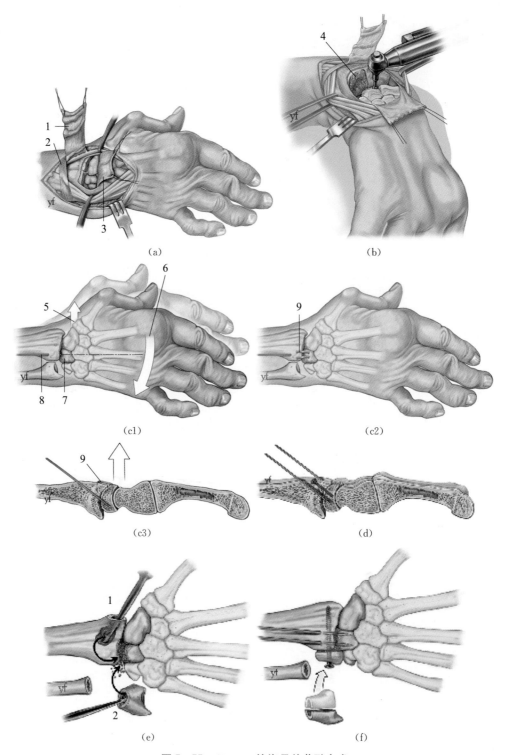

图 5 - 55　Chamay 的桡月关节融合术

注:(a)伸肌支持带从腕尺侧到第二至三室间隔掀起(1)。近端束保留用作肌腱的滑车(2)。桡腕关节囊向远端掀起(3)。(b)桡腕和腕骨间滑膜切除,腕部屈曲在衬垫上,助手维持轴向的牵拉。桡月窝(4)和月骨以咬骨钳和骨锉磨平。(c1)纠正腕部尺侧偏移(5)、桡侧倾斜和掌侧半脱位(6)。月骨需融合在中立位(7)。打入一枚克氏针以重建和支持桡月关节复合体(8)。(c2、c3)影像学进一步确认后,用两枚 3M 钛钉来加固(9)。(d)以两枚斜行克氏针或者一枚螺钉行 Chamay 骨融合术。(e)当桡月关节不契合时,需行松质骨移植,来源可以是桡骨茎突切除术后以刮匙挖取桡骨骺(1)或者来源于尺骨小头(2)。(f)当月骨移位严重时,关节融合不太可行。从切除的尺骨小头做骨移植十分必要。将楔入桡骨的月骨面。横向的稳定性靠一枚螺钉和两枚斜行桡月克氏针来维持。

Shapiro 认为这种部分关节融合术是治疗上的重大进展;Allieu 认为这种术式将肌腱转移术放到了第二位。实际上,桡月关节融合术使得腕骨在矢状面和前后位重组。

Chamay 的生物力学术式是基于 Taleisnik 提出的类风湿关节炎腕会遇到的两种类型桡腕关节不稳。第一类是舟月复合体向桡骨远端斜行塌陷,桡骨向桡侧偏斜而手指向尺侧偏移。第二类是舟月韧带磨损造成的后果。另一方面,头状骨加剧了月骨的尺偏。Kuhkmann 描述了这种不稳定会发展为桡三角和尺三角韧带复合体的拉伸,这将导致尺骨小头的背侧半脱位和腕骨的旋后。Darrach 尺骨小头切除会加剧这种移位及腕骨不稳定。因此,桡月关节融合术提供了真正意义上的固定,仍允许舟状骨和三角骨的活动,以及屈曲、背伸、外展、桡偏和尺偏,因为腕关节在头状骨水平旋转的轴心仍然存在。

Allieu 建议这一术式在 Larsen Ⅰ期时进行,此阶段畸形仍有发展的可能。Shapiro 将手术指征扩大到腕部疼痛,0到4期但腕骨间韧带尚完整。这种术式在有腕骨尺侧移位,尤其是有肌腱断裂风险时是十分必要的。

桡月关节融合术也应优先于掌指关节融合术来减少腕骨塌陷,保留手外韧带的张力及纠正手指尺偏。

对我们来说,这种术式在疾病早期不常规进行,仅进行腱固定术和关节囊韧带重建术。当尺骨小头位置良好时,我们进行 Sauve-Kapandji 手术。这种术式不像桡月关节融合术那样提供支撑以阻止尺侧偏移,但它也有一定的稳定作用。

如果早期行滑膜切除术并保留肌腱和关节囊,那么治疗效果良好且整个腕部的稳定性也能维持较长时间(5～12年)。另一方面,对于年轻患者及疾病侵袭性或控制不佳的患者,桡月关节融合术,尤其是当必须进行尺骨小头切除术时是合理的。

Della Santa 和 Chamay 通过一项对 26 例桡月关节融合术患者术后 5 年的随访,观察到腕部结构的破坏仍继续进展,Larsen 分期每隔 5 年仍在进行。在他们的随访中,属于 Simmen 和 Huber 第 2 组的 6 例患者都经历了快速恶化的严重不稳定。重建术帮助纠正手指尺偏但不能保证固定不变。必须牢记这种畸形也同样是由手内肌挛缩及掌指关节、伸肌和屈肌腱的半脱位引起的。

桡月关节融合术的一大优点是保留了活动范围。对 Chamay 和 Della Santa 而言,就是屈曲和背伸 70°及 20°的桡偏和尺偏。就患者的主观评价而言,有 69%的人认为结果优良,18%认为中等,13%认为效果较差。

手术技术如图 5-55 所示。

手术入路在背侧。伸肌支持带从腕部尺侧掀起至第二至三室间隔,便于开展相关手术:腱鞘切除术;尺骨小头部分或者全部切除术,尺侧腕伸肌复位,骨间后神经切除等。关节囊向远端掀开以暴露关节。

尺骨小头切除术优缺点如下。优点:①减轻疼痛;②尺骨重建;③预防肌腱断裂;④改善旋前旋后。缺点:①造成桡腕关节和桡尺远侧关节不稳定;②腕尺关节缺如;③加剧腕骨尺侧偏移。

术前影像学检查需包括腕部尺偏和桡偏位,以便评估月骨关于舟状骨、桡骨和头状骨的活动度。

在此阶段,需决定融合在解剖位还是承重在桡骨尺侧缘。骨面需以咬骨钳或者骨锉磨平至皮质下骨质。月骨在矢状面定位,纠正 VISI 或者 DISI 畸形并减少所有的腕骨塌陷。因此,月骨必须融合在中立位(而不是背伸或者屈曲位)。

两根直径 1.5 mm 克氏针,由桡骨背侧导入,维持月骨的位置。X 线透视保证月骨在矢状面位于中立位。桡骨骨骺的畸形会给月骨复位带来伪像。Chamay 建议以一枚斜行的桡月螺钉来加固。

我们使用 3M 钛钉。当存在前后位不稳定时,钛钉可能力量不够,我们通过留置 1～2 枚克氏针来使剪切力平衡。当骨面接触不佳时,我们加做松质骨植骨术,可从尺骨小头或者桡骨骨骺取得供体松质骨。

关节囊的关闭按照前文所述进行,遵循相同的原则。

关节融合术可能在月骨骨量较少或者月骨向桡骨尺侧偏移较严重时比较困难。在这两种情况下,取切除的尺骨小头做骨移植是必要的。这种较小的移植恰好楔入桡骨和月骨间隙;或者当需要支撑及需要为移位的月骨制造接触面时,选择用一枚螺钉支撑桡骨的尺侧。

2. 桡舟月关节融合术

可以用于术前明确的桡舟关节破坏或者桡月关节固定后舟骨屈曲未能减少的患者。让舟骨仍然保持在原位会危及屈肌腱,尤其是拇长屈肌腱,并且会导致舟头关节和舟大多角关节不稳定(图 5-56)。这只能用于腕中关节有功能的关节面,并且切除后的舟骨可以形成一个头状骨。

理论上,桡舟月关节融合术比桡月关节融合术更加坚固。实际上,这种差距因继发的腕中关节韧带组织松弛而减少。

手术技术如下。

在桡腕关节滑膜切除术后,用咬骨钳或骨锉使关节面平整。

为了保留腕中关节的功能,两项参数必须重视。桡舟角应该减少到 50°～60°。在月骨和舟骨的远端关节面处,应该有连续和光滑的关节线,防止与头状骨机械性碰撞。

依据舟骨或者月骨的灵活度,上述方法由月骨固定开始。舟骨暂时用直径 1.5 mm 克氏针固定于头状骨来实现一个正常的桡舟角。然后用针固定桡舟关节。一旦通过 X 线透视确定了各腕骨的位置,就可以用"U"形钉来完成关节融合。

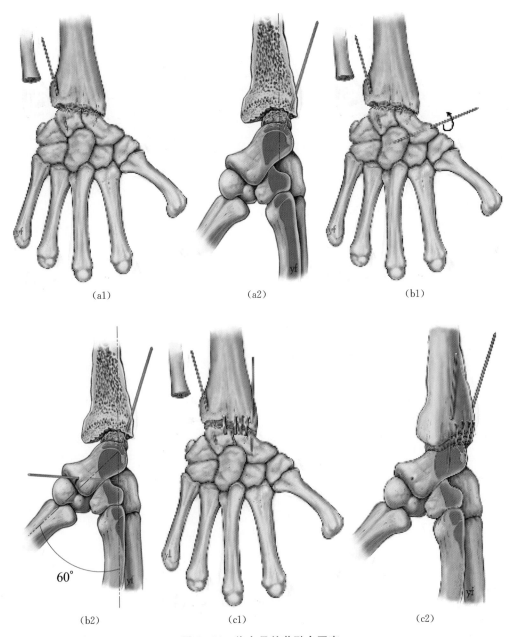

图 5-56　桡舟月关节融合固定

注:(a1、a2)这项技术与桡月关节融合术一样,也需要用咬骨钳清理桡舟和舟月关节关节面使其光滑。月骨用克氏针固定于中立位。(b1、b2)舟骨被伸展并且被横穿舟头关节的克氏针固定,以此来产生一个与桡骨长轴呈 50°~60°的桡舟关节角度。这样可以修复舟月复合体和头状骨之间的稳定性。(c1、c2)通过 4~5 枚 3M 的“U”形钉来完成最终的关节融合。舟骨和月骨的固定通过克氏针来加强。

当舟月韧带完整时,我们倾向于同时用“U”形钉固定舟月复合体。

3. 全腕关节融合

这项操作可以认为是放弃重建或者是手术失败后的选项,尤其是关节成形术的补救,但是只有在桡腕关节严重不稳、腕部伸肌腱断裂和在双手都出现关节破坏时才可以采用。

(1)手术技术。在 Smith-Petersen 技术中,移植骨楔形切取于尺骨头并植于头状骨,而不再利用桡骨。当存在大量的关节破坏时,这并不稳固,在骨融合完成前固定需要超过 10 周。

(2)Clayton 或 Mannerfelt 技术。由 Mannerfelt 修改的 Clayton 技术因其简单、快速并且不需要植骨而最常应用(图 5-57)。

在桡腕关节和腕骨面处理平整后,Rush 氏杆放置在行皮质切除术的第三掌骨尺侧缘。为了保证其按照正确的方向进入月骨和桡骨长轴,我们利用圆形锥钻打通其在这些骨头中的通道。

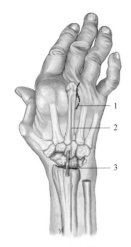

图 5-57 全腕关节融合的 Mannerfelt 技术

注：桡腕关节和腕骨表面被处理平整。第三掌骨颈(1)的尺侧边缘的皮质切除以便插入 Rush 氏杆(2)来显露头状骨水平及到达月骨和桡骨。它的延展性允许腕关节处于尺偏 10°或者更少的中立位，并伴有轻度背伸。用 Blount 氏"U"形钉(3)来固定这一结构。

Rush 氏杆在直视下放入桡骨。在这一步中，杆的延展性决定了腕关节的最终位置。我们常常将腕关节固定于中立伴 10°尺偏位。

Rush 氏杆很少能提供足够的机械稳定性，所以我们加用"U"形钉：单个的 Blount 氏"U"形钉或者多个 3M 的 13 mm"U"形钉。

腕关节在 3～4 周时就可以不需要固定了。

（3）带有骨移植的关节融合。当近排腕骨切除后，出现腕骨塌陷或者继发于手外肌松弛形成塌陷而导致整个手指畸形时，具有植骨指征。移植的目的是重建腕骨高度并且融合腕关节于第二、三掌骨和桡骨处，并且通过两枚螺钉固定于两侧(图 5-58)。

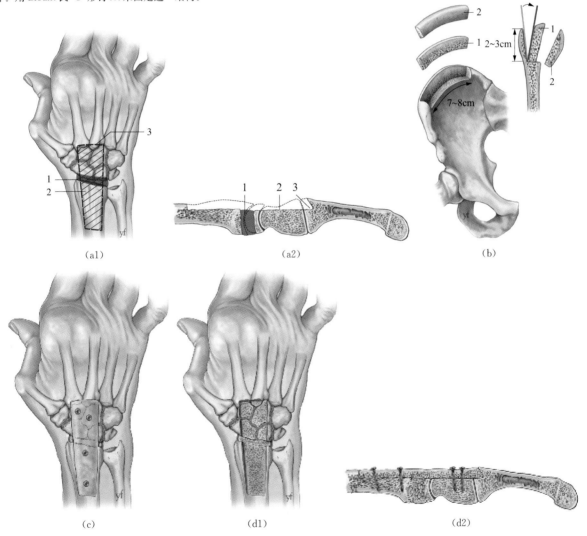

（a1） （a2） （b）

（c） （d1） （d2）

图 5-58 全腕关节融合带髂骨移植

注：(a1、a2)在腕骨和桡腕关节面清理平整后，腕骨高度需要通过在其中间植骨(1)，用骨刀凿出骨性的沟槽来放置移植的髂骨(2)，切除第二、三掌骨基底部的突出部分(3)，插入髂骨移植物。(b)带皮质的移植髂骨(2)应该取自其最凹陷处以便将腕关节融合于中立位。切取第二块网状移植骨(1)来填充桡腕关节空隙，重建腕骨高度。(c)皮质网状移植骨楔形放置于第二、三掌骨切除的突出处。(d1、d2)为了避免移植骨过厚而影响手指的伸肌装置，移植骨将被锉平至与桡骨平齐，任何缝隙都将用碎骨填充。移植骨由 2 枚横向腕骨螺钉和 2 枚纵向腕骨螺钉固定。

4. 钢板固定的关节融合术

这不是类风湿关节炎常规的手术适应证，因为第三掌骨内固定是必要的，而这块骨头常因疾病而变得脆弱，而且更倾向于保持骨髓腔的游离状态以防需要行关节成形术。钢板可能也会磨蚀已经变得脆弱的肌腱，而且可能在皮肤坏死后暴露出来，尤其是在长期使用激素的患者中。

由 Hastings 等提出的 Synthes 腕关节融合钢板的发展在一定程度上改进及简化了手术过程，但是在第三掌骨固定和肌腱断裂的风险仍然存在。

5. 并发症

Mannerfelt 技术并非没有并发症。如果 Rush 氏杆太贴近第三掌指关节，将会产生关节僵直的风险。

正是基于这个原因，我们进行了掌骨近端的骨皮质切除。Rush 氏杆必须小心地放置来避免穿出骨干。头状骨和月骨中的错误通道可能导致掌侧突出，这可以通过锥钻打通通道来避免。在完成关节融合固定前，应通过 X 线影像来谨慎地确认杆的位置。

它的另一个优点是可以评估可能造成正中神经前倾状态的桡骨外侧面。在 Ekerst 等的研究中，有 28% 的患者出现了正中神经并发症。同样的影响可能造成屈肌腱断裂。

假关节出现的概率可以忽略不计，如果 Rush 氏杆的钩子被埋于骨间肌中，器械不会造成任何问题。类似地，"U"形钉不会影响伸肌腱装置。

6. 关节融合的位置

对于对侧有功能的单侧关节融合，理想的位置是 15°的背伸伴 10°～15°的尺偏，将第二掌骨置于桡骨的轴线上。如果对侧腕关节预期也会发生退行性改变，那么中立位或者稍屈曲的关节融合位置更好。这与优势手有关，以便穿衣。

在极少数的病例中，双侧关节融合，优势手融合在背伸或者中立位，另一侧屈曲，以帮助日常活动。

结果如下所述。

Kobus 等报道，尽管在进行关节融合的 95%的患者中，不能完全保证腕关节疼痛消失，但改善还是可见的。残留的疼痛常由不恰当的腕骨间融合引起。

握力可以改善，但仍较弱，因为肌肉萎缩会随着病程进展而加重。另外，我们发现切除尺骨头会减弱握力。

患者很好地适应了单侧融合，但在双侧融合中并非如此，活动减慢并且需要长期的康复训练，这必须在特殊情况下才能采用，并且是关节成形术的手术指征。

Murphy 等比较了 24 例腕关节融合恶化和 27 例关节成形的病例，发现两种方法产生了相似的功能结果，但关节成形的患者可以更好地进行日常活动。

(七) 部分或全腕关节成形术

选择这种全腕关节融合或者关节成形必须谨慎，因为疾病病程是不可预知的。部分关节成形术不会去掉太多骨质，并且提供大约 69°的屈伸活动度。这在治疗中是一种不错的选择。

硅胶层板的插入（图 5 - 59）。Jackson 在 1975 年第一次提出了这项技术。采用一块与患者桡骨远端形状相同的厚 2 mm 的硅胶板插入桡腕关节。这项操作在滑膜切除后进行。Jackson 将层板游离放置于关节内，但是我们倾向于用 Microfix-Mitek 可吸收锚钉固定。数周后，硅胶板诱导假体周围的囊性结构形成来帮助其稳定。腕背侧关节囊必须很好地修复以避免掌侧半脱位和腕关节旋后。

以我们的经验，我们观察到硅胶板的移动或者断裂，但是未见由硅胶植入引起的舟骨、月骨或者腕部的滑膜炎。

当疼痛或者活动受限再次出现时，我们毫不犹豫地通过较短的桡侧入路放置硅胶板，并且可以进行茎突切除术和滑膜切除术。

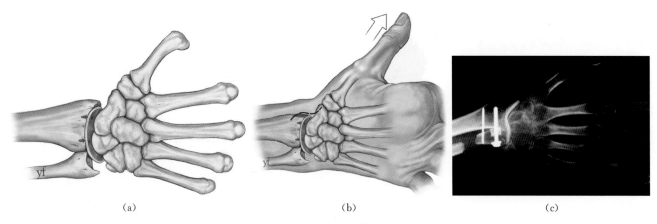

图 5 - 59　部分关节融合

注：(a)背侧入路暴露桡腕关节并在其间插入硅胶板。在关节清创后，将一块 2 mm 厚、符合桡腕关节和尺腕关节形态的硅胶板插入其中。使用 2 根经骨的 2/0 PDS 缝线或者 2 枚 Mini-Mitek 锚钉固定于桡骨背侧。(b)于鼻烟窝处自桡骨行"S"形的桡侧入路。在茎突切除术后，将拇指牵开以放大桡舟间隙。硅胶板自此插入直到尺腕关节间隙。一枚或两枚 Mini-Mitek 锚钉可以在小切口时轻松固定。(c)巨大的桡腕关节破坏可以用硅胶板治疗。Sauve-Kapandji 技术已经用于治疗桡尺远侧关节。

在 Jackson 的 60 例关节成形患者中,进行了平均 40 个月的随访,55 例患者疼痛得到控制,5 例没有增加或改变;55 例没有活动范围的改变;4 例有活动增加,在 3 个腕关节中关节融合是有必要的;4 例出现隔断物断裂。

我们发现这项中间技术是可靠的,因为它可以提供数年的活动舒适度,并且未减少活动范围。病例的选择同样重要。该技术最适用于疼痛的类风湿关节炎伴双侧病变但腕关节相对稳定的年轻患者。

(八) 近排腕骨切除

这是一种可选择的治疗,但是应用极少。近排腕骨通过背侧纵行切口被移除。必须保护关节囊韧带组织和背侧支持带,因为这样可以保护新关节的稳定性。

经典的适应证是月骨掌侧半脱位伴有完整的舟骨水平线上累及屈肌腱。三角骨向近端移动到桡尺远侧关节。这种做法很少见。该形式的半脱位常伴有远端桡骨关节面畸形,即向掌侧倾斜。这就排除了近排腕骨切除这种治疗方法。

(九) 桡腕关节融合联合掌中关节成形术

桡腕关节融合有两个目的:保留腕骨高度和手外肌长度;防止腕部的尺侧移动,对吹风样畸形手指进行限制或者纠正。

腕关节的活动性由此交给了腕中关节。如果这个关节被影响,近端 1/3 的头状骨可以切除并且用硅胶的髁假体替代,正如 Taleisnik 的描述(图 5 - 60)。在他的 14 例病例中,平均随访 18.9 个月,发现平均活动范围:伸 42°,屈 23°,尺偏 20.76°,桡偏 12.84°。

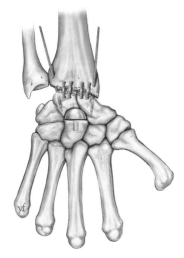

图 5 - 60　Taleisnik 提出桡腕关节融合术伴腕中关节成形术
注:桡舟月关节融合按照 Chamay 方法进行。头状骨在近 1/3 和远 2/3 交接处切除。硅胶髁假体填充进月骨来保证活动度。

我们对这项技术比较失望,因为它不能达到好的活动度,尤其是伸腕,而且疼痛缓解并不是持续的。

(十) Swanson 假体

Swanson 假体由硅胶单体组成,发明于 1967 年,于 1974 年用更耐用的硅酮聚合物改进而来。中间核心延长出两个尾巴,一个进入桡骨髓腔,另一个贯穿头状骨并延伸进第三掌骨髓腔(图 5 - 61)。准确地放置假体要求严格,因为桡骨骨骺、尺骨头和近排腕骨包括半侧头状骨必须行水平切除。Swanson 假设植入物可以产生纤维囊,形成一个稳定的新关节,但这并没有实现,该囊并未发挥关节的作用。

假体的活塞运动导致其向桡骨内迁移,这解释了为何可以观察到进行性关节活动丧失。可以使用钛圈将假体锚定于骨面,从而减缓迁移。但是数年后,并发症和磨损的问题与那些简单植入物手术发挥的情况是一样的。植入物断裂和脱位、移动、骨溶解和滑囊炎是常见的并发症,因而多数医疗团队已经放弃使用这类植入物。

Jolly 等报道了一组 23 例平均随访 72 个月的病例。优良结果占 48%,中等结果为 4%,结果较差的有 48%。52% 的患者需再次手术。从影像学上来看,30% 的患者有滑膜炎,75% 的患者有骨吸收的证据。

(十一) 全腕关节置换

这种治疗在 30 年后仍存在争议,中长期来看其结果比较一般(图 5 - 62)。很大一部分原因是放置假体本身需要切除大量的骨质,大约 20 mm 的桡骨远端、指骨头和近排腕骨。将植入物固定在脆弱的骨头上更是脆弱的。

很难确保一段时间内对假体、桡侧腕长伸肌、桡侧腕短伸肌、尺侧腕伸肌、桡侧腕伸肌和尺侧腕屈肌的活动保护的必需性。长期来看,对于激素治疗的患者,不能确保有良好的皮肤覆盖。

Meuli 在 1971 年首次发明和使用了全关节假体。经历了三代植入物的发展,发现旋转中心更偏尺骨并且停止使用黏合材料。尽管有了这项进展,骨接合和掌骨皮质穿孔的问题仍持续存在,并且伴随着腕部屈伸肌腱的断裂会发生脱位。其他假体,如 Volz 型,同样存在类似的问题。

Beckenbaugh 在 Mayo 医学中心改进了一种半约束的双轴假体。这种桡侧和第三掌骨远端固定点部件的设计,目的是复制正常腕关节的旋转中心。但是并发症与其他植入物类似,并伴有明显的穿过第三掌骨皮质的移位。最近,他采用了一种更长的第三掌骨部件。在这类单柱的失败病例中,他也建议对假体进行多柄部的修改。

在极少数适合全腕关节成形术的患者中,我们选择使用 Guepar 植入物。这种植入物不是强制约束的,桡侧的聚乙烯部件被黏合。金属的腕部部件通过髓内钉固定于第二、三掌骨。为了避免腕关节尺偏,Alnot 常规会将尺侧腕伸肌移位于第四掌骨基底部。有限的经验使我们难以明确所有病例中桡骨干处的假体周围骨折和腕骨水平的骨吸收。

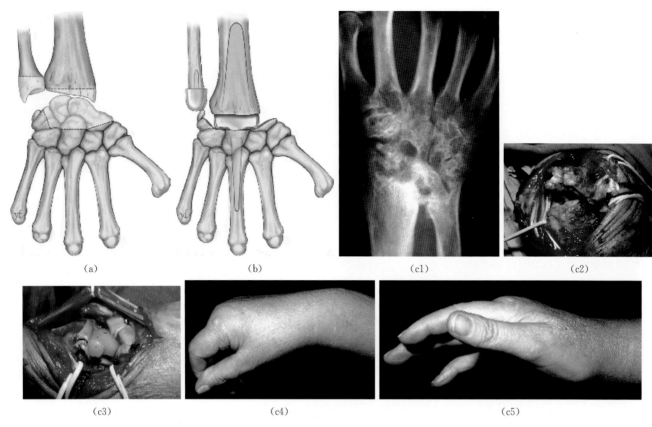

图5-61 Swanson 硅胶假体

注：(a)假体的放置需要切除近排腕骨和头状骨，并且水平切除桡骨骨骺和尺骨头。(b)在骨髓腔扩张后，Swanson 植入物近端放置于桡骨骨髓腔内，远端径头状骨腔置于第三掌骨骨髓腔。(c1)桡腕关节、腕中关节和桡尺远侧关节的巨大破坏。(c2)手术视野：桡腕关节掌屈接着行背侧关节切除，回缩伸肌装置。(c3)在 Swanson 假体处放置生物材料，避免假体过早地移入桡骨。(c4、c5)1 年后的功能结果，腕关节疼痛减轻但活动范围仅为中等水平。

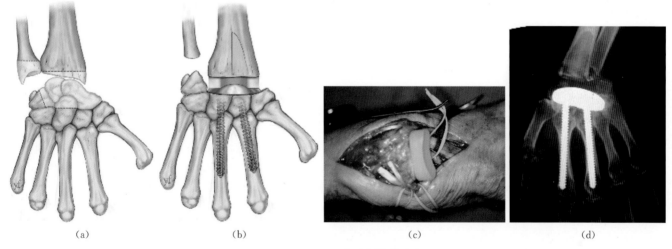

图5-62 Guepar 全腕假体置换术

注：(a)在桡骨干骺端行截骨，必须作垂直截骨。切除尺骨小头、近排腕骨和头状骨头部。(b)腕骨的髁状部件固定至由两枚插入第二、第三掌骨骨髓腔内的长螺钉构成的金属部件。桡骨的聚乙烯部件由骨水泥固定至骨髓腔。(c)为保证这种全腕关节假体的稳定性和活动度，需要修复并加固腕部伸肌腱。(d)术后6个月的X线片。手部的正确重组有助于保证假体的稳定性。

在一个包含72例患者、平均随访4年的多中心研究中，研究者观察到89%的患者没有疼痛，并且术后活动度减少47°～39°。70%的患者对手术效果满意。11例需要再次手术：5例行假体翻修，6例行假体移除及关节融合。腕部部件的改进可以减少桡侧部件并发症，但是所有病例都有2～4 mm的骨吸收。

研究者的结论是,考虑到假体的长期稳定性问题,这种假体应该只用于同侧肢体其他关节存在相同问题的患者和老年患者。

尽管有30年的各种经验,僵局仍然存在,并没有明确的结论认为我们应该持续使用这样一个需要大量骨切除,并且周围缺少足够软组织的脆弱的髓内固定策略。

第五节　适　应　证

为类风湿腕或手部关节炎患者制订手术康复计划是外科医生需要面对的最难挑战之一。这个计划需要由一个团队来制订,需要了解患者的愿望、日常活动、社会需求和麻醉风险等。

风湿病学家和全科医生必须参与这项过程,因为他们更加清楚疾病的进程将会对患者产生怎样的影响。外科医生只在有效的疗法经过至少数月并有证据表明疾病稳定后才介入。告知患者的信息必须精确,并且术后处理需要得到强调,包括静态和动态支具及长期的治疗。

手术的优先顺序十分重要。一般倾向于先治疗下肢关节,尤其是足前段、膝关节和极少发生的髋关节。最优先的是行走需求,即便如此,术后康复也需要使用拐杖。之后再处理上肢问题。

在治疗手和腕之前,肩关节和肘关节问题必须评估和治疗。如果不能恢复手触碰嘴的功能,那么就没有必要进行复杂的手功能重建。

因此,优先考虑手术适应证相当重要。Tubiana强调存在绝对的手术指征。以下情况很少见,但会导致风湿病学家和外科医生犯职业性错误,如:①伸肌腱或者屈肌腱断裂,尤其是指总伸肌或者拇长屈肌,这预示着伸肌装置或者示指指深屈肌的断裂;②神经卡压,尤其是腕管综合征;③桡尺远侧关节滑膜炎;④屈肌腱滑膜炎,或者合并有之;⑤导致功能缺失的鹅颈畸形。

此外,如果计划中有多个步骤,那么第一项必须成功。Souter评估其患者的满意度后认为,第一掌指关节融合、伸肌腱滑膜切除、尺骨头切除和腕关节固定是最可靠的手术。大多数外科团队证实了这一结果。掌指关节和近指间关节的单独滑膜切除、近指间关节成形和钮孔状畸形是效果最差的手术。另一方面,掌指关节成形、屈肌腱滑膜切除、鹅颈畸形纠正、拇指掌指关节和示指近指间关节融合有明显的功能改善和疼痛减少。

第六节　理想的治疗策略

为了减少手及腕部的手术数量,自1998年以来,我们一次进行多个步骤,并使用止血带不超过2小时。这一策略不应用于严重的病例,并且不包括任何允许早期活动的步骤。肌腱断裂和同时存在的关节成形之间是很难调和的。

理想的计划包括:

（1）腕背滑膜切除。

（2）腕关节平衡处理（肌腱移位,部分或全关节融合）。

（3）修复旋转问题（滑膜切除,Darrach手术,Sauve-Kapandji手术）。

（4）掌侧滑膜切除（腕骨,屈肌腱）。

（5）拇指畸形纠正（掌指关节融合,腕掌关节融合,虎口开大）。

（6）重建掌指关节功能（滑膜切除,指伸肌腱中央腱重建,骨间肌移位,关节成形）。

（7）纠正鹅颈畸形。

不费时间的精细技术提供了一次性完成这一计划的可能,并且可以得到与更复杂技术相同的结果。

（翻译:江烨、高凯鸣、关文杰、郭金鼎）

（审校:刘靖波）

参考文献

1. Alnot JY, Le Breton L. (1996) Les arthroplasties totales du poignet. In: Y Allieu, La Main et le poignet rheumatoides. Expansion scientifique frangaise, Paris, Monographie du GEM, pp. 48-55.

2. Allieu Y. (1997) Evolution de nos indications chirurgicales dans le traitement du poignet rhewmatoide. Bilan d'une expemience basée sur 603 cas opérés de 1968 a 1994. Ann Chir Main 3:179-197.

3. Allieu Y, Lussiez B, Asencio G. (1989) Resultats & long terme des synovectomies chirurgicales du poignet rheumatoide: propos de 60 cas. Rev Chir Orthop 75:172-178.

4. Backdahl MJ, Strandberg O. (1965) The treatment of nodular tendinitis in the rheumatoid hand. Acta Rheum Scand 1:145-160.

5. Beckenbaugh MD. Arthroplasty of the wrist. In: BF Morrey. (ed.), Joint Replacement Arthroplasty. Churchill Livingstone, New York, pp. 195-215.

6. Breen TF, Jupiter JB. (1989) Extensor carpi ulnaris and flexor carpi ulnaris tenodesis of the unstable distal ulna. J Hand Surg

14A：612－661.

7. Brown FE，Brown ME．（1988）Long term results after synovectomy to treat the rheumatoid hand．J Hand Surg 13A：704－708.

8. Brunelli F，Perrotta R．（1995）Les complications cutanees des synovectomies du poignet dans les polyarthrites rheumatoides．In：R Tubiana（ed.），Traite de chirurgie de la main．Masson，Paris，Vol. 5，pp. 425－432.

9. Chamay A，Della Santa D．（1980）Cinématique du poignet theumatoide aprés résection de la téte du cubitus：& propos de 35 cas．Ann Chir 34（9）：711－718.

10. Chamay A，Della Santa D．（1983）L'arthrodese radiolunaire，facteur de stabilité du poignet rheumatoide．Ann Chir Main 2：5－17.

11. Clawson ME，Stern PJ．（1991）The distal radio-ulnar joint complex in rheumatoid arthritis：an overview．Hand Clinics 7：373－381.

12. Clayton ML，Ferlic DE．（1984）Arthrodesis of the arthritic wrist．Clin Orthop 187：89－93.

13. Cobb TK，Beckenbaugh MD．（1996）Biaxial long-stemmed multi-pronged distal components for revision/bone deficit total wrist arthroplasty．J Hand Surg 21A（5）：764－770.

14. Darrach W．（1912）Anterior dislocation of the head of the ulna．Ann Surg 56：802－803.

15. Della Santa D，Chamay A．（1995）Radiological evolution of the rheumatoid wrist after radio-lunate arthrodesis．J Hand Surg 20B：146－154.

16. Dibenedetto MR，Lubbens LM，Collman CR．（1990）The standardized measurement of ulnar carpal translation．J Hand Surg 15A：1009－1110.

17. Dumontier E．（1990）Les Synovectomies chirurgicales de la face dorsale du poignet dans la polyarthrite rhumatoide de Vadulte．Expansion scientifique frangaise，Paris，Cahiers d'enseignement de la Societe frangaise de chirurgie de la main，pp. 3－44.

18. Ekerst L，Jonsson K，Eiken O．（1983）Median nerve compression complicating arthrodesis of the rheumatoid wrist．Scand J Plast Reconst Surg 17：257－262.

19. Engkvist O，Londborg G．（1979）Rupture of the extensor pollicis longus tendon after fracture of the lower and of radius．A Clinical and Microangiographic Study．Hand 11：76－86.

20. Ertel AN，Millender LH，Nalebuff E，et al．（1988）Flexor tendon ruptures in patients with rheumatoid arthritis．J Hand Surg 13A：860－866.

21. Ertel AN．（1989）Flexor tendon ruptures in rheumatoid arthritis．Hand Clin 5：177－190.

22. Fourastier J，Le Breton L，Alnot JY，et al．（1996）La prothése totale radiocarpienne Guepar dans la chirurgie du poignet thumatoide．A propos de 72 cas revus．Rev Chir Orthop 82：108－115.

23. Freiberg KA，Weinstein A．（1972）The scallop sign and spontaneous rupture of finger extensor tendons in rheumatoid arthritis．Clin Orthop 83：128.

24. Goldner JL，Hayes MG．（1979）Stabilization of the remaining ulna using one-half of the extensor carpi ulnaris tendon after resection of the distal ulna．Orthop Trans 3：330－331.

25. Hastings IH，Weiss AP，Quenzer D，et al．（1996）Arthrodesism of the wrist for post-traumatic disorders．J Bone Joint Surg 78A：897－902.

26. Jackson IT．（1975）Surgery of the hand in rheumatoid arthritis．In：Clinics in Rheumatic Diseases 1．W. B. Saunders，London，pp. 401－428.

27. Jackson IT，Simon RG．（1979）Interpositional arthroplasty of the wrist in rheumatoid arthritis．Hand 2：169－175.

28. Jolly SL，Ferlic DC，Clayton ML，et al．（1992）Swanson silicone arthroplasty of the wrist rheumatoid arthritis．A long term follow-up．J Hand Surg 1A：142－149.

29. Kobus RJ，Turner H．（1950）Wrist arthrodesis for treatmentof rheumatoid arthritis．J Hand Surg 15A：541－548.

30. Larsen A，Dale K，Eek M．（1983）Radiographic evaluation of rheumatoid arthritis by standard reference films．J Hand Surg 8：667.

31. Leslie BM．（1989）Rheumatoid extensor tendon ruptures．Hand Clinics 5：191－202.

32. Lindscheid RL，Dobyns JH．（1971）Rheumatoid arthritis of the wrist．Orthop Clin North Am 2：649－665.

33. Mannerfelt N，Norman O．（1969）Attrition ruptures of flexor tendons in rheumatoid arthritis caused by bony spurs in the carpal tunnel．J Bone Joint Surg 51B：270－277.

34. Mannerfelt L，Malmsten M．（1971）Arthrodesis of the wristin rheumatoid arthritis．A technique without external fixation．Scand J Plast Reconst Surg 5：124－130.

35. Mannerfelt LG．（1988）Tendon transfers in surgery of the theumatoid hand．Hand Clinics 4：309－316.

36. Marmor L，Lawrence JF，Dubois EL．（1967）Posterior interosseous nerve palsy due to rheumatoid arthritis．J Bone Joint Surg 49A：381－382.

37. Melone CP，Taras JS．（1991）Distal ulna resection，extensor carpi ulnaris tenodesis，and dorsal synovectomy for the theumatoid wrist．Hand Clinics 7：335－343.

38. Meuli HE．（1973）Arthroplastie du poignet．Ann Chir 27：527－530.

39. Meuli HE．（1992）Total wrist arthroplasty．The wrist in rheumatoid arthritis．Rheumatology 17：198－204.

40. Millender LH，Nalebuff EA，Holdsworth DE．（1973）Posterior interosscous-nerve syndrome secondary to rheumatoid synovitis．J Bone Joint Surg 55：753－757.

41. Millender LH，Nalebuff EA，Albin R，et al．（1974）Dorsal tenosynovectomy and tendon transfer in the rheumatoid hand．J Bone Joint Surg 56A：601－610.

42. Millender LH，Nalebuff EA，Albin R，et al．（1976）Dorsal tenosynovectomy and tendon transfers in the rheumatoidhand．J Bone Joint Surg 56A：601－606.

43. Murphy MD，Khoury JG，Imbriglia JE，Adams BD．（2003）Comparison of arthroplasty and arthrodesis for the rheumatoid wrist．J Hand Surg 28A：570－576.

44. Nalebuff EA，Patel MR．（1973）Flexor digitorum sublimis

transfer for multiple extensor tendon ruptures in rheumatoid arthritis. Plast Reconst Surg 52:530 – 533.

45. Posner MA，Ambrose L. (1991) Excision of the distal ulna in rheumatoid arthritis. Hand Clinics 7:383 – 390.

46. Rizzo M，Beckenbaugh RD，(2003) Results of biaxial total wrist arthroplasty with a modified (long) metacarpal stem. J Hand Surg 28A:577 – 584.

47. Sauvé L，Kapandji M. (1936) Une nouvelle technique de traitement chirurgical des luxations récidivantes isolées de lextremité cubitale inférieure. J Chir 47:589 – 594.

48. Shapiro JS. (1968) Ulnar drift. A report of a related finding. Acta Orthop Scand 3(9):346.

49. Shapiro JS，(1970) A new factor in the etiology of ulnar drift. Clin Orthop 68:32 – 43.

50. Shapiro JS. (1982) Wrist involvement in rheumatoid swan-neck deformity. J Hand Surg 7:484 – 491.

51. Shapiro JS. (1996) The wrist in rheumatoid arthritis. Hand Clinics 12:477 – 498.

52. Simmen BR，Huber H. (1992) The rheumatoid wrist: a new classification related to the type of the nature course and its consequences for surgical therapy. In: BR Simmen，FW The Wrist in Rheumatology. Karger，Basel，Vol. 17，pp. 3 – 25.

53. Smith-Petersen MN，Aufranc OE，Larson CB. (1943) Useful surgical procedures for rheumatoid arthritis involving joints of the upper extremity. Arch Surg 46:764.

54. Spinner M，Kaplan E. (1970) Extensor carpi ulnaris: its relationship to the stability of the distal radio-ulnar joint. Chir Orthop 68:124 – 129，

55. Souter WA. (1979) Planning treatment of the rheumatoid hand. Hand 1(3):16.

56. Stack MG，Vaughan-Jackson OJ. (1971) The zigzag deformity in the rheumatoid hand. Hand 3:62 – 67.

57. Straub LR，Ranawat CS. (1969) The wrist in rheumatoid arthritis. J Bone Joint Surg 51A:1 – 20.

58. Swanson AB. (1972) The ulnar head syndrome and its treatment by implant resection arthroplasty. J Bone Joint Surg S4A:506.

59. Swanson AB. (1973) Flexible implant for arthritic disabilities of the radiocarpal joint: a silicone rubber intramedullaryn stemmed flexible implant for the wrist joint. Orthop Clin North Am 4:383 – 394，

60. Taleisnik J. (1979) Rheumatoid synovitis of the volar compartment of the wrist joint: its radiologic signs and its contribution to wrist and hand deformity. J Hand Surg 4:526.

61. Taleisnik J. (1985) The Wrist. Churchill Livingstone，New York.

62. Taleisnik J. (1987) Combined radiocarpal arthrodesis and mid carpal (lunocapitate) arthroplasty for treatment of theumatoid arthritis of the wrist. J Hand Surg 1:1 – 8.

63. Taleisnik J. (1989) Rheumatoid arthritis of the wrist. Hand Clin 5:257 – 278.

64. Testut L，Latarjet A. (1928) Traite d'anatomie humaine. Doin，Paris，Vol. 1.

65. Tsai TM，Stiwell J. (1984) Repair of chronic subluxation of the distal radio-ulnar (ulnar dorsal) using flexor carpi ulnaris tendon. J Hand Surg 9B:289 – 294.

66. Tubiana R. (1966) Mécanismes des déformations du poignet rhumatoide. In: Y Allieu，La Main et le poignet rhumatoides. Expansion scientifique frangaise，Paris，Monographie du GEM，pp. 5 – 11.

67. Tubiana R，Hakstian RW. (1966) Le role des facteurs anato-miques dans les déviations cubitales，normales et pathologiques des doigts. In: Y Allicu，La Main et le poignet rhumatoides. Expansion scientifique francaise，Paris，Monographie du GEM，pp. 11 – 21.

68. Tubiana R，Kuhkmann NJ，Fahrer M，Lisfranc R. (1980) Etude du poignet normal et ses déformations au cours de lapolyarthrite rhumatoide. Chirurgie 106:257 – 264.

69. Tubiana R. (1990) Technique of dorsal synovectomy of the theumatoid wrist. Ann Hand Surg 9(1):38 – 145.

70. Tubiana R. (1995) Mécanismes des déformations du Poignet et des doigts au cours de la polyarthrite rhumatoide. In: Traite de chirurgie de la main. Masson，Paris，pp. 249 – 284.

71. Tubiana R，Menkes CJ. (1999) Poiyarthrite du member supérieur. Approche médicochirurgicale. Masson，Paris.

72. Volz，RG. (1984) The development of a total wrist arthroplasty. Clin Orthop 187:112 – 120.

73. Williamson SC，Feldon P. (1995) Extensor tendon ruptures in theumatoid arthritis. Hand Clinics 11:449 – 459.

74. Wilson RL，DeVito ME. Extensor tendon problems in theumatoid arthritis. Hand Clinics 12:551 – 559.

75. Youm Y，MeMurtry RY，Flatt AE. (1978) Kinematics of the wrist. In: An experimental study of radial-ulnar deviation and flexion-extension. J Bone Joint Surg.

第六章 类风湿关节炎相关手指畸形

类风湿关节炎引起的手指畸形是一种常见且对手指功能的影响在可耐受范围内的疾病,可能同时累及多个手指,各个手指病变又可能各不相同,而这些症状会进一步导致腕关节半脱位。要了解手指畸形的一系列变化,不但需要了解手内外肌的解剖,还要了解病理力学。

腕关节畸形通常在手指畸形治疗之前得以处理。治疗需要处理全身病变,包括处理所有病变的组织(如长期激素治疗)。手术治疗十分重要,因为重建不但需要重新排列骨骼结构,而且需要修复关节韧带装置和重建手内肌屈伸系统。手术治疗通常在髋关节、膝关节及肩关节矫形手术之后进行。我们尝试用单步方法治疗腕关节及手指畸形。这些处理必须在药物治疗使病情稳定后才能进行,并且需要结合功能训练、夹板治疗及运动修正。

每个手指关节的病变可以相互影响,同时也会影响整个手功能。掌指关节常常表现为关节半脱位、尺偏畸形和鹅颈畸形。钮孔状畸形较常见并且只有一个病因;而鹅颈畸形却可以由多个因素导致。类风湿拇指也有相同的概率表现为钮孔状畸形或者鹅颈畸形。了解类风湿腕关节炎的病理力学改变是十分必要的(图 6‐1)。我们建议读者回到第五章去复习类风湿疾病的病程。超过 80% 的病例中有腕部受累,有 95% 的患者可以出现双侧对称病变。Tubiana,Backdahl,Lindscheid 和 Dobyns,Zancolli 及 Taleisnik 等已经详细研究了腕关节畸形的病理生理和病理力学原因。

尺桡骨韧带掌侧破坏可以导致尺骨头背侧半脱位。腕骨的中央柱掌侧半脱位会使手呈现旋后姿势。由于桡骨凸起,腕骨会出现更明显的桡偏倾向。根据 Landsmeer 的研究,在这一阶段,手指可能出现代偿性尺偏,这并不是出现这种偏移的唯一原因。腕骨的尺偏是由月骨向尺侧移动导致的。舟月韧带破裂伴舟骨屈曲造成腕骨塌陷,进而导致手外肌屈伸系统不平衡,这可能会导致鹅颈畸形。Zancolli 认为,这种脱位和腕骨掌侧半脱位解释了第四、五掌骨掌屈和第二、三掌骨背伸引起的掌骨弓巨大改变。

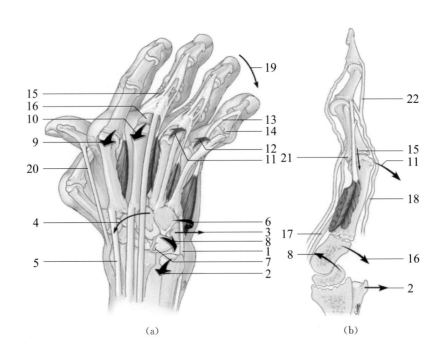

(a)   (b)

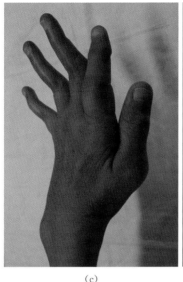

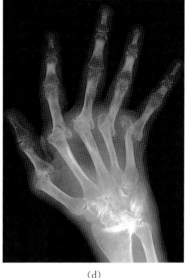

(c)　　　　　　　　　　　　(d)

图 6-1　类风湿腕关节炎的病理力学改变

注:(a,b)腕部及手指的畸形。(1)尺侧腕伸肌掌侧半脱位。(2)尺骨小头背侧半脱位。(3)腕骨向尺侧移位。(4)桡侧腕长伸肌和桡侧腕短伸肌(5)作用下腕骨和掌骨桡偏,(6)腕骨旋后。(7)舟月韧带破裂;月骨(8)背侧嵌入部分不稳。(9、10)第二、第三掌骨背伸。(11,12)第四、第五掌骨屈曲。(13)小指钮孔状畸形:伸肌腱中央腱束损伤、侧腱束向掌侧半脱位导致近指间关节屈曲。(14)中指鹅颈畸形,(15)由骨间肌挛缩引起的掌骨塌陷(16)继发的骨间肌紧张造成。(17)屈肌腱松弛。(18)伸肌腱松弛。(19)骨间肌和小指展肌作用引起手指尺侧吹风样改变。(20)由半脱位的拇长伸肌沿掌侧轴作用引起的拇指钮孔状畸形。(21)近节指骨尺侧半脱位引起的鹅颈畸形(22)。(c,d)手指的临床及影像学表现。腕骨塌陷并手指掌侧半脱位、向尺侧吹风样改变,导致严重的尺侧三指鹅颈畸形及拇指钮孔状畸形。

第一节　掌指关节畸形

一、掌指关节的解剖及生理

掌指关节拥有极大的活动度。由掌骨头的髁状及不对称的面(除外第四掌骨)和近节指骨基底部的关节窝(不能完整覆盖掌骨面)组成的关节不仅可以 90°屈曲,还可以 20°过伸。当掌指关节屈曲时,旋转的轴线向掌侧移动,同时髁状的不对称结构解释了屈曲的同时出现旋后(图 6-2a)。

桡侧及尺侧侧方韧带保证了关节的稳定,两侧韧带在伸直时松弛,屈曲 90°时绷紧。附着在掌板上的侧副韧带则在伸直时绷紧、屈曲时松弛。掌板紧紧地附着于近节指骨基底部,还有极少部分附着于掌骨头。掌侧隐窝对于整个关节屈曲十分重要。掌板同时也是关节周围组织的平衡稳定条件,这些关节周围组织聚合形成了"力核"。这个核心是掌板、矢状带、侧副韧带、掌骨间韧带、屈肌腱腱鞘(A1 滑车)和骨筋膜之间的连接物。

伸肌腱通过矢状带稳定掌骨头,同时嵌入近节指骨近端,骨间肌也嵌入近节指骨,这使近指间关节伸直时可以保持稳定。第一骨间背侧肌主要负责屈曲掌指关节并增加侧方稳定性。其他桡侧的骨间肌主要负责近指间关节伸直;尺侧骨间肌负责掌指关节屈曲,同时参与指间关节伸直,并

且保持屈伸肌腱之间的平衡。

二、畸形的机制

滑膜血管翳破坏病变的掌指关节,首先出现近节指骨在掌骨头侧的掌侧半脱位,继而出现同一关节桡偏。在滑膜血管翳进展超过掌骨头、掌板的掌侧隐窝和周围的侧方韧带及其所属掌骨的连接物后,关节囊先拉长,随后逐渐移位,使伸肌腱脱位嵌入近节指骨基底部。关节的稳定性因牵拉而逐渐变差,最终侧方韧带破裂。嵌顿的掌板将从掌骨头处脱离,继而加重近节指骨的掌侧半脱位。伸肌腱桡侧矢状束的退变将导致肌腱尺侧半脱位于掌骨间沟。尺侧骨间肌特别是小指展肌不但导致掌指关节屈曲,而且产生尺偏作用。掌板及其在示中指的周围结构被推挤到手指的尺侧缘。由于 A1 滑车轴线处屈肌腱偏斜及尺侧方向上的牵拉,进一步加重了尺偏。腕关节桡偏、腕骨移位及第四、五掌骨屈曲导致吹风手症状加重。

多重因素参与掌侧半脱位及尺偏的发生,因而外科医生需要分析其特点,以及所遇到临床问题的病理力学机制,然后才能在治疗掌指关节畸形时做出清晰的决策。

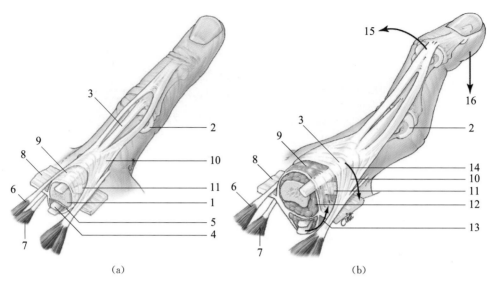

图6-2　掌指关节正常的解剖结构和病理解剖结构

注：(a)正常掌指关节及其屈肌、伸肌装置的解剖图（右手）。(1)掌骨头。(2)近节指骨头。(3)伸肌腱。(4)指浅屈肌和指深屈肌腱。(5)A1滑车。(6)骨间肌。(7)蚓状肌。(8)掌骨间韧带。(9)矢状束。(10)骨间肌的延续部。(11)掌指关节侧副韧带。(b)类风湿关节炎时的掌指关节病理解剖。(12)由滑膜血管翳造成的掌板和屈肌装置从掌骨头脱离，屈肌腱的牵引使其向尺侧半脱位(13)。(14)伸肌装置向尺侧脱位，造成矢状束尺侧部分牵拉及桡侧部分(9)伸长。近节指骨掌侧半脱位至掌骨头下方，在张力及骨间肌作用下导致鹅颈畸形，近指间关节过伸(15)及远指间关节屈曲(16)。

三、病变的评估与分类

临床体检是最为重要的。临床医生必须明确滑膜血管翳病变的位置、关节的形态与稳定性，以及屈伸肌腱的功能。需要在放松状态下评估腕关节对手指尺偏的影响。在制订手术计划时，也需要考虑钮孔状畸形或者鹅颈畸形的症状，同时也应该与康复治疗师合作来解决患者的手功能需求。

要完整地评估病变，X线检查和MRI检查是必不可少的。MRI可以帮助临床医生精确定位滑膜血管翳病变的位置和范围，而这常常无法通过体检准确评估。通过常规的X线摄片位置和Brewerton位摄片，我们可以更好地观察掌骨头掌侧的侵蚀情况（图6-3a、b）。

Larsen等定义了关节侵蚀的六度分级法，这种分级方法可以帮助我们精确地评估关节的损伤程度（图6-3c，表6-1）。但是Nalebuff和Millender分类（表6-2）还评估了关节周围的畸形和病变，因此用这种分类方法可以更好地评估病变。

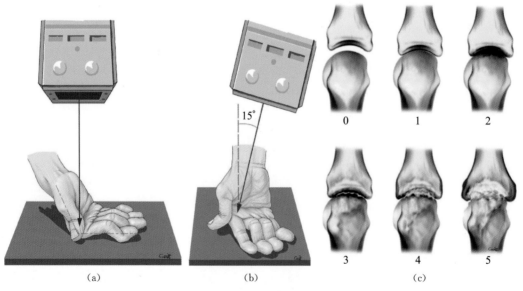

图6-3　掌指关节影像学表现

注：(a，b)掌骨头侵蚀的Brewerton位评估。掌指关节放置在65°屈曲位，如图所示倾斜15°投射拍摄。(c)依据Larsen等提出的影像学评估，见表6-1。

表 6-1　Larsen 的影像学评估方法

分级	表征
0 级	无改变
1 级	轻微改变(骨质疏松,关节周围水肿,轻微的关节缩紧)
2 级	显著改变(皮质侵蚀,关节间隙狭窄)
3 级	中度破坏(关节破坏,直达所有关节面的关节缩紧)
4 级	严重破坏(伴有关节畸形)
5 级	完全破坏(关节面损毁,骨的畸形)

表 6-2　Balebuff 和 Millender 分级

分级	表征
第一阶段	滑膜炎(内科治疗、支具固定)
第二阶段	关节间隙狭窄伴侵蚀(内科治疗,可加用滑膜切除)
第三阶段	中度关节破坏(P1 掌侧半脱位,尺偏)(手术治疗:修复重建肌腱及腱鞘)
第四阶段	严重关节破坏(功能丧失)(人工关节成形术)

四、治疗要点

(一) 夹板支具和内科治疗

在类风湿关节炎早期,患者需要接受药物治疗,这有助于限制炎症对关节囊韧带系统和屈伸肌腱的破坏。这一阶段,当内科治疗不充足时,关节腔内激素注射可以作为治疗的补充。夜间佩戴夹板对于保护腕关节及手指十分重要(图 7-5a、b)。夹板需要保持指间关节处于伸直位,同时掌指关节稍屈曲。夹板治疗也可以尝试纠正初期的尺偏畸形。从这一阶段开始,患者需要在治疗师的指导下学会减少五指负担的手部活动方式。患者在疾病过程中必须始终佩戴矫形器。

(二) 滑膜切除和软组织重建

单纯的滑膜切除是不够的,必须同时进行软组织重建。单纯切除滑膜会导致关节不稳定,因为会松弛关节囊韧带系统,出现伸肌腱半脱位及手内肌挛缩。

(三) 术野显露

一般沿掌指关节背侧行横切口,尽可能减小对变薄的皮肤造成的伤害,同时保护手背静脉网,以减轻静脉淤血和术后水肿。这个入路可以最好地显现掌指关节和掌骨间隙,使得在纠正尺偏畸形的同时可以容易地修复关节周围结构及进行骨间肌移位。该切口最大的问题是没有处理肌腱结构的损伤,后期还可能要进行关节置换。早期活动可能会导致切口裂开,继而增加伤口感染的风险(图 6-4a)。

我们更喜欢取掌骨间的"V-Y"切口,这样可以暴露一个手指的桡背侧和相邻手指的尺背侧。以示指举例,桡浅神经因向尺侧走行而跨过切口;同样地,对于第五指处的切口,尺神经手背支因沿近节指骨尺侧缘走行而跨过切口。这样的切口比较隐蔽、美观,并且沿着静脉、神经的轴向走行,同时也可以轻松暴露掌指关节、关节囊韧带系统和骨间肌。这样设计切口也不会因为术后早期活动而裂开,又距离重要的伸肌腱和置换的关节有一定距离。这种切口可以进一步延伸至近节指间关节,这样便可以进行鹅颈畸形和钮孔状畸形的处理。

(四) 滑膜切除术

可以在伸肌腱任一侧纵向切开伸肌腱帽(图 6-4 b1),如何选择取决于医生的熟练程度及术后使伸肌腱集中于掌指关节处的需求。当半脱位程度为中度时,我们更倾向于切开桡侧,同时要根据滑膜炎的严重程度,这样会相对容易地将伸肌腱从关节囊处分离。最好能彼此隔开并保护好关节囊,因为它能在背侧作为一个限制物来防止近节指骨的掌侧半脱位。

关节囊上采用纵行切口,滑膜的病变(在压力作用下)常常跟随关节液的流出而疝出。用 15 号刀片细致地将病变组织从关节囊上剥离,完整切除滑膜。纵向牵引手指可以增加关节间隙,使操作变得容易(图 6-4 b2)。利用直角咬骨钳(图 6-4 b3)将掌板掌侧隐窝和周围的滑膜全部切除。如果存在关节囊肿,可以用刮匙去除。这样可以在有关节侵蚀的情况下保护关节完整性。为了保证手指活动度,术中应保护关节囊韧带装置(图 6-4 b6)。

用 3/0 PDS 缝线修复重建关节囊,伸肌腱中央腱重建在掌骨头处。可以适当早期活动,防止术后出现关节僵硬。从术后第 3、4 天起,应用动力性支具让掌指关节可以在 0~60°范围内主动屈曲,并且帮助伸直。根据周围组织条件(见第 7 章,图 7-16a,c),应用支具 4~5 周。长期研究表明术后患者的感受有改善,同时手指得到更好地保护,以免发生畸形。需要注意的是,滑膜切除术在 70%的患者中并不能阻止影像学上的改变。

(五) 解除手内肌挛缩

在 Finochietto 征阳性的情况下,任何掌指关节处的手术治疗必须同时行手内肌松解(图 6-5)。Finochietto 征是指掌指关节保持伸直位时,被动屈曲近指间关节受限,但掌指关节屈曲时,近指间关节可以屈曲。这个体征在手指尺偏伴桡侧骨间肌挛缩的患者中更加明显(图 6-6)。

手术范围与手内肌挛缩程度有关。Littler 建议切除伸肌斜向纤维的一个三角区域(图 6-6),这个操作对于中度挛缩来说,可以保护横向纤维。Flatt 认为,在掌指关节尺侧半脱位和挛缩的情况下,除了切除斜向纤维,还应切除横向纤维。而 Nalebuff 除了切除斜向和横向纤维,还切除尺侧矢状带。

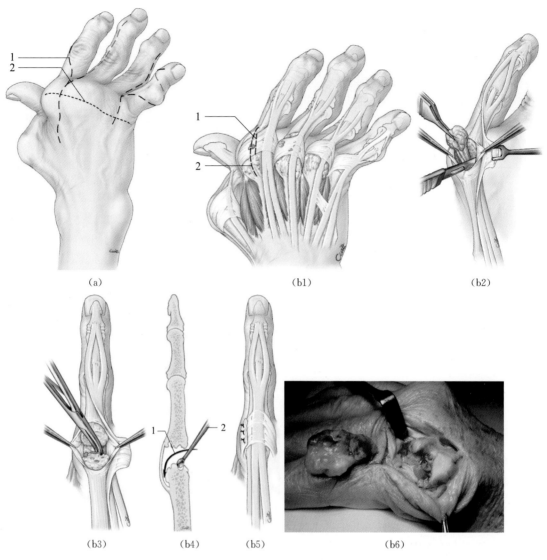

图 6 - 4　掌指关节滑膜切除术

注：(a)掌指关节的外科显露。(1)"Y"形的掌骨间切口。纵行部分可为背侧方直切口，或者背侧正弦曲线形切口。(2)跨关节的横切口。(b1)掌指关节滑膜切除术：从桡侧(1)切开伸肌装置矢状束。关节囊亦纵行切开(2)，但其经常因滑膜血管翳形成而变薄。(b2)向尺侧牵开伸肌腱，以15 号刀片切除滑膜血管翳。(b3)轴向牵拉手指以辅助用右弯的咬骨钳切除掌侧凹内的滑膜(1)，同时保护掌板和侧副韧带。(b4)刮匙去除囊肿(2)。(b5)以 3/0 PDS 缝线重建关节囊，加强稳定性。双排缝合法修复矢状束使伸肌腱重新固定在掌骨头凸面。(b6)滑膜切除后的第二掌骨头。临床判断低估了血管翳的体积。

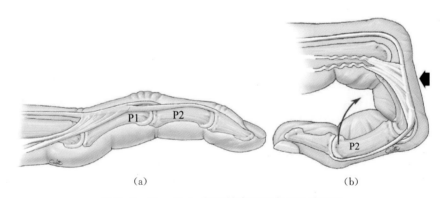

图 6 - 5　Finochietto 征阳性表明手内肌系统挛缩

注：(a)当手内肌挛缩时，近节指骨伸直位时张力更大，导致中节指骨无法屈曲。(b)仅在近节指骨屈曲、手内肌松弛时，才可以被动屈曲中节指骨。

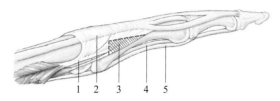

图 6-6 近指间关节伸直僵硬导致骨间肌挛缩的治疗

注:切除一片伸肌腱延伸部三角形区域,包括伸肌腱腱帽和部分骨间肌(3)。(1)骨间肌肌腱。(2)矢状束。(3)伸肌腱延伸部分。(4)指深屈肌腱。(5)指浅屈肌腱。

手内肌松解不能应用于示指,因为第一背侧骨间肌是位于近节指骨侧面的必要的外展肌。当其肌力减退时,由嵌入变为折叠。在进行掌指关节固定术的同时,可以通过示指固有伸肌腱或者拇短伸肌移位来加强第一背侧骨间肌。另一方面,如果存在轻度尺偏,可以行小指展肌切断术。

五、手内肌交叉移位

Straub 提出可以将示中环指手内肌尺侧肌腱移位到与其尺侧相邻的手指桡侧缘来纠正尺偏。这样主动的移位操作通过在近节指骨中段分离手内肌肌腱、解剖分离至腱腹交界处完成。常常处于萎缩状态的骨间肌需要小心地从周围组织中松解出来,以使肌肉组织恢复弹性(图 6-7)。Straub 建议将手内肌缝合到伸肌腱侧腱束上,但是这种做法受到质疑,因其可能导致或加重鹅颈畸形。Flatt 倾向于将手内肌固定于桡侧副韧带上。通过精细的解剖,将骨间肌腱编织缝合于主要侧副韧带上。这项技术是有难度的。我们将其简化为用骨锚钉(Mini-Mitek 或者可吸收Microfix-Mitek)将骨间肌腱直接固定于近节指骨基底部。但遗憾的是这种肌腱移位极少采用。以我们的经验,这对于纠正早期的尺偏畸形是有效的。这种主动肌腱移位维持了掌指关节的轴线,从而更好地分散了关节面处的应力。

从术后第 4 天起患者佩戴动力型支具,可以维持手指的轴线,同时主动屈曲掌指关节 0~60°,并且通过松紧带自动将手指回弹至伸直位。指间关节保持自由活动。Oster 等通过 30 例手术证明 Straub-Flatt 移位是有效且效果持久的。在平均 12.7 年的随访中,尺偏出现的中位数为 5°,掌指关节活动度有 47°,近节指间关节有 58°。手内肌移位大多应用于 Nalebuff-Millender 分期为Ⅲ期的患者。

六、伸肌腱重新复位法

伸肌腱掌骨间隙处的半脱位必须作为常规修复,因为这会导致手指伸直受限和吹风手,并且加重近节指骨的掌侧半脱位。在将伸肌腱重新集中于掌指关节水平前,必须纠正会加重肌腱半脱位的腕骨桡偏。

对于中度的伸肌装置半脱位,要充分切开背侧骨间

的尺侧纤维。这样的切开不需要彻底,只要足够将伸肌腱重新复位于掌骨头的凸面即可。双排钮固定桡侧矢状束并且掌指关节倾斜 45°来验证修复效果,同时可以保持肌腱的聚合,不会使掌指关节屈曲受限。

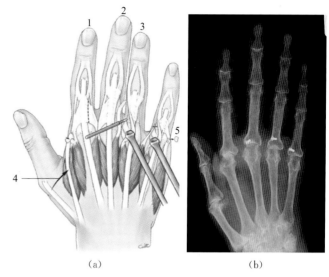

(a) (b)

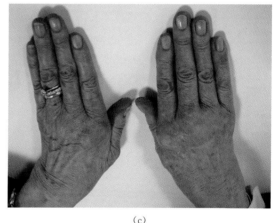

(c)

图 6-7 手部尺侧吹风样改变的纠正

注:(a1~a3)依据 Flatt 提出的,将尺侧的骨间肌及其延伸部移位至相邻手指的桡侧副韧带。(b、c)右手,使用 Mitek 锚钉行 Flatt 术的结果。

如果伸肌腱脱位并且嵌入掌骨间隙,则必须彻底将其从尺侧腱联合上松解出来,并且切除整个尺侧矢状束。这个操作只适用于示中指的尺侧腱联合。环小指的尺侧腱联合应当予以保护,防止出现尺侧半脱位。

有几种方法可以保护伸肌腱。Zancolli 通过打骨洞将伸肌腱固定于近节指骨基底部。我们更倾向于使用骨锚钉,Micro-Mitek 或者 Microfix-Mitek。这样的肌腱固定必须不限制掌指关节屈曲,同时可以防止近节指骨的掌侧半脱位(图 6-8a)。为了防止抓握活动受限,伸肌腱腱固定术必须在掌指关节保持屈曲 25°的情况下进行。

Feldon 法(改良 Harrison 法)于近节指骨基底部远端切下一长 4 cm、宽 5 mm 的尺侧肌腱束(图 6-8b、c),将这条

肌腱束穿过关节囊缝合于桡侧半伸肌腱上。这种方法的优点在于限制了掌侧半脱位,同时保护了掌指关节活动度。但是常常由于滑膜切除术将关节囊韧带组织打薄而使得这种腱固定术不再能实施。因此,我们更喜欢采用 Zancolli 的方法,因为利用骨锚钉可以快速完成操作。

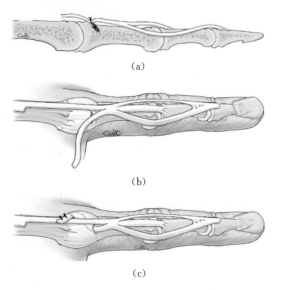

图 6-8 使伸肌腱回归正中的手术方法

注:(a)Zancolli 术。以 Minilock-Mitek 锚钉将伸肌腱固定于近节指骨基底部。(b,c)Feldon-Harrison 术。切除伸肌腱尺侧长约 4 cm 的条束,将其自近节指骨基底穿过关节囊,然后固定在伸肌腱桡侧部分。

所有这些方法都可以利用一个可以主动屈曲 0~60°的动力型支具,在术后 4 周内进行早期活动。

七、掌骨截骨术

治疗手内肌挛缩的掌骨截骨术是根据 Weil 的理念发明的。Weil 先将其应用在不可修复的高弓足上。Leemrijse 等提出这种概念也可以用于掌骨处。从掌骨头背侧近端斜向截骨 20~25 mm 直至掌侧皮质,掌骨头的下移可以松解骨间肌,纠正近节指骨掌侧半脱位,促使掌骨间隙处半脱位的伸肌腱重新复位,同时纠正吹风手。用两枚直径 1.5 mm 的皮质螺钉固定截骨的骨折端,同时双排钮固定桡侧矢状束(图 6-9)。

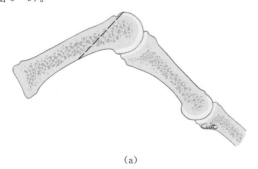

(a)

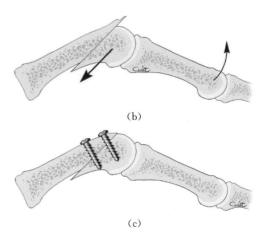

(b)

(c)

图 6-9 掌骨截骨术

注:(a)自掌骨头背侧最近端作长斜形截骨 20~25 mm 直至掌侧皮质。(b)掌骨头后退可以帮助骨间肌松解,纠正掌侧近节指骨半脱位,在纠正吹风样手的同时辅助将伸肌腱回归正中。(c)以两枚直径 2.2 或 1.5 mm 的皮质螺钉行内固定。

这种方法符合生物力学,因为最大程度地减小了手指处的畸形作用力,但是只有在大部分关节受累及时才能采用。这种方法对于后续治疗中要采用 Neuflex-Depuy 型掌指关节置换的患者来说会造成阻碍,因为截骨后会阻挡髓腔。

八、关节置换关节成形

关节破坏是功能障碍和疼痛的根本原因。疾病的进程促使外科医生选择掌指关节的切除-置换。掌指关节成形可分为自体成形或者人工关节置换。

(一)自体关节成形

Bunnell 最早建议行掌骨头简单切除。Fowler 采用锯齿形的掌骨头截骨,同时将伸肌腱经骨洞固定于近节指骨。在切除掌骨头和近节指骨基底部后,Vainio 切断伸肌腱,将其经截骨后的间隙缝合于掌板处,再重新固定侧方韧带,缝合伸肌腱来恢复其张力,同时采用 Straub-Flatt 法的手内肌移位纠正吹风手。

最常采用的是 Tupper 法,采用略倾斜的掌骨头截骨,然后将掌板插入截骨间隙,经骨洞将其固定于掌骨背侧皮质处。桡侧副韧带重新紧缩,伸肌腱复位,新的关节于屈曲 45°位固定 4~6 周,指间关节可保持自由活动。当拔除克氏针后,掌指关节可在 0~45°固定活动。手术 8~12 周之后,利用动力型支具来获得更多的活动度。根据 Vainio 的经验,他观察到这和采用 Swanson 植入物的功能效果是一样的。Tupper 认为在 30°~60°范围内主动活动会使掌骨和指骨相撞,从而更快地导致疼痛复发。自体关节成形术的手术方法如图 6-10 所示。

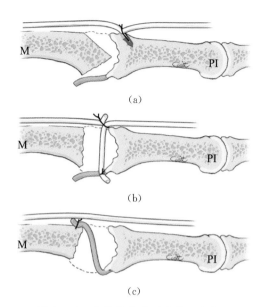

图 6-10　自体关节成形术的手术方法

注：(a)Fowler 法：掌骨头 V 形截骨。以锚钉或穿骨缝合法将伸肌腱固定于近节指骨基底部。(b)Vainio 法：垂直切除掌骨头，在掌骨颈水平切断伸肌腱，缝合于掌板后再自行缝合。(c)Tupper 法：切断掌板，固定于掌骨背侧皮质。掌骨头轻微斜形切除。伸肌腱既不做腱固定，也不置于张力下。

(二) 关节假体

Burman 在 1940 年第一次采用关节假体置换，采用的是钴铬钼合金假体。Egloff 在研究中记载了利用不同材料的多次尝试。根据大量的生物力学研究，Flatt 采用末端在髓腔中的游离金属铰链式假体。假体尾部的微移动会产生皮质穿孔，导致许多并发症。借助甲基丙烯酸甲酯固定尾部、活塞式假体等开始陆续出现，也产生了许多并发症，如松动、移位及铰链断裂等。

Nicolle 式假体由硅胶囊固定的聚丙烯铰链组成，容易撕裂和折断。Condamine 和 Moutet 假体是半固定式假体。这些假体都有很多并发症。

Mayo Clinic(Beckenbaugh-Lindscheid)的表面置换假体可以更好地适应掌指关节的生物力学，但是需要彻底进行关节囊韧带组织重建以保持侧方稳定性。考虑到类风湿关节炎引起的组织学改变，完成这些操作并不简单。

Swanson 硅胶假体成熟于 1962 年，直到近几年仍是类风湿关节炎领域最适用的关节置换技术。尽管有钛套管，假体仍然有髓腔内移位、破裂的风险。而掌指关节处的硅胶滑膜炎极少发生(图 6-11)。

基于 Swanson 假体随时间而退化的结局，Weiss 提出了一种新的硅聚合物假体，Neuflex-DePuy 假体，可以改变功能结果。他观察到使用 Swanson 假体结果最好的病例获得了 60°的活动度，但还不能完成抓握动作。他将 Neuflex-DePuy 假体做成屈曲 30°，这样就可以让掌指关节获得 90°的活动度，从而完成抓握动作。平均－11°的伸直障碍是由

伸肌腱固定于近节指骨基底部和长时间使用动力型伸直支具造成的(图 6-11)。

Swanson 假体髓腔内的活塞效应导致皮质骨溶解并伴有渐进的假体移位。这种移位和假体轴线背侧位置扩大有关。Swanson 试图通过在假体和骨组织之间加入钛垫圈提供一个连接面来纠正该并发症。但是这样的垫圈只是延缓了假体移位。Weiss 通过在手指掌侧放置旋转轴心成功减少了假体的活塞效应。理论上认为 Neuflex-DePuy 假体会比其他假体有更高的肌腱磨损风险，因其有更多掌侧中心旋转。在我们的实践中，5 年使用了超过 320 例 Neuflex-DePuy 假体，我们并没有看见接触点处任何肌腱的破裂。

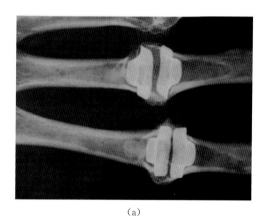

(a)

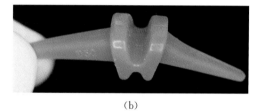

(b)

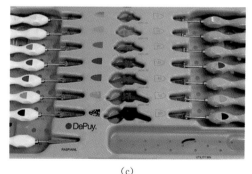

(c)

图 6-11　掌指关节假体

注：(a)带钛合金金属环的 Swanson 掌指关节假体。假体移位形成的活塞效应会导致皮质骨溶解；只有钛金属环才可延缓这一过程的发生。(b)Neuflex-Depuy 假体。(c)适配 Neuflex 假体的附属装备。

(三) Neuflex-DePuy 假体的安装技术

尽管横切口是经典的手术入路，但是我们仍继续使用掌骨间纵向的"V-Y"切口，这样做既可以使切口不覆盖于假体上，也可以用一个切口进行两个关节的置换(图

6－12a)。

通过掌骨间隙桡侧或者尺侧的切口暴露关节(图6－12b),关节囊常常大面积病变,甚至被滑膜炎破坏,导致丧失掌侧限制和近节指骨的掌侧半脱位。

掌指关节屈曲90°可以在滑膜切除的同时评估关节破坏程度和剩余掌板及侧副韧带的条件。利用薄方锥确定掌骨轴线(图6－12d),并将其垂直于掌骨头以确定截骨方向,用摆锯截骨(图6－12f)。第二掌骨的截骨应在桡侧倾斜15°来对抗拇示指对捏产生的侧方压力。在基底部出现前后平面上的倾斜畸形而加重掌侧半脱位时,需要进行近端的二次截骨。通过最小的掌骨头截除实现适度截骨。过度截除掌指关节会导致最大号的假体也无法填充间隙。相对延长的手内外肌腱会导致功能结果不佳。

截骨后评估掌指关节,剩余的关节囊韧带的力学条件因疾病严重或缓解的情况更容易评估。

用锉刀扩髓(图6－12g),如果皮质骨有硬化,可以采用骨钻扩髓。Neuflex-DePuy系统里的锉刀套件可以对掌骨和指骨进行扩髓(图6－12h、i)。我们建议从近节指骨开始,因其髓腔呈三角形,骨干中段变窄,所以限定了假体的大小。另一方面,掌骨四边形的髓腔扩髓较容易。根据测试假体基底占掌骨横截面多少宽度来确定假体大小(图6－12j)。骨畸形可能导致一些旋转方面的误差。经验告诉我们,在锉刀扩髓时最好采用掌骨和指骨的掌侧皮质作为参考平面。

通过伸肌腱帽双排钮来复位伸肌腱(图6－12n)。关节置换常可以松解伸肌腱,不需要切除尺侧伸肌腱帽。但是切断腱联合可以有效帮助松解示中指相关伸肌腱。在修复软组织后,必须注意纠正或防止手指尺偏畸形的重要性。

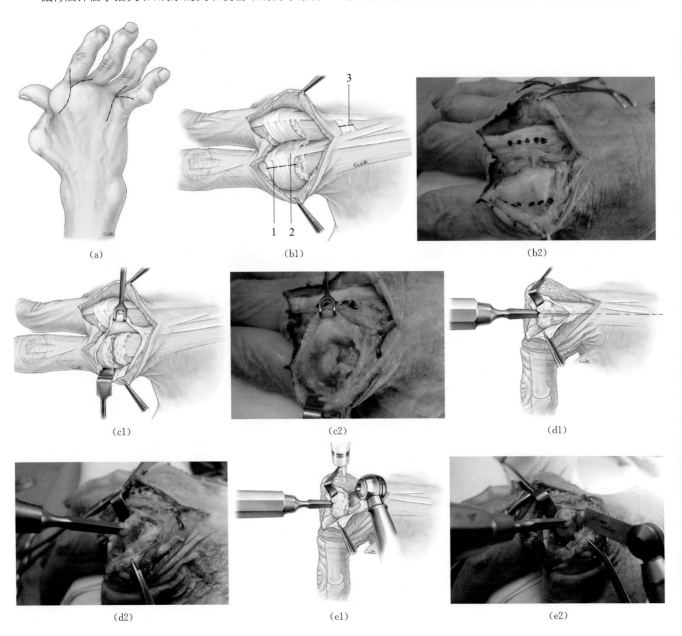

(a)　　　　　(b1)　　　　　(b2)

(c1)　　　　　(c2)　　　　　(d1)

(d2)　　　　　(e1)　　　　　(e2)

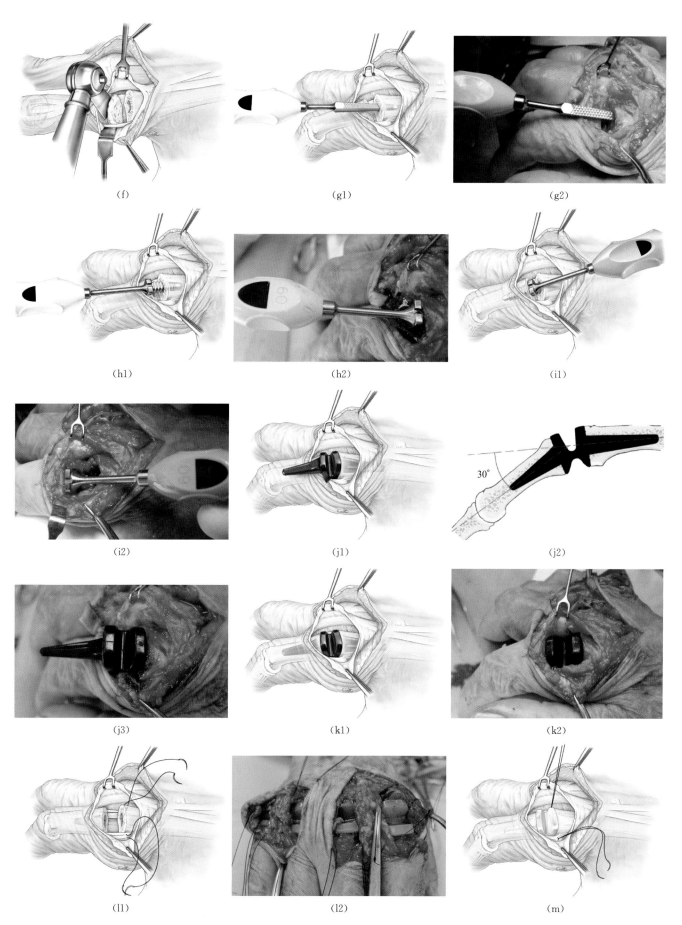

(f)

(g1)

(g2)

(h1)

(h2)

(i1)

(i2)

(j1)

(j2)

(j3)

(k1)

(k2)

(l1)

(l2)

(m)

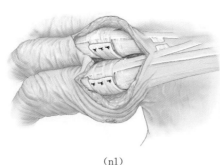 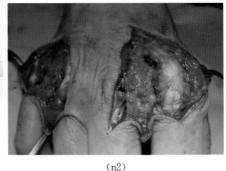

（n1）　　　　　　　　　　　　　（n2）

图 6 - 12　安装 Neuflex 掌指关节假体的手术方法

注：(a)Y形或者 V－Y形切口同时暴露两个掌指关节。(b1,b2)若肌腱脱位至尺侧掌骨头间凹陷(1)，切开矢状束桡侧；若肌腱尚在正中，最好在尺侧作切口，并且仅保留第四间室的连接处。(c1,c2)行关节滑膜切除后，伸肌腱以肌腱拉钩牵开，部分松解侧副韧带以利于掌骨头脱位。(d1,d2)以锥子定位骨髓腔。(e1,e2)垂直于锥子作有限的掌骨头切除。(f)同法处理近节指骨基底部。(g1,g2)Neuflex 锥一端安装骨锉，塑形骨髓腔。(h1,h2)Neuflex-Depuy 骨锉套装可以用来为骨髓腔钻孔。由于剩余骨量较脆弱，操作需谨慎。(i1,i2)重复上述操作来扩开近节指骨骨髓腔。(j1,j2,j3,k1,k2)安置试验假体以保证在剖面上完全适配。放置时应保证不费力，并且根据 Neuflex 假体的特点，可以屈曲 30°。(l1,l2)取出试验假体，以 2/0 PDS 缝线加固掌板，同法加固侧副韧带。(m)安置永久 Neuflex 假体。2/0 PDS 缝线打结重建关节轴线。建议桡侧可以稍稍过度矫正。(n1,n2)双排缝合法缝合伸肌腱帽。

　　对于示指来说，第一背侧骨间肌折叠术足以稳定新关节。如果不行，可以通过示指固有伸肌腱移位或者锚钉加强桡侧副韧带来加固(图 6 - 13)。

　　我们倾向于使用拇指掌指关节融合术后多余的拇短伸肌腱进行移位，根据尺偏的程度决定是否进行手内肌交叉移位(图 6 - 7a)。

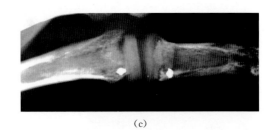

（c）

图 6 - 13　以两枚 Mitek 锚钉加固示指桡侧副韧带

注：(a)两枚 Mitek 锚钉在两侧侧副韧带钉入。缝线自韧带最厚的部分穿过并打结。这种临时加固法可允许 Neuflex 假体早期活动。(b，c)左示置置入 Neuflex 假体，并装配两枚 Tacit 锚钉及用 2/0 PDS 缝线加固掌指关节韧带。

（四）术后护理

　　术后 2 天内，采用掌侧支具保持制动，腕关节固定在背伸 15°、尺偏 10°位，同时掌指关节屈曲 20°位。

　　第一次换药后，更换为低活动度的动力型伸直支具，患者可以根据第七章的具体方案开始再训练。

（五）并发症

　　虽然有一些关于硅胶相关滑膜炎的担忧，但这实际上十分罕见。至于 Swanson 假体，其后 25 年间，只有 Aptekar 在 1974 年报道过一例这样的病例。在我们自己的 320 例研究中，还没有遇到过硅胶聚合物引起的炎性反应。

　　另一方面，Swanson 假体铰链处的断裂率不容忽视：Vahvanen 的研究中有 10%，Wilson 的研究中有 3.2%。这个并发症是由假体上前后向的，尤其是抓握时的剪切力和活塞运动导致的压力所引起的。这种断裂往往可以耐受，通常不需要更换假体。所有的结构组织都依赖于关节囊韧带环境的质量，这才是稳定的唯一真正因素。

　　此外，通过引导形成假体周围新的关节囊并不能改进假体的稳定性。由硅胶导致的纤维化组织没有力学价值；

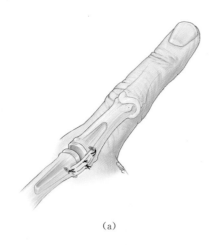

（a）

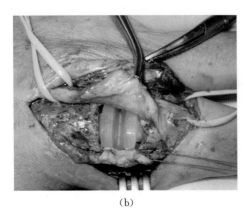

（b）

相反地,Swanson 假体依赖于这种机制。只有重建外侧韧带、复位伸肌腱和手内肌,才能保证关节稳定、正确的掌指骨序列和手指活动性。在过去 7 年中,我们采用 Neuflex-DePuy 假体,只遇到过 1 例破裂,是由手术过程中手术刀无意切断造成的。我们的手术实践可以让我们随访到超过 15 年的使用 Swanson 或 Sutter 假体的患者是否出现假体断裂。对于 Neuflex-DePuy 假体来说,翻修手术相对简单,因其骨锉套装可以没有太大困难地重新校正骨髓腔,然后再放入大一号的假体。

手指尺偏畸形复发的原因是进行性的关节囊韧带退行性变和屈伸肌腱的尺侧半脱位,而不是假体。患者只有规律应用夜间支具,并且白天进行人体工程学锻炼,才能保证长期的功能效果。

（六）结果

Wilson 等随访了 5～14 年共计 35 位患者的 375 例 Swanson 假体,从临床和影像学方面评估了 185 个假体。96% 的患者自觉在术后 1 年获得了改善;4% 的患者未觉改善,但也没有加重。70% 的患者有远期改善;30% 的患者出现无痛性功能丧失伴关节僵硬。27% 的患者可以进行日常活动,19% 的患者能保留基本运动功能,54% 的患者觉得活动受限,但其中掌指关节活动受限并不是唯一的原因。

假体退化程度随时间而改变。在短期随访中,如 Mannerfelt 的研究(随访 2.5 年),活动范围从 −9°～49°。

而 Wilson 长达 14 年的随访发现活动范围只有 8°,即 21°～29°的屈伸范围。这些患者没有采用最新一代的带有垫圈的 Swanson 假体。根据我们的经验,我们观察到疗效确实随着时间变化而恶化,而且平均活动度为 26°,伴有恒定的 18°伸直受限(6.5 年随访结果)。类似于 Wilson 的结果,我们注意到早期活动可以改善最终的活动度,这种相对受限活动度并不是近指间关节融合的手术适应证。事实上,为了改善患者的日常运动功能,他们需要逐渐积累控制所有关节的活动度。

Wilson 等的研究中有 43% 的患者出现了超过 20°的手指尺偏畸形,14% 出现假体相关的骨皮质溶解,17% 出现半脱位,还有 6% 出现假体破裂。感染率为 1.3%,1.06% 的患者需要充足的手术干预,1.9% 的患者移除了假体并且没有重新替换。未发现一例硅胶滑膜炎。该结果与大多数已经发表的临床研究结果相似。现在看来,并发症中应该加入一项:由于垫圈固定不当的掌侧半脱位导致的掌指关节功能受限。

在 7 年使用了 151 例 Neuflex-DePuy 假体后,我们的疗效更好。只有长期随访(10～15 年)才有助于证实我们的结果。但值得注意的是,我们第一次进行 4 个关节假体置换,获得了第二至四指 90°的屈曲和平均 11°的伸直受限(图 6-14)。握力改善比 Swanson 假体更明显(18.7 kg 对比 Schmidt 研究中的 14.9 kg)。在约 53% 出现骨溶解的 Neuflex 假体中,中度的活塞效应并不会影响骨皮质。

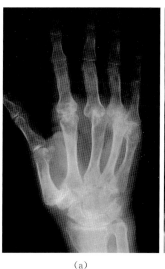 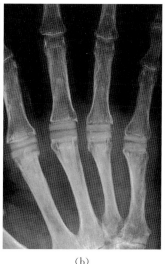 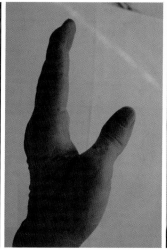 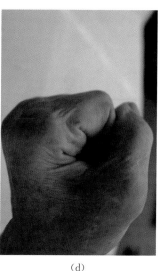

(a)　　　　　(b)　　　　　(c)　　　　　(d)

图 6-14　Neuflex 掌指关节置换术结果

注:(a)掌指关节半脱位及关节破坏,伴有鹅颈畸形。(b)从示指到小指的 Neuflex 掌指关节置换。(c)术后 1 年结果:可以观察到掌指关节轻微伸直不足;鹅颈畸形并未完全消失。(d)掌指关节完全屈曲。

九、根据 NaleBuff-Millender 分期的适应证

（一）Ⅰ期和Ⅱ期

对于Ⅰ期滑膜炎,结合静态支具的保守治疗是足够的。

如果没有恰当评估病变分期,那么患者在几年内将会出现关节狭窄和骨溶解的Ⅱ期表现。这就需要进行关节滑膜切除来缓解疼痛,保护患者的关节和关节囊韧带不被破坏,但会导致 15°～25°的关节僵硬,甚至这种僵硬通过适当的再训练和动力型支具治疗也常常不能缓解。

（二）Ⅲ期

中度的关节破坏并伴有近节指骨掌侧半脱位和尺偏畸形。

在明确疾病通过药物治疗得到控制后，这一阶段可以采用针对关节的保守治疗和有限的软组织手术干预。

关节及关节周围滑膜切除后，掌侧半脱位得以缓解，并通过伸肌腱固定于近节指骨基底部来稳定关节（图 6 - 8a）。

通过 Flatt 法的手内肌交叉移位（图 6 - 7）或者掌骨截骨术（Leemrijse 等）（图 6 - 9），可以纠正吹风手畸形。

伸肌腱需要重新复位于掌骨间的凸面处。

（三）Ⅳ期

由于存在整个关节的破坏并伴有几乎完全的功能丧失，这一阶段需要进行精细关节置换或关节成形。芬兰和北美的两组人员仍在使用自体关节成形。Neuflex-DePuy 假体是应用最广泛的，比 Swanson 假体效果更好。由新一代假体带来的舒适感毫无疑问改善了疼痛并提高了功能。新建立的活动度使抓握力更稳定。但是我们必须重申，若不纠正整个腕关节及手指的畸形，关节置换并不能提供良好的远期功能。

第二节　钮孔状畸形

一、发病机制

导致钮孔状畸形发生的唯一原因是伸肌腱中央腱束的病变。发生类风湿关节炎时，病理过程常常从关节内的滑膜增生开始。这种增生会导致关节囊韧带肿胀，渐渐地，增生组织会从伸肌装置的薄弱点突出，如中央束和侧腱束之间（图 6 - 15）。

紧接着，滑膜血管翳会导致侧腱束向侧方移位，继而掌侧半脱位。随着横向支持带的挛缩，这种症状会加重。当侧腱束滑脱超过了近指间关节的旋转轴线后，它反而会变成屈曲关节的肌腱，导致手指背侧变成像纽扣穿过钮孔一样。

在这一阶段，位于中节指骨背侧基底部的 Stack 三角韧带持续扩展，这加重了远指间关节过伸和近指间关节屈曲。

二、分类

Nalebuff-Millender 分期描述了类风湿关节炎引起的钮孔状畸形的自然变化过程（表 6 - 3）。

Ⅰ期相当于－15°～－10°的中度近指间关节伸直受限。远指间关节中度过伸，最显而易见的是远指间关节主动屈曲丧失。在这一阶段，由于横向支持带没有挛缩，所以钮孔状畸形通过 Haine 征检查仍可复位。随着近指间关节继续过伸，侧腱束移位从而起到部分屈曲远指间关节的作用。

在Ⅱ期，近指间关节屈曲至 40°，畸形不能被动复位。远指间关节过伸同时屈曲受限。在这一阶段，横向支持带挛缩、纤维化，Haine 征阳性。作为代偿，掌指关节出现中度过伸。

Ⅲ期病变包括关节破坏：近指间关节屈曲位僵硬，远指间关节过伸。作为代偿，第四、五掌指关节部分过伸。因此，环小指相比于示中指可以更好地耐受这种畸形改变。

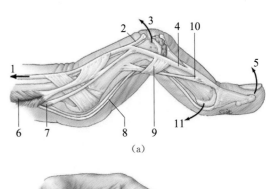
（a）

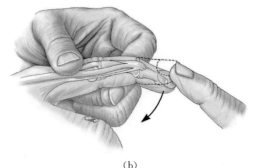
（b）

图 6 - 15　钮孔状畸形

注：（a）中央腱束拉长或断裂导致钮孔状畸形的机制。伸肌腱中央腱束（2）的断裂导致伸肌装置（1）牵拉；指深屈肌腱（8）作用导致中节指骨屈曲。横向支持带（9）和斜向支持韧带（10）进一步牵拉会导致末节指骨（5）过伸。侧腱束（4）向近指间关节运动轴线的掌侧脱位导致 Stack 三角变宽。近指间关节（3）在两侧腱束间脱出。（6）骨间肌。（7）蚓状肌。

（b）Haine 实验评估钮孔状畸形可复发性。近指间关节保持伸直，测试者尝试屈曲远指间关节。可屈曲为试验阴性，表明斜向的支持韧带并无挛缩。当远指间关节屈曲受限或无法完成，则该试验阳性，由韧带挛缩导致。

表 6‑3 Nalebuff 和 Millender(1975 年)提出的钮孔状畸形分期及治疗措施

畸形分期	Ⅰ期	Ⅱ期	Ⅲ期
近指间关节	可复性的伸直不足	部分可复的伸直不足	固定的屈曲畸形
远指间关节	近指间关节 0°位轻度过伸、屈曲受限	中度过伸,屈曲受限	过伸畸形
掌指关节	—	代偿性过伸	重度过伸
治疗	夜间佩戴支具,可行伸肌腱切断术(Dolphin 术)	近指间关节:中央腱束重建(Littler 术);远指间关节:+/−Dolphin 术	近指间关节:腱固定或者人工关节成形;远指间关节:+/−Dolphin 术

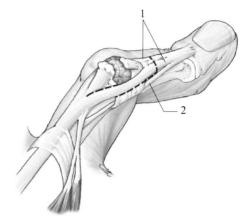

图 6‑16 切断侧腱束以恢复远指间关节屈曲(Dolphin 提出)
注:侧腱束(1)在斜向支持韧带(2)远端插入点的近侧切断。

三、治疗

(一) Ⅰ期

钮孔状畸形可以采用非手术治疗。患者可以佩戴夜间动力型支具来保持近指间关节伸直,放松远指间关节,同时固定掌指关节于屈曲 30°位。这种支具必须舒适服帖,防止造成近指间关节周围皮肤压迫而出现皮肤坏死(第七章,图 7‑14)。关节内激素注射对滑膜血管翳是有效的,但不能反复使用。

为了维持侧腱束在功能位置,需要保持近指间关节完全伸直位时远指间关节屈曲活动来恢复远指间关节的功能。当近指间关节伸直时出现远指间关节屈曲受限,最好在中节指骨水平行肌腱切断术。这项技术最早由 Fowler 在 1949 年提出,由 Dolphin 在 1965 年应用。不同的肌腱切除术由一系列复杂的步骤构成,但是对于最终结果没有很大影响。

经验告诉我们,肌腱切断术需要在 Stack 三角韧带接近斜向支持带插入处进行,可以行横向、斜向或者分段切断(图 6‑16)。这种操作保护了远指间关节的伸直活动。术后应该立即活动远指间关节,防止伸肌腱远端部分粘连。我们见过术后的皮下纤维瘢痕组织形成了一种假性的钮孔状畸形,数周后便抵消了术后出现的良好功能。为了防止复发的远指间关节僵硬,我们倾向于切除数毫米伸肌腱,同时小心保护侧方韧带附着。

(二) Ⅱ期

此时存在 30°~40°的近指间关节伸直受限,同时掌指关节和远指间关节中度过伸。

在这一阶段中,重建近指间关节处伸肌腱功能的同时,用Ⅰ期中描述的 Fowler‑Dolphin 肌腱切断术修复远指间关节过伸畸形。在近指间关节行滑膜切除术,重建伸指功能。有多种方法来修复,但是不确定的结果导致没有可靠的手术步骤。对于创伤导致的病变来说,完全可靠的手术方式不能自动应用于类风湿关节炎引起的病变,因为组织条件不一样,常常会使手术失败,特别是对于采用过 Snow 或 Aiache 型肌腱置换的患者。由 Fowler‑Rico、Flatt 和 Nichols 等提出的中央腱束移植法很有创新性,但这很难操作,因为他们的目的不仅是要重建近指间关节功能,而且要将侧腱束移至背侧。

我们倾向于通过缩短 3~6 mm 来重建中央束的长度,以便恢复需要的张力(图 6‑17)。

Urbaniak 和 Chamay 喜欢作"V‑Y"切口以便调整张力。

中央腱束适当的调整可以达到被动屈曲 70°~80°的效果。接着,必须有组织地继续将侧腱束移至背侧,这可以利用掌侧区域的横向支持带来完成。通过 Fowler‑Dolphin 肌腱切断术松解侧腱束使其能够缝合到中央腱束上,加固近指间关节的伸直功能。术后通过直径 1.0 mm 克氏针将关节固定在伸直位 4 周。然后再利用动力型伸直支具进行康复锻炼 6~8 周。

当中央腱束被破坏并且无法修复时,我们倾向于采用 Littler 的方法,可以同时恢复远指间关节和近指间关节的功能。从近指间关节至中节指骨的背侧行"S"形切口来暴露整个伸肌装置(图 6‑18)。将斜向支持带从侧腱束上分离,以便在术后保护远指间关节的伸直功能。同样地,掌侧水平的横形带也应分离。这一阶段中,侧腱束可以被松解至背侧,而且可以分离至中节指骨近斜形带的水平。

将侧腱束旋转 180°后缝合于另一侧萎缩的中央腱束上,利用可吸收锚钉(Minilock 或者 Microfix‑Mitek)固定肌腱于中节指骨基底部,用直径 1.0 mm 克氏针将手指固定于该位置 4 周,接着再改为动力型支具至少 6~8 周(第七章,图 7‑14)。

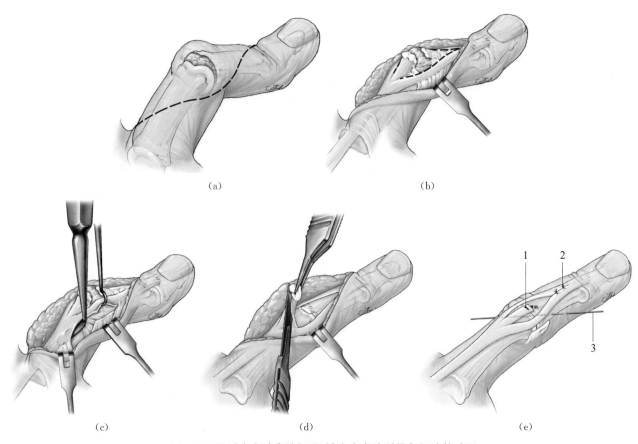

图6-17　通过中央腱束的切除-缝合术来外科修复钮孔状畸形

注：(a)在近指间关节背侧作弧形切口。(b)以解剖刀分离侧腱束和中央腱束。(c)以骨膜剥离子将伸肌装置从与其粘连的近节指骨和掌指关节分离，从而将侧腱束拉向背侧。切断横向的支持韧带。(d)切除中央腱束末端纤维化部分3～6mm。(e)以 Mitek-Minilock 或者 Microfix 可吸收锚钉重建肌腱止点。侧腱束远端(2)缝合以部分关闭 Stack 三角(1)。以克氏针临时固定近指间关节4周。

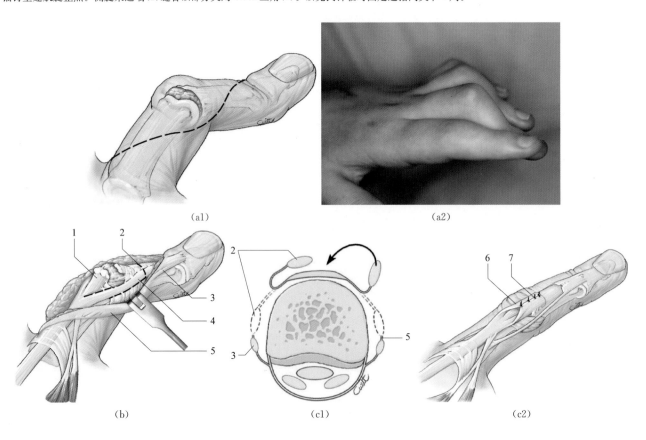

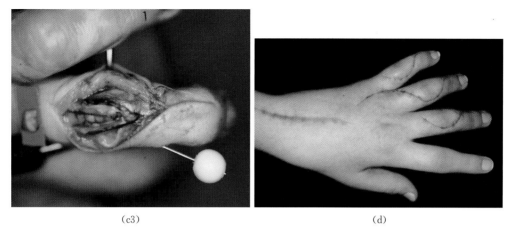

（c3）　　　　　　　　　　　　　　　　　　（d）

图 6 - 18　Littler-Eaton 提出的侧腱束重建以外科修复钮孔状畸形

注：(a1,a2)在僵硬的手指近指间关节背侧作弧形切口。(b)侧腱束(4)从斜向支持韧带(3)及中央腱束(1)剥离。分离(2)横向支持韧带(5)。侧腱束自中节指骨斜向支持韧带(3)近端分离。(c1,c2,c3)翻转两侧侧腱束,对合缝合(7)。以 Minilock 或者 Microfix 锚钉将其钉入中节指骨基底部。(d)术后 4 周结果。

（三）Ⅲ期

近指间关节的屈曲僵硬伴有骨质破坏,需要任一类型的运动干预。在这一阶段,只有近指间关节的关节成形或者关节融合术是可行的,需要根据其他手指关节病变的治疗方案来进行权衡。用 Fowler-Dolphin 法纠正远指间关节过伸常常是有效的,并且可以重建一部分的屈曲活动。

四、关节置换

不建议关节置换在同一手指的掌指关节和近指间关节同时进行。我们利用假体设计和生物力学概念与掌指关节 Neuflex-DePuy 假体类似的近指间关节 Neuflex-DePuy 假体来进行关节置换,该假体在铰链处维持屈曲 15°的位置。

手术技术：Neuflex 假体植入采用背侧"S"形切开,可为暴露掌指关节的"V - Y"切口的延续(图 6 - 19),保留外侧切口是为了保护伸肌腱装置。

用小针头定位关节(图 6 - 19b)。定位后,有两种方法保留关节(图 6 - 19b,c)。如果中央腱因关节滑膜炎而扩张但还有大部分附着于中节指骨基底部时,我们倾向于采用 Urbaniak 和 Chamay 描述的"V - Y"法切开伸肌腱。

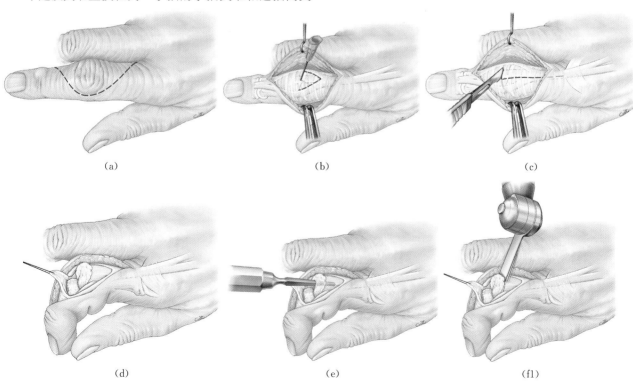

（a）　　　　　　　　　　　　（b）　　　　　　　　　　　　（c）

（d）　　　　　　　　　　　　（e）　　　　　　　　　　　　（f1）

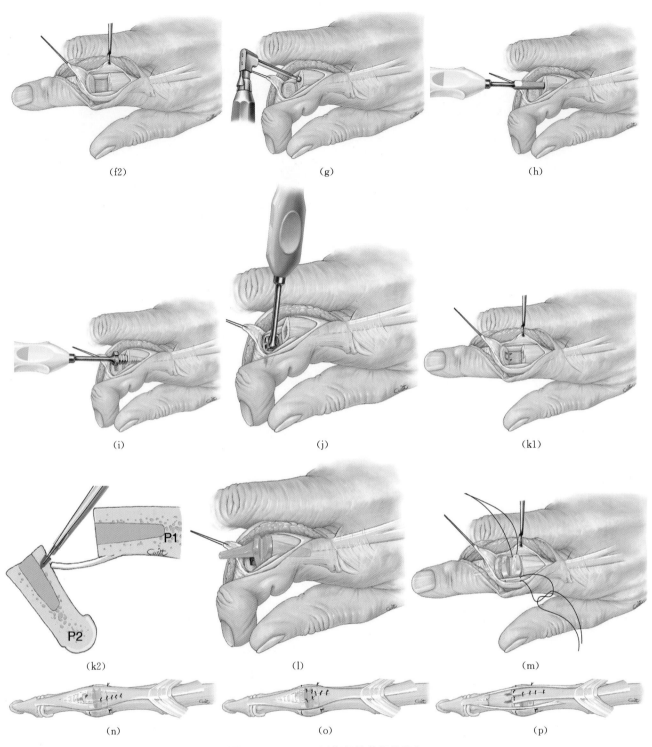

(f2)　　　　　　　　　　(g)　　　　　　　　　　(h)

(i)　　　　　　　　　　(j)　　　　　　　　　　(k1)

(k2)　　　　　　　　　　(l)　　　　　　　　　　(m)

(n)　　　　　　　　　　(o)　　　　　　　　　　(p)

图 6 - 19　Neuflex 近指间关节假体植入

注:(a)做近指间关节背侧弧形切口。(b)以注射针定位关节腔。做一个包含中央腱束和部分侧腱束的"V-Y"三角瓣。该瓣以中节指骨基底为蒂。(c)另一种不同的近指间关节入路:纵向劈开中央腱束约 20 mm,将其从桡侧副韧带分离。中央腱束自中节指骨基底切断,与尺侧腱束一起牵开。将侧腱束从近节指骨部分松解,便于近节指骨头脱位。(d)屈曲中节指骨,游离近节指骨头。(e)近节指骨骨髓腔以方锥定位。(f1,f2)用摆锯切除近节指骨头,磨平中节指骨基底。(g)磨钻打磨骨髓腔。(h)Neuflex 骨锉打磨髓腔,掌侧皮质用来作为参考平面,使假体安置在合适的轴线。(i)使用 Neuflex 不同大小的骨锉套装以决定适配近节指骨髓腔的假体。(j)同法处理中节指骨。(k1,k2)Microfix 锚钉固定修复或加固掌板至掌侧皮质。(l)插入试验假体,近指间关节可屈曲 15°,表明假体并不受限。(m)安置永久假体,加固侧副韧带。(n)其他重建伸肌腱装置的手术方法。方法①:以 Minilock 或者 Microfix 锚钉将中央腱束重新固定至中节指骨基底部。以 3/0 PDS 缝线将中央腱束与桡侧腱束缝合加固。(o)方法②:根据 Chamay 提出的方法,"V-Y"缝合三角瓣。这种缝合方法可松解伸肌腱装置,以允许近指间关节假体屈曲 15°。(p)方法③:若中央腱束已被滑膜血管翳破坏,Littler 术式可在行 Dolphin 肌腱切断术后加强两侧腱束。这一重建是以两枚可吸收锚钉固定至中节指骨基底部完成的。

我们更倾向于采用 Littler 法重建中央腱束来加强关节稳定性。这个方法利用伸肌腱两侧侧腱束，于斜形带近端切开，松解至横形带。我们采用中央束和侧腱束之间的纵行切口，将侧腱束从中节指骨上分离下来。侧腱束的半脱位有助于暴露关节，用摆锯切除关节面。用方形锥对中节和近节指骨髓腔进行扩髓，建议扩髓时备好小型骨钻。骨锉套装用来制作方形髓腔，对中节指骨的操作常常会比近节指骨简单。

尝试不同型号的假体，尽可能地选择适合于近节指骨截骨后区域宽度的假体。空缺的空间可以让测试假体能够屈伸活动。这种尝试可以保证充分的截骨范围，且没有过度，以使假体有完整的活动度。需要保留外侧韧带结构和掌板，因为这是保持关节稳定性不可或缺的部分。

用两根 2/0 PDS 缝线缝合，加强外侧副韧带。掌板需要保留或加强，可以利用可吸收微型锚钉固定于中节指骨掌侧皮质，防止钮孔状畸形转变为鹅颈畸形。然后将最终的假体放置好。

当采用 Urbaniak-Chamay 入路后，伸肌腱应用"V－Y"法修复，这样可以在恢复新的近指间关节完全伸直功能的同时达到 90°的被动屈曲功能。

利用 Litter 法时，用 3/0 PDS 缝线将侧腱束合并成筒形，利用两枚可吸收锚钉将该结构固定于中节指骨基底部。通过斜形带的腱固定术来重建远指间关节活动度。

术后应开始早期活动，术后第一天就可以开始，在第一周应用动力型支具的薄形动态夹板帮助屈曲近指间关节

30°。第二周将屈曲活动增至 45°，最终在术后第四周达到 60°（第七章，图 7－22）。我们的经验显示，缝合侧腱束的方法修复伸肌腱装置可以使近指间关节的主动屈曲比掌指关节 Neuflex 假体的置换恢复更快。

建议采用伸直型夜间支具以防永久伸直受限。术后 3 个月，功能预后趋于平稳。利用 Neuflex 近指间关节假体，我们得到了具有 63°活动度并伴有平均 9°伸直受限的结果。

五、关节融合

关节融合适用于类风湿关节炎引起的但仍然具有活动度的掌指关节钮孔状畸形。在功能位融合关节可以缓解疼痛并稳定关节。

Nalebuff 建议融合时示指屈曲 25°，并向尺侧每一指增加 5°的状态，至小指屈曲 40°位置行关节融合，这是一个很理论的指征。根据掌指关节伸直或者过伸度数，最好增加近指间关节屈曲来改善握力，特别是对环小指。对于示指来说，拇指关节的活动度是决定关节融合时屈曲角度的因素，这样可以获得最好的握力效果。

我们发现，关节融合时封闭骨髓腔是最可靠的固定方法。考虑到骨面接触处的薄弱程度，我们采用两枚交叉克氏针来防止骨面分离，并且可以在术后立即活动手指。钢丝环扎也可以增加关节融合处的压力。

这项技术的优点是简单且不会妨碍掌指关节的 Neuflex 假体置换。

第三节　鹅颈畸形

因表现为近指间关节过伸和远指间关节屈曲，所以鹅颈畸形早期易于诊断（图 6－20）。它比钮孔状畸形更易导致影响患者的功能障碍。这种畸形的治疗方法是综合的，因为需要完整地理解造成该畸形的所有病理过程。

一、病因学

随着类风湿关节炎的进展，几种力学问题将会导致鹅颈畸形，包括腕骨塌陷、掌指关节半脱位、近指间关节和远指间关节损害。

（一）腕骨塌陷

Shapiro 观察到腕骨塌陷（图 6－16）会通过进行性延长手外肌和屈肌腱装置导致鹅颈畸形，手内肌挛缩，近指间关节过伸。手外肌和手内肌原本在掌指关节处获得平衡，但是随着腕骨塌陷而减弱。这种机制似乎和类风湿关节炎不影响手外肌有关。也可以和近排腕骨切除后患者未产生手

指畸形相对比。Shapiro 认为鹅颈畸形可以通过减小腕骨塌陷的严重程度来纠正。

（二）掌指关节半脱位和手内肌挛缩

近节指骨在掌侧半脱位后会进行性地向掌骨头下方移位，这会导致伸肌腱装置相对延展和手内肌拉长，导致侧腱束的背侧半脱位和中央腱束张力增加。

掌指关节尺侧的伸肌腱装置半脱位也会相对延长，重复上述病理过程。在掌指关节的掌侧面，滑膜血管翳引起掌板松弛，引起屈肌腱屈曲关节，将手置于"手内肌阳性紧张试验"体位，从而使鹅颈畸形更加明显。

在掌指关节半脱位早期可以复位时，鹅颈畸形同样可以复位。

骨间肌的相对挛缩可以通过 Finochietto 和 Bunell 检查评估。在这样的病例中，当掌指关节保持伸直时，近指间关节不能被动屈曲；只有当掌指关节屈曲时，近指间关节才能屈曲，因为此时手内肌松弛了。

（三）近指间关节滑膜炎、掌板拉伸和屈肌腱滑膜炎

对于鹅颈畸形来说，近指间关节滑膜炎会累及掌板和支持带的退行性变。这会导致侧腱束背侧半脱位，引起近指间关节过伸，进而出现远指间关节屈曲。同样的病因学机制作用在中央腱束退行性变上引起钮孔状畸形。

事实上，病因是手指屈肌腱和腱鞘滑膜炎。这种腱鞘炎可以出现在手掌侧 A1 滑车。按压拇指或示指此处的滑车可以引起压痛。同时，让患者屈曲手指，检查者可以感觉到弹响。

临床上更难发现的是大量的腱鞘滑膜血管翳病变导致的损害。通过 MRI 检查，医生可以更好地鉴别这种损害。

当患者想主动屈曲近指间关节时，发现活动度受限，而被动活动接近正常。屈肌不能屈曲掌指关节，以骨间肌的过度活动代偿。这样反而会导致受滑膜血管翳影响的近指间关节的掌板变弱，出现近指间关节过伸。

Finochietto 征阳性的进行性手内肌紧张试验阳性表明了继发于屈肌腱腱鞘炎的手内肌过度活动。这样的腱鞘炎还可以导致指浅屈肌断裂，从而加重近指间关节过伸。

（四）伸肌腱止点拉伸和断裂

远指间关节的关节滑膜炎在类风湿关节炎中并不重要。然而，它可以导致伸肌腱拉伸，甚至断裂，继而出现锤状指，进一步发展可能导致近指间关节过伸（图 6-20）。

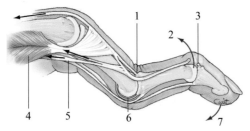

图 6-20　由锤状指发展而来的鹅颈畸形的机制

注：伸肌腱止点（3）延长或者断裂可导致远节指骨在指深屈肌（7）作用下屈曲。伸肌腱（1）、骨间肌延伸部（4）及蚓状肌（5）在中节指骨联合作用，导致其过伸（2），进展期可导致掌板（6）延长。

二、分期分型

有许多原因会造成鹅颈畸形，病因治疗需要有条理的治疗步骤。Nalebuff 和 Millender 根据近指间关节的活动范围、掌指关节姿态和相关退行性病变（表 6-4）对畸形进行了分期。Zancolli 根据畸形产生机制（手外肌、手内肌和关节）进行了分型（表 6-5）。

Tonkin 修改了 Nalebuff 分期，根据近指间关节屈曲时掌指关节的形态和关节退行性变情况将其分为 5 期（表 6-6）。Nalebuff 分期是最古老也是最常用的，因其不但

考虑了便于评估的功能受限，还考虑了畸形的病理生理改变。

表 6-4　鹅颈畸形分期（Nalebuff 和 Millender 于 1975 年提出）

分期	近指间关节屈曲	近指间关节过伸	远指间关节屈曲	病因	解剖学畸形
I	正常	+	+	屈肌腱滑膜炎；掌板牵伸；伸肌腱在远指间关节止点附近断裂或拉长	横向支持韧带延长；侧腱束向背侧移位
II	掌指关节过伸时受限	++	++	I 型＋手内肌挛缩	尺偏；伸肌腱半脱位
III	掌指关节各向活动均受限	++	++	II 型＋近指间关节背侧关节囊挛缩	伸肌腱装置及侧腱束挛缩
IV	关节僵硬伴关节面破坏	++	++	III 型＋关节面破坏	关节面及关节囊韧带破坏，关节不稳

表 6-5　鹅颈畸形分型（Zancolli）

分型	病因	原因
外在型	伸肌过度活动	掌指关节原发性不平衡；伸肌腱半脱位；掌指关节屈曲挛缩；外在肌痉挛；腕部屈曲挛缩
内在型	手内肌过度活动	缺血性挛缩；手内肌痉挛；掌指关节半脱位继发手内肌紧张
关节型	近指间关节掌侧稳定结构破坏	掌板功能不全；指浅屈肌腱功能不全；横向支持韧带破坏（侧腱束背侧半脱位）；广泛关节松弛

表 6-6　鹅颈畸形分期

分期	近指间关节屈曲	退变
1a	到位（关节型）	1b
2a	掌指关节伸直时减少（内在型）	2b
3a	掌指关节屈曲时减少（外在型）	3b
4a	掌指关节各向活动均减少（混合型）	4b
5a	无	5b

三、根据 Nalebuff-Millender 分期制定治疗方案

（一）Ⅰ期

近指间关节屈曲正常。如果鹅颈畸形是由伸肌腱在远指间关节力量减退或者断裂引起的,治疗方案可以行经皮腱固定术,或者行更好、更可靠的关节融合术。在近指间关节水平处,利用热塑性或者银质材料制作的双环可以在不受限制地进行屈曲活动的同时减少过伸状态(第七章,图 7-12)。

当主要的病因是指骨处屈肌腱腱鞘滑膜炎导致肌腱粘连、掌板破坏、横行韧带拉伸带来的侧腱束背向半脱位时,可以采用局部手术治疗,包括皮肤紧缩术、指浅屈肌腱固定、一侧侧腱束掌侧翻转及斜形韧带重建。继发于近指间关节病变的锤状指畸形不能用上述方法治疗。

1. 经皮腱固定术

经皮腱固定术由 Graner 提出,目的是将伸肌腱及部分皮肤整体切除后修复并紧缩伸肌腱。应用 3/0 PDS 缝线缝合,并以克氏针固定远指间关节 4～6 周(图 6-21)至足够恢复伸直功能。我们习惯将克氏针沿手指轴线置入并将针头外露。Iselin 倾向于将针头埋于皮下,这样患者更能耐受。但是埋于皮下的针头需要局麻才能取出。

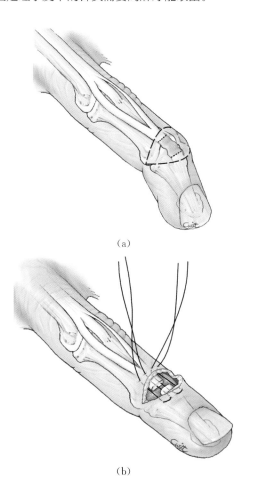

(a)

(b)

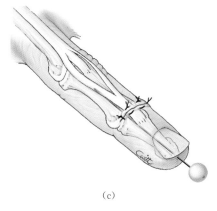

(c)

图 6-21 Brooks-Graner 皮肤腱固定术

注:(a)椭圆形切开皮肤和肌腱的瘢痕组织。(b)肌腱和皮肤采用两枚可吸收缝线褥式全层缝合。(c)轴向克氏针固定远指间关节于伸直位。

由于伸肌腱质地较差,锤状指会复发,因为经皮腱固定术的中期效果不太令人满意。对于强烈要求保留近指间关节功能的年轻患者来说,这种方法应该有保留地使用,同时要考虑复发风险。对于疾病复发的治疗,需重建斜形韧带,接着采用 Littler 技术(Ⅰ型利用侧腱束)或者 SORL(Ⅱ型利用掌长肌腱移植)或者可靠的关节融合来治疗。

2. 远指间关节融合

在远指间关节处做一个横行切口并在横切口两端做"V"形切开,这样既可以暴露伸肌腱,同时也能通过两个三角皮瓣暴露关节外侧面。

为了修整关节,我们切除侧副韧带,去除关节软骨直至能看见软骨下骨。Nalebuff 选择伸直位融合远指间关节以防复发或加重过伸畸形。

考虑到患者对捏力的需求,我们将示指远指间关节在屈曲 15°位融合,其他手指伸直位融合。通过放置一根轴向和一根斜向的经关节的克氏针 6～8 周加固融合的关节。依据采用的技术和骨质减少的程度,融合处骨不连发生概率为 10%～12%。我们喜欢使用一个双侧倾斜无头加压螺钉(Arex)来固定关节。因为使用螺钉后远指间关节融合可以在术后 3 周达到稳定,因此可以早期活动手指。

3. 皮肤紧缩术

在近指间关节的皮肤褶皱处做一个长 4～5 mm 的掌侧梭形切口,注意保护侧副韧带和静脉血管。通过缝合皮肤限制近指间关节过伸。这项操作常常与远指间关节屈曲的矫形手术联合进行。这只应用于最轻微的鹅颈畸形中。根据我们的经验,我们更倾向于肌腱固定术,因为皮肤紧缩术并未被证实有效。

4. 肌腱固定术

(1) 利用指浅屈肌的肌腱固定术。利用指浅屈肌两束中的一束或者部分肌腱的固定方法已经有很多种,我们偏爱的 Littler 法是最可靠的。该方法是在近节指骨水平经骨洞固定指浅屈肌的一束,若利用锚钉则更加简单。Curtis 更

喜欢将相同的肌腱束固定于 A2 滑车处,而 Nalebuff 则会固定在 A1 滑车周围。Karthaus 和 Werf 只利用部分指浅屈肌腱束穿过近节指骨固定,Swanson 将指浅屈肌两头分别固定于近节指骨颈部。

Littler 法简单易行(图 6 - 22)。在 A2 滑车远端做一个桡背外侧和掌侧横切口,屈曲腕关节和手指,用肌腱拉钩拉出指浅屈肌的桡侧头,尽量大地分开十字交叉滑车以便能将指浅屈肌的长度分离到近节指骨处。然后将肌腱抽出,并从掌板处分离,但要保护好其在中节指骨的部分。利用可吸收锚钉将肌腱固定在指骨的近外侧缘。要在腱固定后调节张力使近节指间关节屈曲 20°位。

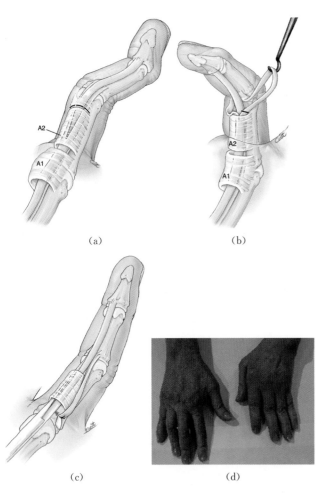

（a）　　（b）
（c）　　（d）

图 6 - 22　在近节指骨侧方以一半指浅屈肌腱作腱固定来纠正鹅颈畸形

注:(a)在 A2 滑车远端水平做掌侧横切口暴露屈肌腱鞘。(b)以肌腱拉钩拉出一半指浅屈肌腱。屈曲手指和手腕以暴露交叉腱钮。一半的肌腱在这个水平由腱鞘内抽出,保留其在中节指骨止点完整。(c)指浅屈肌腱以一枚 Minilock 锚钉固定在近节指骨近端。(d)右手鹅颈畸形术后 1 年随访结果。

术后即可主动屈曲,需要佩戴背侧支具 4～6 周,固定于近节指间关节屈曲 20°位,这样可以保护固定的肌腱。该方法的好处是简便,骨锚钉固定肌腱更为牢固,同时也可以早期锻炼。为了增加指深屈肌腱的滑移,可行屈肌腱滑膜切除。

(2)利用伸肌腱桡外侧束的腱固定术(图 6 - 23)。Tonkin 观察到修复和活动肌腱外侧束和止点不足以永久地纠正近指间关节过伸,所以他改进了 Zancolli 于 1985 年提出的技术。

桡背外侧切口可以暴露近节和中节指骨处的伸肌腱装置。侧腱束与中央腱束均分离至两个指骨的中段,为了避免过度暴露,最好在这两个层面用 3/0 PDS 缝线固定牵开,分开掌板水平的横行韧带,暴露近指间关节,然后行滑膜切除术。

在 A2～A4 滑车之间切开屈肌腱鞘,用肌腱拉钩分出指浅屈肌腱桡侧头,将侧腱束在近节指骨远端用 3/0 PDS 缝线褥式缝合 2～3 针,包裹于掌板和指浅屈肌腱之间。

此时,侧腱束已经与近指间关节旋转轴线相关联,可以调整其张力,近指间关节屈曲不能超过 5°。如果远指间关节仍然屈曲,可以利用克氏针临时固定 4～6 周。在术后第一次换药后开始早期活动,使用原位的背侧支具 3 周来防止近指间关节过伸。

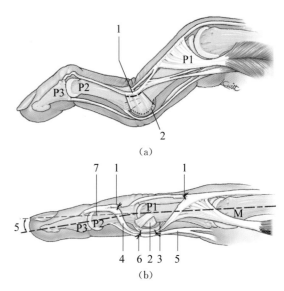

（a）
（b）

图 6 - 23　鹅颈畸形的纠正

注:(a)由 Zancolli 提出、Tonkin 改良的利用伸肌腱桡侧腱束行腱固定。作指背侧方切口,分离横向支持韧带(1)及侧副韧带(2),显露掌板。桡侧腱束以三明治法缝合在掌板和指浅屈肌腱之间。维持在不超过屈曲 5°位。(b)在近节和中节指骨中段(1)附近将桡侧腱束和中央腱束分离,侧副韧带(2)由其在掌板(3)止点分离。侧腱束(4)缝合在掌板和指浅屈肌腱(5)之间。缝合以 2～3 枚 3/0 PDS 缝线完成(6)。近指间关节轻微过度纠正至屈曲 5°位(7)。

Tonkin 用这种方法对 30 例鹅颈畸形患者进行了手术,经过平均 42 周的随访,未发现复发或并发症。所有近指间关节过伸畸形都得到了纠正,同时有中度的屈曲 11°僵硬。这种手术对纠正过伸畸形是有效的。

但我们更偏向的肌腱固定术是用锚钉将指浅屈肌腱固定在近节指骨外侧面,这被证明跟 Zancolli-Tonkin 手术一样可靠。值得注意的是,这种方法操作更快捷,并且可以释放更多的空间,利于指深屈肌腱在腱鞘内滑动。

5. 重建斜行支持韧带

Littler 介绍了两种方法。第一种是将伸肌腱尺侧束分离至近节指骨近端,然后将其缝合在屈肌腱纤维鞘管的 A2 滑车水平(图 6－24a)。从背侧来看,侧腱束附着于末节指骨基底部的部分在中节指骨水平变成侧方倾斜,就像一个支持带;而在近指间关节水平,是其掌侧部分相对于关节旋转轴纠正了关节过伸。

我们放弃了这种手术,因为从力学角度来说,韧带成形会松弛,而且其在 A2 滑车的部分会变得更脆弱。

Littler 改进了上述方法来增加力学强度。他建议切下更长段的侧腱束和自掌指关节腱联合处的骨间肌的斜行纤维(图 6－24b),将肌腱成形外斜转向中节指骨的尺侧缘,重建斜形支持韧带,切下的肌腱近端穿过 Cleland 韧带掌侧面下方,再经由神经血管束深面和屈肌腱鞘的浅层,穿过掌板到达近节指骨的桡侧缘,在近节指骨的近中 1/3 穿骨洞,固定该腱束。更简单的操作可以利用微型锚钉固定。这种腱固定更有力且生物力学更好,不但纠正了锤状指,而且其掌侧走行可以替代掌板。近指间关节和远指间关节固定在平伸位。这种双重效果的肌腱固定术并不会限制主动屈曲。应对这种成形术松弛的风险是将近指间关节屈曲 20°,远指间关节保持 0°位。

基于这种双重肌腱固定的原则,1978 年 Thompson 和 Littler 提出可以利用掌长肌腱移植来手术(图 6－24c)。第二种螺旋斜形支持韧带重建术(SORL)有 3 个优点:修复了伸肌腱装置、重建了斜形支持韧带的等效物、替代了近指间关节处扩张的掌板。在肌腱移植的两端,分别用锚钉将其固定在近节和远节指骨上。

纠正这种畸形十分有效地防止了手指弯曲,但是这需要每一个手指行肌腱移植,以及良好的远指间关节稳定性。侧方韧带修复失败将导致远指间关节屈曲畸形。因为这些原因,我们倾向于在创伤引起的鹅颈畸形中采用这种重建方式。

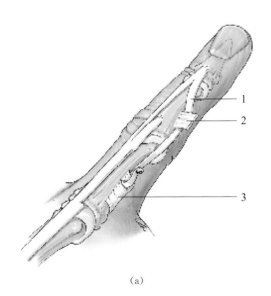

(a)

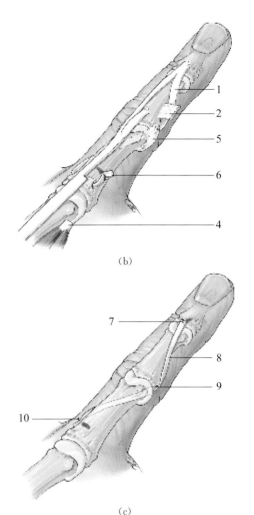

(b)

(c)

图 6－24　斜向支持韧带的重建

注:(a)Littler 法①,用侧腱束(1)向掌侧穿过 Cleland 韧带(2),缝合至 A2 滑车(3)。(b)Littler 法②:侧腱束(1)由骨间肌延伸部分离,并切断腱腹交界处(4)。向掌侧穿过 Cleland 韧带,斜穿至掌板(5)浅面,固定至近节指骨,可使用克氏针(6),也可使用更为便捷的 Microfix-Mitek 锚钉。(c)Thompson 和 Littler 的 SORL 重建法:掌长肌腱以 Mitek 锚钉固定至末节指骨基底部(7),纠正锤状指畸形。然后向侧方并斜穿至中节指骨尺侧,重建斜向的支持韧带(8)。移植肌腱斜向穿过掌板浅面;防止近指间关节过伸(9),并以 Minilock 锚钉固定至近节指骨基底部的侧方(10)。

总结一下,我们喜欢按降序使用以下方法:指浅屈肌腱固定;Tonkin 改良的 Zancolli 法;改良 Littler 法。

如果最初的病因是锤状指,则这些方法都不能纠正远指间关节屈曲畸形,必须采用经皮肌腱固定或者关节融合术。

(二) Ⅱ期

Finochietto 征:当掌指关节伸直时,近指间关节主动屈曲受限(图 6－5)。在这类病例中,鹅颈畸形的病因是手内肌挛缩。纠正鹅颈畸形与纠正所有掌指关节畸形同样重要,特别是近节指骨掌侧半脱位和伸肌腱装置半脱位。如果这些没有做到,症状肯定会复发。

Bunell 手内肌松解术是确定有效的,但是对处理类风湿

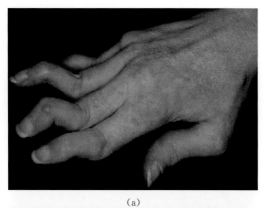

(a)

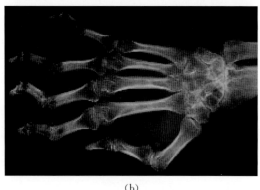

(b)

图 6 - 25　Nalebuff 和 Millender 分期 Ⅲ 期鹅颈畸形

关节炎中的肌肉病理变化却是过度的。我们更倾向于采用 Littler 法：切除骨间肌腱延伸段的尺侧斜行纤维（图 6 - 6）。为了能最大程度恢复僵硬的掌指关节屈曲，Flatt

建议切除横向纤维或者背侧肌腱装置。除非存在尺偏畸形，否则指骨处的骨间肌止点一定要保留。如果没有关节半脱位，那么需要纠正阳性的 Finochietto 征。当矫形不充分时，可以在桡侧缘也做切除。这些操作都是为了平衡手指力线来纠正鹅颈畸形。在重度病例中或者掌指关节被破坏时，关节置换术可以重建指骨轴线并松解手内肌。

应用指浅屈肌腱固定术纠正近指间关节过伸，经皮肌腱固定术或关节融合纠正远指间关节屈曲。

（三）Ⅲ期

近指间关节在所有位置上都有明显的屈曲范围减少。这种僵硬是由伸肌腱装置、侧副韧带和皮肤挛缩造成的。在纠正这些问题之前，需要矫正掌指关节和远指间关节畸形。大量病因学表明，屈肌腱滑膜炎导致了屈肌腱粘连，并且引起伸肌腱动作不平衡（图 6 - 25）。

判断屈肌腱功能最好的方法是在远侧掌横纹处做一个小切口，然后用肌腱拉钩牵拉肌腱，这样可以确定是进行滑膜切除术还是行部分指浅屈肌腱切除合并腱固定术。

近指间关节手术（图 6 - 26）：Nalebuff 建议在麻醉下进行屈曲复位操作，需要小心操作，防止出现关节破坏或者骨质疏松骨的骨折。这个操作还可能造成皮肤破坏，引起皮肤坏死。

用克氏针将近指间关节在屈曲位固定 3～4 周，可以使重建的掌指关节活动。

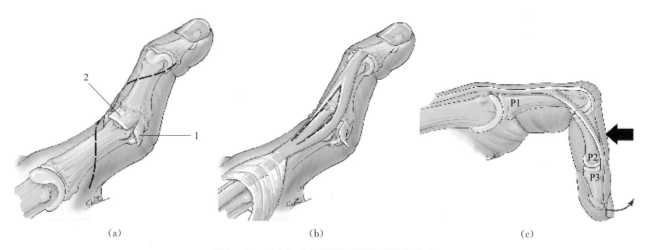

(a)　　　　　　　　　　　　(b)　　　　　　　　　　　　(c)

图 6 - 26　Nalebuff 分期 Ⅲ 期鹅颈畸形的治疗

注：(a)以近指间关节为中心设计背侧弧形切口，松解近节指骨（1）侧方的主要韧带；切开近指间关节（2）背侧关节囊。(b)在中节指骨水平，分离侧腱束和中央腱束；必要时松解侧方韧带。(c)当近指间关节屈曲时，侧束移至其侧方。近指间关节可被动回到伸直位。

根据我们的经验，康复锻炼需要精心护理，因而我们更偏向手术治疗，这样可以直接而全面地纠正所有导致关节僵硬的因素。

Nalebuff 采用自近指间关节中心至中节指骨的弧形切

口，这一入路能够将侧腱束与中央腱束分离。背侧关节囊切开和部分松解主要的侧副韧带对于重建不受限制的指间关节屈曲功能是必要的。如果皮肤切口出现二期愈合，上述操作更为必要。可以通过掌侧牵拉肌腱来测试主动屈曲功能。

这一入路不用克氏针固定关节,可以在术后立即主动活动近指间关节。我们还常常加做指浅屈肌腱固定术。

（四）Ⅳ期

Ⅳ期时关节僵硬且关节破坏。常采用关节融合,并保留掌指关节置换的选择。如果掌指关节处软组织条件良好,可以考虑关节置换。可采用 Brunner 切口经掌侧入路放置 Neuflex 假体（图 6 - 27）,同时可以行指浅屈肌腱固定术。Nalebuff 建议环小指行关节置换,示中指行关节融合。

鹅颈畸形有严重的功能障碍,我们认为早期通过软组织手术增加完整的活动范围较关节融合好。

对于Ⅳ期病变,可以采用相同的软组织手术。如果关节置换是通过背侧入路进行的,可以通过植皮来松弛切口,而掌侧入路的优点是可以在背侧支具固定于伸直 20°位时早期主动活动。

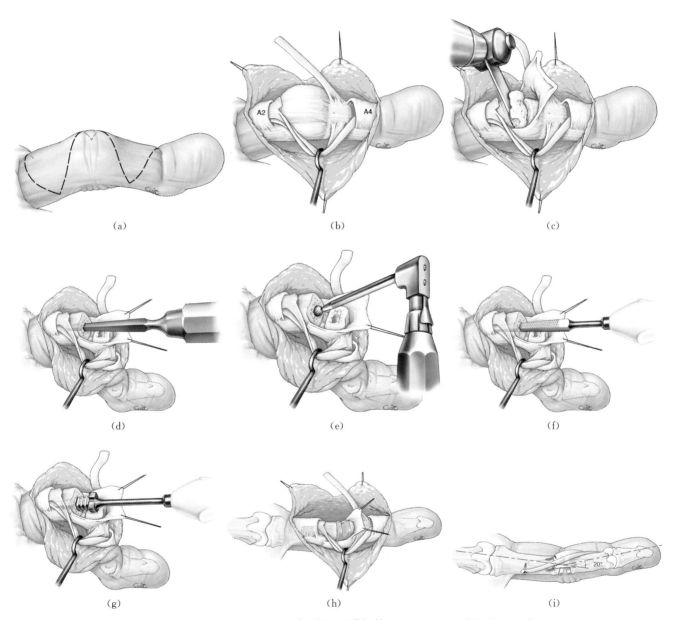

图 6 - 27 掌侧入路安置 Neuflex 的近指间关节假体治疗 Nalebuff 分期Ⅳ期鹅颈畸形

注：(a)在近节和中节指骨掌侧设计 Bruner 或半 Bruner 切口。(b)暴露 A2 和 A4 滑车后,在交叉腱钮水平切断一半指浅屈肌腱,保留其远端在中节指骨的止点。以拉钩拉开指深屈肌腱和另一半完整的指浅屈肌腱以暴露掌板。(c)从近节指骨颈部游离因鹅颈畸形导致的掌板松弛。脱位近节掌骨头,并以摆锯切除。(d)方钻定位近节指骨骨髓腔。(e)磨钻髓腔准备。(f)以 Neuflex 骨锉/钻复合器行髓腔成形。(g)以 Neuflex 骨锉套装逐渐扩髓。(h)以试验假体测试大小。(i)安置好假体后,以 1～2 枚 Microfix 锚钉重建掌板,达到 20°屈曲,以一半的指浅屈肌腱固定来加固掌板。

第四节 类风湿关节炎拇指畸形

拇指畸形在类风湿关节炎中经常发生。Swanson 的研究中其发生率为 57%，Alnot 的研究中其发生率为 62%。

尽管拇指畸形可以很好地耐受，但是也必须进行处理。可靠的手术治疗需要说服患者完成一个整体的重建来恢复无痛、稳定的捏力。

我们将多种分期、病理（Eiken）、病因和临床（Nalebuff-Ratliff，Stanley）概括在表 6-7～6-9 中。

表 6-7 Ratliff 在 1971 年提出的四期

分期	表征
Ⅰ期	"Z"形拇指
Ⅱ期	不稳定拇指
Ⅲ期	内收拇指
Ⅳ期	拇长伸肌或拇长屈肌腱断裂引起的继发畸形

表 6-8 Nalebuff 在 1984 年提出的六期

分期	表征
Ⅰ期	钮孔状畸形
Ⅱ期	掌指关节屈曲，指间过伸，掌骨大多角骨关节半脱位
Ⅲ期	鹅颈畸形
Ⅳ期	由尺侧副韧带松弛继发掌指关节外展畸形
Ⅴ期	掌指关节过伸
Ⅵ期	拇指不稳合并骨关节破坏

表 6-9 钮孔状畸形或"Z"形拇指的 Alnot 分期

分期	掌指关节	指间关节	病因
Ⅰ期	可复性屈曲畸形	活动范围正常	轻度或无关节破坏
Ⅱ期	可复性屈曲畸形	脱位或被破坏	掌指关节轻度累及、指间关节破坏
Ⅲ期	不可复性屈曲畸形；脱位或被破坏	活动度减小	指间关节轻度累及
Ⅳ期	不可复性屈曲畸形；脱位或被破坏	脱位或被破坏	两个关节均有破坏

在应用方面，有两种基本的畸形：钮孔状畸形（或称"Z"形拇指）；鹅颈畸形（或称"M"形拇指）。

一、"Z"形拇指或钮孔状畸形

(一) 病理

掌指关节处的滑膜炎破坏了关节囊和侧副韧带（图 6-28）。

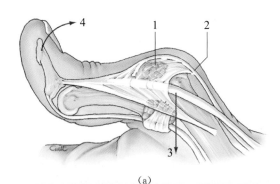

(a)

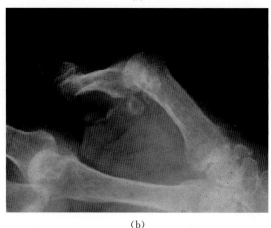

(b)

图 6-28 拇指钮孔状畸形（"Z"形拇指）的机制

注：(a)滑膜血管翳(1)使关节囊、伸肌腱帽和拇短伸肌腱(2)、侧副韧带肿胀。拇长伸肌腱向关节尺侧(3)移位。当其移位至掌指关节旋转轴线掌侧，就造成该关节屈曲、指间关节伸直(4)。(b)Alnot 分期Ⅳ期"Z"形拇指的影像学表现。

松弛的矢状束和近节指骨处拇短伸肌的活动导致拇长伸肌腱的尺侧半脱位及向关节旋转轴掌侧移位，这使得掌指关节屈曲，指间关节过伸。在晚期，这些关节同时出现关节破坏表现。

Alnot 提出了一种关于"Z"形拇指的分期方法，这种方法的优点是可以根据不同时期的表现对应不同的治疗方法（表 6-9）。

（二）根据 Alnot 分期进行治疗

1. Ⅰ期

这一时期最好通过滑膜切除而非使用激素注射来治疗滑膜炎，这时还未出现屈曲畸形。手术入路采用关节中心的背侧弧形切口，利用可以深入关节隐窝的直角细咬骨钳将掌侧滑膜清除。

如果存在中度屈曲畸形，可以利用骨锚钉重建拇短伸肌腱位于近节指骨的止点来重新紧缩肌腱。如果这样做还不能达到效果，则取下部分拇长伸肌腱，将其与拇短伸肌腱一起固定在近节指骨上，就像 Nalebuff 描述的那样（图 6－29）。通过克氏针固定掌指关节 4 周以保持移位手术的效果。指间关节通过鱼际肌的活动仍可能存有伸直功能。

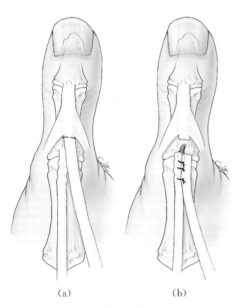

（a）　　　　　　（b）

图 6－29　Ⅰ期拇指钮孔状畸形的手术治疗

注：在伸肌腱扩展部近端切断拇长伸肌腱，并以骨锚钉钉入近节指骨基底部来纠正近节指骨伸直不足。

这种手术方式纠正了钮孔状畸形，但是常导致掌指关节僵硬。复发需要行关节融合。

2. Ⅱ期

此期掌指关节屈曲畸形可以复位，但是指间关节破坏且需要进行融合。拇长伸肌腱通常移位到近节指骨基底部。

3. Ⅲ期

掌指关节破坏并且无法复位，但是指间关节未损伤。病变需要掌指关节融合。掌指关节融合后，Stanley 建议维持在 10°固定，而 Inglis 建议固定在 15°，Feldon 建议出现大多角骨掌骨关节不稳时可以固定在 25°。

为了帮助拇指早期活动，我们多使用可吸收的髓内固定方式，当植入物吸收后，髓腔得以重建。当此方法不可行时，采用 2～3 枚克氏针也可以为早期活动提供足够的稳定性（图 6－30）。

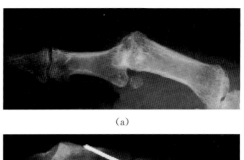

（a）

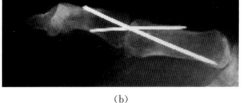

（b）

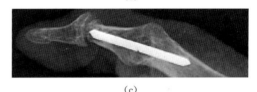

（c）

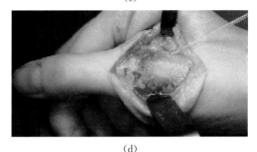

（d）

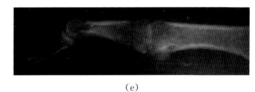

（e）

图 6－30　Alnot Ⅲ期拇指钮孔状畸形

注：（a）指间关节完整，但因掌指关节破坏需要进行关节融合。（b）以克氏针行关节融合术。（c）以髓内棒行关节融合术。（d）以可吸收的髓内钉固定，以斜行的可吸收针阻止其旋转。（e）融合术后 3 个月的结果；可吸收内植物仅在 MRI 上可见。

利用上述一样的切口来进行关节融合。褥式缝合桡侧矢状束以便能重新复位拇长伸肌腱，并且防止过度矫正而限制指间关节屈曲。

4. Ⅳ期

掌指关节和指间关节都被破坏，Nalebuff、Alnot 和 Teledano 都强烈反对同时融合指间关节和掌指关节。拇指会变得僵硬，并且只能通过大多角骨掌骨关节运动，而该关节本身也常常受到疾病影响。

经典的手术方法是指间关节融合的同时进行掌指关节置换（图 6－31），甚至得到 20°～50°的屈曲活动范围，这对于患者来说也是有用的。考虑到掌指关节受到侧方的压力，尺侧侧副韧带必须加强或者进行韧带成形术(图6-31)。

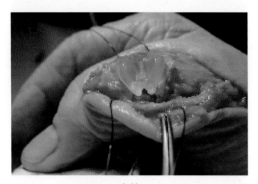

(a1)

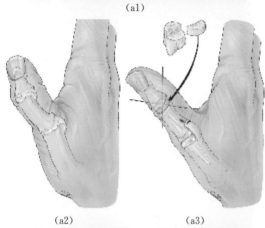

(a2)　　　　(a3)

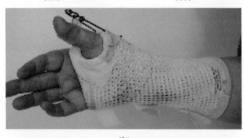

(b)

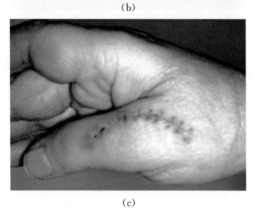

(c)

图6-31　Alnot分期Ⅳ期钮孔状畸形

注:(a1~a3)Neuflex掌指关节假体修复Ⅳ期钮孔状畸形,指间关节融合。重建或加强韧带装置以保证假体的侧方稳定性,这一点十分重要。(b)术后3天佩戴动力伸直位支具开始主动活动。(c)术后4周可对掌。

二、"M"形拇指或鹅颈畸形

(一)病理

这是Nalebuff分期Ⅲ期畸形。拇长展肌因滑膜炎而变得松弛,大多角骨掌骨关节的牵引导致关节半脱位。Kessler描述了拇收肌和虎口挛缩是如何导致第一掌骨变得与第二掌骨平行的。这种畸形会随着时间稳定,患者出现掌指关节过伸和指间关节屈曲来完成对捏动作(图6-32a)。

(二)治疗

在这一阶段初期,病变局限在大多角骨掌骨关节处,并伴有轻度可复位的半脱位。此时可应用支具将拇指固定在掌侧外展位,这样的治疗方式可以获得数月时间来更好地观察疾病的进展情况。如果疼痛持续存在,可以采用大多角骨掌骨关节成形术治疗。

类风湿关节炎的治疗不同于骨性关节炎治疗。这种骨关节炎可以是脱位造成的,但并不会因完整的大多角骨切除而加重脱位,也可以是腕关节融合造成的,这将不利于行大多角骨切除术。

根据我们的经验,我们更倾向于通过Gedda-Mobery入路行半关节置换术。Swanson假体不再适用,我们采用最小的硅胶大多角骨假体(图6-32b)。第一掌骨基底部和大多角骨需要尽可能保留地切除,然后放置假体。为了稳定关节,保留尽可能多的关节囊和韧带同样重要。用一枚克氏针穿过第一、第二掌骨保持拇指掌侧外展位,在保持虎口撑开的同时能够让掌指关节和指间关节自由活动。

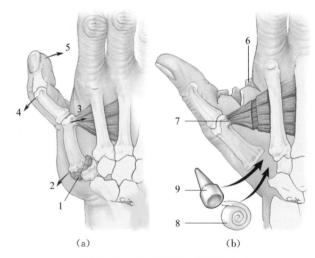

(a)　　　　(b)

图6-32　"M"形拇指或鹅颈畸形

注:(a)关节滑膜(1)和拇长展肌(2)的牵拉造成第一腕掌关节半脱位。内收肌的腱膜和虎口(3)挛缩继发出现。为了代偿,掌指关节会过伸(4)且指间关节屈曲(5)。(b)纠正拇指内收:在虎口(6)行蝴蝶翼成形,然后行内收肌腱膜(7)切除,大多角骨切除,腱球填塞成形(8)或大多角骨Swanson假体(9)置入。

如果半关节置换不可行,我们选择采用完整的大多角骨切除,同时用半根拇长展肌腱或者掌长肌腱进行腱球填塞。虽然拇指塌陷出现概率约为40%,但这项技术仍然取代了Swanson法的大多角骨关节成形术。

如果掌指关节过伸出现在大多角骨掌骨关节病变处理之后,那么需要通过行籽骨和掌骨颈关节囊固定术来稳定关节。经关节克氏针固定关节是没有用的,因为病变本身就会导致韧带松弛。

关节融合的指征是关节已经被破坏,但这不能与大多角骨关节成形术同时进行。拇指两节指骨融合后形成的长指骨会对新关节造成压力,可能导致疼痛和感染。

当鹅颈畸形伴有虎口挛缩时,必须要行"Z"字成形术和第一背侧骨间肌松解,而松解拇收肌不是必要的。虎口开大和大多角骨关节成形可以通过掌骨间克氏针固定来维持。

无论对于哪个阶段的拇指畸形,我们从不使用限制性假体。我们认为骨头的自然形态不能充分容纳这种假体带来的压迫和牵拉,其可能会导致移位或松动。

三、其他类型拇指畸形

Nalebuff描述过一种最早期阶段的与继发性大多角骨掌骨关节半脱位相关且会导致第一掌骨内收的钮孔状畸形。在这种情况下,大多角骨掌骨关节成形术可以纠正钮孔状畸形。

Nalebuff分期Ⅳ期包括拇指由于掌指关节的尺侧副韧带断裂(猎人拇指)而出现不稳定状态。这种情形更需要治疗,需要采用Littler描述的经骨洞韧带成形术治疗。类风湿关节炎的预后比创伤性的要差,因为锚钉钉在低质量骨质上的韧带容易撕裂,中期往往需要进行关节融合来重新修复。

Nalebuff分期Ⅴ期的掌指关节过伸不能通过临时克氏针固定的关节融合来纠正。

如果关节面仍然存在,那么将籽骨和第一掌骨颈融合的关节囊固定术是一个更好的选择。

当大多角骨掌骨关节和指间关节有功能时,关节融合应选择固定在屈曲10°~15°位。

掌指关节和指间关节的破坏和脱位会导致拇指短缩和严重不稳定。这种情况下,建议通过Darrach法尺骨头切除植骨或者髂骨植骨来融合指间关节。利用Neuflex-DePuy的"Y"形假体行掌指关节置换术。需要修复或者重建尺侧副韧带来改善捏物动作的稳定性。

第五节　术后护理

多数手指的重建手术是在腕关节畸形处理后再进行的。疼痛和肿胀需要通过应用支具和早期活动来依次控制。

在肌腱和关节重建术后第2天,减少加压敷料后,可以使用静止型或者动力型的热塑性支具(见第七章)。

需要常规随访患者,特别是那些应用了激素和免疫抑制剂的患者的伤口愈合情况。

对于那些因为已经进行多次手术而感到疲倦的患者,不一定需要遵循门诊环境所要求的加速节奏。对于许多这样的患者,我们应回归传统的住院治疗,这可以保证他们术后的舒适,以及更好地控制伤口愈合,也可以应用多种支具和多次人体工程学锻炼,更好地保护重建后的肢体。

第六节　结　论

要有条理地计划手术策略,完美地理解类风湿关节炎中手指畸形的病理生理是必不可少的。治疗有两个目标:稳定的功能结果和保留现存的组织。

纠正腕关节畸形是处理手指畸形的先决条件。炎性病程必须充分药物控制以保护手术带来的功能改善。患者必须进行康复锻炼。

毫无疑问,内外科医生更好的合作可以留出时间进行更早的手术干预。对于已经成形的畸形,就只剩下选择关节融合和关节置换,而早期的滑膜切除和关节平衡手术可以阻止或者至少延缓疾病进展。

过去30年中,我们对于关节病变的内科和外科会诊结果证实这是治疗类风湿关节炎患者的正确方法。

(翻译:江烨、周英杰、关文杰、刘阳、魏婧韬)
(审校:刘靖波　赵新)

参考文献

1. Aiache A, Barsky AJ, Weiner DL. (1979) Prevention of "boutonnière" deformity. *Plast Reconst Surg* 46:164-167.

2. Albertoni W'M. （1986） Le procédé de Brooks-Graner. In: R Tubiana. *Traite de Chirurgie de la Main*. Masson. Paris, Vol. 3. pp. 121 – 125.

3. Alnot JY. (1987) Le pouce rhumatoïde. *Ann Chir Main* 6:67 – 68.

4. Alnot JY. (1996) Le pouce rhumatoïde. In: Y Allieu. *La Main et le Poignet Rhumatoïdes*. Expansion scientifique française. Paris, pp. 143 – 152.

5. Aiache A, Barsky AJ, Weiner DL. （1979） Prevention of boutonnière deformity. *Proc Roy Surg* 46:146 – 167.

6. Aptekar RG, Davie JM, Cattell HS. (1974) Foreign body reaction to silicone rubber: complication of a finger joint implant. *Clin Orthop Relat Res* 98:231 – 232.

7. Backdahl M. （1963） The carpit ulnare syndrome in rheumatoid arthritis. *Acta Rheumato Scand* 5:1 – 75.

8. Barouk LS. (1994) L'osteotomie cervico-capitale de Weil dans les metatarsalgies medianes. *Med Chir Pied* 10:23 – 33.

9. Beasley RW. (1991) Tendon injuries. In: *Hand Injuries*. W. B. Saunders. Philadelphia, pp. 242 – 277.

10. Beckenbaugh RD. (1987) In: AH Crenshaw (ed.), *Campbell's Operative Orthopaedics*. Mosby, St-Louis, 7th edn, pp. 383 – 384.

11. Brewerton DA. (1957) Hand deformities in rheumatoid disease. *Ann Rheum Dis* 16:183 – 197.

12. Bunnell S, Doherty E, Curtis RM. (1948) Ischemic contracture, local in the hand. *Plast Reconst Surg* 3:424.

13. Bunnell S. (1955) Surgery of the rheumatic hand. *J Bone Joint Surg* 37A:759 – 766.

14. Burman MP. （1940） Vitallium cup arthroplasty of metacarpophalangeal joints. *Bull Hosp Jt Dis Inst* 1:79 – 89.

15. Chamay A. （1988） Le lambeau tendineux triangulaire dorsal inverse: porte ouverte sur l'articulation interphalangienne proximale. *Ann Chir Main* 7(2):179 – 183.

16. Condamine JL, Benoit JY, Comtet JJ, Aubriot JH. （1988） Proposed digital arthroplasty: critical study of the preliminary results. *Ann Chir Main* 7:282 – 297.

17. Curtis RM. (1980) Sublimis tenodesis. In: AS Edmonson, AH Crenshaw (eds.), *Campbell's Operative Orthopaedics*. Mosby, St-Louis, 6th edn. p. 319.

18. Curtis RM, Reid RL, Provost JM. (1983) A stage technique for the repair of the traumatic boutonnière deformity. *J Hand Surg* 8A:167 – 171.

19. Dolphin JA. （1985） The extensor tenotomy for chronic boutonnière. *J Bone Joint Surg* 47A:161 – 164.

20. Dumontier Ch. (1990) Les synovectomies chirurgicales de la face dorsale du poignet dans la polyarthrite rhumatoïde de l'adulte. *Cahiers des Conferences de la Société Française de Chirurgie de la Main*. Expansion scientifique française. Paris, pp. 33 – 44.

21. Egloff DV. （1996） Arthroplasties des metacarpophalangiennes dans la main rhumatoïde. In: Y Allieu, *La Main et le Poignet Rhumatoïdes: traitement Chirurgical*. Expansion scientifique française, Paris, pp. 104 – 120.

22. Eiken O. （1972） Aspects of rheumatoid hand surgery. *Acta Orthop Bely* 38:53 – 59.

23. Ellison MR, Flatt AE, Kelly KJ. (1971) Ulnar drift of the fingers in rheumatoid disease. Treatment by crossed intrinsic transfer. *J Bone Joint Surg* 53A:1061 – 1062.

24. Ellison MR, Flatt AE, Kelly KJ. （1971） The results of surgical synovectomy of the digital joints in rheumatoid disease. *J Bone Joint Surg* 53A:1041 – 1060.

25. Feldon P, Millender LH, Nalebuff A. （1996） Rheumatoid arthritis in the hand and wrist. In: D Green (ed.), *Operative Hand Surgery*. Churchill Livingstone, New York, pp. 1587 – 1690.

26. Feldon P. (1996) Rheumatoid arthritis. In: PR Manske (ed.). *Hand Surgery Update*. American Society for Surgery of the Hand. pp. 173 – 181.

27. Finochietto R. （1920） Retractión de Volkmann de los músculos intrinsecos de la mano. Sociedad de Cirurgia de Buenos Aires, Vol. 4.

28. Flatt AE. （1966） Some pathornechanics of ulnar drift. *Plast Reconst Surg* 37:295 – 303.

29. Flatt AE. （1995） *The Care of the Arthritic Hand*. Quality Medical Publishing. St-Louis, 5th edn. pp. 261 – 267.

30. Fowler SB. (1947) Mobilization of metacarpophalangeal joints: arthroplasty and capsulotomy. *J Bone Joint Surg* 29(1):193 – 202.

31. Froimson AJ. （1970） Tendon arthroplasty of the trapezometacarpal joint. *Clin Orthop North Am* 70:191 – 199.

32. Gainor BJ, Hummel GL. (1985) Correction of rheumatoid swan-neck deformity by lateral band mobilisation. *J Hand Surg* 10A: 370 – 376.

33. Gedda KO, Moberg E. (1953) Open reduction and osteosynthesis of the so-called Bennett's fracture in the carpo-metacarpal joint of the thumb. *Acta Orthop Scand* 22:249 – 257.

34. Harrison SH. （1971） Reconstructive arthroplasty of the metacarpophalangeal joint using the extensor loop operation. *Br J Plast Surg* 24:307 – 309.

35. Inglis AE, Hamlin C, Sengelmann RP. Straub LR. （1972） Reconstruction of the metacarpophalangeal joint of the thumb in rheumatoid arthritis. *J Bone Joint Surg* 54A:704 – 712.

36. Iselin F, Levame J, Godoy J. （1977） A simplified technique for treating mallet fingers: tenodermodesis. *J Hand Surg* 2: 118 – 121.

37. Karthaus RP, Van Der Werf GJIM. （1986） Operative correction of post traumatic and congenital swan-neck deformity: a new technique. *J Hand Surg* 11B:239 – 246.

38. Kessler I. （1973） Aetiology and management of adduction contracture of the thumb in rheumatoid arthritis. *Hand* 2: 170 – 174.

39. Landsmeer JMF. （1976） *Atlas of Anatomy of the Hand*. Churchill Livingstone. Edinburgh.

40. Larsen A, Dale K, Eek M, Pahle J. （198.3） Radiographic-evaluation of rheumatoid arthritis by standard reference films. *J Hand Surg* 8B:667 – 669.

41. Larsen A, Dale K, Eek M. (1977) Roentgenologic evaluation of rheumatoid arthritis and related conditions by standard reference films. *Acta Radial (Diagn)* 18:481.

42. Leach RE, Baumgard SH. （1968） Correction of swan-neck deformity in rheumatoid arthritis. *Surg Clin North Am* 48:

661 – 666.

43. Leemrijse TH，Cadot B，Valtin B，et al. (1996) Nouvelle ostéotomie métacarpienne： i'osleotomie cervicocapitale d'accourcissement métacarpien dans la main rhumatismale. *Ann Chir Main* 15(3)：132 – 137.

44. Lindscheid RL，Dobyns JH. (1971) Rheumatoid arthritis of the wrist. *Orthop Chir North Am* 2：649 – 665

45. Littler JW. (1952) The hand and wrist. In： MB Howorth. A *Textbook of Orthopaedics*. W. B. Saunders. Philadelphia，p. 284.

46. Littler JW. (1954) Intrinsic contracture in the hand and its surgical treatment. *J Hone Joint Surg* 36A：10 – 20.

47. Littler JW. (1966) Restoration of the oblique retinacular ligament for correction of hyperextension deformity of the proximal interphalangeal joint. In： R Tubiana. *La Main Rhumatoïde*. Expansion scientifique française. Paris，pp. 39 – 42.

48. Littler JW，Eaton RG. (1967) Redistribution of forces in the correction of the boutonniere deformity. *J Bone Joint Surg* 49A：1267 – 1274.

49. Littler JW. (1967) The finger extensor mechanism. *Surg Clin North Am* 47：428.

50. Littler JW. (1971) Restoration of digital joint stability (through fusion and ligament reconstruction). In： LM Cramer. RA Chase，*Symposium on the Hand*. Mosby，St-Louis. Vol. 3.

51. Luch A. (1996) Les deformations des chaines digitales et leur traitement dans la polyarthrite rhumatoïde. In： Y Allieu，*La Main et le Poignet Rhumatoïdes*. Expansion scientifique française，Paris，pp. 85 – 104.

52. Mannerfelt L，Anderson K. (1975) Silastic arthroplasty of the metacarpophalangeal joints in rheumatoid arthritis： long term results. *J Bone Surg* 57A：484 – 489.

53. Millender LH，Nalebuff EA. (1975) Evaluation and treat ment of early rheumatoid hand involvement. *Orthop Clin North Am* 6：697 – 708.

54. Moutet F，Guinard D，Gerard P，et al. (1994) Un nouvel implant articulaire digital titane carbone： à propos des 15 premiers cas. *Ann Chir Main* 13：345 – 353.

55. Nalebuff EA. (1969) Metacarpophalangeal surgery in rheumatoid arthritis. *Surg Clin North Am* 49：823 – 832.

56. Nalebuff EA，Millender LH. (1975) Surgical treatment of the boutonniere deformity in rheumatoid arthritis. *Orthop Clin North Am* 6：753 – 763.

57. Nalebuff EA，Millender LH. (1975) Surgical treatment of the swan-neck deformity in rheumatoid arthritis. *Orthop Clin North Am* 6：733 – 752.

58. Nalebuff EA，Feldon PG，Millender LH. (1988) In： DP Green fed.)，*Rheumatoid arthritis in the Hand and Wrist*. Operative Hand Surgery. Churchill Livingstone，New York，2nd edn，pp. 1655 – 1766.

59. Nalebuff EA. (1989) The rheumatoid swan-neck deformity. *Hand Clinics* 5：203 – 214.

60. Nichols HM. (1951) Repair of the extensor tendon insertions in the fingers. *J Bone Joint Surg* 33A：836 – 841.

61. Nicolle FV，Calnan JS. (1972) A new design of finger joint prosthesis of the rheumatoid hand. *Hand* 4：135 – 146.

62. Osier LH，Blair WF. Steyers CM. Flatt AE. (1989). Crossed intrinsic transfer. *J Hand Surg* 14A：963 – 971.

63. Ratliff AHC. (1971) Deformities of the thumb in rheumatoid arthritis. *Hand* 3：138 – 143.

64. Rico AA，Holguin PH，Vecilla LR，Rio JL. (1992) Tendon reconstruction for postburn boutonnière deformity. *J Hand Surg* 17A：826 – 867.

65. Schmidt K，Willburger RE，Miehlke RK，Witt K. (1999) Ten-year follow-up of silicone arthroplasty of the metacarpophalangeal joints in rheumatoid hands. *Scand J Plast Reconst Surg Hand Surg* 33(4)：433 – 438.

66. Shapiro JS. (1982) Wrist involvement in rheumatoid swan-neck deformity. *Hand Surg* 7：484 – 491.

67. Snow JW. (1973) Use of retrograde tendon flap in repairing a severed extensor tendon in the PIP joint area. *Plast Reconst Surg* 51：555 – 558.

68. Stanley JK，Trail IA. (1996) Thumb dysfunction in systemic arthritis. In： CA Peimer (ed.)，*Surgery of the Hand and Upper Extremity*. McGraw-Hill. New York. pp. 1691 – 1703.

69. Stanley JK，Smith EJ，Muirhead AG. (1989) Arthrodesis of the metacarpophalangeal joint of the thumb： a review of 42 cases. *J Hand Surg* 14B：291 – 293.

70. Stein AB，Terrono AL. (1996) The rheumatoid thumb. *Hand Clin* 12. 541 – 551.

71. Stirrat CR. (1996) Metacarpophalangeal joints in rheumatoid arthritis on the hand. *Hand Clin* 12：515 – 529.

72. Straub LR. (1959) The rheumatoid hand. *Clin Orthop* 15：127 – 139.

73. Straub LR. (1960) The etiology of finger deformity in the hand affected by rheumatoid arthritis. *Bull Hosp Joint Dis* 21：322 – 329.

74. Stussi JD. (1996) Étude retrospective de deux series de rhizarthro-ses opérées par trapezectomie-tendinoplastie d'interposition ou tra-pezectomie-ligamentoplastie. *These Med* Nancy，p. 355.

75. Swanson AB. (1960) Surgery of the hand in cerebral palsy and the swan-neck deformity. *J Bone Joint Surg* 42A：951 – 964.

76. Swanson AB. (1969) Finger joint replacement by silicone rubber implants and the concept of implant fixation by encapsulation. *Ann Rheum Dis* 28：47 – 55.

77. Swanson AB，de Groot Swanson G，Watermeier JJ. (1981) Trapezium implant arthroplasty： long term evaluation of 150 cases. *J Hand Surg* 61：125 – 141.

78. Swanson AB，Maupin BK，Gajjar NV，de Groot Swanson G. (1985) Flexible implant arthroplasty in the proximal inter-phalangeal joint of the hand. *J Hand Surg* 10A：796 – 805.

79. Taleisnik J. (1985) *The Wrist*. Churchill Livingstone，Edinburgh.

80. Thompson JS，Littler JW，Upton J. (1978) The spiral oblique retinacular ligament： SORL. *J Hand Surg* 3：482 – 487.

81. Toledano B，Terrono AL，Millender LH. (1992) Reconstruction of the rheumatoid thumb. *Hand Clin* 8：121 – 129.

82. Tonkin MA，Hughes J，Smith KL. (1992) Lateral band translocation for swan-neck deformity. *J Hand Surg* 17A：

260 – 267.

83. Tonkin MA, Gianoutsos MP, Ryan D, Duckworth D. (1996) Synovectomy, joint release and lateral band translocation for stiff swan-neck deformity. *Hand Surg* 1:69 – 74.

84. Tubiana R. (1968) Surgical repair of the extensor apparatus of the fingers. *Surg Clin* 48:1015 – 1031.

85. Tubiana R, Kuhlmann N, Fahrer M, Lisfranc R. (1980) Étude du poignet normal et ses deformations au coins de la polyarthrite rhumatoide. *Chirurgie* 106:257 – 264.

86. Tupper JW. (1972) The volar plate arthroplasty for rheumatoid arthritis, its rationale and technique. *Seikei Geka* 23(1. 3):1137 – 1140.

87. Tupper JW. (1989) Metacarpophalangeal volar plate arthroplasty. *J Hand Surg* 14A:371 – 375.

88. Urbaniak JR, Hayes MG. (1981) Chronic boutonniere deformity: an anatomic reconstruction. *J Hand Surg* 6:379 – 383.

89. Vahvanen V, Viljakka T. (1986) Silicone rubber implant arthroplasty of the metacarpophalangeal joint in rheumatoid arthritis: a follow-up study of 32 patients. *J Hand Surg* 11 A:333 – 339.

90. Vainio K, Reiman I, Pulkki T. (1967) Results of arthroplasty of the metacarpophalangeal joints in rheumatoid arthritis. *Reconst Surg Traumatol* 9:1 – 7.

91. Voche Ph, Merle M, Mcmbre H, Fockens W. (1995) Bioabsorbable rods and pins for fixation of metacarpopha-langeal arthrodesis of the thumb. *J Hand Surg* 20A:1032 – 1036.

92. Weiss AP, Moore DC, Infantino C, et al. (2005) Metacarpophalangeal joint mechanics after 3 different silicone arthroplasties. *J Hand Surg Am* 30(3):627 – 629.

93. Wilson RL. (1986) Rheumatoid arthritis of the hand. *Orthop Chir North Am* 17(2):313 – 343.

94. Wilson RL, Carlblom ER. (1989) The rheumatoid metacarpophalangeal joint. *Hand Clin* 5:223 – 237.

95. Wilson YG, Sykes PJ, Niranjan NS. (1993) Long term follow-up of Swanson's silastic arthroplasty of the metacarpophalangeal joint in rheumatoid arthritis. *J Hand Surg* 18B:81 – 91.

96. Zancolli EA. (1979) *The Structural and Dynamic Bases of the Hand Surgery*. Lippincott. Philadelphia. 2nd edn. pp. 64 – 78.

97. Zancolli EA. (1979) *The Structural and Dynamic Bases of the Hand Surgery*. Lippincott, Philadelphia, 2nd edn. pp. 325 – 360.

98. Zancolli EA. (1987) Surgical rehabilitation of the spastic upper limb in cerebral palsy. In: DW Lamb (ed.), *The Paralysed Hand*. Churchill Livingstone, Edinburgh, pp. 153 – 168.

99. Zancolli EA, Zancolli ER, Kohut GN, Cagnone JC. (1996) The wrist and metacarpal arch in rheumatoid arthritis. The supination collapse of the hand. *Hund Surg* 2:219 – 237.

第七章 类风湿手和腕的康复及辅助装置

康复和活动调整是治疗类风湿关节炎患者必不可少的部分。不管是在疾病的哪个阶段，都能作为内科或者外科治疗的补充。

治疗的目标是减少疾病对日常生活的影响，使患者无论是在工作中还是在社会生活中都可以维持他们的自主性来进行正常生活。

第一节 保守治疗的康复及辅助装置

一、早期类风湿关节炎的保守治疗

在早期类风湿关节炎的治疗中，疼痛治疗是第一要务。疼痛是类风湿关节炎的主要症状，会伴随每一次关节活动发生。

康复治疗的目标是减少疼痛和阻止畸形的发生，主要是要在日常活动中保护关节。告知患者及其家属关于疾病的知识，同时需要告诉患者他们能够将疾病控制在一定的程度，这一点非常重要。

必须告知患者在日常生活中保护患病关节的重要性。主要通过改变患者做事的方式、使用辅助装置和佩戴合适的支具来减少过重的关节负荷。这些措施都可以延缓疼痛和畸形的发生、进展。

（一）活动调整

关于目标分析和活动调整的建议可以让患者明确在日常生活中"该做的"和"不该做的"活动。这样可以让患者避免一些长期进行会加速关节畸形的有害的或不正确的活动。

　　1. 需要避免的活动示例

（1）侧捏（如旋转钥匙），不仅直接影响示指的桡侧缘，强力的旋转还会引起手指的尺偏。

（2）旋转动作很可能会引起伸肌腱向手指指间关节间隙尺侧半脱位（图7-1）。

（3）对细小物体的精细操作会增加拇长屈肌腱在近节指骨水平向掌侧半脱位的可能，而经常使用拇指指腹强力地捏物会导致"M"形畸形。

（4）屈腕位提起物体会导致手指尺偏。

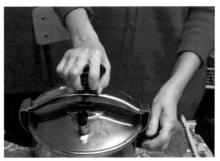

(a)

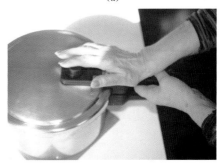

(b)

图7-1 避免发生旋转动作

注：(a)避免打开压力锅的旋转动作；(b)应使用手掌直接按压打开的锅盖。

（5）若有滑膜炎存在，以钩指或握拳的方式提重物会加重屈肌腱炎症，并有可能导致肌腱断裂。

　　2. 推荐的活动方式示例

（1）用双手的手掌和前臂来提物体，而不是用手指抓或者用大拇指和示指捏持。

（2）挤干而不是拧干衣服或者海绵中的水。

（3）在打开罐头或者拧水龙头时增加杠杆力臂（图7-2）。

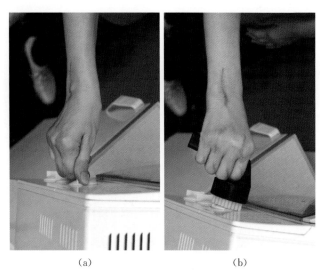

(a)　　　　　　　　　　(b)

图7-2　要避免旋转开关的动作

注：否则会加剧拇指发展为"M"形畸形。

(4) 使用带有增大把手的工具。

(5) 用双手抓握而不是用手指捏。

训练患者养成良好的习惯，使用这些推荐的活动方式来完成日常工作是非常重要的。

(二) 辅助装置

建议患者使用辅助装置来帮助或者补偿特定的功能，避免关节负重。它们常用来辅助物品抓握力而不单单是手指的抓握。

辅助装置可以用于改善患者的日常活动，如帮助个人卫生活动和着装（如纽扣钩）。这些目前在专门的经销商处有售。

1. 日常活动的辅助装置

(1) 个人卫生。梳子、牙刷和剃须刀的把手可以用塑料泡沫或者可塑材料来延长，用以提高抓握力。现有一些创新的方法，例如使用垂直的分离器来获得牙膏，而不是传统的需要用手挤的管状（图7-3）；使用较长的控制杆，例如增长、增粗的牙刷柄。

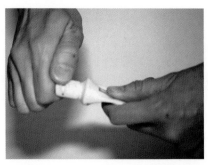

(a)

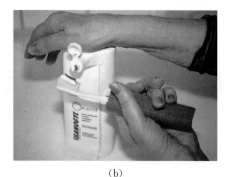

(b)

图7-3　日常活动的辅助装置

注：牙膏可用手掌按压挤出(b)，而不是用两指挤捏(a)，防止加剧远节指骨掌侧脱位。

(2) 穿戴。带有束腰带或者尼龙搭扣的轻便又方便穿着的衣服是较好地选择。建议患者在穿衣时使用纽扣钩。

(3) 准备饭菜。建议使用带有人体工学设计的轻便电器，包括电动榨汁机、开罐器、蔬菜切片机和固定在墙上的开瓶器。应该尽量避免使用铁制的壶和锅；如果可能的话，使用带有自动打开装置的压力锅。对于类风湿关节炎患者而言，有必要使用带有更长的人体工学设计把手的家居用品和设备。这些用品在许多零售店均有出售（图7-4）。

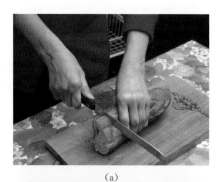

(a)

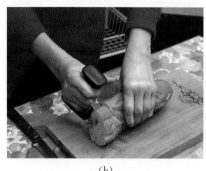

(b)

图7-4　摇臂刀可帮助避免腕部尺侧偏移和掌侧半脱位

2. 休闲和工作的辅助装置

理解了要使用较长的杠杆和增大的把手这一原则之后，可以鼓励患者将这些原则应用到他们的工作环境中去，例如较大的钢笔、有前臂支撑的桌子、人体工学设计的键盘等。在提重物时，更建议患者用弯曲肘关节的动作而不是抓握的动作去完成。患者应使用滑轮来搬运较重的箱子、垃圾桶和食品杂货袋。

（1）驾驶。建议患者驾驶带有辅助操纵装置和自动变速档的汽车，座椅也需要调整到肩部没有任何负重的状态。

（2）家居环境的调整。家居环境的设计需要遵循省能量和保护关节的原则。例如，患者应当安装较轻的或者电控的门，住在无须走楼梯的公寓，使用带有可升降工作台的家具来提供支撑，购买人体工学设计的家居用品，例如前置式洗衣机。患者还可以使用带有较长把手的调味罐、灯、餐具等。

（三）支具矫形器

支具是必不可少的，尤其是在患肢存在疼痛、肿胀的情况下。支具通常使用热塑材料定制而成，可以是环形的，可以位于掌侧或者背侧。必须保证其大小合适、轻便、维护简便、方便佩戴和取下。支具必须制作精美、合意，从而保证患者的依从性。

在开具支具处方或制作之前，首先要进行评估。对于早期类风湿关节炎患者，稳定的支具是必要的。

支具的类型介绍如下。

1. 环形休息位腕托

手和腕的支具固定可以减轻疼痛、预防畸形发生。这可以使手和腕在功能休息位制动，帮助肌肉放松、减轻关节负重。可以在短期内减轻疼痛和肿胀。但是在预防畸形方面的有效性仍存在争议。

休息位固定支具是一种固定在掌侧的支具。它从前臂近 1/3 一直延伸至手指指端（图 7-5），也可以延伸到中节指骨，使指尖可以活动，用于抓持。这对于需要双手佩戴支具及夜间佩戴支具的患者特别有用。

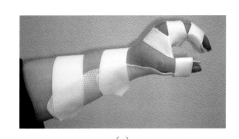

(a)

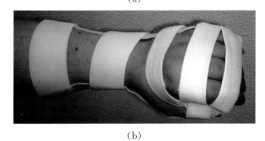

(b)

图 7-5　静态支具可以使腕关节和指关节制动在功能位

腕关节固定在 20°背伸位或者中立位，手指轻微屈曲：掌指关节 50°位、近指间关节 30°～40°位、远指间关节 10°位或者不固定。

豌豆骨下适当的支撑以及手部弓状的准确塑形可以避免腕关节旋后。尺偏可通过支具在小指尺侧缘的延长来预防。

示指桡侧缘不需要边界，否则会引起水肿。但第二掌骨桡侧缘需要支具保护来阻止桡偏。

拇指需要固定在对掌外展位来避免虎口挛缩。

使用尼龙搭扣将支具妥善固定在手臂上，有时同时使用 D 环，方便佩戴和去除支具。正确应用皮带的位置和方向可以帮助预防和矫正手指尺偏和腕关节桡偏。皮带必须放置在关节的远端或者近端，不要覆盖关节，避免肿胀时直接压迫。

当炎症存在时，支具必须在夜间规律佩戴（两手交替或者同时佩戴），白天也必须佩戴数小时。

在晚期类风湿关节炎患者中，支具需要做些调整，这将在后文进一步阐述。

在多学科会诊咨询中，我们发现患者佩戴了各式各样的支具来固定腕关节。大多数患者佩戴了掌侧有内部金属加强的支具，这种支具对类风湿关节炎患者来说是不合适的，因其会导致腕关节桡侧畸形。因此，完全依靠侧方支持来稳定腕关节是十分重要的。特制的支具能够提供更合适的位置，给患者带来更高的舒适度。

2. 环形拇指人字形支具

这是一种较长的腕关节静态支具，并给拇指提供支撑。它将拇指的腕掌关节维持在 40°外展位和对掌位，掌指关节 30°位，不固定拇指指间关节和手指以便其活动（图 7-6）。

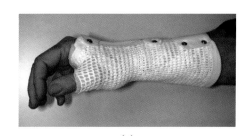

(a)

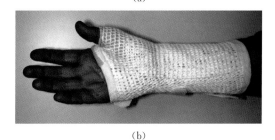

(b)

图 7-6　腕关节和拇指的环形静态支具

除了固定和使手部休息，支具也可以纠正一些拇指特定的畸形，例如拇指内收和"M"形畸形。在制作过程中，支具塑性固定时不需要过度矫正。通过固定大拇指在上述位置,拇示指的捏持功能可以得到保存。

静态支具须在活动时佩戴,目的是:①限制受累关节的活动;②减轻疼痛;③代偿受损的功能,增加未受累关节的活动。

一般来说,支具可以减小抓握时疼痛关节的受力和幅度。佩戴的时间取决于炎症的程度、疼痛,以及活动的种类和要求。

3. 拇指休息位支具

只要拇指存在肿胀和疼痛,就可以开具这种支具的处方(图7-7、7-8)。它固定了拇指的腕掌关节和掌指关节,近端从腕部一直延伸到拇指近节指骨中段。

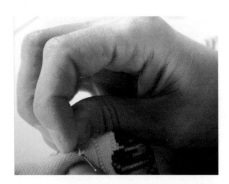

图7-7 两指捏持动作时拇指的钮孔状畸形

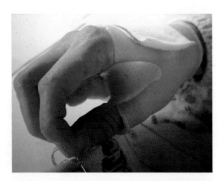

图7-8 使用支具预防两指捏持动作时拇指的钮孔状畸形

拇指处在对掌、外展位,掌指关节位于屈曲30°位,允许拇示指做捏持动作。这样支具可以避免虎口挛缩和掌指关节过伸伴拇指内收畸形。

4. 休息位腕部支具

这是一种掌侧支具,从前臂2/3处延伸至手掌侧,不固定远侧掌横纹和拇指纹用以对掌,这样一来五指均可活动(图7-9)。腕部固定在20°~30°背伸位,中立侧向倾斜。

制作支具时使用轻便的热塑材料或者更柔软舒适的皮革。必要时,这种皮革支具也可以为拇指腕掌关节和掌指关节提供足够的固定。

这种支具适用于使用手杖步行的患者。

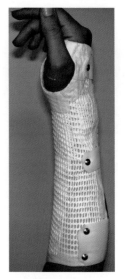

图7-9 可在炎症开始阶段佩戴静态支具以减轻疼痛

5. 短腕托支具

这种支具可以固定桡尺远侧关节,以及限制腕关节屈曲、背伸、桡偏和尺偏的极限幅度(图7-10)。可以用热塑材料或者皮革制成,因其可以使部分手掌活动,所以比固定用的标准支具更轻便。但是,这种支具不能完全纠正腕部畸形。

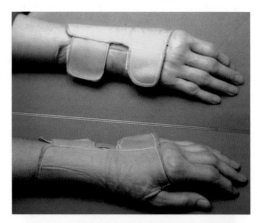

图7-10 功能性的皮制腕使手部力量增强

在多学科会诊中,需要定期检查和调整这些支具。舒适性仍是一个非常重要的考虑因素。

(四)定期检测

考虑到支具的脆弱性、对肿胀的敏感性和畸形的进展,定期检测支具对于类风湿关节炎患者来说十分必要。教育手册必须常规分发给患者,来解释佩戴支具的原因、如何使用和随访的必要性。一年需要检测两次来调整出现的问题,必要时更换支具。

在疾病早期,要让患者依从设计好的治疗方案并不容易。他们通常并不理解疾病的进展及改变生活习惯的必要性,所以常可能拒绝改变。为了获得患者的配合,通过教育手册和实践指南向他们提供恰当的信息是十分必要的。

在这个时期,治疗不是必要的。社会和职业活动通常足以维持关节的活动度。

患者大多会轻视与疾病斗争的困难性。他们渴望保持自主性而不依赖他人。让患者懂得养成好习惯的重要性、以及佩戴支具来固定和预防畸形的必要性是治疗师的职责。

二、晚期类风湿关节炎的保守治疗

在晚期类风湿关节炎中,除了急性发作期,康复技术必须整合到整个治疗过程中。个性化的康复要适应疾病的进展和患者的心理状况。

在患者的日常生活中,疼痛的程度和关节畸形的严重程度会导致不同程度的残疾。一些患者仍然可以通过调整他们的活动来独立生活,尽管他们可能有比较严重的畸形。患者适应这种慢性疾病的能力相当惊人。

康复治疗必须轻柔、无痛、短时而不引起疲劳。活动的目标是维持上肢的抓握功能。

治疗的目的是减轻疼痛,预防僵硬或畸形的发生,以及维持肌肉的力量来保护活动的潜能。我们推荐使用支具。

(一) 物理治疗

1. 通过按摩减轻疼痛

按摩的目的是让患者放松,改善循环和营养状况。存在炎症的情况下,不宜进行按摩。恰当的按摩包括:①轻抚按摩前臂,缓慢、浅表并且滑动按压;②较重地按压手部、指间隙、大小鱼际。

2. 通过活动来预防或治疗僵硬和关节畸形

活动可以主动也可以辅助主动,目的是保护3个必要的功能:①腕关节伸直;②手指抓握;③手指外展和内收。

禁止使用被动的强力活动,因为这会重新激活局部炎症过程。活动须按畸形的相反方向进行。这是一种可控的单个关节活动,目的是在不滥用关节的情况下获得更大的活动度。

如果患者的屈肌腱和伸肌腱有腱鞘炎,治疗师在活动时必须十分小心,因为存在很大的肌腱断裂风险。

对于肘关节,活动的重点在于旋后,因为这个动作经常受限。在肩关节水平,各个方向的活动都是必需的,尤其是外旋。

3. 维持肌肉功能:肌肉的再训练

在肌肉力量的维持和训练中,推荐肌肉等长收缩。但必须考虑肌腱的情况来避免可能的肌腱断裂。第一骨间背侧肌力量的加强是通过向桡侧活动示指来纠正尺偏畸形。只允许使用轻柔的人工阻力,不推荐等张训练(使用

机械)。

4. 物理疗法

在急性发作过程中,可以使用冷冻疗法;活动前可以使用热疗。

5. 患者教育

教育患者进行简单的日常放松和肌肉力量加强活动。患者必须完全理解在家中进行常规训练的必要性。

在这个时期,手部畸形可能对患者造成心理创伤。所以患者会更加愿意聆听治疗师的建议来帮助自己面对功能和外观上的残疾。

(二) 矫形支具

矫形支具用于纠正关节畸形或僵硬。多数矫形支具是固定的,因为这种渐进式的静态支具比动力支具更易耐受。这样的支具在日常活动中佩戴,晚上则佩戴休息支具。

(三) 静态支具

1. Malick 抗尺偏支具

这种支具设计有掌部链型的手环,使用热塑材料制成,沿着示指近节指骨桡侧延伸。尼龙搭扣通过四条带子附着在支具上,环绕于各指的尺侧。这样可以减少掌指关节水平的尺偏畸形(图7-11)。

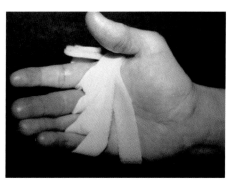

(a)

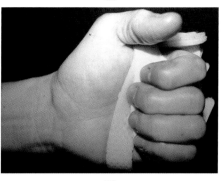

(b)

图 7-11　功能支具纠正手指尺偏(Malick 摄制)

这种支具轻便、灵活,允许各指屈曲活动,但不能纠正掌指关节掌侧半脱位。

2. 抗鹅颈畸形支具:"8"字支具(Beasley 支具)

患者很难耐受鹅颈畸形,因为这种畸形会导致手指抓握、拇对掌和握拳功能障碍。"8"字支具(图 7 - 12)须在畸形不可逆之前使用。

这种支具的功能是在手打开时限制近指间关节伸直在20°位,但不影响屈曲的范围。

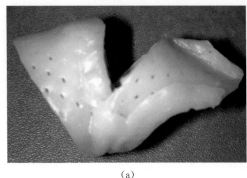
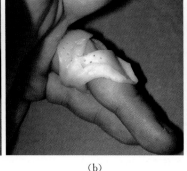
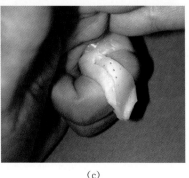

(a)   (b)   (c)

图 7 - 12　抗鹅颈畸形支具

注:(a、b)佩戴以 Orfit 材料制成的"8"字支具。这种支具限制近指间关节背伸于20°位。(c)支具可以允许手指屈曲。

这种支具在近指间关节两侧环绕形成"8"字形。在设计制作时,近指间关节必须维持在屈曲 60°位。在活动时佩戴可避免鹅颈畸形的加重。

当然也有一些商业版本的支具,有些使用贵重金属如金银来制作,当作戒指佩戴。

3. Mallet 支具

Mallet 支具固定在中节、远节指骨的掌侧,中节指骨和近节指骨水平,将远指间关节固定在轻度过伸位。支具依靠两条弹力带固定在手指上,需要连续佩戴 4～6 周。这样的制动可以帮助预防继发性鹅颈畸形(图 7 - 13)。

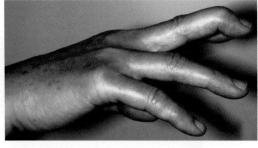
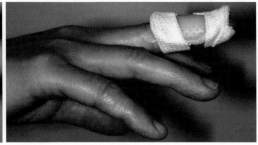

图 7 - 13　用带有两条弹力带的支具纠正锤状指畸形

4. 静态支具的变化

腕关节休息位随着滑膜炎的不同表现会发生变化。如果屈肌腱累及,腕关节需要保持在中立位或者伴手指伸直的轻度屈曲位,来避免屈肌腱挛缩。当伸肌腱累及时,腕部需要固定在 20°以上的背伸位。

在手指水平,如鹅颈畸形、钮孔状畸形或者尺偏畸形,应使用前述支具来矫正。

治疗师应注意,支具应维持在休息位,不能尝试矫正已存在的畸形,否则支具会变成一种引起痛苦的装置。支具应当舒适,这样患者才能对其有依从性。

5. 动力支具:抗钮孔状畸形支具

这种支具的作用是通过纠正可被部分缓解的关节僵硬来阻止畸形恶化。

钮孔状畸形是一种近指间关节屈曲畸形伴有远指间关节过伸的症状。这种畸形的危害相对较小,因为并不影响抓握和捏持功能。

这种支具的目的是保持近指间关节在伸直位,为了保护中央腱,防止炎症累及和断裂。同样,这种支具也帮助侧腱束复位。否则,侧腱束进一步的半脱位会导致远指间关节过伸。

当近指间关节维持在伸直位时,患者需要主动和被动活动远指间关节来保障侧腱束滑动,避免短缩。

这种支具由一个环绕掌部并覆盖患指的长手套组成。掌指关节固定在屈曲 40°位。

近指间关节的背伸是由固定在长手套近端的 Levame 叶片来保持的。中节指骨通过一个尼龙搭扣固定在叶片上。这种支具是在夜间佩戴的,需要定期检测支具,关注近节指骨周围的受压区域(图 7 - 14)。

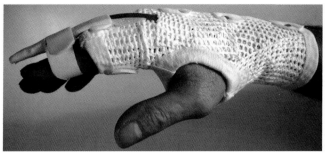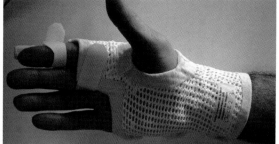

图 7 - 14　一种动力支具:使用悬梁的抗钮孔状畸形支具

在类风湿关节炎的进展期,必须让患者理解佩戴支具的必要性,因为不管是美观上还是功能上的障碍都会给患者带来心理创伤。

第二节　手术治疗后的康复

一、一般原则

术后康复和支具是手术治疗的组成部分。类风湿关节炎患者能从早期术后康复和定制支具中获得更好的功能。我们要讨论的是一般治疗策略,当然也需要做微小调整来适应不同个体的需求。

康复治疗的目的是:①重获关节的活动度;②辅助肌腱的滑动;③重建被病理性破坏的功能;④保证肌腱和关节的愈合。

这是一个个体化、多学科的照护项目,其中患者为治疗负主要责任。在提供任何干预措施前,阅读手术记录是十分必要的,可以让人在分析、决策时保持客观。

术后康复治疗的重点是:①无痛治疗;②时程短,可以避免感染;③避免关节过度锻炼;④锻炼间歇适当休息时间的建议。

术前支具的设计要达到的目标是:①维持手术纠正的状态;②制动特定的关节/节段;③为手术的关节和组织提供保护和支持;④在手指关节成形术后允许早期活动;⑤补充暂时丧失的运动功能。

基于"在一次手术中解决所有问题"的手术原则,腕部水平的手术大体包括:①屈伸肌腱的滑膜切除术;②桡腕关节、腕中关节、桡尺远侧关节的滑膜切除术;③通过肌腱移位使腕关节重回中立位;④尺桡关节融合、桡舟月关节部分融合术。

二、心理支持

在康复治疗过程中,关注患者的社会学和心理学需要是十分重要的。尽管手术"一次解决所有问题"的观点已被一致认同,但需牢记的是,多关节的关节炎患者需进行多次手术,这会在不同阶段给患者带来不同的情绪。康复团队必须注意对需要多次手术治疗的患者的支持。

为了帮助患者依从治疗方案,从手术中获得最大的功能效果,治疗师在指导患者的过程中起着重要作用。治疗师需要主动听取患者的需要,并对疾病的复杂性表示理解。

三、屈伸肌腱和桡腕关节滑膜切除术后的腕关节康复训练

康复计划和支具使用可从术后第 2 天开始。

治疗的目标是:①保证肌腱的滑动,避免粘连;②避免关节僵硬,同时保护手术的关节和组织;③解决疼痛问题。

四、治疗技术

(一)定制的腕部静态支具

用一种热塑性材料在敷料上塑形(需要在敷料上放置略湿管道以防材料黏附于敷料上)。支具的目的是维持腕部在功能位:背伸 15°和尺偏 10°位。环形的腕部支具固定关节,保证了关节的休息;患者需一直佩戴 3~4 周,在进行其他治疗的时段除外。支具提供支持和安全,减轻疼痛,辅助关节囊、韧带和肌腱的恢复,同时可活动手指。建议使用轻便、透气和舒适的支具材料(图 7 - 15)。

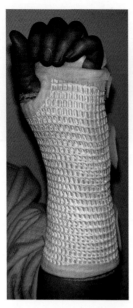

图 7-15　一种术后佩戴的静态支具

（二）日常佩戴支具时手指的主动和被动活动

患者卧床时，佩戴支具保持前臂在中立位，如果可能的话可以抬高患肢。鼓励患者进行 5 指的主被动活动来滑动单根肌腱。

（三）伸肌腱的肌腱滑动练习

建议患者完全伸直掌指关节、近指间关节和远指间关节，放松，然后屈曲近指间关节和远指间关节、伸直掌指关节，呈主动钩握的姿势。然后，手指恢复各个关节完全伸直的状态，包含手内和手外的伸肌收缩。须提醒患者不要采用手内肌紧张位。以上练习的目的是通过伸直掌指关节来鼓励手外在伸肌腱的滑动，接着是手内在伸肌装置——通过伸直近指间关节和远指间关节。区分手内和手外伸肌腱的滑动方式是十分重要的。

最后，全活动度的屈曲运动可以慢慢地进行，这样可以促进手外伸肌的拉伸。

（四）屈肌腱的肌腱滑动练习

手外屈肌腱作用在不同关节。指浅屈肌作用在近指间关节，而指深屈肌作用在远指间关节。在练习中帮助单根肌腱的滑动是十分重要的。

正如伸肌腱滑动练习，建议进行手指的完全伸直和完全屈曲动作。

所有这些练习须在治疗师的建议下每天进行，患者自行在家每日重复 4 组，一组 10 次。需要强调在无痛条件下训练。感染会中断康复训练进程，因而需要预防和监测。在这个阶段不推荐抗阻力训练，包括压力球的使用，因为这会诱发感染。

（五）不佩戴支具的日常训练

这些训练的目的是利用腱固定效应来活动手指和腕部，以期实现屈伸肌腱的主动活动。

腱固定是指在腕关节背伸约 30°位时手指的生理屈曲。相反，手指背伸时腕部自然屈曲 30°左右。

这种腕部的活动应当轻柔、缓慢，保持活动度在 30°～0°～30°之间，因为肌腱的脆弱性和术后疼痛的存在，必须在制动和活动中达到平衡。注意如果肌腱非常脆弱，患者应进行肌腱修复。

五、桡尺远侧关节滑膜切除术后的腕部康复

除了肌腱滑膜切除术后的常规项目，旋前和旋后动作也必须同时进行。活动范围会在 1 个月后逐步增加。

六、肌腱移植术后的腕部康复

在这种情况下，术后最初 4 周内需要一直佩戴支具。允许手指的完全屈曲和伸直活动。

术后 4 周时，评估腕部的背伸并开始进一步的活动。到第 5 周，可以开始进行腕部的屈曲活动范围训练。

旋前和旋后的活动范围训练需保持无痛且在第 1 个月内逐步开始。

七、关节部分融合术后的腕部康复

术后 6 周内，需要一直佩戴支具。在外科医生关于骨质愈合牢固性的建议下，可以逐步进行腕部轻柔的活动。腕关节活动范围的进展需缓慢，同时必须考虑无痛的活动及关节的稳定性。其顺序首先应为无痛，其次为关节稳定性，再次为活动范围。当患者有多关节炎时，腕部屈伸角度在-30°～0°～30°是可以接受的，也是有效的。

八、环小指伸肌腱修复术后的手指康复

在类风湿关节炎患者中，频繁的环小指伸肌腱在尺骨头处的半脱位会引起肌腱断裂。Lister 结节处拇长伸肌腱也会发生相同的情况。

康复的目标主要有：①确保肌腱的愈合；②避免肌腱粘连引起的僵硬；③通过手指被动的屈伸运动来维持活动度。

康复策略如下。

1. 术后 2 天安装动力支具

支具以热塑材料制成，需在最初 4 周内一直佩戴。支具从前臂近 1/3 处开始，直到近节指骨头（图 7-16）。

连接指环的橡皮筋安置在中节指骨，维持环小指（如果有拇长伸肌腱病变，则为大拇指）在伸直位。腕关节通过支具掌侧部分维持在背伸 20°位，通过背侧部分维持掌指关节

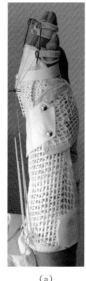 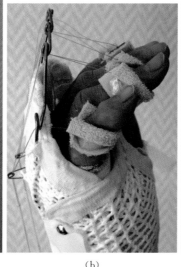 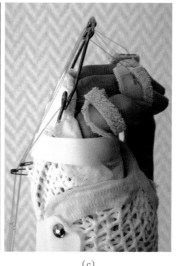

|（a）|（b）|（c）|

图 7-16 伸肌腱手术后的支具

在屈曲 20°位。

2. 术后 2～30 天应用动力支具早期活动屈肌腱

患者从伸直位开始活动各指的掌指关节、近端间关节和远指间关节。手指的背伸由橡皮筋装置严格限制在被动状态，这样可以使肌腱在修复处无张力的情况下背伸。

第 1 个月内，活动范围可以逐步增加，目标是第一周 30°，第二周 45°，第三周 60°。

当患者进行单个指间关节屈曲活动时，掌指关节必须通过一个搭扣来稳定。

患者必须缓慢活动，频率在每天 4～6 次，每次重复 30 个动作。再次强调，遵循疼痛和炎症最小化的原则是非常重要的。

以上的康复项目应在治疗师的建议下，从佩戴支具起在患者床边完成。当拆除支具后，患者可以自行锻炼。必须每隔 15 天来院随访，以保证锻炼的正确性。

3. 术后 30 天活动伸肌腱的主动康复

从术后 30 天起，动力支具仅在夜间继续佩戴 2 周。允许手指的主动伸直，尤其是环小指。

肌腱滑动练习需单独进行，训练从肌肉的等长收缩开始。

手指的屈曲可以通过腕部的肌腱固定效应来逐步进行。

4. 术后 45 天之后的康复项目

为了更好地手指屈曲活动度，患者能从佩戴动力支具中获益来支持各指。只有在锻炼时需要佩戴支具，每日进行 4～6 组训练，每组 10～15 分钟。

主动背伸通过同轴收缩来完成，手内肌和手外肌需分开练习。如果观察到持续的背伸不足，在夜间佩戴支具可能有效。

九、屈肌腱修复术后的康复

以下步骤是特别为拇长屈肌腱和示指屈肌腱设计的。

康复的目标为：①保证肌腱的愈合；②避免肌腱粘连导致的僵硬；③避免在修复部位产生张力的前提下开始早期活动。

康复策略如下。

1. 术后 3 天安置动力支具

支具直接安置在敷料表面，使用对皮肤和瘢痕组织透气的材料。这种阻挡在背侧的支具从前臂一直覆盖至手指。腕部位于屈曲 40°位，掌指关节屈曲 60°位。近节指间关节和远指间关节可以通过一个 Kleinert 掌侧支具上的橡皮筋被动屈曲。由于类风湿关节炎手相对脆弱，注意在支具塑形时患者能够忍受疼痛是十分必要的（图 7-17）。

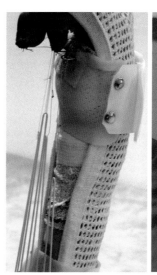 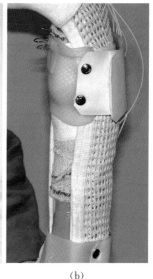

|（a）|（b）|

图 7-17 屈肌腱修复术后的支具

注：（a）屈肌腱修复术后的 Kleinert 动力支具。橡皮筋被动牵拉近指间关节和远指间关节屈曲，并采用抗阻力主动伸直无张力地活动修复的肌腱。（b）为避免指间关节屈曲挛缩，手指需以橡皮筋保持伸直位 1 天 2 次，每次 1 小时。

2. 术后 3 天开始动力支具早期无张力康复锻炼

这种训练每天要进行数次。患者以肘部支撑，前臂旋后，手指抵抗皮筋的阻力做伸直运动，然后依靠皮筋的力量被动屈曲，这样可以使修复的肌腱得到移动。必须定期检查支具来确保其位置的舒适性且没有部位受压。确保动力装置在患者进行主动伸直时提供被动屈曲的力量。如果疼痛在可控范围并且没有活动性炎症，患者可以在术后第 1 周每天进行这样的活动 4～6 次，每次做 3 组 5 个重复动作。早期的活动应当多次进行，但每次进行较短的时程来避免炎症。为避免指间关节屈曲挛缩，患者需要每天用皮筋保持手指伸直 2 次，每次 1 小时。

3. 术后 30～45 天单根指浅屈肌和指深屈肌腱滑动

患者在这 15 天内通过只在夜间佩戴支具逐渐脱去支具。治疗师实行滑动指浅屈肌和指深屈肌腱的活动方案，同时逐步活动腕部。"握持"运动也可逐步开展，紧接着是自由的主动屈曲训练。应牢记活动腕部、伸直手指、瘢痕处理可以同时进行。

4. 术后 45 天之后的康复锻炼

手指主动屈曲的活动范围需在腕部背伸的情况下测定。术后 6 周内不能进行抗阻力活动。如果近指间关节挛缩持续存在，夜间可佩戴动力支具，使用钢片给予中节指骨到近节指骨牵引。超声波治疗也可在术后 45 天后开始。

十、Straub-Flatt 法纠正尺偏后的手指康复

类风湿关节炎患者通常需要用 Straub-Flatt 法进行干预来改善手部外观畸形。

康复策略如下。

1. 术后 3 天使用低位手指伸直支具

这种支具保护了尺侧的骨间肌向手指桡侧移位，保护了伸肌腱装置的活动，同时允许掌指关节对抗在近节指骨掌侧套有指环的皮筋的逐步主动屈曲活动。制作支具时，用支具材料和卷曲的丝线来维持纠正尺侧偏移十分重要（图 7 - 19a）。调整皮筋的张力来避免掌指关节过伸，同时允许主动屈曲活动。注意避免过度矫正，因为这会导致向相反方向发生畸形。定期随访，必要时调整动力支具。

2. 术后 3～30 天手指主动屈曲的早期康复锻炼

在支具的保护下，在不引起疼痛的前提下每日主动屈曲 4～6 次，每次 3～10 个重复动作。

3. 术后 30 天的康复项目和支具

动力支具在术后 30 天拆除；向患者提供静态抗尺偏支具（Malick 支具，见图 7 - 11），白天活动时佩戴来保护手指。

锻炼时可去除支具，屈伸活动都要进行，从等长运动开始，继而进行同轴练习，最后是主动的活动范围训练，尤其是伸直活动。

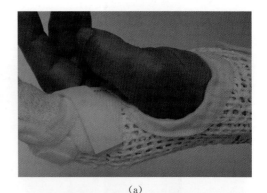

(a)

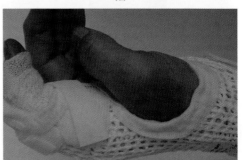

(b)

图 7 - 18　一种手指背侧阻挡支具

注：(a)这种静态支具维持掌指关节在屈曲 40°位、近指间关节屈曲 30°位。(b)它允许近指间关节和远指间关节在支具内主动屈曲。

十一、鹅颈畸形治疗后的康复

康复的目标是：①控制疼痛；②保护并帮助肌腱转位后在指间关节屈曲位的愈合；③预防指间关节僵硬；④预防屈肌腱粘连。

康复策略如下。

1. 静态指间关节背侧限制支具

术后 3 天，使用静态指间关节背侧限制支具。这种支具由一个指背侧部分来支撑掌部，掌指关节限制在屈曲 40°位，近指间关节屈曲 30°位，远指间关节完全伸直。近节指骨由一个尼龙搭扣稳定，允许中节和远节指骨在支具内自由活动（图 7 - 18）。

2. 支具内近指间关节的主动活动

术后第 3 天开始，患者可以进行轻柔、可控的运动。允许患者在可承受范围内主动屈曲近指间关节，伸直到被支具所阻挡的范围内。掌指关节被支具限制在轻微屈曲为主，这样近指间关节就不会因骨间肌挛缩而返回过伸位。

在愈合期定期检查支具保证指间关节屈曲十分重要。

3. 术后 30 天起的康复和支具

当近指间关节的稳定性不能完全得到保护时，需要佩戴椭圆"8"字支具。应在白天正常活动时佩戴，从而使手完全屈曲后可以捏持物体。这种支具限制近指间关节伸直

在约 20°位。

十二、纠正中指钮孔状畸形术后的康复

康复的目标：①控制疼痛；②为由滑膜炎引起牵拉的伸肌腱中央腱束提供保护；③使近指间关节被动伸直；④避免远指间关节在伸直位僵硬；⑤避免在逐步屈曲活动中发生伸肌腱装置的粘连。

康复策略如下。

1. 术后 3 天维持近指间关节在伸直位的动力支具

术后第 3 天，制作一个前臂热塑支具，从前臂近 1/3 至近指间关节的背侧及近节指骨的掌侧半。腕关节固定在伸直 20°位，掌指关节屈曲 40°位。手指通过一个低张力的皮筋张力带被动维持在伸直位，避免过度牵拉因病理进展而力量减弱的掌板，支具持续佩戴 4 周。

2. 术后 3～30 天逐渐被动活动近指间关节

术后前 4 周内，近指间关节屈曲可控的活动从 30°至 45°再至 60°逐步进行。手指通过橡皮筋被动保持在伸直位。每日活动数次，每次活动较短的时间来预防感染和疼痛。

同时，开始进行远指间关节的屈曲活动。这有助于侧腱束和肌腱止点的滑动，预防粘连和关节僵硬。

3. 术后 30 天的康复和支具策略

术后第 1 个月，应当充分活动支具内的手指，确保中指的有效主动活动。然而，如果仍存在伸直受限，近指间关节的动力支具需要在夜间佩戴。

如果尚有屈曲受限，可制作牵引支具或者手指带，来重获近指间关节屈曲。

十三、Neuflex 型掌指关节成型术后的康复

在使用 Neuflex 假体行关节成形术后，患者需要跟踪随访进行早期康复训练。目前没有标准流程，需要根据患者个体需求设计方案。多关节炎患者的康复通常需要多学科策略。

康复的目标是：①通过屈曲关节假体获得捏持功能；②允许重新拉拢缝合的伸肌腱得到愈合；③保证关节在正确位置的侧方稳定性；④保证伸肌腱的活动，防止粘连。

定制的支具处方及密切监测的康复对于达到这些目标来说是必要的。关节假体的活动需在动力支具的保护下进行，这样可以为掌指关节或近指间关节提供被动伸直活动。

十四、掌指关节成形术后的动力支具

术后当天到第 3 天，患者的手及腕关节作加压包扎固定，同时掌侧放置支具将掌指关节固定于伸直位。术后第 3 天，用轻薄敷料包扎以便适用动力型伸直支具。

(一) 支具说明

1. 前臂环形支具

这种支具由合适硬度的、轻便、透气的热塑性材料制成。使用的材料必须具有可塑性及自黏性两种特征(图 7 - 19a)。

这种支具从前臂近 1/3 开始延伸至近指间关节。支具覆盖了手指的掌侧和背侧部分。腕关节可以背伸 20°或者类似腕关节融合术后的位置。

2. 依附悬臂

这类悬臂通过金属棒定制于一个或数个手指上。近端部分附着于支具上，远端部分置于中节指骨之上，略微靠向手术指的桡侧。

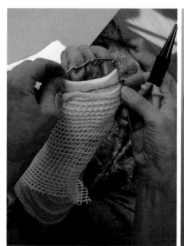
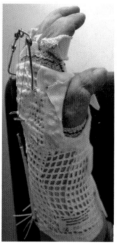

(a)　　　　　　　　　　(b)

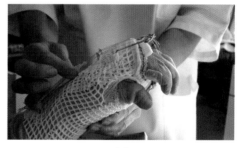

(c)

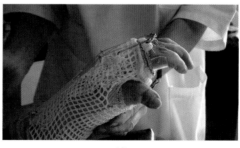

(d)

图 7 - 19　佩戴一种使用皮筋的掌指关节背伸支具

注：(a，b)这种悬梁支具用来支持伸肌系统，同时保持手指在中立位。条带放置在近节指骨以下，用鱼线和皮筋来支撑掌指关节在背伸位。滑车位于掌骨表面，防止皮筋在支具表面磨损。(c，d)患者可主动对抗弹力系统阻止屈曲，在皮筋帮助下被动背伸。

3．皮筋系统的附加绳带

这种牵引带遵照手指形状由皮革或 Ercoflex 材料制成，放置于近节指骨掌侧。释放手指背侧区域以防产生止血带效应，特别是术后肿胀发生时（图 7 - 19b）。

掌指关节由附着在钓鱼线及 Jokari 橡皮筋的牵引带牵拉而被动伸直。皮筋固定于支具近端。近节指骨的牵引方向必须垂直于指骨轴线。

为了保证理想的张力，需要经常调整皮筋及鱼线的位置。

（二）支具的功能

1．掌指关节伸直

掌指关节被动伸直有助于缝合的伸肌腱愈合于保护性位置。由于肌腱之前已经半脱位于掌骨间隙并导致功能丧失，故将肌腱固定于前述位置是十分重要的。

肌腱需要无张力的活动。早期有控制的肌腱活动可以防止粘连。

Jokari 橡皮筋可以帮助伸肌腱功能恢复。

最开始时，支具可以设计在掌指关节伸直 30°位。动力装置可以将支具进行性地最终调节至平伸位。

2．恢复中立位来纠正尺偏

悬臂需要放置于手指桡侧来纠正尺偏。

3．主动手指屈曲

关节假体通过使用动力型支具可以主动屈曲并被动伸直，目的是恢复关节活动度来改善抓握功能。

十五、掌指关节成形术后的康复

（一）术后 3～30 天的康复

从术后第 3 天开始，就可以进行受保护的活动了。需教会患者家庭康复，这样患者可以自行在家继续康复训练。

教导患者疾病的病理过程，对他们的日常护理负责，从而可以得到较好的结果。患者可以继续自行在家治疗，不用频繁去往门诊。如果发现问题，患者可以到外科医生团队就诊。

（二）康复的原则：可控的活动

要求患者开始各指掌指关节的屈曲活动，同时保持指间关节在背伸位。活动需逐步进行，避免伸肌腱装置的过伸。允许患者在最初减小皮筋的张力。

逐步开展以下活动：

（1）第一周：掌指关节从 0°～30°主动屈曲，通过皮筋被动伸直。

（2）第二周：掌指关节从 0°～45°主动屈曲。

（3）第三周：掌指关节从 0°～60°主动屈曲。

注意：这些角度仅供参考。掌指关节屈曲需从术后第 2 天到第 5 天逐步增加。

为避免给修复的伸肌腱带来张力，活动需在不引起疼痛的前提下开展。患者每天进行 4～6 次训练，每次 3 组，每组 10 个重复动作。训练的目标是在不引起疼痛和炎症的前提下活动假体关节。

活动必须在掌指关节水平进行，而不是近指间关节平面。如果患者近指间关节趋向屈曲，需给患者提供一个支具来伸直近指间关节。教导患者在掌指关节伸直时，主动屈曲和伸直近指间和远指间关节。

患者不允许做握拳动作。

不应有主动或者被动的侧向或者旋转活动，为了保证人工关节周围组织得到最大化的愈合。建议患者不要在日常生活中用手发力。患者应用三指而不是两指捏持来预防手指尺偏。

给患者书面指导，这样他们可以记住住院期间的康复方案。

（三）术后随访

术后第 1 个月，需做好治疗计划来确保以下几点：

（1）患者能够正确开展练习。

（2）支具处的伤口敷料包扎妥当，控制水肿。

（3）支架维持手指在正确的位置。

（4）皮筋的张力合适。

（四）术后 30～45 天的康复

允许患者在白天解除支具而在夜间佩戴使用。继续治疗以确保患者依从处方。

1．屈曲活动

患者通常在解除支具后可以获得较好的屈曲功能。因此，可以逐步开始屈曲训练而不用因伸直角度妥协。

允许患者进行握拳的同时，必须注意避免手指尺偏。同时需考虑远指间关节在做抓握动作时的关节位置。建议患者使用三指而不是两指捏持，避免示指尺偏。

2．伸直活动

主动伸直关节十分重要，关节感觉受体缺失后，关节的感觉功能需要得到调整。

教导患者开展单个掌指关节伸直活动，同时保持指间关节屈曲，继而开始等长训练。

注意保证训练的目标对象是手外伸肌而不是手内肌。伸直训练可以通过腕部的肌腱固定来进行。

此外，训练第一骨间背侧肌，加强两指捏力以及预防示指的尺偏十分必要。

3．日常活动

建议患者用手完成日常活动，如洗漱、穿衣等，但不要过多发力。

4．其他治疗模式

治疗师可以进行按摩、超声波治疗和加压疗法来重塑瘢痕、减少粘连。

（五）术后 30～45 天的支具

如果有伸直或者屈曲受限，动力支具对改善活动范围是合适的。为纠正掌指关节伸直的缺损，患者有必要在夜间佩戴伸直支具（图 7 - 20）。

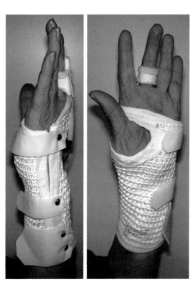

图 7 - 20　夜间背伸支具

注：当掌指关节背伸缺失超过 20°时，患者应调试佩戴一种夜间背伸支具。

为了纠正屈曲的缺陷，患者可以佩戴给掌指关节提供直接牵引的支具。牢记屈曲的轴线必须朝向舟状骨方向，避免手指尺偏（图 7 - 21a）。

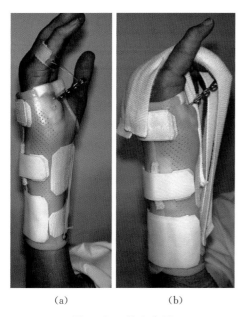

　　　（a）　　　　　　　（b）

图 7 - 21　补充支具

注：(a)一种带有牵拉装置的支具，每日使用 4～5 次，每次 10～20 分钟来改善掌指关节屈曲。(b)应用弹力带牵拉来增加伸肌腱装置的滑动，目的是改善患者的握拳能力。

支具需每日佩戴 3～5 次，每次 15～20 分钟。

（六）掌指关节成形术后的功能

由于关节的病理过程，患者已经学会了新的活动方式。事实上，尽管存在畸形，患者仍然获得了有用的功能。在掌指关节成形术后，应当让患者重新学会如何以不同的方式使用双手，使这些新关节的功能得到最大化。

十六、Neuflex 近指间关节成形术后的康复

（一）动力支具

1. 前臂支具

这种支具从前臂近 1/3 开始延伸至近指间关节。支具覆盖了手指背侧及掌侧区域（图 7 - 22）。

腕关节置于中立位或背伸 20°位，这取决于所行的手术方案。掌指关节维持在屈曲 30°位。

2. 背侧悬臂

悬臂位于近节指骨手指轴线上，用张力带维持中节指骨向远指间关节相反的方向。

3. 远指间关节牵引带

牵引带由鱼线及弹力带连接，用来被动伸直近指间关节。

4. 支具的功能

这种支具意在保护新的近指间关节假体，同时辅助伸肌腱装置的活动，并允许渐进地行关节主动屈曲。

（二）术后 3～30 天的康复

近指间关节的可控主动屈曲活动按照掌指关节成形术后的相同的活动方案进行，即在前 3 周内，逐步进行由 30°—45°—60°的活动。这些活动可在邻近手指中同时进行（图 7 - 22c、d）。

主动的远指间关节屈曲对侧腱束的滑动来说十分必要。

当示指行关节成形术后，应教育患者以三指而不是两指捏持来预防尺偏。由于术中对桡侧副韧带的加强，近指间关节的屈曲活动有诸多限制。

1. 康复方案取决于近指间关节的畸形类型及所行的手术

当患者术前有钮孔状畸形时，支具应允许伸肌腱中央腱束重新修复后的近指间关节完全被动伸直。

当患者术前有鹅颈畸形时，支具应限制近指间关节伸直在 20°来重获掌板的张力。

2. 密切监管患者的重要性

每周都要随访患者，确保他们按照康复方案的进展锻炼，以及正确地使用了支具。

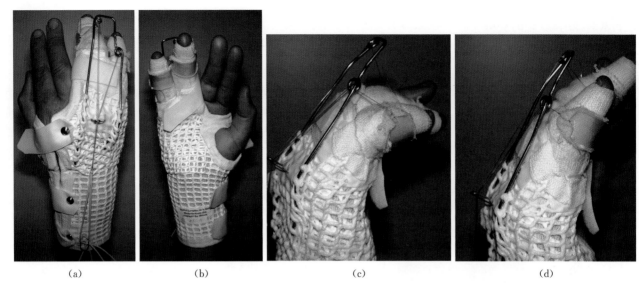

| (a) | (b) | (c) | (d) |

图 7 - 22 近指间关节融合术后的支具

注:(a, b)一种使用橡皮筋的近指间关节背伸动力前臂支具。背侧悬梁位于手指轴线,张力带置于中节指骨或远指间关节。(c, d)通过使用皮筋被动背伸,逐步进行可控的主动屈曲。

患者可能会有以下问题:

(1)因生理改变引起的近指间关节压痛点。

(2)鹅颈畸形的进展,因掌板的生理性退化和皮筋张力导致可能的近指间关节过伸。

(3)尽管每天都要活动,近指间关节仍屈曲受限。

康复方案可根据观察及关节活动范围的进展来调整,以改善患者预后。患者可在第3周进入康复的第二阶段。

(三)术后 30～45 天的康复

患者可在白天取下支具,只在晚上佩戴。

1. 屈曲活动

假体关节的活动可通过阻挡练习进行。然而,尽管每天都会进行锻炼,关节活动仍时常受限。活动时,治疗师需记录以下几点:

(1)手术手指活动需在邻近手指帮助下进行。

(2)手术手指需进行大体及对掌功能训练。

(3)患者不应牺牲伸直功能而获得屈曲功能。

(4)锻炼应在无阻力条件下进行。

2. 伸直活动

近指间关节的主动伸直是必要的,以协助中央腱束的滑动,并可因 Neuroflex 假体的形状减少 15°的伸直缺损,近指间关节的伸直可通过以下几点来实现:

(1)进行阻挡训练。

(2)使用肌腱固定效应。

(3)复合伸指活动。

(四)术后 30～45 天的支具

当存在屈曲或伸直缺失时,可使用动力支具来改善手指的活动范围。为纠正伸直缺失,患者佩戴夜间动力支具

是十分必要的。

为纠正屈曲缺失,以下方法可供使用:

(1)使用张力来屈曲近指间关节。应特别注意确保牵拉方向沿着手指的轴线(图 7 - 23a)。

(2)使用皮筋屈曲近指间和远指间关节(图 7 - 23b)。

(3)使用皮筋来改善握拳功能(图 7 - 23c)。

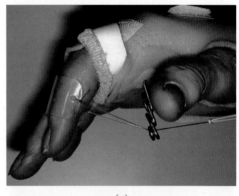

(a)

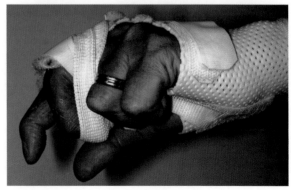
(b)

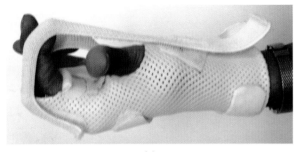

（c）

图 7‐23 一种改善活动范围的动力支具

注：（a）直接牵拉被动屈曲近指间关节；（b）被动屈曲近指间和远指间关节；（c）支具改善复合屈曲活动。

动力支具每日佩戴 3～5 次，每次 15～20 分钟。

建议患者佩戴定制的压力指套以减少肥厚性瘢痕生长，并可改善外观（图 7‐24）。

从术后 45 天至 3 个月，患者可以开始逐步抗阻力锻炼。

（五）近指间关节成形术的疗效

如果与所谓的正常关节相比，近指间关节的屈曲和活动范围仍受到一定限制。手术目标是恢复手术手指的大体抓握功能。

与掌指关节成形术相反，为确保患者获得良好的近指间关节活动范围，每周随访是必要的。考虑捏持过程中手指尤其是拇指远端关节的畸形是十分重要的。

为获得满意的功能疗效，康复师和外科医生之间应有密切的交流合作。另外，患者对方案良好的理解和主动参与是必要的。正确教育患者活动方法，并配合合适的医学干预能够确保长期疗效。

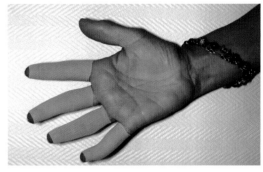

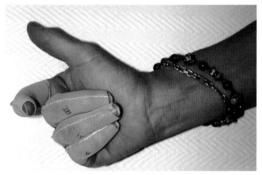

图 7‐24 压力指套

注：为减轻肿胀，患者需佩戴压力指套。一天佩戴 23 小时，这不会限制手指屈曲。

第三节 结 论

在疾病进展的各个阶段，患者都必须由职业治疗师、物理治疗师、支具矫正师和生物力学工程师来进行随访。静态支具是患者日常生活的一部分。支具的设计可以依据腕关节和手指的畸形来改变。术后患者通常需要动力支具。患者需要改变他们活动的方式来避免组织损伤，需调整生活环境，在日常生活中使用辅助装置。这些原则将非常有助于改善类风湿关节炎患者的生活质量。

（翻译：周英杰、刘阳、魏婧韬）

（审校：赵新）

第八章　掌腱膜挛缩症

掌腱膜挛缩症（Dupuytren病）的病因目前尚不清楚，对于其首次报道的争论也从未休止。掌腱膜挛缩症源于对成纤维细胞和胶原蛋白的重要研究。由于其在年轻患者中具有广泛性和复发性，给掌握常规技术的外科医生造成了很大困扰。自从1831年Baron Dupuytren（图8-1）首次详细报道该病以来，相关的研究层出不穷。

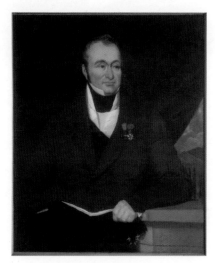

图8-1　Baron Guillaume de Dupuytren（1777—1835）

注：巴黎公共救助及医疗系统博物馆。摄影者：Roger-Viollet。

正确治疗该病有赖于 Thomine、Gosset、Stack、Landsmeer 和 Tubiana 的出色的解剖学贡献，以及 McFarlane 和 McGrouther 所做的宏观及微观研究。

此疾病的术前及术后临床评估的经典分级是由 Tubiana-Michon 提出并由 Tubiana 逐渐完善的。

尽管近年来推广的小针刀局部掌腱膜切断可以在部分局限性手掌部病变患者中起到缓解作用，但外科手术治疗仍是目前唯一公认的治疗手段。

在治疗方式的选择上，外科医生的经验是一个重要的影响因素。无论是腱膜切除术、皮肤筋膜切除术（Hueston），或是其他手术方式，目前均存在激烈争论。

术后早期功能恢复及减少并发症取决于手术切除的质量和有效的术后换药、固定及康复治疗。充分的外科治疗可以有效控制手掌部病变的复发率，而手指部位的复发率即使在广泛、完全的腱膜切除后仍较高。

基于对此疾病深感兴趣的Jacques Michon的教学经验，近35年来，对于掌腱膜挛缩的认识不断丰富。在当时，由于内科医生缺乏对该疾病的认知，手术效果又不理想，因此Jacques Michon通常在此疾病发展至晚期时才行手术治疗。事实上，在20世纪60年代，除了少数专业团队，多数手术均为患者留下了不可修复的创伤。

Michon直到其外科手术生涯的中途才精擅于皮肤筋膜切除术，这与Hueston在这方面的成就有异曲同工之妙。直到20年后，时间证明了他们的正确性。在100例患者中，仅有一位接受全部皮肤切除的掌腱膜挛缩患者复发。这一治疗方式至今仍然可行，但已不作为首选。

第一节　历　史

该疾病似乎不应以巴黎市立医院的外科医生Guillaume de Dupuytren男爵的名字命名。1777年，John Hunter的学生，即日后被称为"英国外科学之父"的Henry Cline描述了在尸体解剖中发现的手指挛缩，并于1787年提出了筋膜切除术。最早的相关记录则是1614年巴塞尔的Felix Wurtz在笔记中描述的一例泥瓦匠环小指的挛缩。

最早的手术治疗是在1822年由Astley Cooper完成的，他在掌横纹与指根之间做了一个短小的垂直切口。Dupuytren家族的一员，Boyer男爵于1826年描述了手指的腱性挛缩。

1831年6月12日，Dupuytren在巴黎市立医院为一名居住在巴黎Tournelle河堤的葡萄酒商进行了第一例外科腱膜切除术，手术横跨远侧掌横纹，并在环指取得了良好的效果，在小指仅部分有效。他要求当时著名的绷带包扎技师对该患者使用塑性夹板固定。

1831 年 12 月 5 日，Dupuytren 在市立医院做了关于该病变的讲座，并报告了一例 40 岁男性马车夫的病例。他认为该患者手指的弯曲是一类职业相关疾病。这类疾病通过重复局部创伤刺激挛缩条索的形成。会议期间，他还提到过去 20 年中观察的 30～40 例患者，并提出以创伤作为最常见的病因时，部分病例不能归入其中。

Alexandre Paillard 和他的私人秘书 Marx 以这次演说为主题书写了一份报告，并刊登在《医学实用外科医学研究周刊》(*Journal Universel and Hebdomadaire de Médecine et de Chirurgie Pratique et des Institutions Médecales*) 上。这份报告后来成为外文科学综述有关该疾病的参考文献。

Cline 或者 Cooper 为何没能成为该疾病的冠名者？在一份著名的史学研究中，Elliot 提出 Dupuytren 的个人知名度及数量众多的法国科学杂志将那些缺乏途径表达自己的英国学者置于不利地位。然而，考虑到 Dupuytren 早在数年前便已知道 Astley Cooper 的研究，目前公众对于 Dupuytren 研究的原创性仍有质疑。

1839 年，也就是 Dupuytren 去世 4 年后，Boismon 和 Marx 出版的第 2 版讲座报告在引言中提及 Astley Copper 于 1822 年便已描述这类可行皮下掌腱膜切除的掌腱膜挛缩，但为时已晚，此后这一疾病一直以 Dupuytren 命名了。

之后的一个多世纪，Dupuytren 对于该病发病机制及治疗方式的认识一直得以沿用。Dupuytren 认为，掌腱膜是该病的核心，重复创伤是诱因，而远侧掌横纹的横向切开是该病的最佳治疗方式。Goyrand 对此持不同意见，但收效甚微。他坚持疾病的焦点在于远端部分的筋膜，重复创伤不会导致其发生，而纵行切口才是最佳的手术入路。

关于发病机制及治疗的争论持续了一个半世纪有余，直到第二次世界大战后手外科的出现。

第二节 外科解剖

一、手掌及手指筋膜

掌腱膜挛缩症的外科手术治疗有赖于对掌指筋膜解剖的充分认识。掌腱膜挛缩症导致的畸形并不是偶然发生的，而是由成纤维细胞增生、挛缩累及掌指筋膜导致的。

作为参考文献的解剖学研究大多来自欧洲，以法语和英语为主。可以认为掌筋膜包含手掌和手指的腱膜。

Thomine 在 1965 年发表了一篇题为"关于指端包膜和指间联合处显微结构的研究"的文献。在 Landsmeer 的实验室中，他重现了由胚胎手的一系列切片发展为手部筋膜结构的腱膜模式。两年后，Gosset 发表了关于掌指筋膜的尸体解剖与大体外科经验的关联研究，成为研究该疾病的必要参考文献。他的外科解剖学研究在某些观点上与 Skoog 的研究相悖，特别是关于掌浅横韧带的连续完整性。他还反驳了 Thomine 关于腱前束止点的观点，这一争论直到 McGrouther 提出关于掌筋膜的三维立体研究才逐渐平息。另一个争论的焦点在于 Jean Gosset 拒绝承认连接皮肤及指骨侧方并分界掌侧和背侧部分的 Cleland 韧带。他和 Thomine 认为这种血管后束带的存在仅仅是起于中节指骨矢状束带的延续而已。同时，他错误地认为支持带仅仅是理论上存在的结构。相比于 Thomine 的研究，Gosset 最终在手指水平区分出掌鞘内的神经血管束，但同样始终未提及 Grayson 韧带。

1971 年，Stack 在一项个人研究中对 1934—1967 年的所有筋膜解剖学研究进行了总结，并在 1973 年发表了重要的文献综述。McFarlan 及之后的 Stickland 发表了解剖外科的综合论著。这一论著清晰明了，可作为外科干预的指南。

要读懂法语及英语著作对熟悉专业术语的要求非常高。本书将专业术语统一成 Gosset 使用的方式，同时在表 8-1 中也保留了 McGrouther，McFalane 和 Strickland 著作中使用的相同意义的专业名词。

(一) 掌腱膜

掌腱膜位于手掌，被覆盖大小鱼际肌群的腱膜环绕，共同组成掌浅腱膜。中央束腱膜呈三角形，顶点起于屈肌支持带水平，由掌长肌延续而成(图 8-2)，近端厚而致密，远

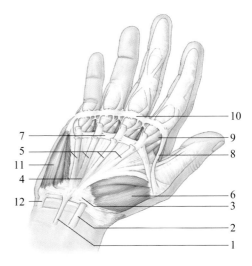

图 8-2 掌腱膜的解剖

注：起于屈肌支持带的掌腱膜，呈三角形结构分成 4 条腱前束，偶见第 5 条通向拇指。掌腱膜掌浅横韧带在掌横纹水平连接腱前束。(1)掌长肌；(2)桡侧腕屈肌；(3)屈肌支持带；(4)中央腱膜；(5)腱前束；(6)大鱼际肌；(7)横向纤维；(8)拇示指指蹼韧带；(9)螺旋或矢状束；(10)指蹼韧带；(11)小鱼际肌；(12)尺侧腕屈肌；

表 8-1　掌指腱膜解剖及 Dupuytren 病的专业术语法语与英语对照

掌指腱膜解剖		Dupuytren 病	
法语	英语	法语	英语
Superficial palmar aponeurosis	Palmar aponeurosis		
Pretendinous band	Pretendinous band or longitudinal fibers to skin (McGrouther)	Tendinous cord	Pretendinous cord
Superticial transverse ligament	Transverse palmar ligament or transverse fibers (McGrouther)	Not affected by the disease except in the first commissure	
Septa of Legueu and Juvara	Septae of Legueu and Juvara	Not affected except in the most distal part	
Superficial transversal interdigital palmar ligament or natatory ligament	Natatory ligament (McGrouther)		
Saginal or spiral band of Gossct	Deep extension of pretendinous band or spiral band lengitndinal fibers to tendon sheath (McGrouther)	Spiral hand resuhing from the lesion of the spinal band and of Grayson's ligament	Spiral cord
Lateral digital sheet	Lateral digital sheet	Lateral digital sheet	Lateral digital cord
Landsmeer's oblique retinaeular ligament	Landsmeer's ligament	Not affected	
Grayson's ligament	Grayson's ligament	Contributes to the spiral band	Part of spiral cord
Gleland's ligament	Cleland's ligament	Not affected	
Retrovascular band	Retrovascular band	Retrovascular cord	Retrovascular cord
		Digital median cord (McFarlane)	Central cord
		Isolated digital cord (Strickland)	Isolated cord
		Commissural cord in "Y" of Gosset	

端变薄,在手部中空区分成 4 条腱前束。偶尔也会有第 5 条纤维化程度更高的腱前束通向拇指。

这些腱前束在远侧掌横纹水平被名为掌浅横韧带的横向纤维所连接。在 Skoog 的研究中,这一结构不会被掌腱膜挛缩症累及,但 Gosset 并不完全这么认为,他认为这一结构可在拇示指间被累及。

掌横纹两侧的垂直纤维穿过腱前束的纵向纤维及掌浅横韧带固定于真皮层,在深面固定于屈肌腱腱鞘及掌骨上(图 8-3)。腱前束在这一水平分支。大部分浅层纤维束附着于掌横纹与近指间关节纹之间的皮肤上(图 8-3a、b)。在掌骨颈水平,大部分纤维束分成两股,呈矢状向深面附着于掌指关节侧方。Gosset 和 McFarlane 将之描述为指侧束的组成部分(图 8-4)。其余腱前束的深部纤维附着于掌指关节和近节指骨水平的屈肌腱鞘(图 8-3)。

正如 McGrouther 所描述的,位于远侧掌横纹和近指间关节横纹之间的空间是由纵向纤维、横向纤维及垂直纤维共同组成的真正的三维立体结构。这一结构解释了手掌皮肤对剪力和撕扯力的良好抗性,确保手部屈曲活动时手掌组织可以同时进行不同程度的滑动。

位于屈肌支持带和掌浅弓之间的中央束腱膜与周围神经血管间隔清晰,因此易于解剖(图 8-10)。其在远端被集中于深层腱膜前部的 Legueu 和 Juvara 垂直矢状筋膜牢牢固定,聚拢掌骨并包裹骨间肌(图 8-5)。

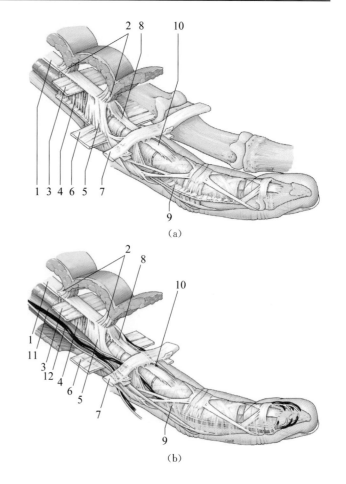

(a)

(b)

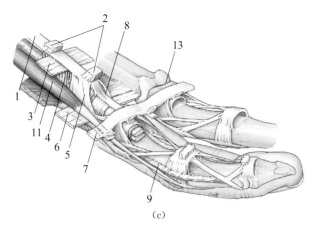

(c)

图 8－3 掌近侧横纹与指根部指间筋膜的组成

注:(a)掌近侧横纹与指根部指间筋膜的组成:(1)腱前束;(2)垂直纤维插入真皮层;(3)横向纤维;(4)Legueu 和 Juvara 筋膜;(5)矢状或螺旋束(Gosset-McFarlane);(6)掌骨间韧带;(7)指蹼韧带;(8)腱前束发出的纵向纤维插入指蹼韧带;(9)血管后束;(10)附着于屈肌腱鞘的纵向纤维。(b)包含肌肉、血管及神经的掌近侧横纹与指根部指间筋膜的组成:(1)腱前束;(2)垂直纤维插入真皮层;(3)横向纤维;(4)Legueu 和 Juvara 筋膜;(5)矢状或螺旋束(Gosset-McFarlane);(6)掌骨间韧带;(7)指蹼韧带;(8)腱前束发出的纵向纤维插入指蹼韧带;(9)血管后束;(10)附着于屈肌腱鞘的纵向纤维;(11)蚓状肌;(12)指神经血管束。(c)皮下及屈肌腱下的掌近侧横纹与指根部指间筋膜的组成:(1)腱前束;(2)垂直纤维插入真皮层;(3)横向纤维;(4)Legueu 和 Juvara 筋膜;(5)矢状或螺旋束(Gosset-McFarlane);(6)掌骨间韧带;(7)指蹼韧带;(8)腱前束发出的纵向纤维插入指蹼韧带;(9)血管后束;(11)蚓状肌;(13)掌指关节。

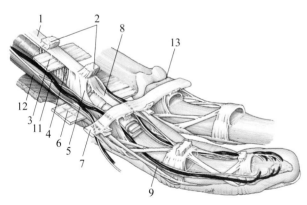

图 8－4 包含血管神经的掌近侧横纹与指根部指间筋膜的组成

注:(1)腱前束;(2)垂直纤维插入真皮层;(3)横向纤维;(4)Legueu 和 Juvara 筋膜;(5)矢状或螺旋束(Gosset-McFarlane);(6)掌骨间韧带;(7)指蹼韧带;(8)腱前束发出的纵向纤维插入指蹼韧带;(9)血管后束;(11)指神经血管束;(12)蚓状肌;(13)掌指关节。

　　8束筋膜形成7个包含屈肌腱、神经血管束及蚓状肌的空间(图 8－6)。仅示指桡侧血管神经束及小指尺侧血管神经束并不走行其间,而位于大小鱼际区域。

　　Legueu 和 Juvara 筋膜的远端斜向插入并与腱前束深部延伸部分及掌指间浅横韧带或指蹼韧带发出的纤维束融合,组成螺旋束(图 8－5b)。

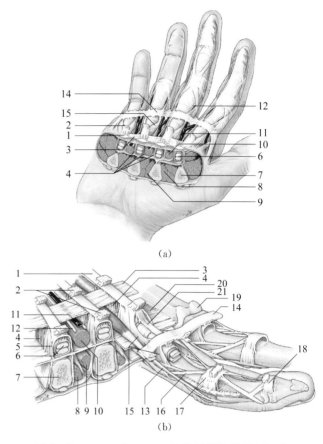

(a)

(b)

图 8－5 Legueu 和 Juvara 筋膜及指根部解剖组成:掌腱膜在指根部分为 3 部分

注:(1)腱前束;(2)垂直纤维插入真皮层;(3)掌浅横韧带;(4)Legueu 和 Juvara 筋膜;(5)A1 滑车;(6)指深浅屈肌腱;(7)掌骨;(8)背侧骨间肌;(9)掌侧骨间肌;(10)蚓状肌;(11)指动脉;(12)指神经;(13)蚓状肌腱;(14)指蹼韧带;(15)矢状束;(16)螺旋束;(17)A3 滑车;(18)A5 滑车;(19)掌指关节;(21)腱前束发出的纵向纤维插入指蹼韧带。

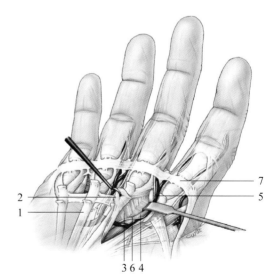

图 8－6 分开横韧带可见 Legueu 和 Juvara 筋膜、蚓状肌及指神经血管束

注:(1)腱前束;(2)分开的横韧带;(3)Legueu 和 Juvara 筋膜;(4)蚓状肌;(5)指动脉;(6)指神经;(7)指蹼韧带。

（二）指筋膜

尽管已有大量关于指筋膜组成的解剖研究，尸体解剖与实际外科手术中显露的结构仍有不同。这也是 Thomine 的研究中否认 Cleland 韧带以及 Gosset 认为 Landsmeer 斜行支持韧带仅为手指侧束的延续的原因（图 8-7）。

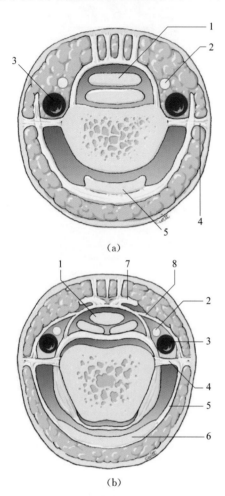

图 8-7 手指近节指骨干横切面及近指间关节水平横切面

注：(a) 手指近节指骨干横切面：(1)A2 滑车内的指深浅屈肌腱；(2)指神经；(3)伴行的指动脉；(4)指侧束；(5)伸肌腱装置。(b) 近指间关节水平横切面：(1)A3 滑车内的指深浅屈肌腱；(2)指神经；(3)伴行的指动脉；(4)Cleland 韧带，血管后束；(5)侧束；(6)伸肌腱；(7)插入屈肌腱鞘的 Landsmeer 支持韧带；(8)Grayson 韧带。

同样，参与形成神经血管束通道的 Grayson 掌侧韧带密度多变，在 Landsmeer 切口中显露并不十分明显。Gosset 发现在指根部连接空间处有一指蹼韧带延伸和腱前束发出的斜行束带联合而成的侧束。侧束的背侧边界与伸肌腱装置相连，但掌侧边界是游离的。这一纤维束沿手指纵轴方向分布并稳定固定于皮肤上（图 8-3a～8-3c，8-5b）。

该指筋膜束分布于近节指骨基底部至近指间关节的皮下与神经血管束之间。在近指间关节水平，指筋膜束发出纤维，向深面进入血管神经后方的关节囊韧带结构，形成 Thomine 血管后束及 Cleland 韧带，且不受掌腱膜挛缩症累

及（图 8-7）。最浅层的纤维穿过血管神经束附着于屈肌腱鞘，在这一水平可以辨认 Grayson 韧带。

在中节指骨水平，指侧筋膜束变薄，紧贴近指间关节的指间关节结构纤维，向远端延伸到达远指间关节侧方。屈肌腱鞘来源的更多前部纤维则通过侧方插入伸肌腱组织，形成一种三角束带，Landsmeer 称为斜行支持韧带，而 Thomine 和 Gosset 认为这只是一个解剖学结构。

（三）掌指连接结构

在这一水平，神经血管束与筋膜关系密切，在腱膜切除术中可能损伤，所以这是一个重要的外科区域（图 8-3、8-4、8-5b）。

包含指蹼韧带的连接结构在浅面是三维立体的。这一结构从示指桡侧延展至小指尺侧，其深部纤维强力附着于每个手指的屈肌腱鞘基底部，最深部的纤维由前向后跨过神经血管束加入 Legueu 和 Juvara 筋膜和 Gosset 矢状束。这一结构支撑了连接部位，并使手指能够外展。指根部侧方也存在类似的结构。

二、桡侧腱膜组织

Tubiana 和 de Frenne 通过尸体解剖研究，阐述了鱼际隆起处纤维结构的解剖组成。该结构是由掌浅腱膜的外部纵向纤维和近侧连接韧带构成的（图 8-8、8-17）。

鱼际纤维可到达拇指近节指骨并在掌指关节处增厚。掌浅腱膜最桡侧的纵行纤维向拇指方向延展，其中，最深部的纤维附着于拇长屈肌腱鞘，浅层纤维则附着于真皮层。

指蹼韧带跨过拇指掌指连接处，两端分别有部分纤维进入示指外部血管后束及拇指屈肌腱鞘两侧（图 8-8）。

近侧连接韧带相当于掌浅腱膜的横韧带，其中部分横行纤维附着于示指屈肌腱的纤维腱鞘上，桡侧部分则向拇指根部聚拢并入指蹼韧带（图 8-8）。

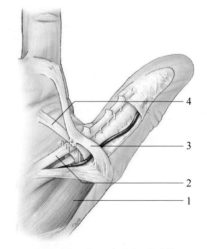

图 8-8 虎口水平纤维结构

注：(1)大鱼际肌；(2)腱前束；(3)虎口水平的指蹼韧带；(4)横韧带或近侧连接韧带。

拇指的指腱膜结构与其他手指类似,与 Grayson 和 Cleland 韧带相似。

三、神经血管束及其与掌指筋膜的关系

掌浅弓在手掌侧与掌浅腱膜深面较易分离。掌浅弓及其分支通常在正中神经束的浅层,仅 30% 的环小指指神经在血管网的浅层通过(Backhouse)(图 8-9、8-10)。

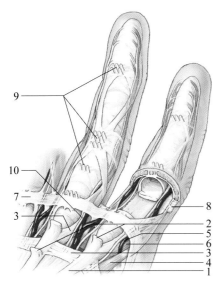

图 8-9　指根部含神经血管系统的掌指解剖及筋膜连接

注:(1)腱前束;(2)垂直纤维插入真皮层;(3)横行纤维;(4)蚓状肌;(5)指神经血管束;(6)矢状或螺旋束(Gosset-McFarlane);(7)指蹼韧带;(8)Cleland 韧带;(9)附着于指间横纹水平的纵行纤维;(10)穿过矢状束的指神经及动脉。

Legueu 和 Juvara 筋膜起自近侧掌横纹,分隔第二至第四掌骨间隙,容纳神经血管束通过。指神经在此水平走行于指动脉前方,至掌指关节水平,指神经及动脉穿过由 Gosset 矢状或螺旋束、Legueu 和 Juvara 筋膜和指蹼韧带深部纤维融合而成的指侧束起始部。这一特殊解剖特点表明,在掌指连接结构处手术时很容易伤及指神经血管束。指神经血管束在指根部位于指侧束与屈肌腱鞘间,指神经在指动脉的掌侧(图 8-10)。

在近指间关节水平解剖神经血管束要更仔细,此处神经血管束走行于一个狭窄的隧道,这一隧道后方由关节囊表面的指侧束构成,侧方由屈肌腱纤维腱鞘及指侧束组成(图 8-7b)。

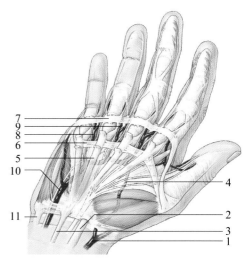

图 8-10　掌腱膜和动脉系统的关联

注:在掌指关节水平,指神经、指动脉走行于矢状束浅层,在手术中更易损伤。在指根水平,神经血管束走行于指侧束及屈肌腱鞘之间,指神经在指动脉掌侧。(1)掌长肌;(2)桡侧腕屈肌;(3)桡动脉;(4)掌浅弓;(5)腱前束;(6)横向纤维;(7)指蹼韧带;(8)指总动脉;(9)指动脉;(10)尺动脉;(11)尺侧腕屈肌。

第三节　掌腱膜挛缩症的解剖

目前用于描述掌腱膜挛缩症所致损伤的术语很多。挛缩结节多出现在手掌,指端少见,而条索则可见于手掌及指端(图 8-11a、b)。在手掌,掌浅横韧带的中部及 Legueu 和

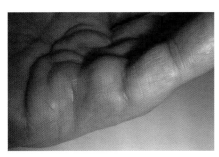

(a)

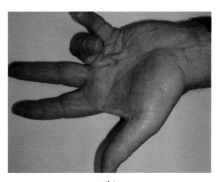

(b)

图 8-11　掌腱膜挛缩症:结节和条索

注:(a)环小指形成的结节;(b)环指掌指关节伴有皮肤凹陷的条索;注意虎口处的条索。

Juvara 筋膜均不受该病累及。与之相对的,除了 Cleland 韧带和 Landsmeer 斜行支持韧带以外的所有腱膜组织均可能受累。在此引入皮肤凹陷的概念,常见于近侧掌横纹与腱前束纵向纤维止点之间。McGrouther 称这种凹陷可见于疾病早期。

关节挛缩多见于掌指关节及近指间关节,少见于远指间关节。Gosset、McFarlane 和 McGrouther 一致认为掌腱膜挛缩症的发生、发展并非偶然。大部分解剖病理学研究均确认该病的发生是沿掌指筋膜解剖分布的。

一、结节

在手掌水平,结节的形成与插入皮肤的纵向纤维密切相关(McGrouther)。

结节通常好发于远侧掌横纹以远,少见于两侧掌横纹之间,近侧掌横纹以近不发生。McGrouther 发现,在远侧掌横纹延伸至示指处消失后,其桡侧不存在掌横纹的部位并不会发生结节病变。纵向纤维在远端掌横纹的挛缩与结节形成有关,并由此形成了皮肤凹陷及掌横纹近端的改变,导致局部皮肤活动性丧失。在掌指接缝水平,由于指蹼韧带纤维沿手指轴向的挛缩导致结节多出现于侧方。拇指屈侧横纹和小指尺侧基底部的一枚或多枚结节通常位于指蹼韧带的桡侧端和尺侧端止点。

而 Gosset 认为手指上成串的结节总是位于中央,并且在近节指骨基底至颈部水平牢牢附着于皮肤,而附着于屈肌腱鞘那一侧的则较易分离,到了近指间关节水平,结节则与两侧侧腱束或 Grayson 韧带相连。在这一水平做切除时需注意两侧的血管神经束。

组织学上可见结节形成处成纤维细胞过度活跃,胶原并不丰富。结节的结构呈不规则螺旋形。Heuston 坚持认为结节来源于细胞脂肪组织,与筋膜无任何连结。Gosset 也重复过这一观点。这一水平的结节中可见纵向腱膜纤维插入皮肤覆盖层中,这与出现在掌横纹远端及近节指骨基底部的结节相符合。Gosset 认为,腱前束对侧多为挛缩硬结,而当结节出现在筋膜结缔组织中时,其随后将侵袭细胞脂肪组织并附着于皮下,造成皮肤凹陷和掌横纹扭曲。但结节并不能导致动脉挛缩,动脉挛缩是由腱膜组织起源的条索造成的。

二、条索

条索是该病的典型表现,具有与结节颇为不同的组织学结构。条索具有相对稳定的结构,细胞活动罕见,其内胶原致密,富含平行挛缩性纤维。条索的形成与筋膜的解剖结构密切相关,故可推断其与血管神经束的分布关系,为外科手术入路提供依据(图 8-12)。

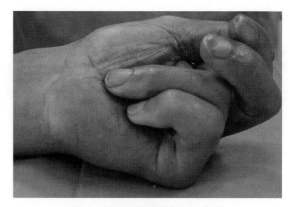

图 8-12　掌腱膜挛缩症:条索

注:条索可发生于拇指到小指的任何手指。拇指的桡侧条索可使拇指掌指关节及指间关节呈屈曲状。示中指的掌指条索处于 Ⅱ 期。环小指条索属于 Tubiana Ⅳ 期,呈 Gosset "Y" 条索状,使环小指无法分指,并可造成掌指连接处的皮肤浸渍。

(一)腱前条索(McFarlane)

腱前条索起始于腱前束的变形结构,易于从远侧掌横纹以近的皮肤上分离。由于结节导致了畸形和皮肤凹陷,越远端其附着越牢固。McGrouther 浅层纵向纤维可跨过真皮延伸至近节指骨基底部,并经手指中央结节进一步延长(McFarlane),这解释了掌指关节的挛缩。在这种情况下,掌指关节的挛缩均为这一条索导致,此时小针刀腱膜切断术是有效的,可以恢复掌指关节的背伸活动度。但 Gosset 不认同 McFarlane 的观点,他认为掌指关节动脉挛缩是由起源于矢状束或螺旋束的条索导致的,因为矢状束或螺旋束插入了关节囊韧带组织。神经血管束跨过矢状束或螺旋束的部分需要在开放手术直视下进行(图 8-13)。

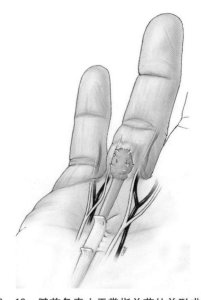

图 8-13　腱前条索止于掌指关节处并形成结节

（二）指中央条索或正中条索

McFarlane 认为,指中央条索是手掌腱前条索的直接延续,起源于指掌浅筋膜,从指根部开始,行走于两侧血管神经束之间,并牢牢附着于皮下组织,在中节指骨水平进入屈肌腱鞘侧方。在发病初期即可出现筋膜增厚、边界不清,并在后期进一步形成"条索"。包括 Grayson 韧带在内,这一病变会导致血管神经束在近指间关节水平缓慢向中央移位,在外科手术中可以观察到。这一位移与螺旋条索挛缩过程中的位移并不相同(图 8-14、8-25)。

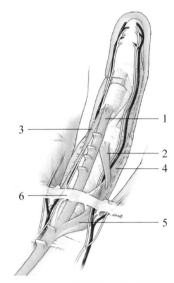

图 8-14　几种最常见的手指条索

注:(1)中央条索;(2)螺旋条索;(3)指侧条索;(4)血管后条索;(5)Gosset 矢状或螺旋条索;(6)指蹼韧带。

正中条索是近指间关节挛缩的原因之一。切断正中条索并不能保证完全恢复近指间关节背伸活动度,其他手指腱膜结构也会影响其活动度的恢复。

（三）螺旋条索

病理性螺旋条索起源于 3 种解剖结构:Gosset 螺旋束、参与组成屈肌腱横向延伸结构的指侧层状组织,以及 Grayson 韧带。螺旋条索的进行性挛缩会导致近指间关节屈曲,并使血管神经束移位。螺旋条索会逐渐向手指中线移动,靠近指根部,最终到达皮下,因此在手术中易于切除。由于该条索的发生、发展呈线性变化,因此"螺旋"一词使用得并不贴切,但它的确是导致血管神经束螺旋样改变的原因(图 8-14、8-24)。

（四）指侧条索

指侧条索是指侧层状组织的挛缩,可能导致中度近指间关节挛缩,是螺旋束的延续。在这一水平,指神经首先跨过该结构,而指动脉在其远端跨过,血管神经束沿侧条索与近节指骨之间走行。指侧条索位于骨间延展组织背侧,在

近节指骨水平自始至终附着于皮肤上。到近指间关节水平发出横行纤维进入屈肌腱鞘并挛缩,导致近指间关节收缩。指侧条索的纤维进一步向中节指骨延伸,止于远节指骨基底部,进而导致远指间关节屈曲。Gosset 认为这些斜行纤维到达伸肌腱止点处可导致远指间关节过伸,但 McFarlane 并不这么认为(图 8-14)。

（五）血管后条索

这是一条独立起源于 Cleland 韧带的条索(图 8-14),本身并不受 Dupuytren 病影响。血管后条索走行于血管神经束的背侧,远端进入远节指骨。虽然这一条索在近指间关节挛缩中的作用较小,但可能导致手指腱膜切除术后关节背伸不足,且与该病的进展和复发有密切联系。

（六）孤立手指条索

这种单纯源于近节指骨基底部骨膜与骨间肌腱腹移行处的手指条索是由 Strickland 和 Basset 提出的。该条索最初位于血管神经束背侧,至近节指骨颈部水平走行至血管神经束掌侧,在远端进入中节指骨的屈肌腱鞘和骨膜(图 8-15)。

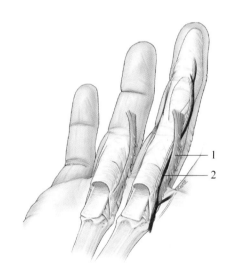

图 8-15　Strickland 和 Basset 孤立手指条索

注:该条索在近节指骨水平位于神经血管束浅层,其起源并不固定,可起于近节指骨基底部骨膜、掌指关节侧副韧带或手内肌肌腱,止于中节指骨骨膜及屈肌腱鞘。(1)手指条索;(2)手指神经血管束。

（七）Gosset 掌指纹"Y"形条索

"Y"形条索源于掌指纹间隙,逐渐发展可使间隙狭窄并限制手指外展,进一步可致浸渍或霉菌病。"Y"形的根部由 Legueu 和 Juvara 筋膜构成,两臂的分支一支是 Gosset 矢状或螺旋束的延续,另一支则与指蹼韧带来源的条索伴行,斜行跨过掌指纹间隙抵达邻指(图 8-16)。

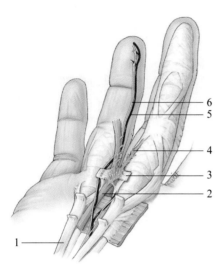

图 8 - 16　螺旋束是腱前束的延续并与 Gosset "Y"形掌指纹条索相连

注:随着该条索的挛缩,近指间关节屈曲,神经血管束向中线移行。(1)腱前束;(2)螺旋束;(3)指蹼韧带;(4)掌指纹"Y"形条索;(5)指动脉;(6)指神经。

(八) 拇指及其掌指纹条索

该条索(图 8 - 17)起于虎口处的指蹼韧带——也称 Grapow 韧带,可引起拇指内收屈曲。近端横向条索起自近端掌指纹韧带,并关闭该韧带深面的间隙。桡侧纵向掌指纹起于大鱼际的纤维,止于拇指根部,可引起拇指掌指关节屈曲桡偏,而起于掌腱膜的纵向条索则固定拇长屈肌腱鞘,并导致拇指屈肌腱挛缩。

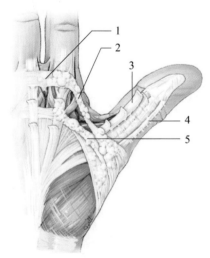

图 8 - 17　虎口及拇指轴向条索

注:(1)指蹼韧带;(2)远端虎口条索;(3)腱前束;(4)桡侧拇指条索;(5)近端拇指条索。

三、关节挛缩

Dupuytren 病可导致掌指关节、近指间关节屈曲,远

指间关节偶有累及(图 8 - 18)。值得注意的是,部分附着于关节囊韧带腱膜的螺旋束与掌指关节屈曲有密切关系。少数情况下可见附着于皮肤的 McGrouther 浅表纵向纤维与中央条索相延续(McFarlane),进而引起掌指关节屈曲。

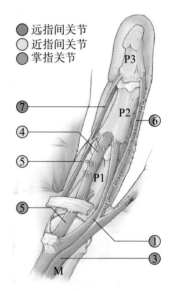

图 8 - 18　不同条索导致的掌指关节、近指间关节及远指间关节屈曲

注:掌指关节屈曲由以下条索导致:(1)螺旋条索;(2)伴有皮肤挛缩的腱前条索;(3)Gosset "Y"形条索导致分指不能。近指间关节屈曲由以下条索导致:(4)中央条索;(5)螺旋条索;(6)血管后条索。远指间关节屈曲由以下条索导致:(6)血管后条索;(7)拉伸的侧方条索。

Gosset "Y"形条索的出现可引起手指分指不能。该条索由螺旋条索、Legueu 和 Juvara 间隔及指蹼韧带构成。

近指间关节屈曲在中央条索、螺旋条索、指侧条索和孤立条索(Strickland)的共同作用下形成。血管后条索则在疾病复发或进展时产生影响。

远指间关节屈曲(Millesi)通常由侧方条索在远节指骨水平的延伸引起,也有部分血管后条索参与其中。严重的 Dupuytren 病例中(Tubiana 和 Michon Ⅵ 期),由于 Gosset 指侧层状组织的侧束挛缩及 Landmeer 斜行支持韧带挛缩,可见远指间关节过伸表现。

McFarlane 认为,完全的手指腱膜切除及远指间关节屈曲的延期恢复导致了远指间关节代偿性过伸,此时应采用 Dolphin 腱切断术进行治疗。

在腱膜切除术后,掌指关节屈伸度可获得完全缓解,但近指间关节仍可能僵硬,这是由于关节囊韧带和屈肌腱鞘腱膜挛缩。这种长期僵硬导致的挛缩需要外科手术介入治疗。

四、各指的 Dupuytren 病

(一) 拇指及虎口

经 Tubiana 及 de Frenne 和 Hall-Findlay 报道，10%～39%的患者存在手部桡侧的病变。拇指的腱前束通常存在于胚胎期，极少参与掌指关节挛缩的过程。Cleland 和 Morrison 曾注意到 2 例侧方条索进入远节指骨的病例。另一方面，结节通常存在于拇指根部，即指蹼韧带及浅层横向韧带的止点处，随着疾病进展，可导致虎口处挛缩，使拇指背伸及外展受限。另有一种特殊情况，即拇指根部至示指根部横跨虎口的一条索可导致示指近指间关节屈曲而对示指掌指关节无作用。

(二) 示指

该病甚少累及示指，但也有例外。McFarlane 发现一近端附着于蚓状肌的条索，远端呈螺旋状延伸至螺旋条索，可避免神经血管束的中央化。

(三) 中指

该病较少累及中指，通常由侧方条索和/或中央条索引起指间关节挛缩。

(四) 环指

常易受累及。上文所述所有的条索均可在该指诸关节屈曲中发现。螺旋条索位于环指两侧，也可附着于第三掌侧骨间肌或第四背侧骨间肌上。

(五) 小指

对小指病变进行手术治疗相对困难，需要全面的病理解剖学知识。在该指，所有筋膜都可累及，因此可引起严重的掌指关节及指间关节挛缩、皮肤凹陷及手掌部结节等(图 8－26a、b)。

小指全部筋膜的完整切除对于解放关节及减少或避免复发是必不可少的。此外，对关节周围及关节本身的干预对于恢复关节活动度而言也是必要的。同时，手掌及指根部皮肤也存在问题。小指也最容易发生钮孔状畸形。

五、其他发病部位

(一) 背侧结节及指节垫

1893 年 Garrod 报道了一例 Dupuytren 病患者伴有近指间关节背侧皮下结节。Caroli 对这些结节进行了仔细研究。这些结节虽然位于皮下但是非常贴近皮肤，可随背侧筋膜的移动而移动。这些结节无痛，呈圆形或卵圆形，光滑而质韧。表面皮肤正常或有轻度色素沉着(图 8－19)。

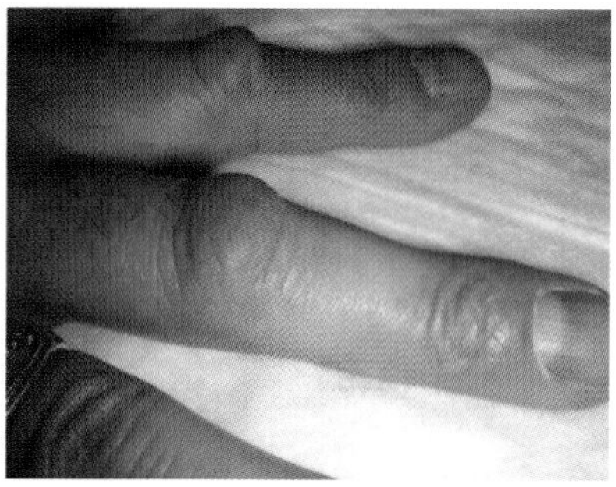

图 8－19 环小指近指间关节的指节垫

这些结节可自发增大或减小，但不会完全消失，对关节功能无影响，仅影响外观，影响佩戴戒指等。在部分病例中，由于疾病的快速进展或重复性创伤，可导致疼痛和肿胀。

指背结节及指节垫的发病率随地域不同而变化较大。在 Skoog 的研究中，44%的瑞典患者有该结节，Boyes 对美国患者进行了研究，发现这一比例约为 11%，Caroli 在意大利患者中发现比例约为 15.3%。指背结节及指节垫好发于男性(95%)和利手的示指。指节垫通常提示预后较差。81%有背侧结节的患者患有双侧疾病，而没有背侧结节的患者中比例仅为 48%。这同时也预示着患者有更大的概率患有跖部结节和掌跖纤维瘤病，且与 Peyronie 病有关。

该结节病因不明，但组织学、镜下及大体研究均认为指节垫结构与 Dupuytren 病结节的结构一致。

(二) 跖部病灶及掌跖纤维瘤病

通常认为，跖弓表面出现直径 2 cm 以上的无痛结节时为患有掌跖纤维瘤病。此时结节固定于跖筋膜，表面皮肤可推动。Hueston 发现 20%的 Dupuytren 病患者存在跖部病灶。掌跖纤维瘤病是一类相当活跃的病变，约有 75%的患者出现复发(图 8－20)。

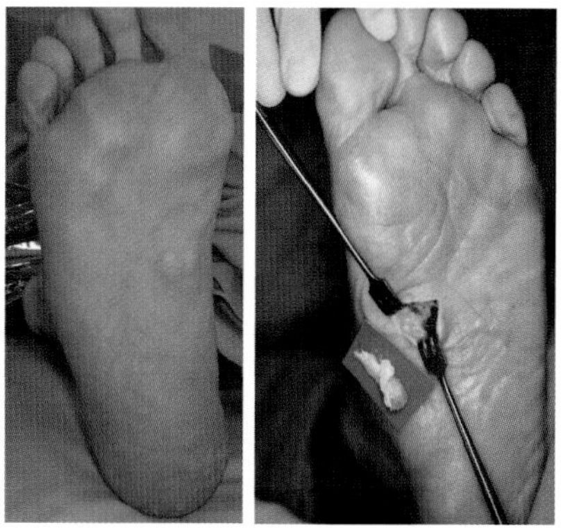

(a) (b)

图 8－20 掌跖纤维瘤病

注：(a)结节位于足弓外侧缘。(b)跖部切口一定要局限；足筋膜切除需完全。

由于跖部过度角化,跖部病灶患者耐受度更好。在组织学上,跖部病灶的结构与 Dupuytren 病手掌结节是一致的,因此,Hueston 反驳了 Ledderhose 和 Skoog 原著中提到的创伤学说。

(三)阴茎病灶及 Peyronie 病

阴茎勃起过程中,白膜背侧斑块收缩可导致阴茎背

侧成角。这种病灶越靠近远端越容易引起疼痛及不适。这一情况出现在 30 岁左右患有特定活动性疾病的男性群体中,通常会稳定持续 2～5 年,而后可能自行缓解。在组织学上,这一阴茎硬结与指节垫和手掌结节具有相同结构。

第四节 流 行 病 学

一、地理分布

Dupuytren 病最常累及欧洲人,尤其是斯堪的纳维亚、英国及爱尔兰人。其在欧洲的传播是由凯尔特民族迁移导致的。

Brouet 认为土伦(法国东南部港市)的 Dupuytren 病患者多数拥有蓝色眼睛,而地中海人群中棕色眼睛占多数。他发现在法国西部也有类似的发病率。诺曼人入侵土伦海岸或许可以解释这一点,同样的情况在意大利北部也存在,但在希腊并未出现。19 世纪大移民则解释了澳大利亚及美国 Dupuytren 病的发病率。表 8-2 列出了各国(城市)的患病率,从 1%～17% 不等。

表 8-2 Dupuytren 病患者占人口的比例

国家或城市	百分比(%)
德意志民主共和国	2.39
联邦德国	1.7
英格兰	8.5
美国	1～2
法国	3
爱尔兰	17
纽约	2～3
挪威	12.2

Dupuytren 病是一种常染色体隐性遗传病,在亚洲人中罕见。Tsuge 在 25 年中对 25 例亚洲患者进行了手术,包括印度、巴基斯坦、泰国、中国及日本的患者。

然而,Egawa 观察到日本阪神地区有 38% 的日本人患有 Dupuytren 病,发病率与北欧相当。一个可能的解释为日本人与乌拉尔山脉地区人群存在流动交换。

非洲大陆人群无该疾病。Mennen 报道了南非仅 5 例无高加索基因暴露的黑种人病例。在美国,Saboeiro 表示黑种人的患病率在 130/100 000 人,而白种人患病率可达 734/100 000。这一发病率的差异可能与不同人种胶原组织特征存在显著不同有关。黑种人多发瘢痕增生,表明这类人群具有瘢痕纤维增生的潜能,但这类潜能却并未表现在掌指筋膜中。

二、年龄、性别、利手的影响

Dupuytren 病在儿童及 30 岁以下成人中非常罕见。第一次世界大战期间,100 万 20～30 岁士兵中,Conway 仅报道了 5 例患者。在欧洲中部进行的流行病学研究显示,40 岁开始才是 Dupuytren 病的重要进展期。

在英国、澳大利亚、挪威及美国,Dupuytren 病高发于 60 岁以上人群。挪威男性发病率的峰值年龄在 70～75 岁,占 35%;挪威女性在 85～89 岁,占 25%。

男性发病率高于女性,两性确切的比例不详。Brouet 的手术患者中 11% 为女性,保守治疗的患者中为 35%。各国研究中,男女比例在 3～4∶1 至 9∶1 之间。

女性普遍发病年龄比男性晚 15 年,且多数无须治疗干预。双侧患者占 70%～80%。表面上看来利手的发病率更高,是因为其所引起的功能障碍使患者前去就医接受手术治疗。

三、家族发病情况/遗传性

这方面的研究始于 Goyrand。包括 McFarlane 的研究在内的大量研究显示,法国的家族发病率为 11%、英格兰为 25%、德国为 39%、澳大利亚为 57%、美国为 25%、日本仅为 5%。

Dupuytren 病为常染色体隐性遗传病,其基因能使疾病进展更快。就如 Hueston 所说,"Dupuytren 因素"意味着疾病出现更早,更容易累及手、脚(Ledderhose)及阴茎(Peyronie)。

四、Dupuytren 病发病相关因素

大部分有关 Dupuytren 病的研究总结了 4 种与发病相关的因素:创伤,酗酒,糖尿病及相对罕见的癫痫。

（一）酗酒

Skoog 首先发现酗酒与 Dupuytren 病相关。Su 和 Patek 通过统计学研究证实了这一关系，并在 Noble 的研究中得到了确认。约 39％的 Dupuytren 病患者有酗酒史，23％的患者否认饮酒史。然而，因酗酒的定义不同，统计学上也存在较大差异。Hueston 提到酗酒与 Dupuytren 发病的关联并不肯定，而外科医生由于缺乏客观标准，因此倾向于高估这种因素。然而，更多进一步的研究表明两者之间有紧密的联系。平均 40％的肝硬化患者患有 Dupuytren 病，26％的非肝硬化患者患有该病，而在非饮酒人群中仅 12％患有该病。Godtfredsen 等在对丹麦 7254 例患者的研究中确认了酒精滥用及尼古丁对 Dupuytren 病发病的危险性。在肝硬化患者中，Dupuytren 病的情况更严重。

酗酒增加 Dupuytren 病发病风险的具体机制目前仍不明确。多数假设倾向于易感基因导致的代谢障碍。考虑到 Dupuytren 病的血管病因，可以肯定的是酒精可以调节血管神经系统，导致局部血栓。同时，组织缺氧会引起筋膜及脂肪细胞的改变，导致成纤维活跃。酒精可通过脂肪酸和前列腺素 F2（PGF2）增加局部代谢障碍，进而引起肌成纤维细胞收缩。

（二）糖尿病

法国人 Cayla 和 Viger 首先发现了糖尿病和 Dupuytren 病之间的关系。首份统计学研究在 1970—1985 年被报道。1983 年，McFarlane 在对十国人群的同类研究中发现 Dupuytren 病患者中仅 8％患有糖尿病。在一组外科手术治疗的 Dupuytren 病患者中，糖尿病患病率在 19.6％～40％。患病率差距如此大可能是由于错误的研究方法，因为这些患者中糖尿病的诊断通常是基于病史。

在外科治疗的 Dupuytren 患者中进行糖耐量试验或甲苯磺丁脲试验筛选出糖尿病及糖尿病前期病变患者，Rhomberg 发现 81％的患者血糖水平不正常。Paeslak 同样在 1/3 的男性和 1/2 的女性 Dupuytren 病患者中发现糖耐量异常。

200 例糖尿病患者中有 17.5％患有 Dupuytren 病（Merle）。两者的关联建立在糖尿病的患病时间及患者年龄上。但这些评估并不包含糖尿病治疗，无论是口服降糖药还是胰岛素治疗。Mikkelsen 发现糖尿病的 Dupuytren 病患者并无性别差异。

Dupuytren 病的病灶更易累及手桡侧及中环小指。糖尿病患者中，女性较男性更易发生指节垫、结节和显性条索。

在大型糖尿病管理机构中治疗不稳定的胰岛素依赖型糖尿病的患者很少因为 Dupuytren 病接受外科手术，但这些患者通常都有改善僵硬手指关节功能的需求。僵硬并不是由 Dupuytren 病引起的，而是由关节囊增生及狭窄性腱鞘炎引起的。

目前关于 Dupuytren 病和糖尿病之间的生物学机制关联尚不明确。Dupuytren 组织在糖尿病患者及非糖尿病患者中无明显差异。糖尿病导致的代谢障碍可以加速 Dupuytren 病的发病，但是没有任何研究表明糖尿病的血管病变会累及 Dupuytren 组织。类似地，糖尿病性周围神经病对 Dupuytren 病的进展无确切影响。Rowe 在对成纤维细胞培养中发现胰岛素依赖型糖尿病患者的胶原产生更重要。

（三）癫痫

20 世纪初，法国人 Fere 和 Francillon 否认了 Dupuytren 病与癫痫之间的关联。而 Lund 首先证实了这种联系。Skoog 在研究中发现 42％的癫痫患者患有 Dupuytren 病，进一步确认了这一关联。其他研究中则报道发病率为 8％～8.5％。Arafa 等研究了两组癫痫患者，报道了 12％和 38.1％的患病率，作为对比，非癫痫患者患病率为 12％。McFarlane 基于多国队列共 1150 例 Dupuytren 外科手术患者的研究发现癫痫患病率在 1％～6％。Early 指出女性癫痫患者患病率是非癫痫患者的 8 倍，男性癫痫患者患病率高 5 倍。癫痫患病时间越长，Dupuytren 病的发病风险就越高。

在同时患有癫痫和 Dupuytren 病的患者中并没有很多特异性的临床表现，除了相对高发的指节垫、掌跖纤维瘤病和 Peyronie 病。环指最易受累及，通常为双侧且呈进展性。Hueston、Stuhler 等和 James 的大部分研究认为，Dupuytren 病与癫痫之间的联系是通过常染色体显性遗传进行的。Stuhler 等发现，特发性癫痫患者的 Dupuytren 病患病率较创伤后癫痫患者的患病率更高。

另一种假设认为苯巴比妥治疗癫痫可导致 Dupuytren 病的发生。1902 年 Fere 和 Francillon 否认癫痫与 Dupuytren 病的关联时，巴比妥类药物尚未问世。直到 1941 年两者才开始有联系，这期间苯巴比妥开始广泛应用。1978 年，Critchley 等通过研究并未发现 Dupuytren 病和癫痫治疗上的联系。Froscher 和 Hoffmann 观察到 Dupuytren 病与巴比妥类药物的剂量有关，终止苯巴比妥治疗的患者指节垫的体积缩小了 80％。Critchley 认为暴露于巴比妥类药物的筋膜组织学变化与其释放的周围生长因子影响肌成纤维细胞有关。

James 认为，使用巴比妥类药物与 Dupuytren 病的发生并无关联。Arafa 等和 Geoghegan 等也同样不能证明巴比妥类药物与 Dupuytren 病发生、发展的联系。

（四）其他临床疾病

以下将列举一些可能与 Dupuytren 病共存的疾病。

Skoog、Hueston、Adam 等提出 Dupuytren 病与高尿酸血症可能存在一定关联。Murrell 发现次黄嘌呤在 Dupuytren 病患者掌筋膜中的含量比正常人要高 6 倍。实际上，由于低氧血症的效应，次黄嘌呤变成了不可降解的黄嘌呤、尿酸，释放自由基，进而增加血管病变病，并引起成纤维反应。

在 Hueston 手术的 250 例 Dupuytren 病患者中,肺结核和慢性支气管炎的患病率为 8%。他在 422 例肺结核患者中发现,40～60 岁患者中有 32% 患有 Dupuytren 病,60 岁以上患者中有 42% 患有 Dupuytren 病。

Bower 等报道,在 HIV 阳性的 Dupuytren 病患者中,复发率达到 36%。这是因为在不同的感染过程中,自由基增加明显,引起并加速了 Dupuytren 的进展吗?

与 Dupuytren 病相关的各种情况因为存在影响疾病进程及严重程度的可能,因此应当被注意。酒精滥用是一个比较明确的指示性因素,糖尿病及癫痫可能与家族性 Dupuytren 病存在基因联系,这些仍有待论证。

(五) 创伤

在一些拥有完善社会福利体系的国家(如法国),外科医生通常需要填写医疗法律文书来证明手外伤与 Dupuytren 病的联系。在建立这一结论前,通常需要提供一份完美的关于病灶的病史和流行病学研究。

不可否认,许多研究支持这一联系。Plewes 报道了 Sudeck 骨萎缩中 Dupuytren 病的作用。Clakson 报道了 2 例创伤后发生 Dupuytren 病的病例。Hueston 也报道了 11 例上肢创伤和感染后的病例,他认为水肿、长期制动和血管异常诱发了 Dupuytren 病。Steward 等发现,11% 的 Colles 骨折患者在 4～6 个月后出现了 Dupuytren 病变,而对照组中仅有 4%。

Lanzetta 和 Morrison 报道了 3 例手部外科介入手术后 3 周至 3 个月发生 Dupuytren 病的病例。McFarlane 在 Shun 的病理解剖学研究基础上发现,6% 或 18/309 的 Dupuytren 病患者存在损伤区域的结节或条索。在进行组织学研究后,证实其中 9 例为简单瘢痕组织挛缩。

那些因创伤、外科介入手术或反射性交感神经萎缩而认为自己可能处于 Dupuytren 病早期的患者其实无须多虑,因为多数浅表掌腱膜增厚的情况可在数月间缓解或消退。

为了避免误诊或漏诊创伤及 Dupuytren 病间的联系,应在书写证明文书前向患者确认是否存在以下 6 种情况(Elliot 和 Ragoowansi 的 6 项标准):

(1) 确实存在创伤,而之前不存在 Dupuytren 病灶。

(2) 创伤部位位于手部、腕部或前臂,且与疾病在同侧。

(3) 患者不在高发年龄组,且无易感体质。

(4) 疾病发生于创伤后 1 年。

(5) 伤手出现单独的结节或条索。

(6) 疾病局限在受伤部位,但可扩散至手部或对侧手部,并进一步恶化。

(六) 手工劳动

在相当长的一段时间内,该病仍被严格认为在病因上是由手工活动或同部位重复创伤引起的。这一主张得到了 Niederland 和 Lund 的支持。Beck 特别指出,压缩空气工具的使用是该病的原因。Skoog 也对手工作业工人掌腱膜微破裂导致 Dupuytren 病深信不疑。

根据一项对挪威 15 950 名工人的研究,Mikkelsen 认为尽管该疾病存在于所有种类的手工作业工人中,但重体力手工劳动工人患病更早、也更严重。1979 年和 1980 年,de la Caffiniere 对卢森堡 5 203 名工人进行研究发现,3.76% 的工人患有 Dupuytren 病。尽管研究中患病者较少,但他发现在统计学上 35～40 岁的手工作业工人的发病率达到峰值,说明进行大量手工作业可使发病年轻化。Niezborala 等发现 191 名手工作业工人中患病率达 14.7%,而 133 名不接触手工劳动的工人患病率则为 2.25%。尽管在研究中,两组间的年龄、烟酒使用情况及既往创伤存在不平衡,作者仍认为大量手工劳动是 Dupuytren 病的风险因素之一。

Herzog、Boyes、Early 和 Khan 等在对数千名手工作业工人的研究中并没有发现任何特殊风险因素,强力反驳了前文所述的观点。Hueston 也认为两者间不存在联系,并强调他手术的大部分患者都不是手工作业工人。同样地,Hueston 也忽略了掌跖纤维瘤病的创伤病因,因为他从未进行过跖部创伤后的研究。Ramsay 和 Hueston 认为,尽管 Dupuytren 病发病起于远侧掌横纹附近,但是不同工具的受力点总是被脂肪细胞组织将其与掌横纹隔离开。通过国际手外科学会联合会(IFSSH)和美国手外科学会(ASSH)的调查,Meagher 确认了关于 Dupuytren 病是职业病可以获得赔偿一事并未达成一致,但重手工劳动可诱发潜在的 Dupuytren 病。

第五节 发病机制

Dupuytren 病的定义目前并不明确。实际上它是一系列身体机制的表现,包括心理、化学和代谢,在不同水平可描述为局部病变或一个可影响跖部和阴茎的全身改变。

1936 年,Meyerding 等对其进行了一个详细的组织学描述,特别指出疾病不单累及掌指腱膜,也累及皮下组织及皮肤。细胞密度通常与疾病的活跃程度相关。在这一标准下,Luck 提出了一种分为三期的分级,起到了重大作用:

(1) 成纤维细胞增生期。

(2) 退化期:包括相等数量的成纤维细胞和胶原组织。

(3) 终末期:低水平的成纤维细胞活动和胶原条索的增生。

在电镜下,Majno 和 Gabbiani 发现 Dupuytren 结节并不起源于成纤维细胞,而是一种变形形式,他们称之为肌成纤维细胞。这些细胞在结节中数量巨大,可导致掌筋膜挛缩并侵袭指掌皮下组织。这一肌成纤维细胞的新概念引发了广泛讨论。目前被广泛承认的是肌成纤维细胞这一称谓是符合 Dupuytren 病特征性挛缩的动态印象的。实际上,肌成纤维细胞并不是肌细胞,而是一种细胞质内有微丝、表面有纤连蛋白的成纤维细胞,具有收缩功能。

肌成纤维细胞在结节及皮肤累及处表现活跃。McCann 等发现,细胞过度活跃意味着手术后复发的危险性显著增加。

Sugden 等发现,皮肤树突细胞(细胞因子 XIIIO＋)与 Dupuytren 病发病关系密切。还有一些细胞因子也会对肌成纤维细胞的增殖产生影响,如前列腺素(PGE2 和 PGF2a)、血小板衍生因子(PDGF)、成纤维细胞生长因子、转化生长因子 beta(TGFβ)和表皮生长因子。

基于不同生长因子的体外试验,Alioto 等提出成纤维细胞和Ⅲ型胶原增殖理论。由于血管性、肝源性、创伤性和基因缺陷造成了掌腱膜的微出血,引起内皮细胞、炎症细胞和释放 PDGF、TGF 或肝素酶、胶原酶、细胞因子和蛋白水解酶的血小板的增殖,进而导致大量的成纤维细胞增殖和Ⅲ型胶原的产生,造成腱膜增厚,并再次介导微出血,形成恶性循环,释放氧自由基,进一步增加成纤维细胞的增殖。更好地了解生长因子在成纤维细胞和胶原增殖过程中的作用,或许可以通过阻断这些因子的受体来治疗该病。

这些关于胶原增生与蛋白多糖相互作用的研究有助于更好地理解 Dupuytren 病发展过程中掌腱膜改变的过程,但目前干预疾病病理过程的因素很多,并且缺乏评估。关于 Dupuytren 病的信息众多,但关于外科手术治疗相关的信息却非常有限。

第六节 分级及评估

1961 年,Tubiana 和 Michon 建立了一个 Dupuytren 病的数字评分标准,并在欧洲广泛应用。有趣的是,盎格鲁-撒克逊的研究很少应用这一模型。Tubiana 在 1996 年提出了一个面向外科医生和康复治疗师的评估术前术后病情的数字评分标准。每个病灶都是一个数字化的评估目标,以便评估术后恢复、复发及疾病进展情况。最终,Tubiana 基于这一标准提出了 Tubiana 分级。

为了更好地理解 Tubiana 分级,我们需要由桡侧到尺侧、由近侧掌横纹开始描述病灶(表 8-3,图 8-21)。

虎口或网状间隙的挛缩的评估分为 4 期,在矢状面,第一、二掌骨轴线的夹角应大于 70°。评估以字母 P 结尾。例如:0P 代表虎口区无 Dupuytren 病灶,1P 代表第一网状间隙收缩角度在 30°～45°。

之后开始评估拇指(表 8-3,图 8-22)。此时需评估掌指关节及指间关节背伸不足,正常活动度为 0(完全背伸)～160°(两个关节的最大屈曲度)。拇指挛缩的评分依据掌指关节及指间关节挛缩的角度分为 4 期(表 8-4)。拇指的评估以字母 D 结尾,如 2D 表示屈曲挛缩受限的总活动范围在 45°～90°。在 Tubiana 标准中,第一掌指纹与拇指的病灶一同评估。举例来说,1P-2D 表示虎口挛缩在 1 期(30°～45°),拇指在 2 期(45°～90°)。

表 8-3 Tubiana 分级(1996)及 Tubiana 和 Michon 分级的修订版(1961)

分级	虎口区 第一、二掌骨轴线夹角:N＞45°	拇指 指间关节＋掌指关节＝0～160°	其余 4 指 掌指关节＋近指间关节＋远指间关节＝0～200°
0 期	无病灶	无病灶	无病灶
N 期	结节无挛缩	结节无挛缩	掌或指结节无挛缩
1 期	分离角 30°～45°	总挛缩角度 0°～45°	总挛缩角度 0°～45°
2 期	分离角 15°～30°	总挛缩角度 45°～90°	总挛缩角度 45°～90°
3 期	分离角＜15°	总挛缩角度 90°～135°	总挛缩角度 90°～135°
4 期	15°	总挛缩角度＞135°	总挛缩角度＞135°

表 8-4 评分示例

评分	拇指＋虎口	示指	中指	环指	小指	合计(分)
1. 术前评分	NP-1D 0.5+1	0 0	1 PD 1	2D+ 2	4H-PD 4	8.5(S)
2. 术后即刻评分	0P-0D 0+0	0 0	0 0	F 0	A 4	4
3. 术后第一次随访评分	1PR-2DR 1+2	NE 0.5	NR 0.5	2R 2	A 4	10(S)
4. 术后第二次随访评分	0P-1D 0+1	0 0	0 0	1G 1	A 4	6

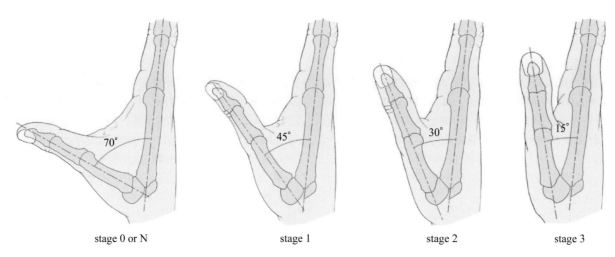

| stage 0 or N | stage 1 | stage 2 | stage 3 |

图 8 - 21　Tubiana 分期将虎口挛缩程度分为 4 期

注:每一分期均以字母 P 结尾。例如,0P=无病灶;1P=虎口挛缩 45°～30°。0 期或 N 期;1 期:45°～30°;2 期:30°～15°;3 期:<15°。

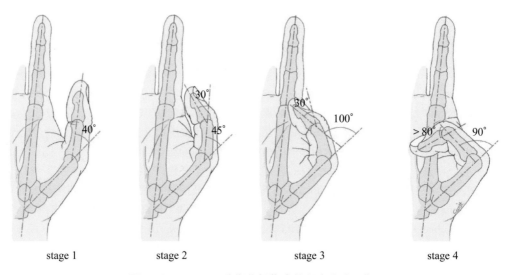

| stage 1 | stage 2 | stage 3 | stage 4 |

图 8 - 22　Tubiana 分期将拇指挛缩程度分为 4 期

注:增加了掌指关节和指间关节的背伸不足(完全背伸 0°,完全屈曲 160°)。每一期都以字母 D 结尾。例如,2D=拇指掌指关节+指间关节挛缩在 45°～90°。1 期:0°～45°;2 期:45°～90°;3 期:90°～135°;4 期:>135°。

术前病灶代码:(+)=如果近指间关节屈曲≥70°;N=结节;P=手掌病灶;PD=掌指病灶;H=拇指指间关节过伸或其他 4 指近指间关节过伸。

术后病灶代码:G=皮肤;R=复发;E=扩散;F=手指屈曲受限,术后僵硬程度,定位及需要评估的手指;A=截肢;AZ=关节融合。

评分。结节:N=0.5 分;每个成功分期=1 分;关节融合:AZ=3 分;截肢:A=4 分;S=病情严重,术前≥8 或<8 分但单指 4 分,术后:2 年后 4 分。

手指的评估分 5 期,需评估掌指关节-近指间关节-远指间关节伸指受限情况。0 即背伸完全、200 则手指关节完全屈曲(表 8-3,图 8-23)。

当手指末节出现过伸时,除了掌指关节-近指间关节的屈曲挛缩外,评分结尾需添加(H)。

为了更好地描述病灶,Tubiana 增加了易于理解的字母代码:

(1) P:手掌病灶。

(2) D:手指。

(3) PD:掌指。

(4) N:结节。

(5) H:拇指指间关节过伸或其他 4 指远指间关节过伸。

(6)(+):近指间关节屈曲≥70°。

表 8-4 中示例 1 提示第一网状结构处有结节,不伴有挛缩,拇指掌指关节及指间关节为 1 期挛缩。示指(0)为无疾病。中指(1PD)综合掌指关节-近指间关节-远指间关节畸形,屈曲挛缩介于 0°～45°。环指(2D+)表示近指间关节屈曲挛缩等于或大于 70°,该病灶病情严重,外科手术难以

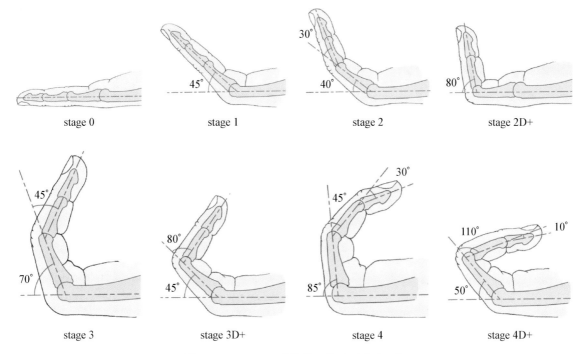

图 8-23　Tubiana 分期将手指畸形分为 5 期

注:结合掌指关节-近指间关节-远指间关节三个关节的活动度,每一期对应的挛缩角度增加 45°。D+表示近指间关节屈曲等于或大于 70°,远指间关节过伸为掌指关节和近指间关节的屈曲后要加字母 H。P=手掌病灶,D=手指病灶,PD=掌指病灶,N=结节。0 期:背伸完全。1 期:1°～45°;2 期 45°～90°;3 期:90°～135°;4 期:>135°。

纠正,功能预后难以确定。小指(4H-PD)由于掌指部位的病灶引起挛缩大于 135°,处于 4 期病变,H 表示该指存在远指间关节过伸表现。

为了更好地对术后患肢进行评估,Tubiana 增加了易于记忆的补充条目:

(1) G=皮肤。

(2) R=复发,已手术区域出现复发灶。

(3) E=扩散,手术区域外出现新的病灶。

(4) F=手指屈曲受限,术后僵硬。

(5) A=截肢。

(6) AZ=关节融合。

Tubiana 希望通过一个评分表实现对 Dupuytren 病的分期。结节期(N)评分为 0.5 分。每一期的数字决定了分数,例如 2 期为 2 分。关节融合增加 3 分,截肢增加 4 分。所以,一个小结节是 0.5 分,而最高分为 23 分,这种情况出现在第一至五指为 4 期而虎口挛缩为 3 期时。

最后,严重的 Dupuytren 病由字母 S 表示,主要为以下 3 种情况:①病例术后总分 8 分以上;②总分小于 8 分但单指得分为 4 分;③两个手指标记为"+",即近指间关节屈曲至少 70°。

这一评分标准使患者可以在不同时间段评估疾病进展情况,如表 8-4 中的记录。

评分≥8 分的病例为严重病例,手术存在困难。在表 8-4 示例 2 中,通过手术融合小指关节可使评分下降至 4 分(A)。在示例 3 中,复发和扩散使得病例再次出现(S)。示例 4 中再次手术也无法使评分降低至 4 分水平。最终 6 分说明对于拇指和环指的处理并不能使手指功能完全恢复。

尽管该评分较为复杂,但 Tubiana 评分有效简化了畸形的评测,完善了术前术后对病情的描述和评估,使之成为一个真正的科学工具。

第七节　诊　　断

当结节、腱膜条索、指节垫、其他体征如跖部病灶、阴茎病灶等存在时,Dupuytren 病相对易于诊断。在疾病早期缺乏特征性临床表现时,诊断则依赖于医生的临床经验。按照 Hueston 的理论,掌部单纯皮肤增厚便足以支撑诊断,掌腱膜出现结节时,诊断更加明确。后期可进一步出现皮肤凹陷等表现。

一、结节

结节多数情况下出现在远侧掌横纹的两侧,在 5 指根部均可出现。结节通常质硬,牢固附着于皮肤及掌筋膜,因此易于与腱鞘旁囊肿或过度角化鉴别。

二、皮肤改变及腱膜条索

Dupuytren病对病灶表面皮肤可造成较大影响。在疾病初期,掌部条索逐渐明显,腱前束移动性减弱,此时仍可见近端及远端掌横纹。这些横纹可紧密附着于腱膜条索。当手指处于过伸位时,由腱前束发出至真皮的纤维张力增加,进而导致局部皮肤苍白。部分严重病例中可见掌部全部皮肤增厚、僵硬。汗液可能导致横纹及皮肤凹陷处出现浸渍等改变。

了解不同的条索及其与血管神经束之间的解剖关系有助于更好地选择外科手术方式。条索主要包括腱前条索、螺旋条索、中央及指侧条索和孤立手指条索。

(一) 腱前条索

腱前条索来源于腱前束,可逐渐累及深层组织,如

Gosset矢状束,或累及表层皮肤,逐渐引起掌指关节屈曲(图8-13)。1976年,Hueston提出"桌面试验",即将手掌平放于桌面时,手指由于屈曲挛缩而无法平坦贴合桌面,此为试验阳性,应考虑外科手术干预。

(二) 螺旋条索

螺旋条索多位于环小指,通常会从指根部开始逐渐内移,取代血管神经束的路径,并将血管神经束推向皮肤(图8-24)。此时,指神经呈螺旋状缠绕该条索,Short和Watson故称其为"螺旋神经",并认为这一解剖学改变是易于预测的,当近端掌横纹与远端掌横纹间出现直径约2 cm的质软肿块时,应考虑这一情况发生的可能(图8-24a)。在对276例Dupuytren病患者进行手术治疗后,Short和Watson注意到这类螺旋走形的神经不会出现于拇示指。在多指累及的病例中,"螺旋神经"也仅在单指可见。在60%的病例中累及小指,38%的病例中累及环指。

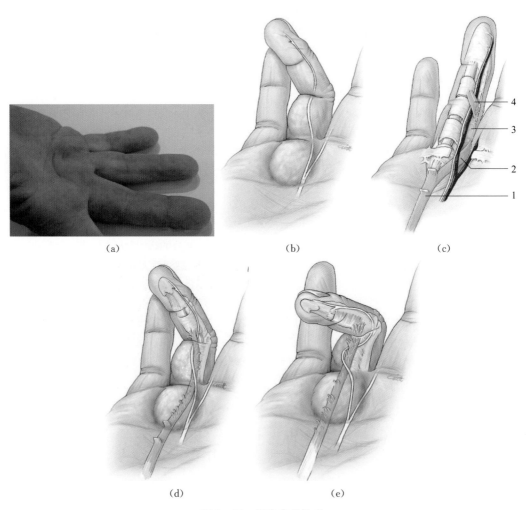

(a)   (b)   (c)
(d)   (e)

图8-24 螺旋束的构成

注:(a, b)Short和Watson标志。位于环小指根部、近端及远端掌横纹之间,直径约2 cm的肿块,提示螺旋束形成,该条索可在指根部替代血管神经束,走行于中央。(c)指链的正常解剖:(1)腱前束;(2)Gosset螺旋或矢状束;(3)侧束;(4)Grayson韧带。(d, e)螺旋束由(c)中的4种结构共同构成;随着其发生、发展,可逐步屈曲近指间关节,并移向中线,改变血管神经束走行。

Short 和 Watson 提出的体征十分可信,在 90% 出现该质软肿块的患者中可寻及"螺旋神经"的存在。这一体征有助于提醒外科医生在手术时注意神经在指根部可能走行于中央及皮下,从而避免损伤神经。

Iselin 和 Stack 在 12% 的手术患者中发现了同样的神经走行,McFarlane 观察到的比例为 36%,Short 和 Watson 为 16%。

Iselin 准确研究了此处神经血管束的变异情况,并在他提出的 3 期分类中详细描述了这类易于造成神经损伤的螺旋走行。他表示"我们不能仅仅知道神经血管束本该在哪里,同时也应该知晓当它们不在常规位置时,去哪里找到它们"。因此,Short 和 Watson 提出的用于预测螺旋神经的临床体征意义十分重大。

(三) 中央条索

在近节指骨水平,中央条索通常附着于皮肤而非屈肌腱鞘,指根部通常可见结节(图 8 - 25)。近指间关节以远水平,中央条索固定于屈肌腱鞘,并可向 Grayson 韧带延展。中央条索不会引起血管神经束移位。

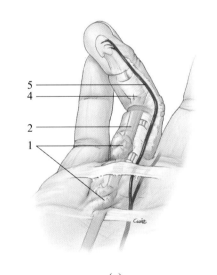

(a)

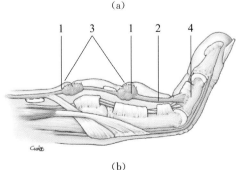

(b)

图 8 - 25　正中条索的构成

注:起源于腱前束的结节和条索与屈肌腱鞘紧密联系。正中条索在近指间关节以远处附着于腱鞘,部分情况下固定于 Grayson 韧带。正中条索不改变血管神经束的走行。(1)结节;(2)正中条索;(3)皮肤凹陷;(4)条索远端附着于屈肌腱鞘;(5)血管神经束。

(四) 孤立手指条索

Strickland 及 Basset 的研究表明,在 16.2% 的病例中可见两条孤立手指条索对称增加近指间关节屈曲的角度(平均 58°,单条条索时为 43.7°)。尽管在半数以上的病例中,孤立手指条索出现在小指尺侧,当示中环指也受累时,45.6% 的病例中可在桡侧寻及孤立手指条索。偶尔也可见附着于远指间关节的双侧条索引起关节屈曲。

然而,孤立手指条索仅可在术中探查时发现,因此缺乏特异性的临床体征将其与指侧条索相鉴别。

(五) 指侧条索

指侧条索好发于指侧层状组织,其纤维多来源于指蹼韧带及 Gosset 矢状束。指侧条索与皮肤组织联系紧密,几乎不引起近指间关节屈曲。当指侧条索累及 Grayson 韧带,附着于中节指骨屈肌腱鞘时,可导致近指间关节屈曲。指侧条索远端可达远节指骨,导致远指间关节伸指受限。在小指尺侧,指侧条索起自小指展肌肌腱,这种情况下可伴发血管神经束移位。

(六) 血管后条索

血管后条索位于血管神经束后方,多数不受 Dupuytren 病的影响(图 8 - 14)。该条索可被指侧条索覆盖,因此在临床检查中难以发现。虽然血管后条索不直接造成指间关节屈曲,但通常认为其与疾病的复发有关。

在众多条索中,只有正中条索是造成近指间关节屈曲挛缩的主要原因。由于该条索不会造成神经血管束走行的改变,因此易于诊断及切除。但多数情况下,正中条索会与螺旋条索、指侧条索交错,使情况复杂化。

三、手尺侧的特点

Dupuytren 病主要累及手尺侧半。复杂的结节及条索对小指 3 个关节均可造成影响,使之成为该类疾病中最难治疗的病灶(图 8 - 26、8 - 27)。不同于其他手指,小指展肌在指畸形的形成过程中发挥了重要作用。

White 关于小指展肌的解剖学研究有助于我们理解 Dupuytren 病在这一区域的不同表现。他认为小指展肌腱附近是不同条索及向 6 个方向辐射的纤维的交汇点(6 个方向即近端、尺侧、桡侧、背侧、掌侧及远端)。在小指展肌腱的尺侧,纤维可达皮肤深层,这一区域可见结节(Hueston),筋膜向背侧延伸达伸肌扩张部。来自小指展肌腱的部分组织在掌侧形成条索,并穿过血管神经束及屈肌腱到达小指桡侧。这部分肌腱向远端延续为指束,通常走行于血管神经束掌侧,最终多数附着于中节指骨基底部,偶见屈肌腱鞘,此时,该指束可分出部分组织进一步附着于中节或远节指骨的尺侧。

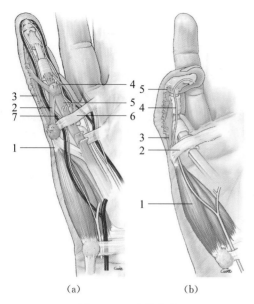

（a）　　　　　　（b）

图 8-26　小指条索

注：(a)小指条索。指侧条索来源于小指展肌肌腱的前方的部分。(1)小指展肌肌腱；(2)指侧条索；(3)血管后束；(4)螺旋束；(5)中央条索；(6)指蹼韧带；(7)血管神经束被推向手指桡侧。(b)小指指侧束带的构成。该条索起源于小指展肌肌腱，紧密附着于皮肤，当其固定于Grayson韧带时可引起近指间关节屈曲挛缩。小指尺侧条索可引起血管神经束向中央移位。(1)小指展肌；(2)指蹼韧带；(3)指侧条索；(4)血管神经束；(5)条索延伸至远节指骨。

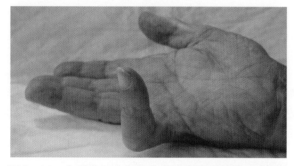

图 8-27　由附着于小指展肌腱及屈肌腱鞘的尺侧条索引起的小指难复性外展

White的研究证实了小指处Dupuytren条索分布的

重要变异，这与Gosset、Thomine、Littler、Michon等的观察结果相符合。因此，手术时应注意辨认并保护血管神经束。

Barton描述了小指尺侧Dupuytren条索在近端来源的3种类型。在60%的病例中，该条索起源于小指展肌肌腱，在30%的病例中起源于肌表面筋膜，在10%的病例中起源于近节指骨基底的骨膜，与Stickland和Basset关于孤立手指条索的描述相符。多数情况下，该条索位于螺旋神经掌侧（McFarlane），偶尔可穿过神经（Barton）。

由于累及表面皮肤，手指活动度降低，临床检查中可触及孤立肿块。制订外科手术方案时应将畸形情况及神经血管束的路径纳入考量范围。

四、手桡侧的特点

Tubiana和de Frenne对拇示指筋膜结构的正常解剖进行了描述，并总结出4种类型的结构：①发自大鱼际的纤维结构；②发自掌浅筋膜的纵行纤维；③Grapow第一指蹼的指蹼韧带或指间韧带；④近端掌指纹韧带，即浅层横向韧带的延续。

指蹼韧带与浅层横向韧带于拇指掌指关节旁合并，并与浅层筋膜最外侧的纵向纤维一起附着于拇长屈肌腱鞘，有时可与血管后束伴行。

除了指蹼韧带对桡侧血管后束存在更强的作用力，示指的腱膜畸形与其他长指类似。

因地区而异，12%～35%的Dupuytren病患者中可出现拇指及第一指蹼受累。疾病最早期的辨别体征通常出现于拇指横纹处的结节。结节通常由一个或多个来源于以上4类结构的条索融合而成。桡侧条索位于血管神经束浅层，主要引起拇指伸指及外展受限，也可引起拇指掌指关节屈曲挛缩，偶见指间关节挛缩。拇指中央条索则相对少见。Cleland和Morrison曾报道过两例中央条索止于远节指骨的病例，其中一例有拇指指间关节屈曲的表现（图8-17、8-28）。

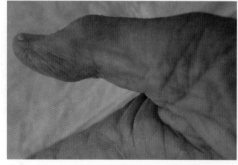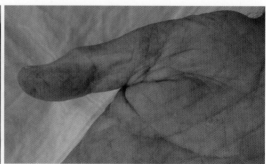

图 8-28　拇指桡侧条索可引起掌指关节及指间关节屈曲

注：来源于浅层横向韧带和指蹼韧带的掌指纹韧带可导致虎口挛缩。掌指关节旁的结节与其他条索融合，共同引起拇指屈曲。

第八节 治 疗

一、保守治疗

Dupuytren 病的手术治疗一直被认为是一种激进的疗法,疗效不确定且常常导致疼痛。传闻和令人失望的手术结果促使许多局部或全身保守疗法的产生,但最终被证实无效。维生素 E 联合长时间支具伸直位固定治疗的效果不佳。注射胰蛋白酶和透明质酸酶混合物则忽视了个体差异性,并会引起疼痛,患者无法耐受。Hueston 对这种疗法进行了改进,在 2.5 mg 胰蛋白酶和 1500 U 透明质酸酶混合物中加入利多卡因。注射 15 分钟后,指间的挛缩束带会被推为完全伸直状态,然后将手指以夹板支具固定。对 10 例经此治疗的患者进行调查,发现患者注射治疗后出现手部明显水肿,70% 的患者在 2~3 年间出现早期复发,而最终的结果与掌腱膜切除术相比无明显优势。

Ketchum 提出了一种在 Dupuytren 结节中注射曲安奈德的疗法。在 6 周内局部注射 3 次。由于组织的机械阻力,第一次结节内注射相对困难,之后两次注射会较容易,一般女性可耐受 2.0~2.5 ml 的曲安奈德,男性可耐受 3.0 ml。Ketchum 观察了 75 例手部有挛缩的病例,74 例结节有所缓解,且手指的挛缩均没有进展。同时,他发现对于手指条索也有同样的治疗结果。该治疗并未发现明显的全身并发症,除了色素沉着和局部皮肤营养不良,这些症状在 6 个月后会自行恢复。Ketchum 和 Donahue 肯定了这种疗法的效果,但也注意到 50% 的患者在最后一次注射曲安奈德后 1~3 年的随访中出现了结节复发。

这项治疗方式并未被进一步推广,也许是担心激素对伸肌和局部皮肤表面长时间作用导致的不良反应。

斯坦福和纽约的两支团队对 80 例患者进行了用一种特异性溶解 Dupuytren 病胶原的酶来治疗的双盲试验评估。作为一项获得美国 FDA 认证的Ⅲ期临床试验研究项目,结果显示该疗法对掌指关节和指间关节的挛缩有效。

在不远的将来,可能有作用于成纤维细胞增生和胶原的特定药物可以替代手术治疗。

二、手术治疗

手术治疗的目的是在没有副作用的同时重建手功能。考虑到 Dupuytren 病的表现形式及发展形式多样,这一目的在治疗中很难实现。

外科医生需要考虑针对该疾病的多种因素,然后选择一种合适的方案。有多种方案可供选择,从掌腱膜切开术到掌腱膜切除术,甚至皮肤筋膜切除术。外科医生的经验对于选择一个最合适的方案来处理这一易复发和涉及范围广的疾病有重要作用。

为了减少早期并发症及确保早期愈合,在术后的康复过程中必须仔细关注患者。佩戴静态或动力支具的术后康复是必不可少的。

(一)麻醉的选择

在麻醉方式的选择上,多数采用臂丛神经阻滞麻醉,以便门诊手术操作。手术时间通常较短,在 1% 利多卡因或甲哌卡因麻醉下操作。甲哌卡因可在 5 分钟内产生快速感觉运动阻滞并持续 2~3 小时。

腋部臂丛神经阻滞麻醉的优点有很多,尤其是对老年人和体弱者。手术的压力会减到最小。心绞痛、低血糖或脑供血不足等情况可以被快速发现且易于处理,也可以很好地耐受止血带。

腋部臂丛神经阻滞麻醉带来的生理交感神经阻断有利于松开止血带后手指的再充血。该麻醉方式同样适用于皮肤筋膜切除术,因为这样可以从同侧上肢取皮移植。不完全的臂丛神经阻滞可以通过诸如腕部正中神经或肘部尺神经阻滞等完善麻醉效果。

臂丛神经阻滞麻醉的禁忌证较少,主要包括凝血功能异常或在此区域内曾行手术或放疗的患者。淋巴水肿或局部感染也是麻醉的禁忌证。替代方案是局部静脉麻醉或单纯利多卡因-肾上腺素的局部麻醉,在不使用止血带下行掌腱膜切除术是安全的。

(二)手术设备

Dupuytren 病的手术应在止血带下进行。上肢应使用 Esmarch 绷带驱血。为了防止手指收缩反应,需要一个引导的扶手帮助。

为避免医源性血管神经束损伤,术中应使用放大镜,尤其是在指根部和指间关节水平应注意避免损伤神经及血管。术中应谨慎地辨认出血管并顺其走行保护血管神经束。

手术需要的器械很少,但必须仔细选择以完成筋膜切除术及血管神经束的游离保护。

15 号手术刀是分离皮肤和筋膜的最佳工具。相比于手术刀,神经更容易被剪刀的刀刃所伤。Stevens 剪刀最适用于神经血管束的精细分离。较重一些的 Mayo 剪刀可用于切除与皮肤粘连的结节。Swan-Morton 69 号刀片尖端呈箭头形状,方便用于关节松解。手术过程中应使用双极电凝止血。

(三)手术原则

Dupuytren 病的手术治疗目标是通过切除病理组织恢

复手指活动。掌腱膜切开术是最为保守的选择之一,主要用于某些特定的适应证。另一方面,不同的外科手术经验显示,在掌部可行掌腱膜部分切除,而在手指水平的掌腱膜则应彻底切除,如此可以降低复发风险,因为一旦复发将更难治疗。

带有或不带有植皮的皮肤筋膜切除术是一类相对激进的手术方案,该术式十分可靠,并且可以减少复发,但仅可应用于病情严重患者或复发患者。

1. 掌腱膜切开术

Cline 在 1808 年首次提出了掌腱膜切开术的原则。Astley Cooper(1822)和 William Adams(1879)推荐此方法的皮下入路。Bunnell 之后将它作为严重病例行掌腱膜切除术前的第一步准备工作。这一理念后又被 Colville 和 Nagay 采用。Collville 用 Swann-Morton 11 号刀片进行皮下掌腱膜切开术。Nagay 则倾向于开放性筋膜切开术,沿着条索的走向,在远侧掌横纹至第一指骨基底间做多个横向短切口。

我们倾向于在直视下行浅层筋膜的掌腱膜切开,尤其是当病灶延伸到近节指骨时(图 8-29)。通过松解掌指关节及近指间关节,辅之以持续性的手指牵引可使屈曲挛缩逐步恢复。术后需使用伸直位支具固定 3~4 周。掌腱膜切开术的切口在 10~15 天会自动愈合,因此无缝合的必要。

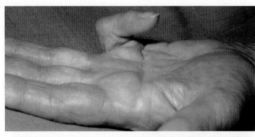

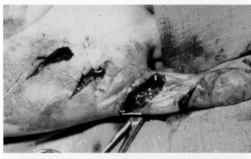

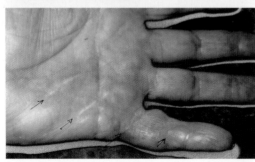

图 8-29　小指 3 期掌腱膜挛缩的掌指部多层切口掌腱膜切除术

这一类型的掌腱膜切除术的适应证为严重的掌部条索挛缩。这一疗法能在年纪较大的患者中松解掌指关节,并将表皮浸软,为接下来的标准掌腱膜切除做准备。

Tubiana 等强调了对手指进行腱膜切开时损伤血管神经束的危险。同样的质疑声也出现在小针刀掌腱膜切开术中。尽管准确认识掌部条索有助于减小这类风险,但仍不作为主要推荐,因为手指病灶多数十分复杂,难以精确评估血管神经的行径。盲目手术易造成神经肌腱损伤,亟须后续修复。

Schernberg 同样认为这类手术存在缺陷,因此他在近指间关节水平选择采用开放腱膜切开术,并行植皮关闭创口。

小针刀腱膜切开术是一类保守的手术方式,可以在局部麻醉下进行。该术式的疾病复发率约为 50%,与掌腱膜切开术相仿。然而由于手指结构的复杂性及血管神经束走行的变异,这类手术方式风险较大。

2. 掌腱膜切除术

Goyrand(1834)开展了第一例掌腱膜切除术,切除了所有病变组织及整个浅层掌腱膜。考虑到瘢痕因素,完全的掌腱膜切除术恢复时间延长,功能恢复上属于中等范围。这个方法被沿用了一个多世纪,部分掌腱膜切除被认为是复发的原因。

Hamlin 提出了掌腱膜次全切除术,随访显示 10 年后预后良好。Hueston 推广了这种有限范围的掌腱膜切除术,并命名为"局部掌腱膜切除术",仅切除病变组织(图 8-30)。

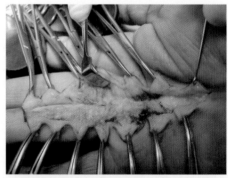

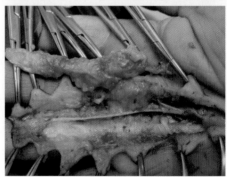

图 8-30　局部环指掌指部腱膜切除

注:做沿条索的锯齿状切口。此处沿桡侧指神经血管束分离。仔细保护屈肌腱鞘。

扩大掌腱膜切除术主要应用于十分严重的病例,需要切除几乎整个手指部腱膜。这一概念主要由 McFarlane 提出,他认为整个指部腱膜的切除可以减少复发。

Moermans 仔细研究了局部掌腱膜切除后再一次接受了 Gonzales 和 Varian 的观点(图 8 - 31)。沿着条索分布作多个曲线形 1.5 cm 的皮肤切口后,Moermans 成功地提起皮肤并进行了局部掌腱膜切除。皮肤的松动有利于一期伤口缝合。Gonzalez 为避免复发的风险而进行植皮。通过临床实践观察,这一技术比单纯掌腱膜切除更有效,且相对保守,能够缓解症状,改善手功能,尤其适用于无法耐受扩大掌腱膜切除或皮肤筋膜切除术的老年患者。

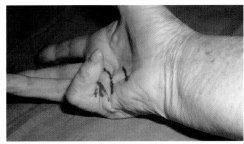

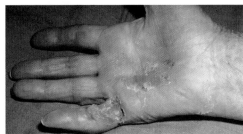

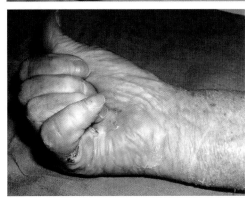

图 8 - 31　多层局部掌腱膜切除合并指根部的全厚皮片植皮

手掌部的局部掌腱膜切除术相对容易操作,从屈肌支持带的远端开始。掌腱膜容易与掌浅弓、动脉和指神经分离,同样易于与 Legueu 和 Juvara 间隔分离。然而,当到达指根部横纹水平时,要注意保护可能有变异的两侧血管神经束。

3. 皮肤筋膜切除术

将掌腱膜及其表面累及的皮肤一并切除同时行植皮的概念由 Piulachs、Mir 和 Gordon 较完整地提出,后由 Hueston 最终精炼(图 8 - 32)。Hueston 列出了切除和植皮

术的主要指征:

(1) 纠正手指屈曲畸形后残留指根部皮肤缺损。

(2) 同时存在掌指部病灶复发。

(3) 作为防止复发的预防性措施。

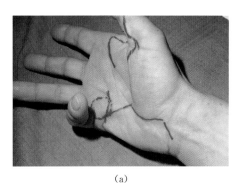

(a)

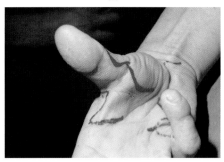

(b)

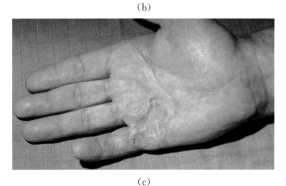

(c)

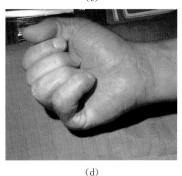

(d)

图 8 - 32　皮肤筋膜切除术

注:(a, b)小指在第一个条索结合处的皮肤筋膜切除术伴"Z"字皮瓣。拇指 Bruner's 切口。小指的中厚皮片移植。(c, d)术后第 6 周的功能康复结果。

Hueston 使用了"防火墙"一词形容位于指根部和近节指间横纹之间的植皮,意为防止患者复发。他利用 Rudolph

的发现对植皮后无复发的现象进行了解释，认为植皮有抑制成纤维细胞生成的能力。

　　早期皮肤筋膜切除术遵循掌腱膜切除后整块植皮的标准常规，然而对于复发患者，皮肤筋膜切除术在实施上相当困难。与其使用旧的术式后再次复发，不如记住将来的皮肤缺损需要皮肤移植。

　　掌腱膜切除术必须先从病灶近侧正常组织中血管神经束的松解开始，它们是手术解剖的主要引导。有时游离解剖十分困难，容易伤及神经血管束，Hueston 更倾向于保留神经血管束周围的一部分腱膜或瘢痕区，考虑到全厚植皮可以降低复发的可能。当存在切除腱鞘的风险时，Hueston 也推荐这一手术方式，比起冒着暴露肌腱的风险，他更倾向于保留一些瘢痕或腱膜组织，然后将植皮覆盖上去。这使得局部植皮成为一种必须，而这在复发时是较难进行的。Gonzales 和 Michon 指出，在腱鞘周围组织较少的情况下，虽然薄层植皮能够存活，但是必须仔细保护软组织。

　　当扩大皮肤筋膜切除术完成时，建议松开止血带确认移植皮肤的活性，并仔细止血，以免血肿影响植皮存活率（图 8 - 32）。移植区皮肤需与手掌部皮肤边边对齐，并打包缝合加压 10~12 天。在此期间，应避免植皮区活动，手部应保护性使用背侧支具进行制动。

　　然而植皮不是完全没有问题的。根据 McCash 开放掌部手术技巧中提到的，另一替代方案为保持皮肤开放使其二期愈合。

（四）表皮覆盖的切口和原则

　　目前已提出的手术切口有 60 多种。然而在尽可能地暴露术野和提拉皮肤后导致血肿及坏死的风险之间仍难以达到平衡。

1. "Z"字形切口

　　依照目前的临床经验，沿腱膜条索走行作掌指部纵行切口并行 "Z" 字皮瓣延伸时需非常谨慎。掌部皮肤缺乏弹性，使得皮瓣转移难度增大。同时，腱膜切除术中扩大皮下分离的操作容易导致皮瓣血供障碍。因此，"Z"字皮瓣成形术多应用于桡侧病变的患者，尤其是病灶位于虎口的病例。我们倾向于做 5 个 "Z" 字皮瓣（最后形成两个 "Z" 字形）（图 8 - 33b、c）。

　　另一方面，对于单纯的手指病灶则更推荐 Bruner "Z" 字切口，或 Palmen 提出的在掌横纹之间、贴近掌腱膜条索做连续 "Z" 字的切口（图 8 - 33a）。这样可以在掌腱膜切除后让多余的皮肤得以展开，并以 "V - Y" 形式关闭切口，避免瘢痕挛缩，并确保手指伸直时创面无张力。

　　Watson 和 Baker 应用推广了 Deming 描述的 "V - Y" 皮瓣。他们推荐伴有背部延伸切口的 90°成角皮瓣，该延长切口不超过边长的 1/3。

　　考虑到 4 个 3 cm 长的皮瓣就可以覆盖整个手掌，缝合切口时转移 "V - Y" 皮瓣最多不超过 1 cm，这样可以允许 5 cm 瘢痕有 5 cm 延伸，能解决大多掌指部挛缩的问题。遵循皮瓣角度在 70°~90° 的原则，缩短皮瓣长度至 15~20 mm，并按需要尽可能靠近条索设计皮瓣，以减少皮肤损伤。后期进一步将皮瓣长度缩短至 5~8 mm，可基本消除皮瓣尖端坏死的危险（图 8 - 34b、c，图 8 - 35）。

2. 横切口

　　Dupuytren 主要在掌纹、近节指骨及指间关节水平设计横切口。McIndoe 偏向于在多指受累的掌腱膜切除术中设计横切口（图 8 - 36）。通过分离皮下组织，可使视野由屈肌支持带暴露至指骨基底部。然而当 Dupuytren 病累及手指时，由于视野受限，可能造成血管神经束损伤，因此不建议继续分离皮下，进行病灶切除。血管神经束在 Legueu 和

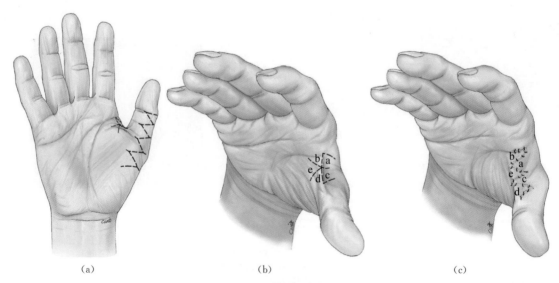

(a)　　　　　　　　　(b)　　　　　　　　　(c)

图 8 - 33　掌指部切口(一)

注：(a)Palmen 的 "Z" 字切口，沿桡侧条索走行。闭合需要 "V - Y" 皮瓣缝合技巧。(b，c)虎口区的五瓣成形。使虎口宽度增加而不改变其深度。

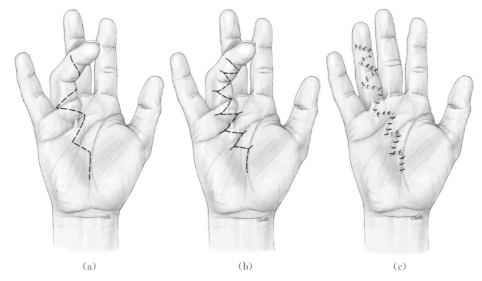

（a）　　　　　　　　　　（b）　　　　　　　　　　（c）

图 8‑34　掌指部切口（二）

注：（a）Deming 掌指部切口。4 个 3 cm 长的皮瓣，背侧延长不超过 1 cm。这使每个"V‑Y"皮瓣推进 1 cm，共延长瘢痕长度 5 cm。（b，c）掌指部多个 15～20 mm 长的皮瓣，背侧延伸 5 mm。"V‑Y"皮瓣可推进 5～8 mm。切口沿着条索走行，减少皮肤撕裂，降低皮瓣尖端坏死风险。

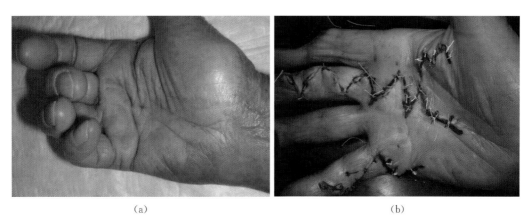

（a）　　　　　　　　　　　　　　　　（b）

图 8‑35　掌指部切口（三）

注：（a）影响第一指蹼、中指和小指的 Dupuytren 病。（b）第一指蹼处"Z"字切口；其他手指的 Palmen 切口。

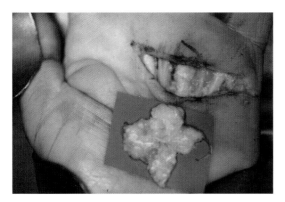

图 8‑36　远侧掌横纹的 McIndoe 术式

注：有多个手指累及时，掌腱膜切除术需要游离大片皮肤。

juvara 间隔远端走行浅表，并可在螺旋条索的影响下向中线位移，此时，可在近节指掌侧纹、P1 滑车远端水平加一个横切口，或一个"V‑Y"Palmen 式延长切口，以便在直视血管神经束的情况下继续手术。

McIndoe 的掌侧横切口主要缺点之一是需要游离大片皮肤，这可能会导致血肿甚至皮肤坏死。这一切口需要严格止血、引流及加压包扎，同时需要背侧支具固定手掌于平伸位以止血。掌部皮肤若仅靠加压包扎，可能会发生皮下中空，导致皮肤游离和血肿。为了减少这种死腔，Tubiana 提出将皮肤固定于掌浅横韧带上。

3. 皮肤闭合技巧

（1）缝合。这是标准的做法，尤其是在皮肤条件好的单纯病例中。

我们推荐使用 3/0 Vicryl Rapide 快吸收线进行缝合（15 天），可以使患者免受拆线的痛苦。当有感染发生时才使用单纤维尼龙缝线（Ethilon）。当切口较长时可放置引流。手指部只加压包扎，无须放置引流。

（2）皮瓣。这一闭合方式必须严格遵循手术指征。之前我们阐述过掌部和手指"Z"字形皮瓣的应用。同样，我们对 David 描述的掌部皮瓣持保留意见,这种缝合方式需要广泛游离两块四边形皮瓣,因此存在血肿、皮瓣坏死、瘢痕延迟等风险。同样应尽量避免使用背侧皮肤皮瓣,如 Von Seemen 的旋转皮瓣,或 Bruner 的第一指背背侧皮瓣。以下是一期或二期术后 3 种常用的皮瓣。

1) Jacobsen 掌侧皮瓣。Jacobsen 掌侧皮瓣是一种旋转皮瓣,适用于 Dupuytren 病中最严重的病例。它设计简单,从环指桡侧轴线的远侧掌横纹开始,止于同一横纹终末的尺侧径线。向远端到达小指近节指骨和近指间关节横纹的尺侧缘。当手指条索位于尺侧时,掀开这一皮瓣可在指掌部掌腱膜切除术中提供良好的术野暴露。在屈肌腱鞘和近指间关节层面的掌腱膜切除术和其他姑息性手术完成后,手指可以伸直。在保持伸指状态下缝合皮肤,此时掌部会有皮肤缺损。继而可以通过 McCash 的开放性掌部技术,或利用全厚或层厚皮片移植解决。Jacobesen 皮瓣在一期手术中较常见,也有报道成功应用于累及小指复发的病例,在该复发病例中,第一次手术切口为"Z"字形或 Bruner 切口(图 8 - 37、8 - 38)。

虽然这一皮瓣常被 Dupuytren 病累及,但其桡侧和掌侧较宽的基底可以保护其免于坏死,远端掌横纹尺侧缘和尺侧纵向径线形成的夹角有一定坏死风险。

2) Tanzer-Bunnell-Colson 皮瓣。这一皮瓣对覆盖手指

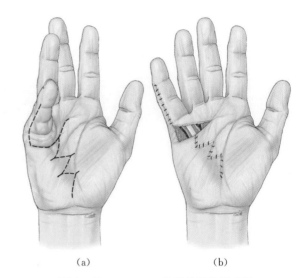

| (a) | (b) |

图 8 - 37　Jacobsen 掌部旋转推进皮瓣

注:切口从远侧掌横纹开始沿小指尺侧缘延伸。掌腱膜切除术通过 Palmen 描述的掌部"Z"字切口完成。

根部很有用。它起始于近节指骨未被 Dupuytren 病灶累及的侧面,基底位于指蹼处,易于获取,但是略窄,需要植皮。这一皮瓣主要用于防止烧伤后遗症,应用于 Dupuytren 病时有相应指征,适用于不超过 10 mm 的皮肤缺损(图 8 - 39)。

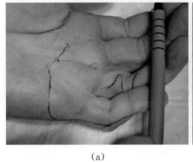 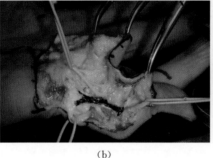 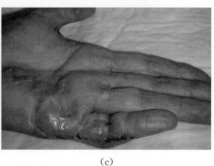

| (a) | (b) | (c) |

图 8 - 38　Jacobsen 皮瓣

注:(a)环、小指 Dupuytren 病伴有小指钮孔状畸形。环指做"Z"字皮瓣。远端掌横纹做 McIndoe 切口延伸至小指尺侧缘,形成一个 Jacobsen 旋转推进皮瓣。(b)两侧神经已标出。侧束止于外展肌肌腱。(c)术后第 5 周掌横纹处自发性瘢痕化已完成。

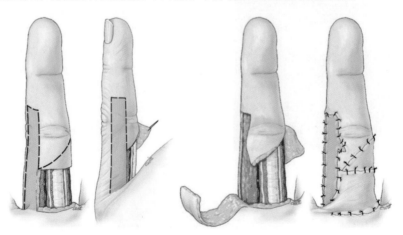

图 8 - 39　Tanzer-Bunnell-Colson 皮瓣

注:起于近节指骨侧面,基底部是指蹼。供区由中厚皮片植皮覆盖。

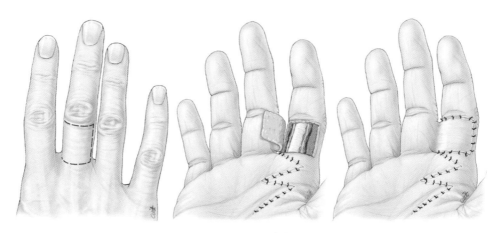

图 8‑40　Cronin 邻指皮瓣

注：从邻近手指的背侧取皮瓣覆盖掌侧缺损。供区由中厚皮片植皮覆盖伸肌腱腱周组织。

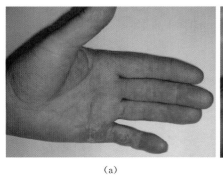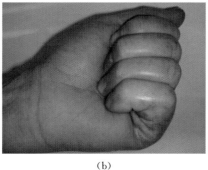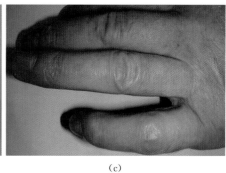

（a）　　　　　　　　　　（b）　　　　　　　　　　（c）

图 8‑41　邻指皮瓣

注：（a，b）复发的 3 期 Dupuytren 病，第一次手术采用 Jacobsen 皮瓣，在近节指骨水平有局部坏死（屈肌腱腱鞘暴露）。此次在掌腱膜切除术后用邻指皮瓣覆盖。术后 6 个月的结果如图。皮瓣来自环指背侧。（c）供区后遗症较小。

3）邻指皮瓣（Cronin 皮瓣）。该皮瓣用于覆盖暴露的肌腱，多用于初次手术后皮肤坏死的情况（图 8‑40）。供区和受区的手指像并指一样连接 15 天，供区由一层厚皮片覆盖在未受损的腱旁组织上。邻指皮瓣对恢复手指皮肤覆盖很有用，缺点是需要两次手术，并且影响供区手指的外观。此外，在皮瓣断蒂后，为了防止僵硬，须预先制订康复计划，并准备一个动力性伸直或屈曲支具（图 8‑41）。

（3）植皮。这一手术历史悠久，已进行一个世纪，如 Lexer 在 20 世纪早期提出的那样，它可以让术者在皮瓣坏死后，将皮片覆盖于掌腱膜切开术或切除术造成的皮肤缺损，快速覆盖皮肤筋膜切除术造成的缺损。

腱膜切开术或腱膜切除术同期行植皮时，多使用前臂尺侧的全厚皮片（图 8‑42）。在肘部横纹或腕横纹处取皮的方式因破坏美观，现已不再使用。当需要植皮区域较大时，推荐从腹股沟取皮。若一期手术后局部皮肤坏死，暴露腱鞘和血管神经束，需行二期手术植皮时，建议使用 Anderson 取皮刀取中厚皮片进行植皮，可从小鱼际掌侧（图 8‑43）或前臂前侧取皮。此时需要根据缺损的皮肤大小进行取皮，并行边边缝合，以利于周围再血供化。需予良好塑形、湿润的纱布打包加压于植皮上 10~12 天。仔细的包扎

可以避免血肿，防止植皮浮起。

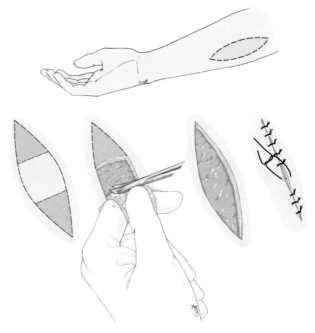

图 8‑42　从前臂尺侧取全厚皮片植皮

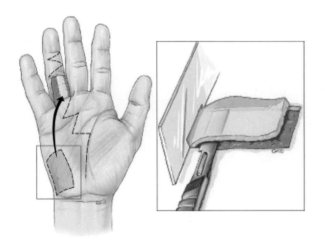

图 8 - 43　用取皮刀取中厚皮片覆盖近节指骨

全厚皮片植皮的优点在于可以为手掌及手指提供完整的覆盖,同时不影响皮肤内各结构的主要功能。缺点是无法消退的色素沉着,这可能是由于皮片的再血供化延迟。良好的组织条件及皮片边缘缝合情况有助于改善色素沉着。

中厚皮片植皮(厚度 5~6/10 mm)更容易操作,再血供化更快、色素沉着也更轻。但是中厚皮片容易挛缩,因此要注意保护皮肤功能区。

手外科医生必须熟悉手部皮肤功能区,从而能在创伤或手术后重建或保护手功能(图 8 - 44)。

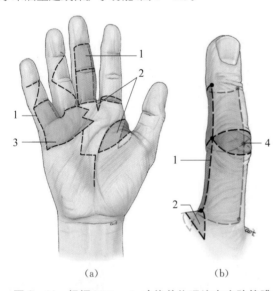

图 8 - 44　根据 Michonde 功能单位理论在皮肤筋膜切除术后覆盖皮肤缺损

注:每一个功能单位都必须被完整覆盖以防瘢痕束带收缩。在手指水平,每个功能单位都局限在横纹之间,由于张力线居中,植皮须从侧面固定(1)。虎口区由菱形皮片植皮覆盖,其背侧缘缝合于掌骨头之间,掌侧缘缝合于虎口缘近端 1 cm(2)。与握力相关的区域如环指和小指掌侧必须用全厚皮片植皮覆盖(3)。关节垫切除后需用中厚皮片植皮覆盖功能区(4)。

Michon 将手表面分为不同的区域功能单元。不同区域间的分隔即推荐的手术入路,便于暴露筋膜和血管神经束。它们对应手部活动时相对不活动的区域,从而不受张力影

响。单元内有一条或几条张力线的轴线经过时,切口可能引起瘢痕过度增生或挛缩,尤其是垂直或成锐角切开掌横纹或指横纹时。

关于切口有两个主要原则,一是建议选择侧面的切口,如小指尺侧;二是采用"Z"字形 Bruner 或 Palmen 切口,从一个横纹跳跃到另一个,在关节横纹水平上将皮瓣侧面连接。

Michon 区分了单一动态张力线和两条张力线的区域。在掌部,单一张力线的区域包括手掌、鱼际、拇指掌侧。远侧掌横纹和近节指间横纹之间的区域是单一张力,但是它们都被有两条张力线的指蹼区隔开。在指蹼区域内,任何直线形切口都可能造成瘢痕增生或挛缩,因此这些区域内的切口需沿分区的边缘走行或转变成"Z"字形。植皮时,皮片覆盖完整的功能区。在手部承受压力区,尤其是环、小指,全厚皮片植皮是有必要的。

在有单一张力线的区域,如手指水平,需将切口转角设计在功能区边缘,避免纵向挛缩(图 8 - 45)。垂直于张力线的皮片或皮瓣近端和远端可以自由摆放,但最好靠近关节屈曲横纹。

必须谨慎对待指蹼区,因为它们各属两条张力线,关联到手部掌侧和背侧区域功能。3 个指间指蹼区中,菱形是不规则的,掌部三角区比背侧三角区短,然而虎口区的两个三角是一样的。全厚皮片移植需避开掌腱膜纤维,跨过理论功能区的植皮应将指蹼深面的挛缩考虑在内。

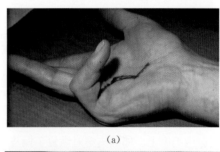

(a)

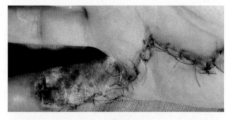

(b)

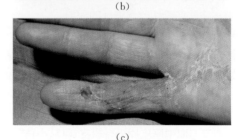

(c)

图 8 - 45　Dupuytren 病

注:(a,b)小指的 3 期病变,对近节及中节指骨进行皮肤筋膜切除术并伴该功能区植皮。(c)术后 5 周随访结果。

对累及环、小指的严重病例和进展期病例，Michon 和 Chanson 提出了一期皮肤筋膜切除手术，同时以单纯掌指部全厚皮片植皮，通常覆盖小指近节，第四、第五径线上的掌侧功能区及第四指蹼。

4. 开放性掌部切口技术

1964 年，McCash 展示了他在远侧掌横纹作横切口进行掌腱膜切除术的初步结果。条索的逐步松解造成了皮缘分离，需要二期手术干预。一周后，他提出了使用夜间伸直位支具。至 3～5 周切口完全愈合前每周换药两次，愈合时间取决于皮肤缺损面积。这期间他不主张任何康复锻炼。这一方法的优点很显著，能防止血肿，没有皮肤张力，降低了皮肤坏死和疼痛的风险；术后早期活动可以减轻水肿；瘢痕位于掌横纹处也不影响美观。行小指的掌腱膜切除时，可使用 Jacobsen 皮瓣技术在小指尺侧延长掌侧切口，或选择"Z"字形切口，偶尔会在指间横纹处做横行切口，此时需要二期手术干预使其愈合（图 8-46）。

尽管 Salvi 已放弃对复发病例行掌侧切开治疗，但考虑到植皮对于手工劳动者来说较难耐受，因此，为了尽可能避免植皮，当病灶局限于手掌时，目前仍使用掌侧切开治疗。若非手工劳动者，则可行皮肤筋膜切除术，对严重的手指复发病例，可以采取皮肤筋膜切除术合并全厚皮片植皮。

掌侧切开手术因简单易行，一度被认为是外科医生为了利己而行的手术，因为该手术要在有回缩能力的肉芽组织长出前将腱鞘和血管神经束暴露数天，这类肉芽组织是皮肤愈合的必要条件。处理不当也会引起掌指关节屈曲挛缩。因此，为了防止后期功能受限，我们建议使用 2～3 个月伸指支具。同时，术后应立即告知患者及家属伤口情况。随着时间的推移，患者也会因为疼痛缓解和活动恢复而消除疑虑。

将这一方法与可以早期闭合伤口的"Z"字皮瓣成形相比，Gelberman 等发现 McCash 的方法愈合平均需要 3.9 周，"Z"字皮瓣或"Z"字切口则需 2.5 周。然而，他观察到"Z"字皮瓣有 7% 的患者出现皮瓣坏死，"Z"字切口为 12%，而 McCash 方法则没有皮瓣坏死。该术式也没有血肿并发症，而这在早期闭合术中一般发生概率为 7%。相比于 McIndoe 切口，掌腱膜切除术明显操作更难，损伤神经的概率也更高。Tubiana 报道有 10% 的患者在分离皮下时损伤了神经。

总体来说，McCash 方法可以提供更好的术后舒适度和更快的恢复速度，但是无法降低复发率。

（五）相关手术治疗

1. 结节和指节垫

无症状的结节不需要手术治疗。有时，结节可能在握拳时压迫皮神经，引起疼痛。一个小切口可以将结节包括周围的掌腱膜一并切除（图 8-47）。

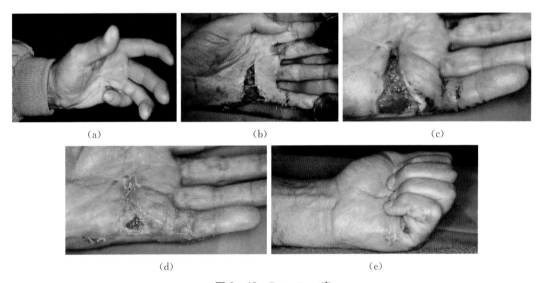

图 8-46 Dupuytren 病

注：(a)小指的 4 期病变。(b)通过 Jacobsen 皮瓣的掌腱膜切除，术后第 5 天。(c)术后第 11 天，肉芽组织丰富。(d，e)术后 5 周随访的外观，活动范围几乎完全恢复。夜间需佩戴动力型伸直支具 3 个月。

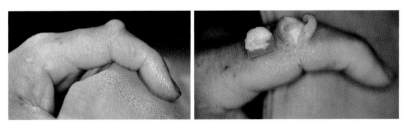

图 8-47 示指近指间关节的指节垫

注：因为与伸肌腱粘连，切除存在困难。当有复发时，可与表层皮肤一起切除，缺损则根据功能单位原则植皮。

指节垫相比伸肌腱腱周组织更易与皮肤粘连。指节垫的切除相对简单。为了避免复发，McFarlane推荐整体切除指节垫及表面皮肤，再按皮肤功能单位的原则以中厚皮片覆盖。

2. 关节僵硬和钮孔状畸形

在完整的手指掌腱膜切除术后，可能出现近指间关节屈曲、远指间关节过伸，导致钮孔状畸形。

有许多治疗方法可以改善近指间关节僵硬，从被动、轻度、逐步功能锻炼到手术治疗，方法多样。包括Watson's术式切除缰绳样韧带、掌板近段止点的离断、侧副韧带离断等。Breed和Smith指出，被动活动只能改善84%的患者的近指间关节伸直情况。关节囊、韧带装置的手术可以在68%的病例中改善伸指功能并降低复发率（从33%降至25%）。

Andrew对7例因Dupuytren病截指的患者进行短期观察，发现仅仅切除束带对治疗僵硬无效。然而，松解掌板近侧止点的同时松解侧副韧带能使伸指恢复至接近正常。这一方法被Tonkin等推荐（图8-48）。

类似地，在进行广泛手指腱膜切除并最终打开挛缩或被侵犯的腱鞘，确认皮肤覆盖没有异常后，可以首先尝试以轻柔的手法逐渐被动伸直近指间关节。当操作困难时，可用Swan-Morton 69号刀片切断侧副韧带止点，并可进一步切断掌板近侧止点。为了降低牵拉血管神经束导致局部缺血的风险，应避免克氏针临时固定近指间关节。

当近指间关节僵硬与钮孔状畸形有关联时，只需要按钮孔状畸形标准疗法治疗，因为掌腱膜挛缩引起的畸形机制和外伤性钮孔状畸形是类似的（图8-49）。

近指间关节被松解后，必须通过Smith和Ross测试对伸肌腱中央束进行检查。如果中央束在力学上是合适的，那么近指间关节在被动屈曲掌指关节时能够达到自然伸直的位置。相反，如果中央束薄弱，会再出现钮孔状畸形，这种情况下应缝合或重建中央束止点（图8-51）。

系统而言，在手指侧束掌腱膜切除术中切断横向韧带可使侧束回复原位。以Haines试验评估侧束的滑动性（图8-50）。若仍有远指间关节过伸，可行单纯背侧关节囊切除

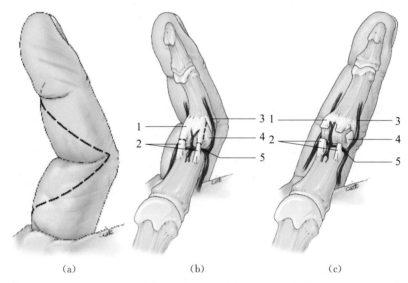

（a）　　　　　（b）　　　　　（c）

图8-48　掌腱膜切除术后治疗残留的屈曲僵硬

注：第一次手术时切除缰绳韧带可以缓解中度挛缩，必须十分注意骨干横行动脉。若明显僵硬须切断掌板和侧副韧带近端止点。（a）于Bruner切口行掌腱膜切除术，同时暴露近指间关节的关节囊韧带装置。（b，c）(1)掌板，(2)缰绳韧带，(3)指动脉，(4)侧副韧带，(5)掌侧骨干动脉。

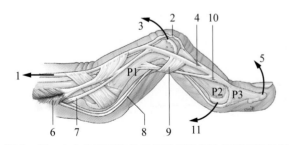

图8-49　中央条索逐步拉长导致手指钮孔状畸形的机制

注：中央条索拉长(2)导致伸肌腱装置半脱位(1)。中节指骨(2)在指浅屈肌腱(8)的作用下屈曲。横向支持韧带(9)和斜行支持韧带(10)挛缩导致远指间关节过伸(5)。侧束滑至两侧，增宽Stack三角。近指间关节(3)在侧束之间脱出。骨间肌(6)。蚓状肌(7)。

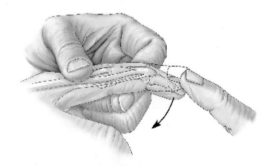

图8-50　Haines试验检验支持韧带的挛缩

注：当近指间关节保持被动伸直位时，检查者尝试被动屈曲远指间关节。可以被动屈曲则试验为阴性，意味着支持韧带没有挛缩。被动屈曲受限或不能完成时，试验为阳性。

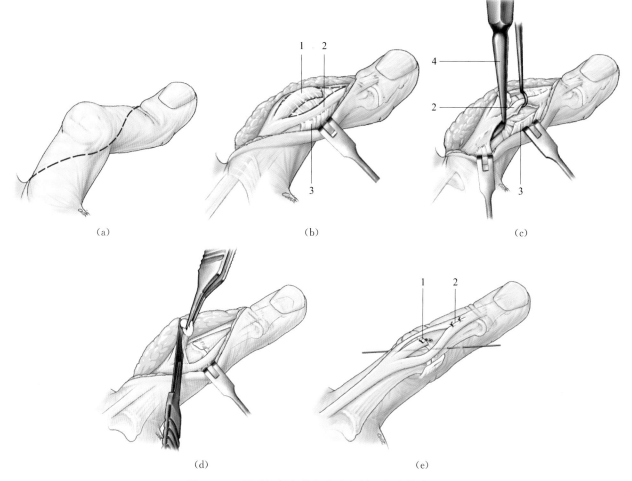

图 8 - 51　通过切断和修复中央束纠正钮孔状畸形

注:(a)近指间关节的背侧弧形切口。(b)通过锐性分离,将侧束(2)从中央束(1)旁分离出来。(3)横向支持韧带。(c)将伸肌支持装置从近节指骨和掌指关节的粘连上松解下来,使用组织提升剥离器(4),从而可以重置侧束(2)位置;横向支持韧带被切开(3)。(d)拉长或退化的中央束部分被切除(最大3mm)。(e)肌腱缝合于中节指骨止点处(2)。在血管束能够完全供给手指血供的前提下,近指间关节最终被固定在伸直位5周。

纠正轻度钮孔状畸形。当存在固定过伸情况时,推荐在中节指骨背侧水平,在斜行韧带止点后方用 Dolphin 肌腱切除术切除伸肌腱。掌腱膜切除术和钮孔状畸形纠正手术应在不同时间进行,因为两者切口并不一致。

3. 不可复位僵硬的治疗

尽管进行了掌腱膜近全切除,关节功能仍有可能永久性损伤。患者此时有3种选择:关节融合、近节指骨单面皮质切除和指间关节成形术。这些选择主要适用于小指复杂的复发病例。

(1)近指间关节融合。考虑到瘢痕挛缩因素,关节融合应有短缩。取背侧弧线形切口,通过基底部位于中节指骨的三角形 Chamay 皮瓣切口显露伸肌腱。保留侧束以保护远指间关节功能。切除近节指骨的头部和中节指骨的基底部(图8-52)。

小指近指间关节融合于屈曲40°位。骨切除技术需要严密、谨慎,其中还包括压缩因素,这是由于应用于小的骨表面形成杠杆臂的结果。我们一般用两根直径0.5 mm 的克氏针平行固定后使用张力带技术。

对于其他手指,从尺侧到桡侧融合角度依次减小5°。

术后通常要固定6周。这期间,掌指关节和远指间关节应主动、规律锻炼,以防伸肌腱粘连。

(2)截骨术。这一术式适用于关节仍保有30°~40°活动度的病例。这种钩状畸形的手指可以在背侧做一60°楔形骨块切除后实现畸形复位(图8-53)。

截骨术和掌指关节的代偿性过伸可以使近指间关节的活动恢复到功能区域。

(3)近指间关节成形术。与示小指相比,中、环指对侧方稳定性要求较低,因此可考虑 Neuflex 指间关节植入。

考虑到掌侧组织挛缩,尝试通过掌侧切口置入假体是不明智旳,这样容易伤及血管神经束且导致额外的张力。我们更倾向于通过背侧切口进入,在伸肌腱上做一个"V-Y" Chamay 切口显露指骨。在近节指骨头部做一较宽的截骨来松解掌侧组织。在修复伸肌腱的同时调节伸肌腱张力以维持手指平衡。术后关节主动活动度保持在30°~40°,伸直欠受限20°~30°。这一结果接近 Haimovici 和 Tonkin 等的报道(见第三章,图3-10)。

(4)外固定牵引。在3期和4期的严重病例中,

Messina 提出外固定牵引手指束带。这一方法可以恢复手指束带的部分活动性,为掌腱膜切除术带来便利,并减轻皮肤覆盖问题。这一方法已被 Piza-Katzer 等和 Beyermann 等

成功应用。

(5) 截指。这一方式被认为是小指钩形畸形伴有关节僵硬和皮肤问题的首选(图 8 - 54)。

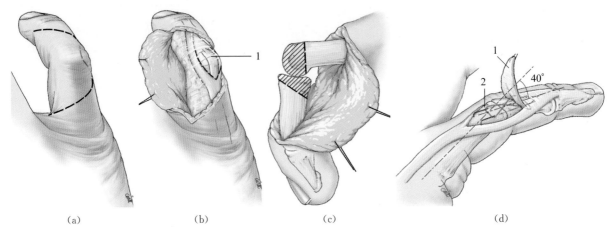

(a)　　　　(b)　　　　(c)　　　　(d)

图 8 - 52　近指间关节截骨关节融合

注:(a)近指间关节背侧弧形切口。(b)中央束被切开成一个三角形 Chamay 皮瓣(1)。保留侧束以保护远指间关节的伸直功能。(c)对小指而言,一般融合在屈曲 40°位。截骨必须确保掌面覆盖皮肤松弛,避免手指缺血。(d)张力带线性原则应用于近指间关节融合,由于骨接触面很小,骨质接合必须稳定且能承受工作压力。使用两枚直径 1.0 mm 克氏针和直径 0.5 mm 环扎钢丝(2)。手术结束前将三角肌腱瓣返折后盖于接骨处和皮肤之间。

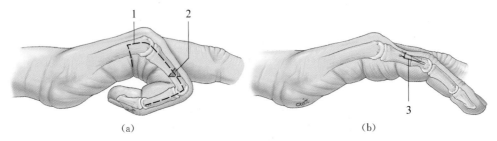

(a)　　　　(b)

图 8 - 53　Mober 单皮质截骨

注:(a)简单地背侧方切口(1)便于掌腱膜切除和截骨角度在 60°～90°的单皮质截骨操作。(b)骨接合处由两枚直径 1.0 mm 克氏针和直径 0.5 mm 环扎钢丝固定。

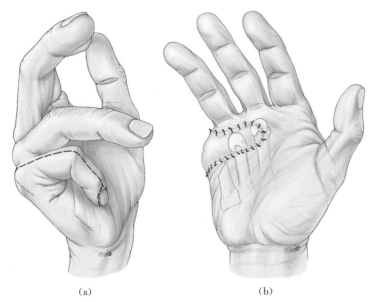

(a)　　　　(b)

图 8 - 54　小指截指

注:(a)切口为背侧纵向切口以设计掌侧皮瓣。(b)截指中对整个第五掌骨骨干做斜行切除。骨端由小鱼际肌肉包裹。掌腱膜切除术后暴露的重要结构可由翻回的皮瓣覆盖。

我们反对在一期手术中行截指。手指掌腱膜全切、近指间关节周围手术都完成后，小指功能多数可以得到部分恢复。钩状手指畸形复发，伴有缺血、感觉迟钝及瘢痕化等因素时，二期手术可以考虑截指。

对于受 Dupuytren 病反复困扰的患者，通常可在第五掌骨行斜行长段截骨。术中应尽量保护背侧皮瓣，必要时可以覆盖环指基底部(图 8-55)。

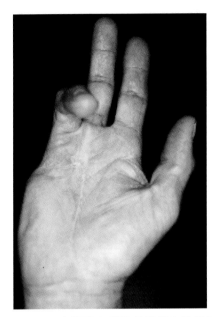

图 8-55　小指的多样性复发带来的第五径线截骨
注:图示环指二期复发。

小指截指后手部握力会降低，而手部外观得以改善。

(六) Dupuytren 病和腕管综合征

伴发腕管综合征的 Dupuytren 病十分少见(约 0.5%)。这种情况下，在切除掌腱膜的同时做正中神经减压是合理的。Gonzales 和 Wastson 在单纯掌腱膜挛缩手术、单纯腕管综合征手术及合并两种疾病同时手术的 3 类人群间比较术后并发症，并没有发现显著差异。然而，他们发现女性患者同时行两种手术后，反射性交感神经营养不良综合征发生率较高(10%)。在某种程度上，Nissenbaum 和 Kleinert 因此不主张同时治疗这两类疾病。目前，伴随着腕管切开减压新技术的不断发展，可以同时进行掌腱膜挛缩和腕管综合征的治疗，同时密切关注是否发生反射性交感神经营养不良综合征。

Michon 和 Diebold 系统性地对 200 例严重 Dupuytren 病患者行腕管切开术，这需要一个或几个掌指部切口。他们发现，患者术后的感觉舒适度并没有因此改善，随之而来的反射性交感神经营养不良综合征发生风险却升高了很多。

(七) Dupuytren 病和腱鞘炎

腱鞘炎是一种能迷惑诊断的关联疾病，与它的病因有关。在一些病例中，A1 滑车入口处屈肌腱周围的炎性滑膜反应可能是由 Dupuytren 病诱发的。事实上，Legueu 和 Juvara 隔膜、腱前束、横向纤维及指蹼韧带都能导致屈肌腱管道的狭窄。

腱鞘炎多数仅发生在扳机指，与 Dupuytren 病无关。然而，通过与糖尿病学家合作，我们发现顽固性胰岛素依赖型糖尿病常发展出狭窄性腱鞘炎，不仅限制手指功能，而且与 Dupuytren 病密切相关。在所有这些病例中，手术治疗是必需的，包括 A1 滑车松解、滑膜切除及掌腱膜切除术。

(八) 术后注意事项

术后需注意敷料的更换。当掌部创面巨大时应放置引流。应使用 Corticotulle 或 Mepilex 敷料(硅胶敷料)进行包扎，以避免第一次换药时疼痛。每个手指间都用纱布隔开以防浸渍。需采用加压包扎。应使用背侧石膏以保持手部平直，同时可伸直手掌并降低术区血肿风险。腕关节应固定在背伸 10°~20°位，掌指关节固定于屈曲 40°位，不固定指间关节。在严重的病例中，将近指间关节固定在伸直位是危险的，因为血管神经束短缩，无法突然恢复原有长度。

术后 3 天内，建议将手指维持在术前位置。伴随渐进性的练习和动力性伸直支具的辅助，患者才能逐步恢复到手术台上的伸直程度。在包扎完成、松止血带以后，可对手指血供较差或不稳定的患者静脉滴注弗斯兰(Fonzylane)，400 mg 丁咯地尔溶于 120 ml 生理盐水，每日口服 600 mg，连续 5 天。

第一次换药在术后 3~5 天。这一阶段，没有植皮的患者可在夜间使用伸直型动力支具 2~3 个月，并辅以轻柔的主动屈曲锻炼。在瘢痕稳定前，只能进行轻微的主动伸直练习。如果进行了 McCash 手术，最好一周更换两次纱布并使用 Corticotulle 敷料覆盖创面。如果患者进行了植皮，对全厚皮片植皮的打包加压应在 10~12 天后更换敷料，中厚皮片植皮则为 6~8 天。只有等敷料更换变轻薄后支具才能发挥实际作用。轻症 Dupuytren 病患者伤口愈合需要 2~3 周。McCash 术式愈合时间延迟至 3~5 周。全厚皮片植皮术后也需要这些时间。

总的来说，Dupuytren 病的术后观察需要术者亲自进行。需要根据创面的情况，调整包扎敷料，对血肿或感染等并发症做出快速反应，在反射性交感神经营养不良早期即发现并制止其发展。

支具的选择、康复的起始时间和持续时间应由术者决定，为患者提供最大的机会恢复到其所希望的手功能及外观要求。

(九) 并发症

McFarlane 对 1 339 例患者进行随访，并报道了 17% 的并发症。这一比例可能对经验丰富的外科医生来说略高，但对没有太多该类手术经验的外科医生而言则可能被低估了。

外科医生应告知患者并发症的风险。如果结局是好的，患者和医生都会十分满意。而若患者未被告知手术风险，当出现手术意外如血管神经损伤、血肿、表皮坏死或生理上的并发症如反射性交感神经性营养不良，僵硬、复发或疾病进展等，可能导致患者失望甚至产生不良情绪。

患者应仔细知晓重要的危险因素。McFarlane列举了以下风险因素：双侧累及、两个或三个手指累及、严重的掌指部掌腱膜挛缩、有掌部或手指部植皮、近指间关节病变及全身麻醉。并发症及术后早期治疗如下。

1. 血管神经损伤

（1）动脉损伤。动脉损伤发生率为1%～1.5%，但实际发生的比例可能高于报道。当指动脉损伤，而对侧指动脉通畅，松止血带后确认手指有血供时，可以用双极电凝进行止血。事实上，示指的桡侧指动脉、小指的尺侧指动脉都是相对次要的，甚至有些对于完整的手指血供无影响。当双侧指动脉损伤时需进行修复，通常需要静脉移植。血管修复后需使用血管活性药物。若不修复动脉，可能会引起手指营养不良甚至坏死，最终导致截指。

（2）神经损伤。这类损伤必须立即修复。应使用显微外科技术进行修复，用9/0或10/0单纤维缝线进行无张力外膜缝合。术后建议使用背侧支具固定掌指关节在屈曲60°位。

在此回顾分离神经束的原则，以避免并发症的发生。初次手术时，不论疾病的严重程度，神经均走行于掌腱膜下的平面内。神经血管束的分离必须在止血带和放大镜视下进行。在手掌部，神经走行于掌腱膜深面，但在远侧掌横纹以远，其走行变得表浅且易于损伤。当束带为螺旋形时，血管神经束在近节指骨水平可以接近中线。这些在术中均须注意。

对于复发后再次手术，由于神经已包裹在密集的瘢痕内，手术操作更加困难，极易发生神经血管束损伤。在这种情况下，McFarlane建议旷置这块包裹神经束的瘢痕区。

（3）血肿和皮肤坏死。在掌部切口存在张力时关闭切口可能会引起严重并发症。血肿的发生区域广泛，而不仅仅局限于手掌凹陷处。由于手掌空间有限，血肿会导致皮肤张力增高，从而引起局部坏死。当掌部区域植皮后应特别注意。

血肿发生的最初几小时易于清除。有时需使用双极止血。止血后的创面上移植的皮片并不会有坏死风险，但会延长愈合时间。然而，血肿经常在术后第一次换药时才发现，呈红色胶冻状。在拆除几针缝线后可以将其挤出，用生理血清冲洗清除血肿，同时切除坏死的皮肤边缘。如果手术方式为McIndoe式，此时可转变为McCash方法。

三角形皮瓣（如"V－Y"，"Z"字皮瓣）的坏死同样应引起重视。当血肿发生时，应冲洗伤口并进行二期干预，创面

的愈合会导致瘢痕束带并在数月后明显影响功能康复。此时建议切除坏死区域并将其扩大到表皮功能区，从腕根部取皮移植，褥式缝合固定，并保持8～10天。在手指水平，如果屈肌腱裸露，则需要皮瓣移位，通常取邻指皮瓣。

这一类型的并发症可以通过术中仔细止血避免。在手术的最后，于腕部前方加压可以发现残留的出血点并进行处理。因此，除非必须确认手指或皮瓣的血供是否存在问题，在伤口包扎完成前不建议松止血带。

包扎也是术中重要的一环，需由医生进行。湿敷料利于引流但也必须加压。当皮下游离范围大时，可使用Manovac装置在皮下引流。完成包扎后需使用背侧支具进一步加压，加压制动24～48小时。

2. 感染

感染极为少见，多数继发于血肿和未被注意到的皮肤坏死。因为术中未打开屈肌腱鞘，因此积液会从皮下排走而不会影响肌腱组织。治疗感染需要通畅引流积液、用血清混合抗生素冲洗伤口并切除坏死组织。在此期间无法植皮，需等感染控制后再行刃厚皮片移植。

（十）术后晚期并发症

1. 手指僵硬

未手术的患者也可能发生手指僵硬。术后水肿、疼痛的患者，术后无法遵从佩戴吊带以便淋巴和静脉回流的患者，以及没有早期主动锻炼的患者都有可能发生手指僵硬。

这一功能缺陷可以通过每周使用动力型伸直支具和握力练习等进行主动和被动康复锻炼来纠正。一般需要2～3个月的治疗。

2. 反射性交感神经营养不良

这一严重的并发症多见于女性患者，尤其是行扩大掌腱膜切除的、累及近指间关节的或行全麻手术的患者（Saunier报道有14%，Zemel报道有24.55%）。McFarlane发现反射性交感神经营养不良在美国很少见，发病率仅为0.9%，德国报道4.6%，澳大利亚为7.3%，法国则为37%。女性患者的术后发病率是男性的8倍。

反射性交感神经营养不良在术后6～8周时出现警示迹象，比如严重的疼痛、水肿、僵硬、血流动力问题（手部红紫）、X线可见明显的骨质矿物质流失。早期诊断和全身治疗可以快速终止这一进程。治疗包括被动轻柔的活动，静止时的支具，散在腱鞘封闭，静脉内弗斯兰（丁咯地尔）注射，有效的镇痛治疗，降钙素的复钙治疗等。在一些情况下，也可使用心理疗法。

早期及时治疗后，反射性交感神经营养不良的症状可以完全消失，甚至不留后遗症。而晚期治疗可能导致关节僵硬和营养不良问题残留。术后2～3个月的患者必须予以特别关注，以便早期发现症状进行治疗。

（十一）复发和进展

Hueston指出了复发和疾病进展的区别。复发是在手

术区域出现同样的纤维结构表现；疾病进展则是在非手术区域出现新的病灶。

复发通常在 2 年内出现。Hueston 在 87% 的复发患者中发现了这一延迟，大多复发仍在术后 6～9 个月内出现。通过回顾 Tubiana 的病例，Leclerq 发现在 8～14 年后，66% 的手术患者出现复发。所有研究对象在 40 年内均会复发，65 岁以上的患者复发率为 44%。40 岁以下有糖尿病的患者有更高的复发率。

当术后并发炎症、水肿和神经营养不良时，可能发生病

情进展。这种情况在女性患者中多见。

激进的手术疗法并不能有效预防复发或疾病进展（图 8-56）。因此，掌部掌腱膜完全切除并不能阻止这两个问题。只有皮肤筋膜切除合并术后植皮可以避免其下方的复发，但不能防止周围疾病进展。Michon 的经验在各个方面确认了 Hueston 的结论。100 例皮肤筋膜切除术的患者中，仅观察到 2 例患者出现了 10 年后植皮区域下复发（图 8-57）。

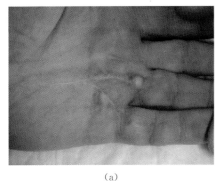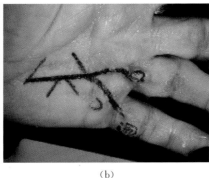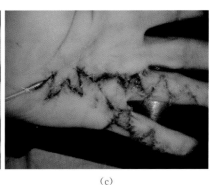

（a）　　　　　　　　　（b）　　　　　　　　　（c）

图 8-56　挛缩和复发

注：(a)环、小指的挛缩和复发。在手指基底部出现结节。中央条索止于中节指骨。(b)三叉皮瓣纠正瘢痕挛缩的图示，同时可以为掌腱膜切除术提供良好的暴露。手指部用"Z"字皮瓣，缝合时"V-Y"推进。(c)手术后的照片。

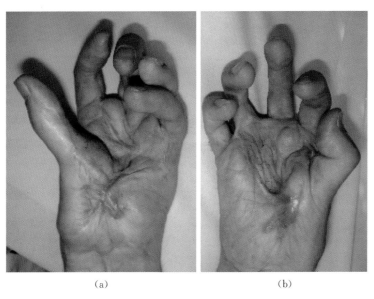

（a）　　　　　　　　　（b）

图 8-57　27 年前行全厚皮片植皮覆盖的双侧皮肤筋膜切除术

注：当疾病复发衍生到植皮区周围和手指上时，植皮区并没有被影响。左拇指掌指关节过伸、手指外展。右拇指钮孔状畸形。

在手指治疗方面应遵从 McFarlane 的经验，在第一次手术时尽可能完整地切除手指掌腱膜。Dupuytren 病复发后，手指部的探查因瘢痕包裹神经血管束而十分困难，重建近指间关节伸指功能的疗效也常不确定。

在拇指和掌指纹处防止复发和进展也同样重要。完整

切除此处的掌腱膜要依靠 Tubiana 和 Frenne 的解剖学研究。他们发现了 3 种拇指掌腱膜结构类型：腱前束、横向纤维束和指蹼韧带。此处掌腱膜切除需在拇指桡侧做"Z"字切口，同时在掌指纹处做"V-Y"皮瓣。第一次手术时应尽可能切除这 3 个结构的全部掌腱膜组织。

第九节 适 应 证

一、临床标准

Dupuytren 病手术指征的把握主要与外科医生的经验有关。手术的主要目标是恢复手功能,改善畸形,但同时要考虑患者本身的特性,以调整其手术预期。必须严格避免因手术导致无痛的手功能障碍转变为明确的僵硬合并营养不良等问题。由于 Dupuytren 病的病理过程尚不明确可控,因此必须仔细评估手术指征,必须告知患者疾病的特性及手术风险。Hueston 总结他的经验:这一疾病治疗的原则就是开始时最好尽量什么都不做,之后需要做时用最小的手术创伤来恢复最佳的功能。

(一) 结节和束带

患者常因结节的出现要求手术治疗。而无痛性结节不符合外科手术的指征。当 Dupuytren 病初次发生时,必须告知患者并强调这一点。为了改善患者的舒适度,根据 Ketchum 方法,可行 1~2 次曲安奈德注射。

束带可同时出现在一个或几个手指上。随着时间进展,手部会依次发生病灶浸润、炎症甚至疼痛,几个月后,患者会观察到由结节期向 1 期或 2 期转变。在这一快速进展的时期,不应进行外科手术干预,因为这会导致复发或加速疾病进展,同时也会增加反射性交感神经营养不良的发生率。

Hueston 的桌面试验明显简化了外科干预的标准,适用于疾病起病及稳定期。当患者无法将手平放在桌面上,或掌指关节有屈曲时为试验阳性。在这一期,腱前束带、矢状和螺旋束带的切除可使掌指关节伸直,而小针刀掌腱膜切开术仅适用于由指中央条索诱发的掌指关节挛缩,该条索由 McGrouther 纤维延伸至第一指节基底部并止于皮肤的浅表纵向纤维移行而来。

(二) 疾病分期

在 1 期,当手指束带没有明显被疾病影响时,可不对近指间关节进行任何纠正。近指间关节屈曲 20°~30°在功能上是可以接受的,并且可以被掌指关节的生理性过伸代偿,尤其是小指。

当手指畸形严重时,建议行完整的手指掌腱膜切除术。在掌部,掌腱膜切除术可局限于病变组织。在完全指部掌腱膜切除术后,若存在近指间关节僵硬,可予渐进、轻度、被动活动。若无法缓解,则可行掌板和侧副韧带止点切除术。远指间关节过伸可以通过背侧关节囊切开或伸肌腱侧束纤维止点远端的肌腱切断来治疗。

对于严重(3 期和 4 期)的老年患者,应将手术范围严格限制在两个手指。当皮肤有浸渍和真菌感染时,术前 2~3 周应每日用碘伏浸泡。

对于分期手术,初次手术可以在局麻下进行,采用单纯掌部掌腱膜切开。切口可二期愈合。这一手术可使掌指关节活动度部分恢复。2 个月后可再行手指或掌指部掌腱膜切除术,促进功能康复的同时无须考虑表皮覆盖问题。对于严重累及拇指和虎口的患者(Tubiana 分期 3 期和 4 期),建议分期治疗。

皮肤筋膜切除术则不推荐应用于初次手术,而建议作为复发后的治疗方案。若第一次手术方案为完全手指腱膜切除术,复发则需行皮肤筋膜切除术伴全厚皮片植皮。另一方面,对于仅有局限性手指掌腱膜累及的年轻患者,完整切除掌腱膜后通过局部皮瓣转移或二期手术干预保留原有上层皮肤也是允许的。尽管皮肤筋膜切除术可以有效降低复发率,但是在手术方案的选择中还是建议尽量推迟这一术式的实施,因为从事重体力劳动的手工劳动者,或轻体力劳动者如理发师等会抱怨移植皮片影响生活,如不耐受重物的反复摩擦、易受水泥或化学药品的腐蚀等。植皮区域色素沉着也是一个很现实的影响美观的缺点。

二、与累及手指数量相关的手术指征

(一) 仅 1 个手指累及

推荐"Z"形切口,皮瓣角度在 70°~90°。根据皮肤展开情况,V - Y 切口可以使每个皮瓣延长 5~10 mm。这可以使瘢痕在纵向轴线上延长数厘米,从而可以无张力覆盖创面。

纵向切口需要遵守一些规则。为了保证皮瓣血供,首先应在皮肤上标记粘连的主要区域,手掌远端凹陷点和条索、结节都必须先标记好。确切的切口需要通过粘连区并靠近要切除的凹陷点,良好的暴露病灶和神经血管束,同时尽可能避免过多的皮肤游离。

这一方法适用于 1 期和 2 期的病例,无皮肤明显受累的 3 期病例也可以使用。但对于 4 期病例而言,除非病灶特定限于小指,否则在指根部或近指间关节处植皮或使用 Bunnell、Colson 或 Tanzer 切口是必须的。如果患者可以接受两次分期的手术,则推荐第一次行掌部腱膜切开术,第二次在 2 个月后行掌指部掌腱膜切除术。

在 1 期病例中,条索可以在手指桡侧和尺侧被仔细分离。使用 Bruner 半切口做一个局限于病变组织的腱膜切除术是一个不错的选择。这一方法适用于疾病进展缓慢的老年患者,不适用于有糖尿病的年轻患者。当有手指累及时,必须通过"Z"形 Bruner 切口行完全掌腱膜切除术。

(二)多个手指累及

通过 McIndoe 切口切除腱前束带可以为掌腱膜切除术提供更好的视野。

当 Dupuytren 病起病于腕横韧带的远侧缘时,可平行于鱼际嵴部分做"Z"字切口,此时切口远离神经血管束,因此手术操作简单。相反,在 A1 滑车和 Legueu 和 Juvara 分隔处,神经血管束走行表浅,紧贴指蹼韧带的横向纤维和螺旋条索。当皮瓣远端游离不完全时,隐藏在组织内的血管蒂部可能在分离时被破坏。因此,术中情况不明时,应在指根处作"Z"形切口,从而掌握神经血管束走向,并可以游离手指侧束。明确神经血管束的远近两端可以有效避免损伤。切断腱前束带和 Gosset 螺旋束带后,掌指关节一般可以恢复完全伸直,方便进一步切除手指腱膜。

当近指间关节屈曲超过 30°时,可按 McFarlane 的方法纠正屈曲畸形。由于 McIndore 掌部切口无须缝合,远端掌部皮瓣可以覆盖大部分手指皮肤缺损,这样即使是在晚期病例中,也可以在初次手术中无张力闭合手指切口。在最严重的病例中,除了仅累及小指的病例外,指根部或近指间关节对应处植皮是必须的。极少的情况下,当屈肌腱没有腱鞘保护时,可以使用纵向皮瓣。

(三)单独累及小指

Dupuytren 病累及小指时复发率高,治疗难度大。Tubiana 和 Leclercq 观察到超过 80%的病例存在小指累及。外科手术治疗近指间关节挛缩同样存在困难。McFarlane 手术的患者中,仅 20%的病例完全恢复了近指间关节的活动度,30%的病例术后活动受限加重。完全纠正掌指关节畸形不会引起其他问题。

这一不良结果的高发生率可以通过腱膜切除及关节松解后关节周围瘢痕反应来解释。McFarlane 偏好在 3 期和 4 期患者中使用 1 期的皮肤筋膜切除术,特别是近指间关节处,我们则通过小指尺侧缘连接掌指关节及指间关节横纹顶点的 McIndoe 切口入路,进行掌腱膜切除合并关节松解术,并联合使用了 Jacobsen 皮瓣。这一切口可以很好地暴露目标条索、神经血管束和小指侧束止点标记的小指展肌肌腱。在掌指关节水平,神经血管束可被病变组织包裹,需仔细分离。Jacobzen 皮瓣在小指伸直时也可以在掌侧获得较好的活动度,但不足之处是会造成桡侧神经血管束和近指间关节桡侧的暴露。术中不关闭掌部切口,切口多在 3~5 周内二期愈合。当皮肤累及较严重,血供不确定时,应立即进行皮肤筋膜切除术。

应用于指间关节水平的关节治疗包括被动活动及切断

掌板和侧副韧带止点的关节松解等,方式多样。在钮孔状畸形中,背侧关节囊切开对于远指间关节屈曲挛缩疗效不明显。推荐的方式是 Dolphin 肌腱切断术,将斜行侧向的伸肌腱纤维止点切断。为了获得良好的功能结果,为期数周的远指间关节主动康复锻炼是必要的。

在小指复发的病例中,第二次手术常因皮下和关节周围瘢痕反应密集而难以进行,容易损伤神经血管束。在这种情况下,可将其留在瘢痕中,避免强行分离造成损伤。

若第一次手术切口是"Z"字切口,第二次掌腱膜切除术切口可以使用 Jacobsen 皮瓣。在我们使用 McIndoe 切口的 14 例病例中,有 2 例出现了尺背侧皮瓣尖端坏死。皮瓣并不能防止复发,但是可以使一个劳动者推迟做皮肤筋膜切除术数年,后者的缺点前文已经阐述。如果出现皮肤累及且血供不佳,则推荐皮肤筋膜切除术并按功能单位区行全厚皮片植皮。

近指间关节屈曲挛缩>40°时会造成功能受限。针对这种情况,可供选择的治疗方案有许多。如果是年轻、对力量有要求且掌指关节可以过伸的患者,可行 Moberg 的近节指骨单侧截骨术。术后近指间关节活动度可恢复至 30°~40°,改善手指功能。Messina 连续分离是一种更激进的方法,据报道可以恢复近指间关节活动度至 60°。当近指间关节完全僵硬时,可选择将关节融合在屈曲 40°位。最后,对握力没有过多要求的病例,可选择 Neuflex 近指间关节成形术。

小指截指适用于失败的手术治疗。对于术后皮肤坏死、屈曲畸形复发、因神经血管束损伤造成的营养问题等,都可以进行截指。Tubiana 4 期的早期小指截指则被认为是不合理的。当皮肤条件不利于行掌指部腱膜切开术时,可以将手术分期进行。第一期局部麻醉下行手掌部腱膜切开术,几个月后,用 Jacobsen 皮瓣或皮肤筋膜切除术行掌指部筋膜切除术。

(四)特定于拇指和虎口的问题

相较掌指关节挛缩,患者通常在虎口挛缩时感到更多不适。在 1 期,由于仅有轻度功能损失,不建议对拇指和虎口做任何处理。在 2 期和 3 期,可在拇指水平做一个或几个"Z"字皮瓣进行纠正。对于虎口挛缩需过度纠正,因为掌腱膜切除术后虎口区多有挛缩倾向。

4 期病变多数需行皮肤筋膜切除术合并近节指骨根部全厚皮片植皮,同时在虎口处行一菱形植皮。当 3 期病变出现明显皮肤累及时,4 期的治疗方案适用于 3 期。行掌腱膜切除术时并不总是需要做拇指的纵向切口和虎口的横行切口。但在皮肤切开后,确认拇指的指神经和示指桡侧指神经是必要的,它们走行于皮下,不因 Dupuytren 病灶移位。

第十节　康复和术后支具

一、简介

除手术外,Dupuytren病的外科治疗也包括个体化的康复治疗。

康复必须尽早开始,并为患者制订个体化方案,此时要求患者从术后2天开始到术后6个月都要规律就诊。手术记录在手法康复治疗师的工作中是不可缺少的,可以指导治疗师选择尽可能有效的治疗方案。外科医生和康复治疗师在治疗期间应完美合作。即便出现血肿或伤口开裂,康复治疗也不应该被打断,而应进行调整。最后,患者的配合也是必不可少的。

二、康复目标

术后主要的康复目标为:
(1)保持外科医生术中达到的伸直范围。
(2)通过重建手指屈曲功能恢复手功能。

三、使用的方式

康复治疗方式包括:
(1)主动和被动活动;疤痕按摩和活动;防止水肿和继发性营养不良。
(2)运动疗法。
(3)定制支具。

四、减轻水肿和疼痛的治疗

(一)术后水肿的结局

术后早期水肿较常见。为了不影响活动范围的恢复,应在第一周内消除水肿。

另一方面,如果水肿持续,会有以下结果:
(1)关节周围组织挛缩导致关节僵硬,造成手内肌阴性征手。
(2)因皮下组织纤维化造成肌腱粘连,限制肌腱滑移。
(3)组织缺血,延迟伤口愈合。

(二)水肿和疼痛的处理

当有过度水肿时,康复治疗师必须立即告知外科医生,并立即采取系统性措施控制营养相关性并发症。要点如下。
(1)去除术后敷料包扎,替换加压的外层,予以管型加压包扎(图8-58)。

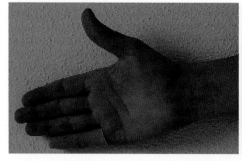
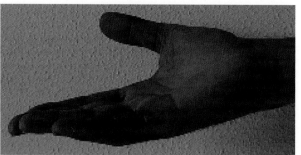

图8-58　加压莱卡手指套
注:24小时内佩戴23小时可减少水肿和营养不良等问题。

(2)抬高上肢,嘱患者白天使用前臂吊带。
(3)如果疼痛感与伤口痛不符合,开具止痛药和抗炎药。康复医生必须警惕任何反射性交感神经营养不良综合征的迹象出现。

随着瘢痕的成熟,需要采用不同的理疗方式。从手指活动范围锻炼开始,以利于血液循环、促进静脉回流。

一旦伤口愈合,就应该开始主动活动、交替按摩及

理疗:
(1)按摩作为一种手法淋巴引流,从前臂或上臂开始继续向手部进行,按摩疤痕并软化鱼际肌肉。
(2)温和且间歇性的机械加压20~40 mmHg有两个优点,一是通过加压和减压的交替去除水肿,二是加压时可以渐进性地将手指伸直。
(3)冷冻疗法和高压氧疗法可以通过压力和热刺激达

到止痛和抗炎性反应的效果。

（4）交替性冷热水浴对淋巴回流有效。写下交替冷热水浴的细节、浸泡时间等，可以让患者在家中进行。

（5）聆听和心理支持是很关键的。康复治疗师必须花时间与患者沟通、交代病情。尤其是对掌部开放性切口的病例，要使患者接受切口二期愈合，并确保他们理解早期活动的重要性。

五、保持伸直

（一）达到活动范围

手部康复理疗师在恢复伸直手指时可能遇到以下困难：

（1）手部疼痛导致瘢痕区手指的自发屈曲。

（2）疼痛和水肿限制了伸直过程中手术组织的伸展。

（3）屈肌力量比伸肌大。

（4）伸肌失去了收缩能力，尤其是在近指间关节水平，这是手指屈曲畸形导致的。

（5）关节失去了柔韧性。

面对这些困难，所有活动都必须渐进加深且轻柔，在痛阈以下进行。

（二）被动伸直活动

被动伸直活动应在术后第2天开始，主要针对掌指关节

和近指间关节，应逐渐进行以免伤口开裂。活动幅度在3周后可以增加至目标范围。

手掌部的康复目的在于恢复掌指关节和近指间关节的活动度。当只有手指受影响时，活动要集中在近指间关节。在严重的病例中，当外科医生通过近指间关节松解完成掌指部的掌腱膜切除术时，被动活动则集中于近指间关节。

（三）主动伸直运动

主动伸直运动意味着手内肌和手外肌平衡的恢复，而患Dupuytren病多年的患者很多只能通过手内肌伸直手指。

伸肌伸直近节手指而使远指间关节屈曲。在掌指关节保持伸直的状态下，逐步恢复近指间关节主动伸直。整个手指的伸直需要掌指关节、近指间关节和远指间关节的依次伸直，因此需要系统性地训练。

最后，所有手指都训练外展和内收。伸肌在进行快速灵巧性运动时恢复得最好，而屈肌在握力练习时得以恢复。

（四）动力型伸直支具

为了保持伸直的程度，应从术后第4天开始佩戴动力型伸直支具。佩戴支具的目的是保持外科医生在术中达到的伸直程度，同时伸展二期愈合的瘢痕，防止手指挛缩（图8-59）。可以使用Levame动力钢片支具。

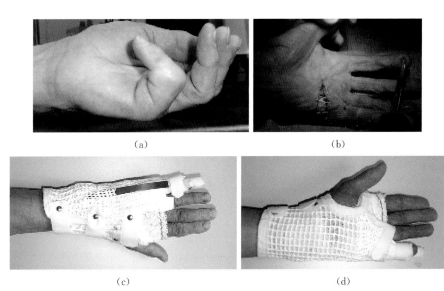

(a)　　　　(b)

(c)　　　　(d)

图8-59　术后支具（一）

注：(a)小指Dupuytren病4期。(b)掌腱膜切除术并行Jacobsen推进皮瓣后的外观。(c,d)基于腕部的小指动力型伸直支具。掌指关节固定。术后2~3个月内在夜间佩戴。

根据手术类型和部位，手指的伸直锻炼可以从掌指关节开始，也可以从近指间关节开始。

如果仅存在掌部瘢痕，则动力性锻炼范围应包含掌指关节及指间关节，注意适度牵拉掌指关节，避免瘢痕处产生

过多张力。对于掌指部疾病，掌骨指套被延长至近节指骨背侧，因此牵引力直接作用于中节指骨。掌指关节的活动范围应取决于近指间关节残留的屈曲程度（图8-60）。

当敷料变薄、愈合进程变化时应定期调节支具。掌指关

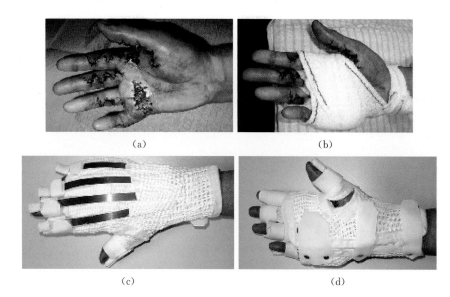

(a)　　　　　　　　　　　　　(b)

(c)　　　　　　　　　　　　　(d)

图 8 - 60　术后支具(二)

注:(a)术后第2天外观。小指4期,拇指、示指、中指、环指1期。Jacobsen皮瓣,手指 V - Y 切口。(b)包扎十分简单。(c,d)示指、中指、环指、小指指间关节的动力型伸直支具,掌指关节固定于伸直位。支具基于腕部。动力性伸直整个拇指。这个支具在术后2~6个月内在夜间佩戴。

节最初的屈曲角度可由背侧伸直固定装置进行调整,随着康复进程逐渐伸直屈曲的掌指关节,以利于手指伸直的恢复。

患者夜间需要佩戴支具,强度取决于白天佩戴6~8小时后可耐受的牵引程度。患者必须感到十分舒适才可以确保长时间佩戴的依从性。必须写下注意事项并口头重复一遍。夜间支具需佩戴到8周后才可逐渐脱去。3个月后,在手指活动范围已达到标准并稳固的前提下,支具可以被脱去。

必须注意的是,对于开放性掌部手术,支具通过 P1 背侧将掌指关节固定于伸直位,因此创面愈合在伸直位下进行。白天和夜间除了康复锻炼时应一直佩戴支具,确保这一接合处的愈合(图 8 - 60c、d)。

瘢痕愈合后,夜间可在支具下方增加弹性硅胶进行加压,防止瘢痕过度增生,恢复皮肤弹性。可佩戴 2~3 个月,当瘢痕仍在发展时可佩戴更长时间。

六、屈曲的恢复

康复的目的是恢复手部通过主动屈曲进行抓握的能力。Dupuytren病手术的目的是恢复伸指功能,而康复目标在于恢复完整的手指屈曲功能以适应抓握和日常任务,两者相悖。

屈肌功能受损在疾病初期较少见,因为其在 Dupuytren 病中并不直接受累。随着疾病的进展,由于手指的挛缩、爪形手畸形,屈肌的肌张力及收缩力均可能出现异常。严重时可能出现持物困难,特别是重体力劳动患者的环指、小指。

起初,屈肌的主动恢复可以通过直接锻炼手内肌和通过被动或主动屈曲指间关节达成。这一过程可以通过包括掌指关节在内的示中环小指运动来完成。此时需关注手内肌和手外肌的协同作用。

随着疗程进展逐步恢复手部运动的患者在主动康复的过程中会获得正向激励。手部按摩可以改善瘢痕外观和皮肤弹性。按摩需轻柔,从指腹开始,沿着瘢痕周围,最后直接作用于瘢痕。推荐在疗程间使用杏仁油滋润皮肤。然后治疗师进行深部拍打,用滚动和滑动力量触按。瘢痕愈合后则建议只用某些特定的理疗技术,如纤维连续性超声和真空疗法。

功能运动和外观恢复会促使患者在日常生活中使用手。术后3周才可以开始用力。

为了改善营养问题,建议患者在运动锻炼开始前使用热水和冷水交替浸浴及蜡疗、泥疗等。从第3周开始进行屈肌水平的抗阻力锻炼。通过锻炼,主动伸直的范围会逐渐增大。锻炼的目的是重建肌肉的协同性和自主性。同时,运动疗法也可以在医院进行,恢复握力和环指、小指的锁定力。

定制动力型屈曲支具需要考虑个体差异。完全恢复主动屈曲需要较长时间,屈曲支具只能带来被动的恢复。支具的决定取决于最终是否能给患者示中环小指带来被动屈曲活动。当恢复了完全的伸指后,患者会意识到恢复屈曲幅度的重要性。必须要记住,关节活动的平衡是必须的,同时,关节恢复也需要时间。

七、反射性交感神经营养不良

反射性交感神经营养不良是女性患者中常见的并发症,男性中偶发。如何在术后数周内早期发现是十分重要的。当出现持续性疼痛、手部固定于手内肌阳性体征位时,手部康复治疗师必须警惕反射性交感神经营养不良的发生

（图 8-61a）。

药物治疗（止痛药、抗炎药）的同时应调整康复治疗方案，要强调轻柔、无痛的康复锻炼。

同时，应在夜间佩戴动力型伸直支具。它可以依据手内肌阳性征进行调节，如去除近节指骨背侧夹板以使掌指

关节获得直接牵引（图 8-61b、c）。之后，如果示中环小指伸直有僵硬感，可以使用屈曲动力型支具（图 8-62a、b）。这些支具都是按照每个患者的需要定制的，而非统一模式。

必须告知患者反射性交感神经营养不良的治疗过程可能持续数月。

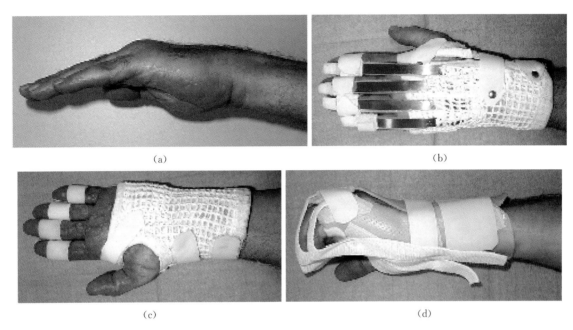

(a)　　　　　(b)

(c)　　　　　(d)

图 8-61　反射性交感神经营养不良的支具

注：(a)手内肌阳性征伴反射性交感神经营养不良，僵硬和指间关节伸直。(b，c)动力型伸直支具的使用。这是为了纠正掌指关节的固定屈曲。在夜间佩戴。(c)将掌指关节固定在屈曲 30°位，针对近指间关节和远指间关节的动力型支具。每天使用 4～6 次，每次 20 分钟。

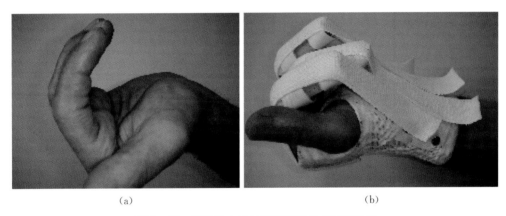

(a)　　　　　(b)

图 8-62　反射性交感神经营养不良的支具治疗

注：(a)痛性肌萎缩后的近指间关节伸直僵硬。(b)远指间关节以静止支具固定在伸直位，动力支具保证掌指关节和近指间关节可受控制地屈曲。

八、总结

Dupuytren 病没有标准的术后治疗模式。治疗必须个体化适应于不同患者。理疗师需要规划康复方案并知晓可能的并发症。

动力型伸直支具常被推荐。对于轻度疾病，为了获得更好的疗效只需晚上佩戴。在医疗团队的监督及适时调整的前提下，患者可以自己进行康复锻炼。

对于严重疾病，预后是不确定的。常需要额外的手术松解近指间关节。康复过程也更复杂、时间更长，预期却较一般。

第十一节 治 疗 结 果

Dupuytren 病手术治疗效果的评估必须仔细考虑获得的功能改善和最终的疾病复发或进展情况。Tubiana 量表提供了精确的早期和晚期术后评估方法。

McFarlane 和 Botz 发现，不管采用何种干预措施，复发或进展的比例都是 50%～60%。但他们特别指出，皮肤筋膜切除加植皮的术后复发率很低。这些数据与 Tubiana 和 Leclercq 给出的数据匹配，他们发现约 66% 的患者在 8～14 年后有复发或进展。在我们手术的 4 期或者累及小指的患者中，5 年复发率只有 20%，这不包括进展至邻近手指的病例。

功能结果与掌指关节功能的完全康复几乎是一致的。但在我们的患者中，涉及小指的掌指关节的病例术后效果却是多变的：21% 的患者伸指不到 10°；21% 在 10°～45°；31.5% 在 45°～90°；21% 在 90°～130°。66% 恢复了功能性的屈曲活动（完全的屈曲活动度>150°）。

这些结果是令人振奋的。没有分期为 1 期和 2 期的患者进行了合并植皮的皮肤筋膜切除术。因此，Jacobson 皮瓣手掌部开放手术是可靠的，但治愈时间相对延长，平均延续 5 周。

McFarlane 在他移植全厚皮片的病例中观察到近指间关节功能的改善。在近指间关节屈曲<30° 的中度患者中，手术方式需要慎重考虑，因为手指处切口可能会加重伸指障碍。

延长支具的佩戴时间并不能使患者获得比手术恢复所得的更大的活动范围。但是佩戴夜间支具很重要，特别是在扩大切除涉及一个或几个手指时。外科医生是制作动力支具的最佳人选，这取决于水肿、疼痛、术后感染和瘢痕情况。

将康复治疗交给专门的手部理疗师有助于提高康复效果。康复需要时间，内容则包括轻柔地被动活动、长期的疤痕按摩疗程及其他方式。

在未来，Dupuytren 病仍然会是一个巨大的挑战。能使患者免于手术治疗的药物疗法目前还未发现。手术治疗虽然在大多数病例中可以恢复功能和美观，但是并不能减少疾病的复发和进展。

（翻译：关文杰、陈希、朱茜、梁硕）

（审校：方有生）

参考文献

1. Adam RF, Loynes RD. (1992) The incidence of gout in patients with Dupuytren's disease. *J. Hand Surg* 17B:219-220.

2. Alioto RJ, Rosier RN, Burton RI, Puzas JE. (1994) Comparative effect of growth factors on fibroblasts of Dupuytren's tissue and normal palmar fascia. *J Hand Surg* 19A:442-452.

3. Anderson W. (1951) The deformities of the fingers and toes. *Ann Surg* 17:419.

4. Andrew JG. (1991) Contracture of the PIP joint in Dupuytren's disease. *J Hand Surg* 16B:446-448

5. Arafa M, Noble J, Royle SG, et al. (1991) Dupuytren's and epilepsy revisited. *J Hand Surg* 17B:221-224.

6. Augoff F, Kula J, Gosk J, Rutowski R. (20051 Epidermal growth factor in Dupuytren's disease. *Plast Reconst Surg* 115:128-133.

7. Backhouse KM. (1980) Les arteres du bras. In R Tubiana (ed.). *Trate de Chirurgie de la Main*. Masson. Paris. Vol. 1. pp. 330-350.

8. Badalamente MA, Hurst LC, Sampson SP. (1988) Prostaglandins influence myofibroblast contractility in Dupuytren's disease. *J Hand Surg* 13A:867-871

9. Badalamente MA, Hurst LC, Grandia SK, Sampson SP. (1992) Platelet derived growth factor in Dupuytren's disease. *J Hand Surg* 17A:317-323.

10. Badalamente MA, Hurst LC, Hentz VR. (2002) Collagen as a clinical target: nonopcrativc treatment of Dupuytren's disease. *J Hand Surg Am* 27:788-798.

11. Badois FJ, Lermusiaux JL, Masse C, Kuntz D (1993) Traitement non chirurgical la maladie de Dupuytren par aponévrotomie al'aiguille. *Rev Rhum* 60:808-813.

12. Baker GC, Watson HK. (1980) Relieving the skin shortage in Dupuytren's disease by advancing a senes of triangular flaps: how to design and use them. *Br J Plast Surg* 33:1-3.

13. Barsky HK. (1984) *Guillaume Dupuytren. A Surgeon in His Place and Time*. Vantage Press, New York.

14. Barton NJ. (1984) Dupuytren's disease arising from the abductor digiti minium. *J Hand Surg* 9B: 265-270.

15. Barton NJ. (1990) The ulnar side of the hand. In: RM McFarlane, DA McGrouther, MH Flint (eds.), *Dupuytren's Disease*. Churchill Livingstone. Edinburgh, pp. 176-183.

16. Beck B. (1949) Untersuchungen uber das Auftreten der Dupuytrenschen Kontraktur bei Schwerarbeitern. *Zentralblatt Chirurgie* 74:398-399.

17. Beltran JE, Jimeno-Urban F, Yunta A. (1976) The open palm and digit technique in the treatment of Dupuytren's contracture. *Hand* 8:73-77.

18. Beyermann K, Jacobs C, Prommersberger KJ, Lanz U. (2002) Pre-operative intermittent pneumatic soft-tissue distraction in patients with severe Dupuytren's contracture. *Handchir Mikrochir Plast Chir* 34:118-122.

19. Bobinski R, Olczyk K, Wisowski K, Janusz W. Genetic aspect of Dupuytren's disease. *Wiad Lek* 57:59-62.

20. Borden J. （1974） The open finger treatment of Dupuytren's contracture. *Orthop Rev* 8:25 – 30.

21. Bower M，Nelson M，Galzard BG. （1990） Dupuytren's contractures in patients infected with HIV. *Br Med J* 300:164 – 165.

22. Boyes JH. （1954） Dupuytren's contracture: note on the age at onset and the relationship to handedness. *Am J Surg* 88:147 – 154.

23. Brandes G，Komcr T，Brenner P，Realf E. （1991） Histocheminal localization of glycoconjugates in the palmar aponeurosis of Dupuytren's patients. *J Submicrosc Cytol Pathol* 23.551 – 558.

24. Breed CM，Smith PJ. （1996） A comparison of methods of treatment of PIP joint contractures in Dupuytren's disease. *J Hand Surg* 21B:246 – 251.

25. Brenner P，Mailander P，Berger A. Epidemiology of Dupuytren's disease. （1994） In: A Berger, A Delbrück, P Brenner, R Hinzmann (eds.), *Dupuytren's Disease*. Springer Veriag. Berlin, pp. 244 – 254.

26. Brouet IP. （1986） Étude de 1000 dossiers de maladie de Dupuytren. In: R Tubiana, JT Hueston (eds.), *La Maladie de Dupuytren*. Expansion Scientifique Française. Paris, pp. 98 – 105.

27. Bruner JM. （1949） The use of dorsal skin flap for the coverage of palmar defects after aponeurectomy for Dupuytren's contracture. *Plast Reconst Surg* 4:559 – 565.

28. Bruner JM. （1951） Incisions for plastic and reconstructive (non-septic) stagers of the hand. *Br J Plast Surg* 4:48 – 55.

29. Bonnell S. （1944） *Surgery of the Hand*. Lippincot, Philadelphia, pp. 169.

30. Bonnell S. （1948） *Surgery of the Hand*. Lippincot, Philadelphia. 2nd edn. pp 152 – 153.

31. Burges RC，Watson HK. （1987） Stenosing tenosynovitis in Dupuytren's contracture. *J Hand Surg* 12A:89 – 90.

32. De La Caffiniere JY. （1986） Travail manuel ct maladie de Dupuytren: rcsultats d'une enquête informatisée on milieu sidérurgiquc. In: R Tubiana, JT Hueston (eds.), *La Maladie de Dupuytren*. Expansion Scientifique Française, Paris, pp. 92 – 97.

33. Caroli A，Zanazi S，Marcuzzi A，et al. （1991） Epidemiological and structural findings supporting the fibromatous origin of dorsal knuckle toes. *J Hand Surg Br* 16:258 – 262.

34. Caughill KA，McFarlane RM，McGrouther DA，Martin AH. （1988） Developmental anatomy of the palmar aponeurosis and its relationship to the palmaris longus tendon. *J Hand Surg* 13A:485 – 493.

35. Cayla A. （1883） Diabete et retraction de l'aponévrose palmaire. *Gazette Hebdomadaire Médecine Chirurgie* 20:770.

36. Chamay A. （1988） A distally based dorsal and triangular tendinous flap for direct access to the proximal interphalangeal joint. *Ann Chir Main* 2:179 – 183.

37. Chanson L. （1976） La technique de Hueston dans la maladie de Dupuytren. *Ann Chir Plast* 21:279 – 283.

38. Clarkson P. （1961） The aetiology of Dupuytren's disease. *Guy's Hospital Reports* 110:52 – 62.

39. Cleland J. （1877 – 1878） On the cutaneous ligaments of the phalanges. *J Anal Physiol* 12:526 – 527 and plate XVII.

40. Cleland H，Morrison WA. （1986） Dupuytren's disease in the thumb: Two cases of a central cord. . ./*Hand Surg* 11B:68 – 70.

41. Cline H Jr. （1808） *Notes of John Windsor （student） from a lecture by Henry Cline Jr.* Manuscript collection, John Pylands, University Library of Manchester, Manchester, pp. 485 – 489.

42. Colson P，Janvier H，Gangolphe M. （1960） Un procédé de S. Bunnel pour la réfection des commissures digitales par rotation de lambeaux. *Ann Chir Plast* 5:205 – 212.

43. Colville J. （1983） Dupuytren's contracture. The role of fasciotomy. *Hand* 14:162 – 166.

44. Conway H. （1954） Dupuytren's contracture. *Am J Surg* 87:101 – 119.

45. Cooper AP. （1822） On dislocations of the fingers and toes. Dislocation from contraction of the tendon. In: AP Cooper (ed.), *A Treatise on Dislocations and Fractures of the Joints*. Longman, London, pp. 524 – 525.

46. Critchley EMR，Vakil SD，Hayward HW，Owen VMH. （1976） Dupuytren's disease in epilepsy: result of prolonged administration of anti-convulsants. *J Neurol Neurosurg Psychiat* 39:498 – 503.

47. Cronin TD. （1951） The cross-finger flap. A new method of repair. *Ann Surg* 17:419 – 425.

48. Davis JS. （1919） *Plastic Surgery: Its Principles and Practice*. Blakiston, Philadelphia, p. 673 cited by Skoog (1948).

49. Deming EG. （1962） YV advancement pedicles in surgery for Dupuytren's contracture. *Plast Reconst Surg* 29:581 – 586.

50. Denkler K. （2005） Dupuytren's fasciectomies in 60 consecutive digits using lidocaine with epinephrine and no tourniquet. *Plast Reconst Surg* 115:802 – 810.

51. Diebold P. （1974） *Maladie de Dupuytren. Étude d'une série homogène de* 200 *malades*. Doctoral Thesis, Nancy.

52. Dolphin JA. （1965） Extensor tenotomy for chromic boutonnière deformity of the finger. *J Bone Joint Surg* 47A:161 – 164.

53. Dupuytren G. （18.31） De la rétraction des doigts par suite d'une affection de l'aponévrose palmaire. Description de la maladie. Opération chirurgicale qui convient dans ce cas. Compte rendu de la clinique chirurgicale de l'Hôtel-Dieu par messieurs les docteurs Alexandre Paillard et Marx. *Journal Universel et Hebdomadaire de Médecine et de Chirurgie Pratiques et des Institutions Médicales* 5:349 – 365.

54. Early PF. （1962） Population studies in Dupuytren's contracture. *J Bone Joint Surg* 44B:602 – 613.

55. Egawa T. （1985） Dupuytren's contracture in Japan. Incidental study on outpatients in private practice of general orthopaedic. *J Jap Society Surg Hand* 2:536 – 539.

56. Egawa T. （1990） Epidemiology of the oriental patient. In: RM McFarlane, DA McGrouther, MH Flint (eds.), *Dupuytren's Disease*. Churchill Livingstone, Edinburgh, pp. 239 – 245.

57. Elliot D. （1990） The early history of contracture of the palmar fascia. In: RM McFarlane, DA McGrouther, MH Flint (eds.), *Dupuytren's Disease*. Churchill Livingstone, Edinburgh, pp. 1 – 9 & 413 – 419.

58. Elliot D，Ragoowansi R. （2005） Dupuytren's disease secondary to

acute injury, infection or operation distal to elbow in the ipsilateral upper limb; a historical review. *J Hand Surg Br* 30;148 – 156.

59. Fere C, Francillon M. (1902) Note sur la fréquence de la rétraction de l'aponevrose palmaire chez les aliénés. *Rev Med Int* 22;539 – 551.

60. Froscher W, Hollman F. (1983) Dupuytren's contracture in patients with epilepsy; follow-up study. In; J Oxley, D Janz, H Meinardi (eds.), *Antiepileptic Therapy; Chronic Toxicity of Anti-epileptic Drugs.* Raven Press, New York, p. 147.

61. Garrod AE. (1893) On an unusual form of nodule upon the joint of the fingers. *St Bartholonew's Hosp Rep* 29;157 – 161.

62. Gelberman RH, Panagis JS, Hergenroeder PT, Zakaib GS. (1982) Wound complications in the surgical management of Dupuytren's contracture; a comparison of operative incisions. *Hand* 14;248 – 254.

63. Geoghegan JM, Forbes J, Clark DDL, et al. (2004) Dupuytren's disease risk factors. *J Hand Surg Br* 29;423 – 426.

64. Godtfredsen NS, Lucht H, Prescott E, et al. (2004) A prospective study linked both alcohol and tobacco to Dupuytren's disease. *J Clin Epidemiol* 57;858 – 863.

65. Gonzalez F, Watson HK. (1991) Simultaneous carpal tunnel release and Dupuytren's fasciectomy. *J Hand Surg Br* 16;175 – 178.

66. Gonzales RI. (1969) Flexion deformities of the fingers. *Curr Prac Orthop Surg* 4;167 – 182.

67. Gonzales RI. (1971) Dupuytren's contracture of the fingers. A simplified approach to the surgical treatment. *California Med West J* 115;125.

68. Gordon S. (1956) Dupuytren's contracture; recurrence and extension following surgical treatment. *Br J Plast Surg* 9;286 – 288.

69. Gordon S. (1964) Dupuytren's contracture; the use of free skin grafts in treatment. In; *Transactions of the Third International Congress on Plastic Surgery*, p. 932.

70. Gosset J. (1967) Maladic de Dupuytren et anatomie des aponévroses palmodigitales. *Ann Chir* 21;554 – 565.

71. Gosset J. (1972) Anatomie des aponévroses palmodigitales. In; R, Tubiana, *La Maladie de Dupuytren.* Expansion Scientifique Française, Paris, 2nd edn. pp. 11 – 22.

72. Goyrand G. (1834) Nouvelles recherches sur la retraction permanente des doigts. *Memoires de l'Academie Royale de Médecine* 3;489 – 496.

73. Grapow M. (1887) Die Anatomie und physiologische Bedeutung der Palmaraponcurosc. *Archiv fur Anatomie und Physiologie Leipzig* (Anatomische Abtheilung) 2 – 3;143 – 158.

74. Haimovici. (1990) Die Allo-arthroplastik. Therapiealternative bei der arthrogenen Bengckontractur der Finger bei Dupuytrensche Krankheit. *Hand Chir* 10;135 – 148.

75. Hall-Findlay EJ. (1990) The radial side of the hand. In; RM McFarlane, DA McGrouther. MH Flint (eds.), *Dupuytren's Disease.* Churchill Livingstone, Edinburgh, pp. 172 – 175

76. Hamlin E. (1952) Limited excision of Dupuytren's contracture. *Ann Surg* 135;94 – 97.

77. Herzog EG. (1951) The etiology of Dupuytren's contracture. *Lancet* 1;1305 – 1306.

78. Hueston JT. (1960) The incidence of Dupuytren's contracture. *Med J Aust* 2;999 – 1002.

79. Hueston JT. (1961) Limited fasciectomy for Dupuytren's contracture. *Plast Reconst Surg* 27;569 – 585.

80. Hueston JT. (1962) Digital wolfe grafts in recurrent Dupuytren's contracture. *Plast Reconst Surg* 29;342 – 344.

81. Hueston JT. (1963) *Dupuytren's Contractures.* Churchill Livingstone, Edinburgh, Vol. 1, p. 123.

82. Hueston JT. (1963) Recurrent Dupuytren's contracture. *Plast Reconst Surg* 31;66 – 69.

83. Hueston JT. (1968) Dupuytren's contracture and specific injury. *Med J Aust* 128;1084 – 1085.

84. Hueston JT. (1976) Table-top test. *Med J Aust* 18;189 – 190.

85. Hueston JT. (1982) Dorsal Dupuytren's disease. *J Hand Surg* 7A;384 – 387.

86. Hueston JT. (1984) Fire Break grafts in Dupuytren's contracture. *Aust NZ J Surg* 54;277 – 281.

87. Hueston JT. (1986) La dermofascicctomie. In; R Tubiana, JT Hueston. *La Maladie de Dupuytren.* Expansion Scientifique Française, Paris, 3rd edn, pp. 172 – 175.

88. Hueston JT. (1990) Dupuytren diathesis. In; RM McFarlane, DA McGrouther, MH Flint (eds.), *Dupuytren's Disease.* Churchill Livingstone, Edinburgh, pp. 191 – 200.

89. Hueston JT, Seyfer AF. (1991) Some medicolegal aspects of Dupuytren's contracture. *Hand Clinics* 7(4);617 – 632.

90. Hueston JT. (1991) The management of recurrent Dupuytren's disease. *Euro Med Bibl* 1(4);7 – 16.

91. Hueston JT. (1991) Unsatisfactory results in Dupuytren's contracture. *Hand Clinics* 7(4);759 – 763.

92. Hurst LC, Badalamente MA. (1990) Associated diseases. In; RM McFarlane, DA McGrouther, MH Flint (eds.), *Dupuytren's Disease.* Churchill Livingstone, Edinburgh, pp. 253 – 260.

93. Hurst LC, Starkweather KD, Badalamente MA. (1996) Dupuytren's disease In; CA Peimer (ed.), *Surgery of the Hand and Upper Extremity.* McGraw-Hill, New York, pp. 1601 – 1615.

94. Iselin M, Iselin F. (1967) Traite de Chirurgie de la Main. Flammarion Médecine Sciences, Paris, pp. 670 & 673 – 674.

95. Jacobsen K, Holst-Nielsen F. (1977) A modified McCash operation for Dupuytren's contracture. *Scand Plast Reconst Surg* 11;231 – 233.

96. James JIP. (1969) The relationship of Dupuytren's contracture and epilepsy. *Hand* 1;47 – 19.

97. James JIP. (1986) Le caractère génétiquc de la maladie de Dupuytren et de l'épilepsie idiopathique. In; R Tubiana, JT Hueston (eds.), *La Maladie de Dupuytren.* Expansion Scientifique Française, Paris, 2nd edn, pp. 84 – 89.

98. Ketchum LD. (1966) Dupuytren's contracture; triamcilonone injection. Correspondence Newsletter. *Am Soc Surg Hand* 131.

99. Ketchum LD, Donahue TK. (2000) The injection of nodules of Dupuytren's disease with triamcinolone acetonide. *J Hand Surg Am* 25;1157 – 1162.

100. Khan AA, Rider OJ, Jayadev CU, et al. (2004) The role of manual occupation in the aetiology of Dupuytren's disease in men in England and Wales. *J Hand Surg Br* 29:12 – 14.

101. King EW, Bass DM, Watson HK. (1979) Treatment of Dupuytren's contracture by extensive fasciectomy through multiple YV plastics: short term evaluation of 170 consecutives operations. *J Hand Surg* 4:234 – 241.

102. Kuhlmann IN, Boabighi A, Guero S, et al. (1988) Boutonniere deformity in Dupuytren's disease. *J Hand Surg* 13B:379 – 382.

103. Lamb DW. (1981) Dupuytren's disease. In: DW Lamb, K Kuczynski (eds.). *The Practice of Hand Surgery*. Blackwell Scientific Publications, Oxford, pp. 473 and 476.

104. Landsmccr JMF. (1976) *Atlas of Anatomy of the Hand*. Churchill Livingstone, Edinburgh.

105. Lanzetta M, Momsson WA. (1996) Dupuytren's disease occuring after a surgical injury to the hand. *J Hand Surg* 21B:481 – 483.

106. Lappi AD, Martineau D, Maher P, et al. (1992) Basic fibroblast growth factor in cells derived from Dupuytren's contracture: synthesis, presence and implications for treatment of the disease. *J Hand Surg* 17A:324 – 332.

107. Ledderhose G. (1897) Zur Pathologie der Aponeurose des Fuses und der Hand. *Arch Klin Chir* 55:694 – 712.

108. Legueu F, Juvara E. (1892) Des aponévroses de la pauinc de la main. *Bull Soc Anal Paris* 6:383 – 400.

109. Lexer E. (1931) Die gesamte Widereherstellungschirurgie. Leipzig, 2nd edn, p. 837.

110. Littler JW. (1974) Special joints of technique in Dupuytren's contracture. In. JT Hueston, R Tubiana (eds.). *Dupuytren's Disease*. Churchill Livingstone, Edinburgh, pp. 97 – 99.

111. Lubahn JD, Lister GD, Wolfe T. (1984) Fasciectomy and Dupuytren's disease: a comparison between the open-palm technique and wound closure. *J Hand Surg* 9A:53 – 58.

112. Luck JV. (1959) Dupuytren's contracture. *J Bone Joint Surg* 41:635 – 664.

113. Lund M. (1941) Dupuytren's contracture and epilepsy. *Acta Psychiatrica Neurologica* 16:465 – 492.

114. McCann BG, Logan A, Belcher A, et al. (1993) The presence of myofibroblasts in the dermis of patients with Dupuytren's contracture. A possible source of recurrence. *J Hand Surg* 18B:656 – 661.

115. McCash CR. (1964) The open palm technique in Dupuytren's contracture. *Br J Blast Surg* 17:271 – 282.

116. McFarlane RM. (1974) Pattern of the diseased fascia in the fingers in Dupuytren's contracture. Displacement of the neurovascular bundle. *Plast Reconst Surg* 54:31 – 44.

117. McFarlane RM. (1983) The current status of Dupuytren's disease. *J Hand Surg* 8A (part 2):67 – 72.

118. McFarlane RM. (1986) Épidémiologie de la Maladie de Dupuytren. In R Tubiana, JT Hueston (eds.), *La Maladie de Dupuytren*. Expansion Scientifique Française, Paris, 3rd edn, pp. 106 – 110.

119. McFarlane RM. (1987) Dupuytren's disease. In: RM McFarlane (ed.). *Unsatisfactory Results in Hand Surgery. The Hand and Upper Limb*. Churchill Livingstone, Edinburgh, pp. 348 – 364.

120. McFarlane RM, Botz JS, Cheung H. (1990) Epidemiology of surgical patients. In: RM McFarlane, DA McGrouther, MH Flint (eds.), *Dupuytren's Disease*. Churchill Livingstone, Edinburgh, pp. 201 – 238.

121. McFarlane RM, Shun DT. (1990) A single injury to the hand. In: RM McFarlane, DA McGrouther, MH Flint (eds.), *Dupuytren's Disease*. Churchill Livingstone, Edinburgh, pp. 265 – 273.

122. McFarlane RM. (1990) The finger. In: RM McFarlane, DA McGrouther, MH Flint (eds.), *Dupuytren's Disease*. Churchill Livingstone, Edinburgh, pp. 155 – 167.

123. McFarlane RM, Complications and their management. In: RM McFarlane, DA McGrouther, MH Flint (eds.), *Dupuytren's Disease*. Churchill Livingstone, Edinburgh, pp. 377 – 382.

124. McFarlane RM, Botz JS. (1990) The results of treatment. In: RM McFarlane, DA McGrouthcr, MH Flint (eds.), *Dupuytren's Disease*. Churchill Livingstone, Edinburgh, pp. 387 – 412.

125. McFarlane RM. (1991) Dupuytren's disease: relation to work and injury. *J Hand Surg* 16A:775 – 779.

126. McGrouther DA. (1982) The microanatomy of Dupuytren's contracture. *Hand* 13:215 – 236.

127. McIndoe AH, Beare RLB. (1958) The surgical management of Dupuytren's contracture. *Am J Surg* 95:197 – 203.

128. Mckin EJ, Skirven TM. (2000) Hand therapy in Dupuytren disease. Tn: R Tubiana, C Leclercq. LC Hurst. MA Badalamente, EJ Mackin, *Dupuytren's Disease*. Martin Dunitz, London, pp. 251 – 263.

129. Mason ML. (1952) Dupuytren's contracture. *Surg Clin North Am* 32:233 – 245.

130. Meagher SW. (1990) Manual work and industrial injury: a personal commentary. In: RM McFarlane. DA McGrouther, MH Flint (eds.), *Dupuytren's Disease*. Churchill Livingstone, Edinburgh, pp. 261 – 264.

131. Mennen O. (1986) Dupuytren's contracture in the Negro. *J Hand Surg Br* 11:61 – 64.

132. Merle S. (1970) *Maladie de Dupuytren et diabète*. Doctoral Thesis, Nancy.

133. Merle M, Merle S. (1986) Maladie de Dupuytren el diabète. In: R Tubiana, JT Hueston (eds.), *La Maladie de Dupuytren*. Expansion Scientifique Franchise, Paris, 3rd edn, pp. 90 – 91.

134. Messina A, Messina J. (1991) The TEC treatment (continuous extension technique) for severe Dupuytren contracture of the fingers. *Ann Chir Main Memh Sup* 10:247 – 250

135. Meyerding HW, Black JR, Broders AC. (1936) The etiology and pathology of Dupuytren's contracture. *Surg Gyn Obst* 72:582 – 590.

136. Michon J, Merle M. (1986) Difficultés et complications dans la chirurgie de la maladie de Dupuytren. In: R Tubiana. JT Hueston (eds.), *La Maladie de Dupuytren*. Expansion Scientifique Françaisc, Paris, 3rd edn. pp. 181 – 190.

137. Mikkelsen OA. (1972) Prevalence of Dupuytren's disease in

Norway: a study in a representative population for the municipality of Haugesund. *Act Chir Scand* 138:695 - 700.

138. Mikkelsen OA. (1978) Dupuytren's disease: the influence of occupation and previous hand injuries. *Hand* 18:1 - 8.

139. Mikkelsen OA. (1990) Epidemiology of a norwegian population. In: RM McFarlane, DA McGrouther, MH Flint (eds.), *Dupuytren's Disease*. Churchill Livingstone, Edinburgh, pp. 191 - 200.

140. Millesi H. (1967) Uber die Bengekontraktur des distalen interphalangeal Gelenkes im Ratmen einer Dupuytrenschon_ Erkraukung. *Brun's Beiträge Klini Chir* 214 - 399.

141. Moberg E. (1973) Three useful ways avoid amputation in advanced Dupuytren's contracture. *Orthop Clin North Am* 4: 1001 - 1005.

142. Moormans JP, Duchateau J. (1984) La maladie de Dupuytren: résultats d'une technique simplifiée *Rev Med Bruxelles* 5: 467 - 471.

143. Murrell GAC, Pilowsky E, Murrell TGC. (1987) A hypothesis on the resolution of Dupuytren's contracture with allopurinal. *Spec Sci Tech* 10(2):107 - 112.

144. Murrell GAC, Francis MJO, Bromley L. (1987) Free radicals and Dupuytren's contracture. *Br Med J* 295:1373 - 1375.

145. Nagay B. (1985) Die zweizeitige operative Behandlung der Dupuytrensche Kontraktur. *Handchir Mikrochir Blast Chir* 17: 143 - 144.

146. Niederland W. (1993) Dupuytrensche Kontraktur und Beruf. *Die Medizinische Welt* 7:126 - 127.

147. Niezborala M, Le Pors N, Teyssier-Cotte C, et al. (1995) Arguments en faveur d'une étiologie professionnelle de la maladie de Dupuytren. À propos de deux enquêtes épidémiologiques. *Arch Mal Prof* 56:613 - 619.

148. Nissenbaum M, Kleincrt HE. (1980) Treatment considerations in carpal tunnel. Syndrome with co-existent Dupuytren's disease. *J Hand Surg* 5A:544 - 547.

149. Noble J, Heathcote JG, Cohen H. (1984) Diabetes mellitus in the etiology of Dupuytren's disease. *J Bone Joint Surg* 66B: 322 - 325.

150. Noble J, Arata M, Royle SG, et al. (1992) The association between alcohol, hepatic pathology and Dupuytren's disease. *J Hand Surg Br* 17:71 - 74.

151. Paeslack VV. (1962) Dupuytrensche Kontractur und Diabetes mellity. *Schweiz Med Wochen* 92:349.

152. Palmen AJ. (1932) Die Sageplastik. eine unter anderen fur Dupuytrensche Fingerkontraktur und Syndactylie geeignete Schnittfuhrung. *Zentralbl Chir* 59:1377.

153. Piulachs P, Mir y Mir L. (1952) Concideraciones sobre enfermalad de Dupuytren. *Folia Clin Int Barcelona* 2:339 - 351.

154. Piza-Katzer H, Herczeg E, Aspek R. (2000) Preoperative intermittent pneumatic extension treatment stage Ill and IV Dupuytren contracture. *Handchir Mikrochir Plast Chir* 32: 33 - 37.

155. Plewes LW. (1956) Sudeck's auophy in the hand. *J Bone Joint Surg* 38B 195 - 203.

156. Ramsay W, Hueston JT. (1963) Power grip patterns of the hand. *Aust NZ J Surg* 32:234 - 238.

157. Rhomberg HP. (1967) Dupuytrensche Kontrakture und interne Erkvankamgen. *Wiener Klin Wochen* 79:792.

158. Roue DW, Starman BS, Futimoto WY, Williams RH. (1977) Abnormalities in proliferation and protein synthesis in fibroblast cultures from patients with diabetes mellitus. *Diabetes* 26:284.

159. Rudolph R, Guber S, Suzuki M, Woodward M. (1977) The life cycle of the myofibroblast. *Surg Gyn Obst* 145:389 - 394.

160. Saboeiro AP, Porkorny JJ, Shehadi SI, et al. (2000) Racial distribution of Dupuytren's disease in Department of Veterans Affairs patients. *Plast Reconst Surg* 106:71 - 75.

161. Salvi V. (1973) Personal experience with McCash's open palm technique for Dupuyten's contracture. *Hand* 5:161 - 164.

162. Saunier Ch. (1980) *La femme et la maladie de Dupuytren: A propos de 42 observations*. Doctoral Thesis, Nancy.

163. Schernberg F. (1994) Percutaneous fasciectomy in Dupuytren's contracture. Tn: ML Kasdan, PC Amadadio, WH Bowers (eds.), *Technical Tips for Hand Surgery*. Handley and Belfus Inc., Philadelphia, pp. 89 - 90.

164. Short WH, Watson KH. (1982) Prediction of the spiral nerve in Dupuytren's contracture. *J Hand Surg* 7A:84 - 86.

165. Skoog T. (1948) Dupuytren's contracture with special reference to aetiology and improved surgical treatment, its occurence in epileptics. Notes on knuckle-pads. *Acta Chir Stand* 96 (Suppl. 139):1 - 90.

166. Skoog T. (1967) Dupuytren's contracture: pathogenesis and surgical treatment. *Surg Clin North Am* 47:433 - 444.

167. Skoog T. (1967) The transverse elements of the palmar aponeurosis in Dupuytren's contracture. *Scand J Plast Reconst Surg* 1:51 - 53.

168. Smith PJ, Ross DA. (1994) The central slip tenodesis for early diagnosis of potential boutonnière deformities. *J Hand Surg* 19B:88 - 90.

169. Stack HG. (1971) The palmar fascia and the development of deformities and displacements in Dupuytren's contracture. *Ann R Coli Surg Engl* 48:230 - 239.

170. Stack HG. (1973) *The Palmar Fascia*. Churchill Livingstone. Edinburgh.

171. Steward HD, Innes AR, Burke FD. (1985) The hand complications of Colles fractures. *J Hand Surg* 10B:103 - 106.

172. Strickland JW, Basset RC. (1985) The isolated digital cord in Dupuytren's contracture: anatomy and clinical signifiance. *J Hand Surg* 10A:118 - 124.

173. Stuhler T, Stankovic P, Ritter G, Schmulder E. (1977) Epilepsie und Dupuytrensche Kontrakture. Syntropie Zweier Krankheiten. *Handchirurgie* 94:219 - 223.

174. Su CK, Patek AJ. (1970) Dupuytren's contracture. Its association with alcoholism and cirrhosis. *Arch Intern Med* 126: 278 - 281.

175. Sugden P, Andrew JG, Andrew JM, Freemont AJ. (1993) Dermol dendrocytes in Dupuytren's disease: a link between the skin and pathogen? *J Hand Surg* 18B:662 - 666.

176. Tanzer RC. (1948) Correction of interdigital burn contracture of the hand. *Plast Reconst Surg* 3：434.

177. Thomasek JJ，Sehultz RJ，Episalla CW，Newman SA. (1986) The cytoskeleton and extracellular matrix of the Dupuytren's disease "myofibroblast": an inmmuno fluorescence study of a non-muscle cell typs. *J Hand Surg* 11A：365 – 371.

178. Thomine JM. (1965) Conjonctif d'enveloppe des doigts et squelette fibreux des commissures interdigitales. *Ann Chir Plast* 3：194 – 203.

179. Tonkin MA，Burke FD，Varian JPW. (1985) The proximal interphalangeal joint in Dupuytren's disease. *J Hand Surg* 10B：358 – 364.

180. Tsuge KY. (1984) *A Comprehensive Atlas of Hand Surgery*. Naukodo. Tokyo, pp. 245 – 249.

181. Tubiana R，Michon J. (1961) Evaluation chiffrée precise de la deformation dans la maladie de Dupuytren. *Mem Acad Chir* 87：886 – 888.

182. Tubiana R，Thomine JM，Brown S. (1967) Complications in surgery of Dupuytren's contracture. *Plast Reconst Surg* 39：603 – 612.

183. Tubiana R，de Frenne H. (1976) Les localisations de la maladie de Dupuytren à la partie radiale de la main. *Chirurgie* 102：989 – 993.

184. Tubiana R，de Frenne H，Simmons B. (1986) Localisations de la maladie de Dupuytren à la partie radiale de la main. In：R Tubiana. JT Hueston (eds.), *La Maladie de Dupuytren*. Expansion Scientifique Française, Paris, 3rd edn, pp. 191 – 197.

185. Tubiana R，Leclercq C. (1986) Les recidives dans la maladie de Dupuytren. In：R Tubiana, JT Hueston (eds.), *La Maladie de Dupuytren*. Expansion Scientifique Française，Paris，3rd edn. pp. 203 – 207.

186. Tubiana R. (1996) Évaluation des lésions dans la maladie de Dupuytren. *Main* 1：. 3 – 11.

187. Tubiana R. (2000) Fasciectomy. In：R Tubiana，C Leclercq，LC Hurst. MA Badalamente，EJ Mackin (eds.), *Dupuytren's Disease*. Martin Dunitz. London，pp. 139 – 179.

188. Varian J. (1990) Limited fasciectomy. In：RM McFarlane. DA McGrouther，MIT Flint (eds.), *Dupuytren's Disease*. Churchill Livingstone，Edinburgh，pp. 340 – 344.

189. Viger J. (1883) *De la rétraction de l'aponévrose palmaire chez les diabétiques*. Doctoral Thesis，Paris.

190. Von Seemen Ⅱ. (1936) Zur Operation der Palmarkontraktur. (Dupuytrensche Fingerkontraktur). *Deut Zeit Chir* 246：692 – 693.

191. Watson HK，Bass D，Deming EG. (1975) Current management of Dupuytren's contracture utilizing the Deming Y-V-Z advancement incision. *J Bone Joint Surg* 57A：726.

192. Watson HK，Light T，Johnson TR. (1979) Checkrein resection for flexion contracture of the middle joint. *J Hand Surg* 4：67 – 71.

193. White S. (1984) Anatomy of the palmar fascia on the ulnar border of the hand. *J Hand Surg* 9B：50 – 56.

194. Zamora RL，Kraemer BA，Ehrlich HP，Groner JP. (1994) Presence of growth factors in palmar and plantar fibromatoses. *J Hand Surg* 19A：435 – 141.

195. Zemel NP. (1991) Dupuytren's contracture in women. *Hand Clinics* 4：707 – 711.

第九章　肘关节外侧疼痛

肘关节外侧疼痛是一个总称,包含了三种不同病理类型的疾病:①网球肘,或称桡侧腕短伸肌腱炎、肱骨外上髁炎;②肱桡关节疾病;③骨间后神经卡压,尤其是在 Frohse 弓水平。

不论根本原因是什么,肘关节外侧疼痛患者通常为 30~50 岁,一般由肢体过度使用引起。最常见的病因是肢体活动的改变,可能源于运动时器械的变化、强度的增加,也可以由工作时工作区域或机器的改变、过度用力、不断重复同一动作导致。临床检查有助于从关节和神经疾病中区分出肱骨外上髁炎。辅助检查例如肌电图(EMG)、超声和 MRI 可以用来证实临床检查,但在很大程度上仍然不能下定论。治疗的选择主要取决于临床检查。

在考虑手术治疗前需经历 4~6 个月的保守治疗。同样,保守治疗也可以应用于手术失败的患者(根据手术方式不同,失败率为 5%~20%)。治疗失败会使该病症的治疗与相关的社会职业陷入困境,因此,在肘关节外侧疼痛症状一出现时就应该小心治疗。这需要改变活动方式,比如延迟甚至终止体育活动、改变工作地点,但做到这些很难,甚至是不可能的。

职业原因引起的疾病是大多数患者的主诉,这就需要外科医生、雇主和理疗师协同合作。

第一节　历　史

1883 年,两篇发表于英国医学杂志(*British Medical Journal*,*BMJ*)题为"网球肘筛查"的文章提出了肱骨外上髁炎的概念。一篇的作者为 Major,另一篇为 Winckworth。但早在 1873 年,Runge 就通过骨膜炎的附着现象提出了这一临床问题。在此之前,三种病理理论:肌腱、关节和神经原因已经被提出。这就解释了为什么"上髁炎"一词被弃用,因为它仅表示一个专门的肌腱问题,取而代之的是使用更普遍的"肘关节外侧疼痛",因为这是一种多因素的病理状态。肘关节外侧疼痛的概念由 Riviere、Ferre 和 Flohersheim 在 1897 年提出,并在 1922 年由 Osgood 再次提出。

许多作者将肌腱性病理概念归结于外上髁肌腱止点的撕裂或者滑膜炎。后来,由 Hohman、Mills 和 Cyriax 等进行的许多研究明确了病因在桡侧腕短伸肌。这导致治疗策略从肌腱延长术变为减轻上髁处的拉力,具体可通过伸肌总腱止点松解或者改变上髁肌肉位置增加拉力使肘内翻,达到腱撕裂的目的。

Gardner 再次提出了解除上髁处肌肉张力的必要性,他建议在前臂中 1/3 处单纯切断桡侧腕短伸肌,再做肌腱延长术。Cantero 和 Lehnhardt 再次使用了这种术式。根据 Roles 和 Maudsley 的标准对这些干预措施的结果进行分析,Narakas 和 Crawford 提出了一种更近端的桡侧腕短伸肌延长的术式,对手术进行了改良。在最新的文献中,一些作者回归到更简单的技术,例如皮下切断伸肌腱止点,或者根据 Hohmann 原则的上髁肌腱止点单纯切断(Calvert 和他的同事)。德国学院机构支持 Wilhelm 和 Giesler 在 1962 年提出的上髁失神经的重要性。Meine 和 Eichen 在 1981 年重新对这项技术进行了研究,并得到了一些有意思的结果。

1883 年,Major 提出关节因素引起的肘关节外侧疼痛牵涉到环状韧带。Mills 依据韧带撕裂的形式和 Bosworth 的猜测,即该韧带存在狭窄,提出了环状韧带的病理改变。Bosworth 建议部分甚至完全切除该韧带,但后者可能造成关节不稳,因此未被采用。Boyd 则提出联合肌腱松解、小部分环状韧带切断和小部分上髁切除的手术方式。Trethowan 和 Grant 则在肱桡关节处发现了一个纤维软骨板。

Winckworth 在 1883 年提出神经原因引起的疼痛可能,Marshall 和 Dubs 也提到除外肌腱因素后应考虑骨间后神经卡压。1963 年,Koppel 和 Thompson 注意到骨间后神经卡压可以引起肘关节外侧疼痛。1972 年,Roles 和 Maudsley 提出了桡管的概念,并提出了神经松解术,获得令人鼓舞的结果。同样地,Dewey 也是这么做的。

Werner 的研究结果表明只有 5% 的患者牵涉到了桡

神经,因而神经松解术的必要性成了一个问题,许多外科医生对于难治的肘关节外侧疼痛病例行神经松解术治疗。Laulan 的研究清楚地表明桡侧腕短伸肌和骨间后神经之间存在紧密联系。在最新研究中,Pannier 和 Masquelet 提出假说:神经受到刺激的根源是腕部和手指伸肌群深层腱膜的过度牵拉。因此他们的手术方式涉及深部的桡侧腕短伸肌腱切除,甚至是指总伸肌腱切除,同时进行神经松解。具体操作可包括打开旋后肌弓(Frohse 弓)或者旋后肌腱膜切除,甚至是完整切除旋后肌的浅层部分。

近年来,关节镜技术在肘关节外侧疼痛的治疗中也有运用,它能在进行桡侧腕短伸肌腱延长术的同时治疗关节囊损伤。

第二节　解　剖　学

上髁区域的解剖复杂性解释了诊断的困难性。

一、外上髁和上髁肌肉止点

从后往前共有 5 块上髁肌肉(图 9-1):肘肌、尺侧腕伸肌(ECU)、小指伸肌(EDM)、指总伸肌(EDC)和桡侧腕短伸肌(ECRB)。

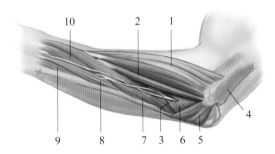

图 9-1　左前臂及肘关节外侧视角(前臂旋前位)

注:(1)桡侧腕长伸肌(ECRL);(2)桡侧腕短伸肌(ECRB);(3)桡神经;(4)肱骨;(5)肘肌;(6)旋后肌;(7)拇长展肌(APL);(8)拇长伸肌(EPL);(9)示指固有伸肌(EIP);(10)拇短伸肌(EPB)。

肱骨外上髁炎中最常受影响的是桡侧腕短伸肌。这块肌肉在手抓握时起到稳定腕关节的作用,因此对于握力的完成十分重要。也正因此,上髁的肌肉止点会因为过度使用而产生炎性反应。

二、肱桡关节和桡尺近侧关节

这些关节在肘关节屈伸及旋前旋后动作中发挥作用。环状韧带可以稳定关节,保证桡骨头处于尺骨桡骨切迹内;并且外侧副韧带分为 3 束,也参与稳定关节。外侧副韧带的前束及中间束和环状韧带有共同止点,从而使两个关节重叠(图 9-2)。软骨损伤或者滑膜炎也可以造成上髁区域的疼痛。

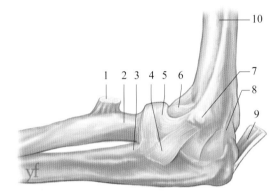

图 9-2　左肘关节的外侧面

注:(1)肱二头肌止点;(2)桡骨颈;(3)尺骨干;(4)外侧副韧带中束;(5)外侧副韧带前束;(6)关节囊;(7)外上髁;(8)外侧副韧带后束;(9)肱三头肌止点;(10)肱骨。

三、桡神经

桡神经走行于从肱桡关节到旋后肌弓的解剖学上称为桡管的结构内。其底部由旋后肌下方的关节前面构成。其管壁从前到后是肱桡肌、桡侧腕长伸肌和桡侧腕短伸肌。该管道是一个脂肪筋膜空间,桡神经的两支均走行于其内(图 9-3)。

桡神经浅支是感觉支,相对游离,沿肱桡肌进入前臂。深支即骨间后神经,穿过旋后肌浅层肌腹的下方,形成一个固定点。第二个桡神经的固定点在其穿过上臂外侧肌间隔处。

在 Frohse 弓处,神经在旋前旋后运动时受累,因而易因关节过度使用而损伤。在桡管内,神经可能受到卡压,常常是在通过旋后肌时或者被血管弓卡压,也可能只是炎性反应,引起神经炎。这一非卡压性病理原因常常是桡侧腕短伸肌的前部腱膜束。

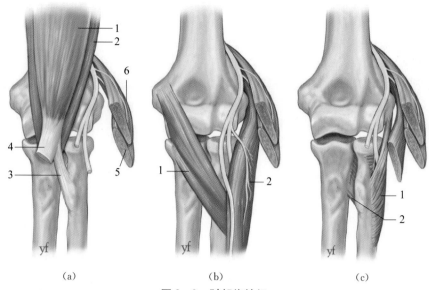

图 9-3 肘部桡神经

注:(a)桡神经和近端桡管的关系:(1)肱二头肌;(2)肱肌;(3)肱二头肌腱膜;(4)肱二头肌腱;(5)桡侧腕长伸肌;(6)肱桡肌。(b)左侧桡侧腕短伸肌和骨间后神经的关系:(1)旋前圆肌;(2)桡侧腕短伸肌。(c)旋后肌和骨间后神经的关系:(1)旋后肌浅层肌腹;(2)旋后肌深层肌腹。

第三节 临床检查

一、腱性骨膜化病理特点

在这类病例中,症状呈渐进性发展的态势。疼痛局限于上髁处,即指总伸肌的起点。体格检查可以发现上髁处触痛,在对抗伸腕动作时疼痛加重。

二、肱桡关节病理特点

关节的症状通常突然出现,是机械性的,常伴关节假性交锁。体格检查可以发现在肘关节外侧面更加广泛的触痛,不论主被动的旋前旋后都可以加重疼痛。旋前运动时因拉伸旋后肌并且增加关节紧张度,疼痛尤甚。

三、骨间后神经的病理特点

骨间后神经引起的疼痛更加广泛,不仅包括上髁区域,还包括前臂外侧面。伸肌群有压痛,并且在上髁下 5 cm 处存在敏感的压痛点。这点对应的是骨间后神经在旋后肌浅层肌腹下的位置。Roles 描述了对抗中指伸指运动时的疼痛,这个体征并不具有特异性,它也可在无神经卡压的外上髁炎中出现。尽管有作者提到感觉减退的表现,但我们并没有观察到这样的病例,因为受累神经是运动支而不是感觉支。Comtet 认为,运动障碍的检查是通过寻找体征来完成的,腕关节过伸时伸指活动丧失。我们还没有在治疗过的肘关节外侧疼痛患者中发现这样的情况。对抗旋前的激发试验可能意味着骨间后神经的卡压。

第四节 辅助检查

一、X 线检查

肘关节正侧位片可以显示上髁肌腱止点的钙化病灶。颈椎片可以证实上髁区域的疼痛是否来源于颈。神经根的卡压。如果仍有疑问,可以选择 MRI 检查。

二、肌电图

这项检查的适应证存在争议。为了提高灵敏度,已经制定了许多方案,但即便是经验丰富的肌电图检查者,在有明确的症状和体征时也可能得到阴性的结果。这是因为神经问题更多来源于刺激或者神经炎症,而不是卡压因素,因而不会造成肌电图的异常。因此,我们在怀疑骨间后神经可能存在问题时才进行这项检查,并且清楚地知道在刺激性损害的背景下可能得到阴性结果。

三、肘关节 CT 或 MRI

这些不是常规检查,只在关节内病因被怀疑时采用。

第五节　治　疗

一、理疗与固定

在治疗上应进行完整、足期的保守治疗,包括循环按摩、深部按摩和超声波治疗。少于半年的治疗或者再训练都是失败的。每周 3 个疗程直到疼痛改善。可以附加地将腕关节固定于背伸 20°位,以便让桡侧腕短伸肌得到休息。当症状严重时,必须整日佩戴支具,改善后则夜间佩戴直到痊愈(图 9 - 4)。

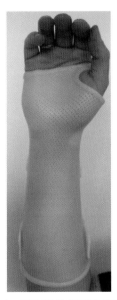

图 9 - 4　固定腕关节于轻度背伸位

经过 1 个月良好监护下治疗,症状依然没有改善的情况下,才考虑使用激素局部封闭治疗。继续整日制动 1 个月,然后只在夜间固定制动。为避免退行性肌腱损伤的风险,最多行两次局部封闭治疗。

活动方式的改变必不可少,因此需要暂停工作或运动去休息。这个期限取决于症状的改善情况。

二、手术治疗

根据症状不同有两种手术方式。如果单纯由肌腱因素引起,可采用肌腱延长术。如果同时存在神经症状,建议在桡侧腕短伸肌腱延长术的基础上加做桡神经的松解。

(一) 肌腱延长术

于外上髁的近端做纵行切口向下延伸 7~8 cm 到前臂(图 9 - 5a)。暴露肌腱在上髁处的止点(图 9 - 5b)。取"V"形切口将指总伸肌的起点于上髁处完全切下。当存在可疑关节病变时,可经此切口对关节进行探查。关节囊必须保持密闭。用咬骨钳将上髁去神经化,然后对肌腱止点进行"V - Y"修整,并将其用 PDS 缝线间断或连续地缝合固定于伸长的位置上(图 9 - 5d)。仔细止血后关闭皮肤切口。

(二) 桡神经松解术

取相同的切口暴露覆盖前臂后部的筋膜。为了能够找到正确切断腱膜的位置,屈曲上肢放松肌肉群,前臂旋前并在肘下放置垫子(图 9 - 5e)。钝性分离并打开筋膜。在筋膜的深面分离桡侧腕长伸肌下面的肌纤维,暴露旋后肌和桡侧腕短伸肌(图 9 - 5f)。牵开桡侧腕短伸肌,于骨间后神经进入旋后肌处暴露该神经。如果从近端分离神经有困难,则可在远端旋后肌出口处寻找。沿神经走行切开旋后肌腱膜,此时需仔细操作,避免损伤神经。Frohse 弓和腱膜必须切断,同时切除桡侧腕短伸肌锋利的腱膜起点(图 9 - 5g)。这有两个好处:肌肉被延长;神经由肌肉而不是腱膜覆盖。止血后修复筋膜。

(三) 手术方式的组合应用

当临床上怀疑肌腱因素和神经因素同时存在时,两种方式——桡神经松解和桡侧腕短伸肌的"V - Y"推进术可联合使用。

(四) 术后随访和并发症

不论手术过程如何,术后均需全天固定腕关节 1 个月,然后只在夜间固定 1 个月。康复锻炼开始于术后 1 个月,通过按摩和理疗逐步增加肘关节和腕关节的活动幅度。除了感染和反射性交感神经营养不良的并发症外,还可能在桡神经松解后出现中指伸指功能丧失的情况,但数周或数月后常常会恢复。总的来说,治疗肘关节外侧疼痛需要对区域解剖和临床现象有准确的了解。这些因素决定了辅助检查和治疗方案的选择。

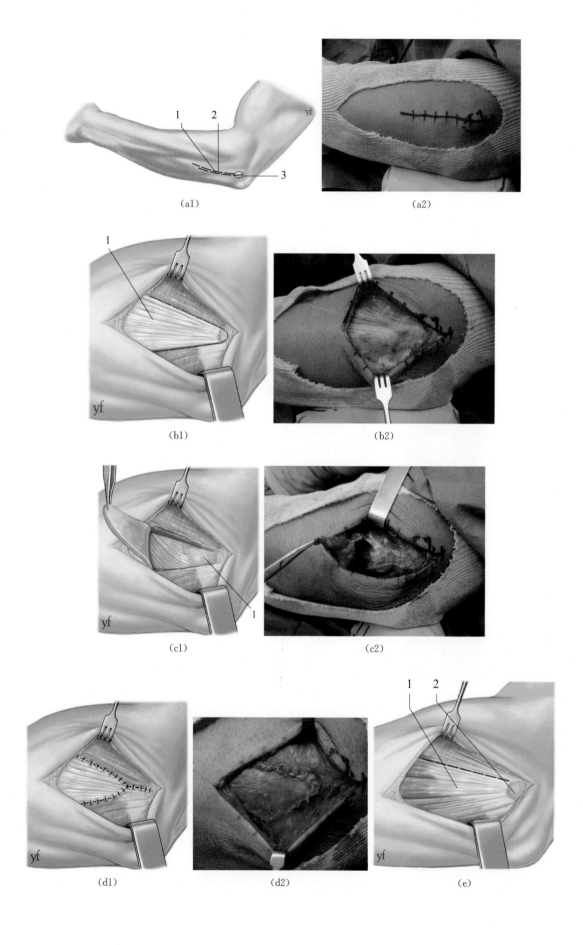

(a1)　　　　　　　　　　　　　　　　(a2)

(b1)　　　　　　　　　　　　　　　　(b2)

(c1)　　　　　　　　　　　　　　　　(c2)

(d1)　　　　　(d2)　　　　　　　　(e)

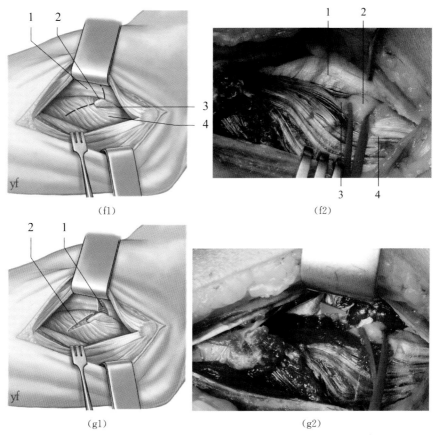

(f1)　　　　　　　　　　(f2)

(g1)　　　　　　　　　　(g2)

图 9 - 5　肌腱延长术

注：(a1)切口。(1)肌腱延长术切口；(2)桡神经松解术切口；(3)肱骨外上髁。(a2)肌腱延长术切口。(b1~b2)伸肌腱延长术。指总伸肌起点的切口。在外上髁顶点"V"形切开腱膜。(c1~c2)切开指总伸肌起点以暴露肘部韧带和下方的关节。(d1~d2)"Y"形修复指总伸肌起点。可以有1.5~2.0 cm 的肌腱延长。(e)桡神经减压。切口通过筋膜到指总伸肌起点(1)，沿桡骨外缘做切口减压。切口不应该向外上髁的近端延伸(2)。(f1~f2)在腱膜深面分离出桡侧腕长伸肌肌纤维后，桡侧腕短伸肌(1)会回缩，骨间后神经(2)会显露出来。它沿 Frohse 弓(3)和旋后肌浅部肌腹下通过(4)。(g1~g2)分开 Frohse 弓和旋后肌浅部肌腹的腱膜(1)。切断覆盖于神经上的桡侧腕短伸肌起点(2)以延长肌肉并将神经置于柔软的肌肉床上。

治疗任何肘关节外侧疼痛首先应考虑制定严格康复计划和支具固定的保守治疗。在此基础上，最多可以使用两次激素局部封闭。这一治疗应持续至少 4~6 个月。

正规的保守治疗失败后可以采用手术治疗，详细的手术方案取决于具体的临床表现，可能包括肌腱延长术或桡神经松解，或者两者兼有。

总之，肘关节外侧疼痛是一个难题，因为有时候保守治疗和手术治疗的效果都不令人满意。患者和外科医生可能会发现他们陷入了僵局，前者因为持续性的疼痛不能继续以前的活动，后者则没有办法改善该状况。因此，外科医生、职业治疗师和康复理疗师必须紧密协作来改善工作条件来，防止该病发生和复发。

（翻译：徐秀玥、江烨、朱茜）

（审校：方有生）

参考文献

1. Baker CL Jr, Murphy KP, Gottlob CA, Curd DT. (2000) Arthroscopic classification and treatment of lateral epicondylitis: two-year clinical results. *J Shoulder Elbow Surg* 9:475-482.

2. Baumgard SH, Schwartz DR. (1982) Percutaneous release of the epicondylar muscles for humeral epicondylitis. *Am J Sports Med* 10:233-236.

3. Bosworth DM. (1995) The role of the orbicular ligament in tennis elbow. *J Bone Joint Surg* 55A:527-533.

4. Bosworth DM. (1965) Surgical treatment of tennis elbow. A follow-up study. *J Bone Joint Surg* 47A:1533-1536.

5. Boyd HB, McLeod AC J. (1973) Tennis elbow. *J Bone Joint Surg* 55A:1183-1187.

6. Cantero J. (1984) Épicondylalgie. Nouvelle approache étiopathogenique et therapeutique. *Ann Chir Main* 3:258-261.

7. Calvert RT, Allum RL, MacPherson IS, Bentley G. (1985) Simple lateral release in treatment of tennis elbow. *J Roy Soc Med* 78:912-915.

8. Comtet JJ, Lalain JJ, Moyen B, et al. (1985) Les épicongylalgies avec compression de la branche postérieure du nerf radial. *Chir Orthop* 71:89-93.

9. Cyriax JH. (1936) The pathology and treatment of tennis elbow. *J Bone Joint Surg* 18:921-940.

10. Dewey P. (1973) The posterior interosseous nerve and resistant

tennis elbow. *J Bone Joint Surg* 55B:435.

11. Dubs J. (1920) Zur Frage der sog. Epicondylitis Humeri. *Schweiz Med Wochenschr* 1:166.

12. Ferré C. (1897) Note sur l'épicondylalgie. *Rve Med (Paris)* XⅧ: 144.

13. Flohersheim L. (1897) l'épicondylalgie. *Rev Gen Clin Therap (Paris)* XⅠ:571.

14. Gardner RS. (1970) Tennis elbow: Diagnosis, pathology and treatment. *Clin Orthop* 72:248 – 253.

15. Grant JC. (1931) Intra-articular synovial folds. *Br J Surg* 31:636.

16. Grundberg AB, Dobson JF. (2000) Percutaneous release of the common extensor origin for tennis elbow. *Clin Orthop* 376: 137 – 140.

17. Hohmann G. (1927) Ueber den Tennisellbogens. *Verh Deutsch Orthop Ges* 21:349 – 355.

18. Hohmann G. (1930) Das Wesen und die Behandlung des sogenatten Thnnisellbogens. *Munch Men Wochenschr* 80: 250 – 252.

19. Koppel HP. Thompson W. (1963) Peripheral entrapment Neuropathies. Williams and Wilkins, Baltimore.

20. Koppel HP. Thompson W. (1976) Peripheral entrapment Neuropathies. R. E. Krieger Huttington, NY.

21. Laulan J, Daaboul J, Fassio E, Favard L. (1994) Les rapports du muscle court extenseur radial du carpe avec la branche de division profounde du nerf radial. Intérét dans la physiopathologie des épicondylalgies. *Ann Chir Main* 13:366 – 372.

22. Lehnhardt K. (1979) Therapeutische Procedur bei schmerzhaftem radialem Epicongylus Humeri Orthop Praxis 16:391 – 393.

23. Major HP. (1883) Lawn tennis elbow. *Br Med J* 2:557.

24. Mrashall CF. (1907) Tennis elbow. *Be Med J* 1:599.

25. Mills GP. (1928) The treatment of tennis elbow. *Br Med J* 1: 12 – 13.

26. Mills GP. (1928) The treatment of tennis elbow. *Br Med J* 2:212.

27. Meine J, Eicher E. (1981) Ergebnisse der Denervations operation bei Epiconlylitis radialitis und Ulnaris Humeri. *Handchirurgie* 13:254 – 259.

28. Narakas A, Crawford GP. (1977) Les aspects étiopathogeniques, cliniques et anatomopathologiques ainsi que le traitement chirurgical dans l'épicondylite chronique. *Rev Therap* 34:70 – 80.

29. Osgood RB. (1922) Radiohumeral bursitis, epicondylitis, epicondylalgia (tennis elbow). A personal experience. *Arch Surg* 4:420 – 433.

30. Owens BD, Murphy KP, Kuklo TR. (2001) Arthroscopic release for lateral epicondylitis. *Arthroscopy* 17:582 – 587.

31. Pannier S, Masquelet AC. (2002) Treatment of epicondylitis by deep fasciotomy of the extensor carpi radialis brevis and supinator: a review of 18 cases. *Rev Chir Ortop Rep Appar Mot* 88: 565 – 572.

32. Rivière E. (1897) De l'épicondylalgie. *Gaz Hebd Med Chir* 2:685.

33. Roles NC, Maudsley RH. (1972) Radial tunnel syndrome. Resistant tennis elbow as a nerve entrapment. *J Bone Joint Surg* 54B:499 – 508.

34. Runge F. (1873) Zur Genese und Behandlung des Schreibekrampfes. *Berliner Klin Wochenschr* 10:245 – 248.

35. Schmitt J. (1921) Bursitis Calcarea am Epicondylus Externus Humeri. Ein Beitrag zur Pathogenese der Epicondylitis. *Arch Orthop Unfall Chir* 19:215 – 219.

36. Smith AM, Castle JA, Ruch DS. (2003) Arthroscopic resection of the common entensor origin: anatomic considerations. *J Shoulder Elbow Surg* 12:375 – 379.

37. Trethowan WH. (1929) Tennis elbow. *Br Med J* 2:1218.

38. Van Rossum J, Buruma OJS, Kamphuisem HAC, Onvlee GJ. (1978) Tennis elbow: a radial tunnel syndrome. *J Bone Joint Surg* 60B:197 – 198.

39. Werner CO. (1979) Lateral elbow pain and posterior interosseous nerve entrapment. *Acta Orthop Scand* 174:1 – 62.

40. Winckworth CE. (1883) Lawn tennis elbow. *Br Med J* 2:708.

第十章 雷诺综合征

手外科医生经常会遇到一些血管疾病,如雷诺综合征——由寒冷或情感因素导致外周血管收缩的一类临床体征。当对这类患者实施手术时,医生必须考虑到由该情况导致的伤口可能延迟愈合的术后风险。

雷诺综合征在 1862 年由 Maurice Raynaud 首先报道。在人群中发病率为 5%~10%,以女性为主。其特征为常常由于寒冷刺激或者情绪激动所引起的阵发性动脉痉挛影响末端躯体(手指、脚趾、鼻子和耳朵)。在一些患者中,这种外周血管收缩可能由组织或者器官动脉痉挛引起,如血管痉挛性心绞痛。一次典型的雷诺现象可分为三个阶段:

(1)痉挛缺血期(或"苍白"期):手指开始变苍白、麻木。这个阶段是由指端微小动脉特别是前毛细血管括约肌痉挛引起的,血流只在动静脉旁路中循环。一次发作时间可能从不到 1 分钟至 1 小时不等。

(2)淤血缺氧期(或"青紫"期):手指青紫冰冷。这是由于小静脉痉挛产生的静脉停滞期,持续约数分钟。

(3)扩张充血期(或"潮红"期):手指变红,并伴有烧灼、针刺感。这一阶段血流回到缺血区域,表现多变。接着,手指恢复到正常的颜色。苍白期经常出现,其他阶段可能不易划分,甚至缺失。

大多数患者可以通过非药物手段或者药物疗法保守治疗,但严重顽固性疼痛或者严重指端缺血的患者则必须通过手术治疗。可施行外周交感神经节切除的显微手术,这一术式被证实短期内可以减轻疾病严重程度及减少发作频率,并有效治疗溃疡,但是长期效果存在疑问,且常常复发。截指术适用于不可逆的坏疽患者。

第一节 病 因 学

当找不到明确的病因,雷诺综合征可为原发性(也称雷诺病)。这种症状通常是良性的,并且不需要药物或者手术治疗。继发的雷诺综合征伴随一些潜在的病理变化,或者继发于职业暴露或药物。这种情况下病情可能比较严重,尤其是伴有结缔组织病或者结构性血管疾病的时候。这就需要进行病因学研究,主要通过病史及体检来区分原发和继发性雷诺综合征。

一、原发类型

原发性雷诺综合征,又称雷诺病,诊断标准来源于 Allen 和 Brown:

(1)由寒冷或者情绪激动引起的血管舒张收缩障碍。

(2)呈双侧或对称出现。

(3)桡动脉和尺动脉搏动可以触及。

(4)不伴有末端的营养变化。

(5)没有明确的病因或者其他相关疾病,并且毛细血管显微检查正常。

(6)病程持续大于 2 年。

多见于小于 40 岁、无其他疾病的女性。

二、继发类型

在继发性雷诺综合征中,男女发病率均等。可以见到不对称的体征。雷诺综合征可以伴有一系列的病症。以下一个或多个因素产生阻力可使血流减少:①血管壁增厚;②平滑肌纤维增多;③血液黏滞性增加;④动脉阻塞加重。

这些因素可以单独出现,也可以伴随其他全身病理改变出现。

1. 结缔组织病

雷诺综合征最常伴有的结缔组织病包括系统性硬化、混合性结缔组织病及系统性红斑狼疮。相对少见的有类风湿关节炎和 Sjogren 氏综合征。90%的系统性硬化患者患有雷诺综合征,并且这是常见症状。系统性硬化可分为两种:①局限性皮肤硬化,常常先出现数年的雷诺综合征,再出现其他症状及体征;②弥漫性硬皮病,更严重、进展更快,在出现雷诺综合征后迅速进展。雷诺综合征只在 20%~30%的系统性红斑狼疮及类风湿关节炎患者中出现。

解剖学病变是不对称的,并且出现在多部位。可以发现异常增生的血管内膜和血管壁的纤维化。病变通常广泛分布,尽管远端病变常见并严重,但病变可以从腕部一直到指端动脉。

2. 阻塞性动脉病

临床表现是不对称的,阻塞可由结构原因引起,如胸廓出口综合征、系统性血管炎。

胸廓出口综合征可引起冷不耐受的雷诺综合征。通常,急性地恶化继发于局部重叠的动脉血栓形成,可进一步伴随微小血栓的远端迁移。

多发大动脉炎(高安动脉炎)是一种大血管的系统性血管炎,因阻塞大动脉干如锁骨下动脉而导致雷诺综合征。

血栓闭塞性脉管炎(伯格氏病)是同时累及动脉和静脉的血管,常见于年轻的吸烟人群。疼痛常常剧烈并伴冷不耐受。远端肢体坏死的进程发生地很快。解剖病变局限在腕部及指动脉平面。评估病变的方法包括多普勒超声和动脉造影。

3. 职业性创伤

病变多为单侧,来源于职业性创伤的雷诺综合征可以分为以下两类:

(1) 在使用振动手持工具(如风钻、手锯)的工人中,雷诺综合征在冬天特别多发。血管球的微小创伤可能是造成远端血管反射性痉挛的原因。

(2)"小鱼际捶打综合征",见于运动员或者用手掌作为工具的人群,小鱼际反复地创伤引起尺动脉水平逐渐形成血栓,从而可能使微小血栓迁移至第四、五指动脉。

4. 神经病变

雷诺综合征可以伴发于周围神经病变,如腕管综合征;或者中枢神经病变,如脊髓空洞症。但它们之间的因果关系尚不明确。

5. 药物引起的继发性雷诺综合征

雷诺综合征可以发生于对血管收缩药物的反应,如拟交感神经药(包括可卡因、苯丙胺)、麦角胺制剂、β受体阻滞剂或者重金属中毒。

6. 血液高黏状态

导致血液高黏的原因包括冷球蛋白血症和副白蛋白血症,可能伴随冷诱发的肢体缺血,合并类似雷诺综合征的颜色改变。但是典型的三阶段反应缺失。青斑样疹常常出现,可以作为诊断的一个依据。

第二节　发病机制

为了理解雷诺综合征的病理生理,有必要对微循环的解剖有基本的认识,特别是控制它的交感神经系统。

一、微循环

在功能水平上,手部皮肤中的微循环可以被认为由两套血管网络组成:营养毛细血管床和温度调节网。90%的手部皮肤循环通过温度调节血管床。这两种系统由几个基本部分组成(图 10-1)。

(一)温度调节血管床循环

存在于真皮中,由以下三部分组成:

(1) 中间微动脉:这些旁路直接使血液从动脉流入静脉。有 50%~70% 的连续血流常规通过这条路径。

(2) Suquet 管内的动静脉短路:这些是双向的旁路,取决于局部的液体压力,并且它们没有交换功能。

(3) 血管球:这些大多在手指水平,呈卷起的上皮样结构,独立存在于囊中。动静脉的交换在血管球中进行地很快。

(二)营养毛细血管床循环

由引导血液进入间质和细胞内空间的毛细血管组成,

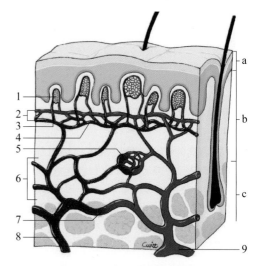

图 10-1　指端微循环的组成

注:(1)毛细血管;(2)浅表皮肤血管丛;(3)前毛细血管括约肌;(4)中间微动脉;(5)血管球;(6)深部皮肤血管丛;(7)动静脉瘘;(8)动脉;(9)静脉。(a)表皮;(b)真皮;(c)皮下组织。

由中间微动脉连接,平滑肌构成的前毛细血管括约肌位于微动脉与毛细血管之间,调节毛细血管内血流。毛细血管没有平滑肌纤维,是唯一参与营养交换的结构。

微循环的潜在功能非常大。血流的变化由微动脉、中间微动脉、前毛细血管括约肌、小静脉和最重要的动静脉吻合的平滑肌收缩变化控制。管腔直径的变化影响不同回路中的血流流速。管腔直径的变化由平滑肌收缩引起,这些变化由某些血管收缩物质引起细胞质内钙离子浓度改变和血管壁平滑肌细胞中的某些收缩蛋白调节。

生理条件下,温度调节血管床循环和营养毛细血管床循环之间维持平衡。

二、交感神经系统

交感神经纤维实质上发源于下丘脑后部的血管收缩中枢,通过不同路径到达手部,大多数通过颈胸干到达,另一部分来自脊神经、颈丛和 Kuntz 神经。这些纤维充当位于神经根水平的中间交感神经节中继站的角色。颈胸干常常被这些不同的分支绕过。交感神经纤维起于初始神经节和到达手部的中间神经节,期间穿过臂丛。Morgen 描绘了交感神经纤维在腕及手水平的分布。McCabe 证实了 Henle 神经部分交感支配尺动脉的解剖变异(图 10-2)。

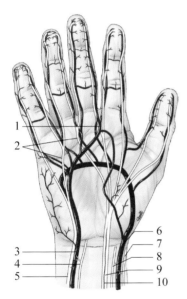

图 10-2 腕及手交感神经支配

注:(1)指动脉;(2)指神经;(3)尺动脉;(4)内侧皮神经的分支;(5)尺神经;(6)桡动脉;(7)桡神经分支;(8)肌皮神经分支;(9)正中神经;(10)正中神经营养动脉。

交感神经支配通过分层分阶段的形式完成。因此,在其远端,桡动脉接受桡神经的一支感觉支和来源于肌皮神经远端的 8 个分支。尺动脉接受尺神经的 3 个分支及来源于臂内侧皮神经的 1 支。在手部水平,掌浅弓接受数支来源于正中神经和尺神经的指神经的分支。在手指水平,伴行动脉接受平均 3～12 个神经分支,这些分支与手指的 3 套动脉系统亦相连(图 10-3)。

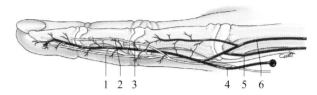

图 10-3 指动脉的交感神经支配

注:手部的浅表(4)、深部(5)及背侧(6)动脉系统在掌部及指部都有交通支。指神经的背侧感觉支(3)从动脉外侧穿过。来源于指神经(1)的复合交感神经分支(2)供给动脉网络的外膜。

这些纤维呈环形延伸于动脉外膜,并且进入中膜的肌层(图 10-4)。远端交感神经纤维是直径约 $1\,\mu m$ 的 C 类纤维。

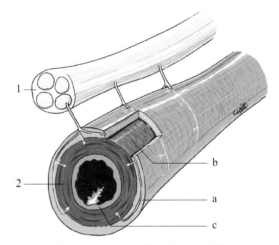

图 10-4 动脉壁的交感神经支配

注:交感神经环绕外膜(a),分布入中膜(b),其纤维直径 $1\,\mu m$。(c)内膜。(1)指神经;(2)指动脉。

三、微循环的控制

几个因素影响着血管舒缩紧张度。

(一) 循环免疫介质和激素

循环血管收缩物质,如血管紧张素、肾上腺素和 5-羟色胺,可能在调节寒冷导致的血管收缩中起作用。有证据显示,在不伴有结缔组织病的雷诺综合征中可以有免疫失调:TNF、淋巴毒素、吞噬细胞/巨噬细胞和 T 细胞衍生蛋白的水平升高。但是对于雷诺综合征来说,这可能是结果,而不是原因。

(二) 局部组织因素

内皮组织通过局部活性的血管扩张和收缩剂在调节血管舒缩紧张度中扮演重要角色。前列腺素(PGI2)和一氧化氮(NO)似乎是主要的血管扩张剂,而内皮素-1 是重要的血管收缩剂。创伤或者内皮疾病会导致这些血管调节物质的失衡,导致异常或者加强反应、炎症及促凝血状态。

这些循环物质和局部组织因素通过平滑肌纤维上的交感神经感受器起作用(图10-5)。

(三)交感神经系统

交感神经系统通过去甲肾上腺素对突触后血管收缩 α_1、α_2 受体和突触前血管舒张 β_2 受体的作用来调节周围微循环。在指动脉水平,α_2 受体最常见。去甲肾上腺素也可以通过抑制突触前 α_2 受体来自我调节分泌。交感神经系统的功能失调可能破坏生理存在的温度调节和营养成分循环平衡。烟草(尼古丁)通过促进去甲肾上腺素分泌而对交感神经节后纤维受体产生作用使血管收缩。

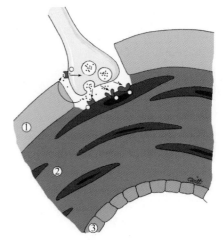

图 10-5 在中膜的交感神经末梢及作用方式

注:突触后 α_1、α_2 受体引起血管收缩。突触前 α_2 和突触后 β_2 受体引起血管舒张。(1)外膜;(2)中膜;(3)内膜。

第三节 临床评估

病史通常意味着病因学诊断。尽管80%的病史表现有典型的三阶段颜色变化,但近10%的患者只呈现苍白,这暗示存在阻塞性动脉病;另10%只呈现发绀,如血栓闭塞性脉管炎。年轻女性通常诊断为原发性雷诺病,而老年女性,尤其是存在严重发作或者营养改变的,应考虑结缔组织病,通过完整的系统检查常常可以证实这个诊断。雷诺综合征可以在结缔组织病(如系统性硬化)明显表现出来之前数年就出现,所以这些患者需要经过一段时间的随访来排除该诊断。出现雷诺综合征的年轻男性应考虑职业性病因。在老年男性中,继发于周围血管动脉粥样硬化疾病的血管病或血栓闭塞性脉管炎更常见。对所有患者都要详细地询问完整的用药史,包括成瘾史。尽管在人群中原发性雷诺病是出现雷诺综合征最常见的原因,但是约一半来医院就诊的患者存在继发性病因。

雷诺综合征的病因学诊断通常要通过临床检查,这些临床检查应该由手部检查及血管评估开始。指腹应该从颜色、体积等方面仔细检查,尤其是检查冷刺激下的颜色变化。在甲床处评估毛细血管回流情况。应详细记录甲下营养不良、指部凹陷、指腹萎缩、甲襞的异常毛细血管花纹和溃疡,并且要寻找二重感染的证据。

应触诊桡动脉和尺动脉,行 Allen 试验。向桡动脉及尺动脉施加压力来截断通向掌部的血流,然后松开一根动脉,快速地再灌注,由手掌颜色的恢复速度来评估,提示未关闭血管的通畅程度。这个试验可以在对侧重复。是否需要进一步的临床检查取决于累及了单侧还是双侧。

单侧的雷诺综合征提示存在小鱼际处的重复职业损伤、腕管综合征或胸廓出口综合征。上臂抬高加压试验通过休息位和抬高位触诊桡动脉搏动完成。Adson 试验是当颈部转向对侧时触及桡动脉搏动,若搏动减弱可提示胸廓出口综合征的诊断。

双侧不对称的雷诺综合征提示阻塞性动脉病,如动脉粥样硬化、系统性血管炎或者胶原代谢障碍。所有的周围动脉搏动都应该通过触诊和听诊来获得动脉杂音的证据。应采用全面、系统的检查来寻找结缔组织病的证据。

双侧对称的雷诺综合征提示原发性雷诺病、药物引起的雷诺综合征或血液高黏状态。

实验室检查和影像学检查只对一部分通过详细的临床病史和检查怀疑为继发性雷诺综合征的患者有用。

一、毛细血管显微镜检

甲襞毛细血管显微镜检应该成为常规临床评估的一部分。通过简单的透射照明法在显微镜下显示甲襞毛细血管影像。这可以通过一个简易的手持眼底镜来完成。在原发性雷诺综合征中,毛细血管显现正常;但在结缔组织病如系统性硬化中,可表现为毛细血管密度减小伴随浑浊或空白区域(缺失),亦可表现为扭曲出血的巨大的毛细血管。结缔组织病中的毛细血管的显微变化早期即可出现,早于其他临床表现,对于疾病的进展有重要的预测作用。

二、实验室检查

应检测全血细胞计数、ESR 和凝血时间。异常的血细胞计数、慢性病的贫血和升高的炎症因子可见于继发性雷诺综合征,而不会出现在原发性雷诺综合征中。抗磷脂综合征中可以出现凝血功能的异常;冷沉淀蛋白的出现提示冷球蛋白血症。自身免疫性抗体的出现(如类风湿因子、抗核抗体、抗 dsDNA 抗体、抗 SSA 抗体、抗 SSB 抗体、抗 RNP 抗体和抗拓扑异构酶抗体)提示伴随有结缔组织病,并且可预测其他临床症状。

三、血流量评估

确诊雷诺综合征常规来说并不需要血流量评估。但是,在怀疑存在阻塞性病因或者考虑实施血管置换手术时可采用多普勒超声波流量计甚至是有创动脉造影。出于法医学目的,需要进行微循环的评估来诊断职业暴露相关的雷诺综合征。

四、多普勒超声波流量计

多普勒超声波流量计可以用来评估动脉再灌注。根据探针的大小,从腕部大动脉到手指小的伴行动脉都能被探查。在多普勒测流速中,超声波按固定的频率发出来探查一个精确区域的动脉轴区。此方法只能探查腕部大动脉。当与 B 超图像结合时,可以观察动脉内狭窄的程度及形态。

五、动脉造影和磁共振血管成像

为了清晰地显示手部及指部的血管影像,动脉造影仍是标准的术式。常规动脉造影仍是探查血液循环的基本检查,可以用来检查手及手指处动脉的不同轴向。这对于术前评估,特别是存在血管轴线中断的患者来说是必要的。这个检查可以清晰地显示远端部分血管化的侧副血管网络。不同动脉造影相位的研究可以观察不同轴线上的血流,可以显示在手部水平血管最快、最有利的灌注路线。这也可以验证动脉解剖的变异。

因为图像由电脑处理,数字减影血管造影(DSA)需要的造影剂较少。这项检查疼痛更少,而且部分病例局麻也不是必需的。

在上述两种检查中,动脉痉挛可能增加检查、判断的难度。

有创的动脉造影越来越多地被磁共振血管成像(MRA)所代替,但不是所有机构都有 MRA 技术。相比于有创检查,MRA 可以在不造成创伤的同时提供影像,但无法在检查的同时治疗病变。

六、微循环的评估

通过评价对冷暴露的反应来检查微循环。为了证实在正常温度下不出现血管痉挛,许多检查被发明出来,但是现在都极少使用。

(1)体积描计法。体积描计法可以用来测量指动脉流量和总体的动脉脉冲。体积描计曲线的改变可以按照损伤部位进行分类,如动脉损伤、静脉损伤和毛细血管损伤。体积描计法是一种简单的方法,并且可以与其他方法(如温度)联合应用。

(2)皮肤测温法。在使用测温法时,需将一个热电偶放置于皮肤上。动态平均测温法利用装配有微处理器的遥测温度探头传感器。这些传感器可以持续记录在冷诱发试验之前、之中及之后每个手指的温度。

(3)激光多普勒。利用这项检查,结合温度试验,Koman 能够区分正常人温暖的手和雷诺综合征患者的手。激光多普勒可以清晰地显示寒冷暴露时异常的血管舒张,同时避免出现缺血。它可以观察血流量的快速变化,并且是唯一可以连续评估微循环状态的方法。

第四节 雷诺综合征的治疗

雷诺综合征的治疗应于详细的病因诊断及功能障碍的评估之后开始。

一、保守治疗

(一)环境及生活方式改变

患者教育很重要。自助小组或者职业治疗师和风湿病学护理咨询在理解和适应疾病方面是十分有价值的。患者应尽可能减少在寒冷环境中的暴露。应教育患者在冬天需要穿戴手套和袜子,并且保持躯干温暖。应戒烟。建议患者更换工作或者使用振动少的工具。应该避免使用麦角胺

制剂和 β 受体阻滞剂。应该积极地治疗手指溃疡的二重感染。当预防措施不够充分并且患者存在持续性地明显疼痛时,应采用药物治疗。

(二)药物治疗

1. 口服药治疗

硝苯地平作为一种钙离子通道阻滞剂缓释制剂用于血管舒张治疗,现在是雷诺综合征治疗的金标准。几项随机对照试验(RCT)和一项 Cochrane 综述已经证实了其对降低雷诺现象的严重程度及发生率有明显效果。一般来说,至少 60 mg/天的高剂量是必需的,血管舒张剂的剂量依赖副

作用可能限制其耐受性。副作用会随时间改善，因而在中断其使用前应进行至少2周的试验。其他钙离子通道阻滞剂，如尼卡地平、氨氯地平和地尔硫卓也是有效的，尤其是对于那些不能承受高剂量硝苯地平的患者。尚无足够证据支持使用非钙离子通道阻滞剂类口服制剂。哌唑嗪是一种α通道阻滞剂，对减少症状发生的频率与严重程度有一定的效果。选择性5-羟色胺再摄取抑制剂氟西汀、血管紧张素Ⅱ受体阻滞剂氯沙坦和磷酸二酯酶（PDE）抑制剂西地那非在小病例试验中证实有效。但其他PDE抑制剂如他达拉非被证明无效。口服前列腺素类药物已经被使用多年，但是静脉制剂被证实更有效，并且取代了前者。最近，内皮素受体阻滞剂波生坦被证实可以减少新生的手指溃疡。他汀类药物和阿司匹林的抗血小板治疗可被用作辅助治疗，并且可以应用于大多数患者。

2. 局部治疗

局部应用硝酸甘油可以有效减少雷诺现象发生的频率和严重程度。凝胶制剂可以应用于手指指蹼间隙和指根部，并且可以封闭覆盖患处来达到最大效果。

3. 静脉治疗

静脉治疗经常用于口服药物治疗无效的症状严重或是难治的手指溃疡。伴有结缔组织病的雷诺综合征，尤其是系统性硬化，是最常应用的指征。前列腺素类药伊洛前列素和前列地尔在多个RCT试验和一篇Cochrane综述（伊洛前列素）中被证实比安慰剂和硝苯地平更有效。伊洛前列素更稳定，因此被更广泛地使用。其有效性取决于血管舒张和抗血小板作用，需要每天持续输注6小时，连续使用5～7天。最近，低于常规的2 ng/（kg·min）剂量的用法被证实同样有效。药效持续数周至数月，必要时可重复输注。

（三）危急的手指缺血

危急的手指缺血需要血管外科医生处理。内科治疗效果需要最大化，口服钙离子通道阻滞剂类药物、阿司匹林、抑制素，静脉使用伊洛前列素和可能的低分子或未分级肝素，尽管尚无RCT试验证据来支持这一疗法。危急的手指缺血常需要手术治疗。

二、手术治疗

当疾病到了内科治疗无法控制的时候，考虑患者病史及病变部位后可使用外科治疗。外科治疗需要结合药物干预。在大多数雷诺综合征患者中，实际解剖学病变中伴有痉挛表现。因此，外科治疗需要解剖学病变和痉挛表现同时存在才能收获疗效。

（一）单纯切除腕部血栓性动脉损害

Leriche最早在尺动脉上应用这项技术。Zimmerman和Wilgis将这项技术用于特定的病例中，并且获得了比采用动脉分流术更好的效果。

（二）腕部动脉分流术

许多学者在腕部尺动脉出现血栓时采用动脉分流术。所有的数据表明血管移植只能改善50%患者的冷耐受度。基于此，在这类损害中，尺动脉血栓常伴有更多的远端损害和附加的痉挛表现。

（三）交感神经切除术

1. 颈胸干神经节切除术

尽管颈胸干神经节切除术可以用来减少交感神经紧张并增加周围血流量，但还是有很多失败案例的报道。事实上，并不是所有到达手部的交感神经纤维都经过颈胸干，而是通过脊椎窦神经、颈丛或者Kuntz神经。目前，用这类交感神经切除术治疗雷诺综合征只有极少的手术适应证。

2. 腕部交感神经切除术

Kleinert提出了这种在血栓形成区远近各3 cm处进行的交感神经切除术。切断Henle神经的交感末梢。这种在腕部的去神经化不会导致尺动脉所有动脉干上完全的去交感神经化。鉴于手指的交感神经支配在更远端呈现分层分段的组织形式，远端动脉的神经支配仍是可以到达的程度。在腕部进行交感神经切除术后，第四、五指动脉干轴线的交感神经系统仍然保留了下来。

3. 手指交感神经切除术

Flatt是第一个描述这种手术的人（图10-6）。手术需要腋窝神经阻滞麻醉和充气囊止血带的帮助。不需要使用Esmach绷带，而仅仅利用抬高患肢来驱血即可，以便更好地观察血管。切口从远侧掌横纹处暴露，充分解剖指动脉及其分支，局部切除血管外膜（图10-6a）。每根血管都以皮片标记，这样可以方便解剖并且与神经区分开。接下来的手术需要在显微镜视下进行。显微有齿镊，便于抓握和牵引外膜。Gilbert弯曲显微剪刀是打开血管外膜并将其与中膜松解的理想工具（图10-6b、c）。如果发现小的侧支，需要用双极电凝或者10/0线结扎来止血。这种外膜剥离术在一段长20 mm的区域上进行，这个区域包括指总动脉及其至指根部的分支。

Wilgis和Egloff倾向于进行更远端的交感神经切除术，即在指动脉处（图10-7）。手术入路通过远侧掌横纹的切口和手指上的Brunner切口。指神经及其分支被完整地分离直至远指间关节，继而在整个解剖轴线上进行外膜切除。术前观察及解剖学研究表明，在近指间关节背面，指动脉被支配中节手指的背侧感觉神经跨过。这说明在这个交点处动脉被轻微卡压，表现出血流减少。因此这一区域相比其余的动脉干更加脆弱，更容易出现血栓。在外膜剥离过程中，必须显露这个区域以切断交感神经系统并游离血管周围的纤维化组织。

Gomis倾向于在两侧指动脉中较粗的一支施行扩大的交感神经切除术（图10-8）。在手术过程中显微外科的部

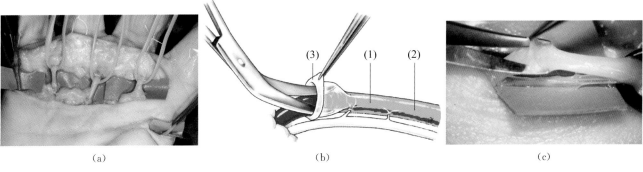

（a）   （b）   （c）

图 10 - 6　指动脉交感神经切除术

注：(a)位于远端掌横纹处的切口保证了交感神经切除术局限在指动脉及其分支。(b，c)在显微镜视下，外膜由一对显微镊保持张力，然后用 Gilbert 弯显微剪刀剪断。外膜剥离术在一段长 20 mm 的区域上进行，这个区域包括指总动脉及其至指根部的分支。所有跟周围神经的联系都要切断。(1)动脉；(2)神经；(3)外膜。

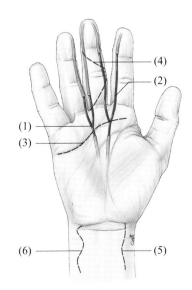

图 10 - 7　Bruner 手指切口

注：(1)指动脉分支处的外膜剥离；(2)外膜剥离延伸至指动脉；(3)掌横纹切口；(4)Bruner 手指切口；(5)桡动脉切口；(6)尺动脉切口。

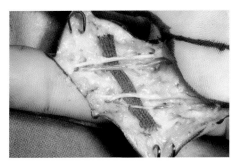

图 10 - 8　扩大的手指交感神经切除术

注：动脉沿其全程走行都与指神经分离。

分，剥除血管外膜后术野应用含肝素和血管扩张剂的生理盐水冲洗。若使用含棉垫的加压绷带包扎止血，可以不放置引流物。

Koman 和 Merle 主张为暴露腕部的两根动脉、掌浅弓及指总动脉发出的部位设计 3 个切口。他们不对指动脉施

行扩大的交感神经切除。

4. 手指及腕部局部联合的交感神经切除术

在约一半的硬皮病和血栓闭塞性脉管炎中，混合型损害延伸到腕部动脉、掌部动脉及手指动脉。类似的，这些损害可以在由尺动脉轻微损伤造成的血栓中找到。在所有这些病例中，存在丁哌卡因局部阻滞或者冷暴露所验证的明显的血管痉挛。对于这种形式的雷诺综合征，Jones 提倡同时在腕部及手指处行交感神经切除术。

5. 手术机制和交感神经切除术的效果

短期来说，交感神经系统的截断将导致激动平滑肌血管收缩受体这一过程完全停止，发生血管舒张。外周血管舒张的产生可能是由于小动脉和小静脉直径的增加，但主要是由中间微动脉和前毛细血管括约肌的开放引起的。深层血管丛分流的血液能够到达表面营养血管丛的髓毛细管中。血液灌注了受影响的组织，因此减轻了疼痛，并且加快了溃疡愈合。

为保证交感神经切除术的成功，需要充分切除，因此需要去除尽可能多的神经和血管之间的连接。交感神经的支配是分层分段的，因此从逻辑上来说，手术去除连接应该是尽可能多的长度。无论病因是什么，到现在为止的所有研究都显示这一术式对疼痛和痉挛有着极好的疗效。对于血栓闭塞性脉管炎，溃疡的治愈是极为引人注意的。

长期来说，没有明确的复发迹象。创面引起的 α 收缩受体的高敏感性并不显著。即使寒冷不耐受再次出现也比原来轻。Merle 描述的复发现象是由于在指根部交感神经的截断不够充分。

关于血流动力学，Koman 通过激光多普勒研究证实交感神经切除术使得远端的总血流量和营养血流量都有增加。Gomis 没有观察到交感神经切除术后血流量改善的迹象，但是该研究只是基于指动脉发出处的多普勒脉冲检查的结果。在这个水平面上，血流量由于手指总体血流量没有改变而保持不变。在远端，存在更好的手指微循环分布，特别是在毛细血管水平。这种改变只能在更远端行补偿试

验被发现,尤其是在指腹水平。

　　Kaarela 在猴子实验中未能清晰地发现动脉交感神经切除术后肾上腺素能的去神经化作用。他认为只剥除外膜将使动脉血流增加。

　　手术效果对每个患者都不一致,且取决于病因。在雷诺病、继发性雷诺综合征、振动工具引起的职业创伤和血栓闭塞性脉管炎中可以获得最好的疗效。总体来说,基于医学报道,长期的结果看上去也是令人满意的。不管采用何种交感神经切除术,都没有出现症状加重的病例。存在指腹溃疡的患者经过一定的时间也获得了痊愈。若把握好指征,这一术式的疗效是十分可靠的。

(翻译:刘阳、周英杰、刘泽远、陈曦)

(审校:方有生)

参考文献

1. Abou-Raya A, Abou-Raya S, Helmmi M. (2008) Statins: potentially useful in therapy of systematic sclerosis-related Raynaud's phenomenon and digital ulcers. *J Rheumatol* 35:1801 – 1080.

2. Allen E, Brown GE. (1932) Raynauld's disease: a critical review of minimal requisites for diagnosis. *Am J Med Sci* 132:187.

3. Allen EV. (1927) Thromboangitis obliterans: methods of diagnosis of chronic occlusive arterial lesions distal to the wrist illustrative cases. *Am J Med Sci* 278:237 – 244.

4. Bellan N. (1982) Bilan vasculaire de la, main. These Med, Montpellier.

5. Boccalon H, Mraguery MC, Ginestet, et al. (1987) Laser Doppler flowmeter and standardized thermal test in normal and in Raynaud's phenomenon. *Int Angiol* 6:107 – 118.

6. Chung L, Shapiro L, Fiorentino D, et al. (2009) MQX – 503, a novel formulation of nitroglycerin, improve the severity of Raynaud's phenomenon: a randomized, controlled trial. *Arthritis Rheum* 60:870 – 877.

7. Coleiro B, Marshall SE, Denton CP, et al. (2001) Treatment of Raynaud's phenomenon with the selective serotonin reuptake inhibitor fluoxetine. *Rheumatology* 40:1038 – 1043.

8. Denoel C, Collignon L, Dardenne CB. (2001) Le syndrome du marteau. *Rev Med Liege* 56:830 – 834.

9. Dziadzio M, Denton CP, Smith R, et al. (1999) Losartan therapy for Raynaud's phenomenon and scleroderma: clinical and biochemical findings in fifteen week, randomized, parallel-group, controlled trial. *Arthritis Rheum* 42:2646 – 2655.

10. Egloff DV, Mifsud RP, Verdan C. (1982) Superselective digital sympathectomy in Raynaud's phenomenon. *Hand* 15:110 – 114.

11. Flatt AE. (1980) Digital artery sympathectomy. *J Hand Surg* 5:550 – 556.

12. Flavahan NA, Vanhoutte PM. (1987) Heterogeneity of alpha-adrenergic responsiveness in vascular smooth muscle: role of receptor subtypes and receptor reserve. In: RR Jr Ruffolo, The Alpha Adrenoceptor. *Humana Press*, p. 351.

13. Freidman EA, Harris PA, Wood AJ, et al. (2007) The effects of tadalafil on cold-induced vasoconstriction in patients with Raynaud's phenomenon. *Clin Pharmacol Ther* 81:503 – 509.

14. Fries R. Shariat K, von Wilmowsky H, et al. (2005) Sildenafil in the treatment of Raynaud's phenomenon resistant to vasodilatery therapy [see comment]. *Circulation* 112:135 – 142.

15. Gomis R, Ascensio G, Dauzat M, et al. (1983) Intolerance au froid. Sequelle frequente et mal connue des plaies de la main. Actuelite en reeducation fonctionnelle. *Masson, Paris*, pp. 135 – 142

16. Gomis R, Rakotomavo J, Louchai N, et al. (1991) Sympathecto-mie arterielle segmentaire au niveau des doigts. *Ann Chir Main* 10:30 – 35.

17. Insel PA. (1989) Structure and function of alpha adrenergic receptors. Am J Med 87:12 – 18.

18. Jones N, Imbriglia J, Steen V. (1987) Surgery for scleroderma of the hand. *J Hand Surg* 12:391 – 400.

19. Kaarela O, Raatikainen T. (1991) Effect of perivascular sympathectomy on distal adrenergic innervations in the hands of monkeys. *J Hand Surg* 16:366 – 388.

20. Kawald A, Burmester GR, Huscher D, et al. (2008) Low versus high-dose iloprost therapy over 21 days in patients with secondary Raynaud's phenomenon and systematic sclerosis: a randomized, open, single-centre study. *J Rheumatol* 35:1830 – 1837.

21. Kleinert HE, Voliantis GJ. (1965) Thrombosis of the palmar arterial arch and its tributaries aetiology and newer concepts in treatment. *J Trauma* 5:447 – 455.

22. Kleinert JM, Fleming SG, Abel CS. (1989) Radial and ulnar artery dominance in normal digits. *J Hand Surg* 14:504 – 508.

23. Koman LA, Nunley JA, Golder JL. (1984) Isolated cold stress testing in the assessment of symptoms in the upper extremity. Preliminary communication. *J Hand Surg* 9:305 – 313.

24. Koman LA, Nunley JA. (1986) Thermoregulatory control after upper extremity replantation. *J Hand Surg* 11:548 – 552.

25. Koman LA, Smith BP, Pollock FE. (1995) The micorcirculatory effects of peripheral sympathectomy. *J Hand Surg* 20:709 – 717.

26. Koman LA, Urbianack JR. (1988) Ulnar artery thrombosis. In: G Brunelli, Textbook of microsurgery. *Masson, Milan, pp.* 75 – 80.

27. Koman LA. (1985) Diagnostic study of vascular lesions. *Hand Clin* 1:217 – 231.

28. Korn JH, Mayes M, Matucci CM, et al. (2004) Digital ulcers in systematic sclerosis: prevention by treatment with bosentan, an oral endothelin receptor antagonist. *Arthritis Rheum* 50:3985 – 3993.

29. Leger P. (2004) Exploration de la microcirculation: debitmetric doppler laser. *Encycl Med Chir* 19:1090.

30. Leriche R. (1931) Experimental and clinical basis for arteriectomy in the treatment of localises arterial obliterations. *Ann Surg* 14 – 55.

31. Mccabe J, Kleinert J. (1990) The nerve of Henle. *J Hand Surg* 15:784 – 788.

32. Mcgrath MA, Penny R. (1974) Mechanisms of the Raynaud's

phenomenon, part Ⅰ. *Med Aust* 2:328 – 333.

33. Mehlhoff TL, Wood MB. (1991) Ulnar artery thrombosis and the role of interpositional vein grafting' patency with microsurgical technique. *J Hand Surg* 16:274 – 278.

34. Morgan RF, Reisman NR, Wilgis EF. (1983) Anatomic localization of sympathic nerves in the hand. *J Hand Surg* 8:283 – 288.

35. Pick J. (1970) The Autonomic Nervous System. Lippincott, Philadelphie, pp. 340 – 349.

36. Pointel JP, Bour C, Isselin J, et al. (1986) Sympathectomy of the digital arteries in acrosyndromes. *Mal Vasc* 11:90 – 92.

37. Pope J, Fenlon D, Thompson A, et al. (2000) Iloprost and cisaprost for Raynaud's phenomenon in progressive systematic sclerosis. *Cochrane Database Syst Rev* CD000953.

38. Pope J, Fenlon D, Thompson A, et al. (2000) Prazosin for Raynaud's phenomenon in progressive systematic sclerosis. *Cochrane Database Syst Rev* CD000956.

39. Raynaud M. (1862) De I'asphyxie lacale et de la gangrene symetrique des extremites. These, Paris.

40. Reisman N. (1984) Surgical management of Raynaud's phenomenon. *Texas Med* 80:44.

41. Thompson AE, Shea B, Welch V, et al. (2001) Calcium-channel blockers for Raynaud's phenomenon in systematic sclerosis. *Arthritis Rheum* 44:1841 – 1847.

42. Van der Meer J, Wouda AA, Kallenberg CG, et al. (1987) A double-blind controlled trial in the treatment of Raynaud's phenomenon. *Vasa Suppl* 18:71 – 75.

43. Vinjar B, Stewart M. (2008) Oral vasodilators for primary Raynaud's phenomenon. *Cohrane Database Syst Rev* 2: CD006687.

44. Weil JS. Maurel A. (1995) Temperature cutanee pulpaire et test au froid. *Mal Vasc* 20:38 – 44.

45. Wilgis EFS. (1985) Digital Sympathectomy for vascular insufficiency. *Hand Clin* 1:361 – 367.

46. Wilgis EFS. (1981) Evaluation and treatment of chronic digital ischemia. *Ann Surg* 193:693 – 698.

47. Wollersheim H, Thien T. (1991) Double-blind placebo-controlled crossover study of oral nicardipine in the treatment of Raynaud's phenomenon. *J Cardiovase Pharmacol* 18:813 – 818.

48. Zimmermann NB, Zimmerman SI, Wilgis FS. (1994) Long term recovery following surgical treatment of ulnar artery occlusion. *J Hand Surg* 19:17 – 21.

第十一章　胸廓出口综合征

第一节　手术解剖

上肢根部有许多神经和血管主干结构,离心和向心方向走行。

这些血管和神经干必须通过不同的骨骼、肌肉和纤维韧带,限制了周围的空间,并形成卡压点,像走廊里的狭窄曲线。

经典的描述只讲了胸膜悬吊、三角肌间沟和锁骨三角的锁骨上凹。然而,我们的研究表明,从颈椎和纵隔到胸大肌的下缘都存在一些通道。

整个臂丛和锁骨下腋血管类似一个打开的扇形,朝向颈椎和纵隔,并汇合到腋窝顶部(图 11 - 1、11 - 2)。

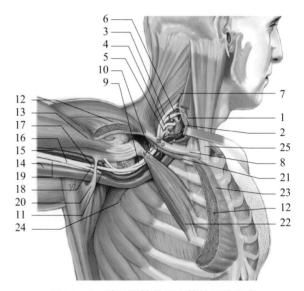

图 11 - 2　臂丛和锁骨下血管的压迫程度

注:Ⅰ. 胸膜悬吊三角结构;Ⅱ. 肌间沟三角;Ⅲ. 肋锁三角;Ⅳ. 锁骨胸部区域;Ⅴ. 胸小肌下区;Ⅵ. 肱骨头前区;(1)膈神经;(2)前斜角肌;(3)上干;(4)中干;(5)下干;(6)中斜角肌;(7)后斜角肌;(8)锁骨;(9)外侧束;(10)后束;(11)内侧束;(12)胸大肌;(13)肱二头肌;(14)腋静脉;(15)腋动脉;(16)正中神经;(17)正中神经的外侧分支;(18)正中神经的内侧分支;(19)尺神经;(20)腋窝肌;(21)锁骨下肌;(22)胸小肌;(23)胸锁筋膜;(24)胸外侧动脉;(25)胸锁乳突肌。

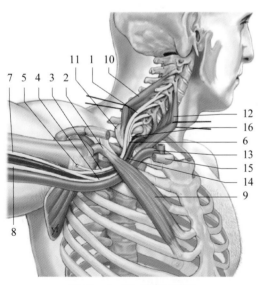

图 11 - 1　颈-胸区域解剖

注:(1)臂丛上干;(2)喙突;(3)外侧束;(4)内侧束;(5)肌皮神经;(6)后束;(7)正中神经;(8)尺神经;(9)胸小肌;(10)中斜角肌;(11)第一肋骨;(12)前斜角肌;(13)锁骨下静脉;(14)锁骨下动脉;(15)锁骨;(16)臂丛下干。

英语单词"outlet"意思是出口;事实上,它不仅是一个出口,因为除了臂丛和锁骨下腋动脉的主干,还有腋静脉进入成为锁骨下静脉。此外,它不仅是自胸部发出的锁骨下血管和胸 神经根,还有臂丛的颈部神经根,从颈部发出。"outlet"应是上肢的入口或门户。

事实上,"outlet"不是一个简单的出口,而是一系列从颈椎、上胸部延伸到胸大肌下缘的通道。

这些通道位于 3 个区域:胸部顶端、肋锁区、腋窝。

这些通道由动脉、静脉和神经组成,卡压原因为:①结构的形状、数量和大小的频繁变化限制了这些空间。这些变化可以以静态的方式收缩通道,卡压穿过该通道的结构。②肩胛骨是极其灵活的结构,其位置相对于胸部可以以动态的方式缩小胸廓。③神经血管结构的相对固定性。④在近端水平,通过所谓的 Truffert 筋膜连接到颈椎。⑤在 3 个区域的水平上,它们构成了血管和神经固定的次要位置。

因此,肩胛骨作为胸部的顶部位置,可以做到以下几点:①通过产生卡压,进一步缩小通道;②弯曲并卡压通道周围的骨骼,以及纤维边缘的血管和神经;③牵拉血管和神经。

这 3 种机制:压缩、折叠和牵拉可以起到以下作用:①在臂丛神经的根部或神经上产生刺激综合征,引起感觉缺失,运动缺陷和/或神经营养状况(失眠、厌食、疲劳)的症状,临床表现取决于分布的范围。②锁骨下腋动脉扩张和卡压可导致动脉瘤合并微血栓栓塞并发症。③腋下锁骨下静脉可通过反复卡压(Paget Schroetter 综合征)形成血栓。

总之,在我们看来,最正确的名称是胸-颈-腋卡压综合征(CTCAS),而不是"胸廓出口综合征"。

需要通过解剖学和功能性研究,来确定这些交叉点的限制和组结构织,并分析每层的卡压机制。

1980 年,我们写了一篇关于在巴黎圣父解剖实验室进行解剖研究的论文。进一步研究 Caldani 韧带和腋静脉-锁骨下静脉。这些研究是这个描述的基础。我们尝试将我们的研究与不同的临床表现联系起来。

首先,我们描述了不同的通道,然后是静态卡压机制,最后给出了动态卡压机制。

最后,我们将提及颈肋在这些综合征的发生中可能发挥的作用。

一、胸-颈-腋通道

血管和神经通道可分为 4 组:胸膜上隐窝、斜角肌三角、肋锁三角和腋窝。

(一)胸膜上隐窝

胸膜上隐窝使胸膜顶折叠并且与壁胸膜一起延展,与锁骨下动脉及其分支密切相关(图 11 - 3、11 - 4)。

此处胸膜附着于第一肋的内缘,Sebileau 保留了所谓的 3 个"胸膜悬吊韧带"(图 11 - 5)。

1. 椎骨间隔韧带

这是从胸$_1$椎体的前外侧部延伸出来的纤维带,有时是从颈$_7$到椎弓根膜,于此加入肋间横韧带(图 11 - 5)。

2. 肋间横韧带

60%的研究对象都有肋间横韧带。它相当于小斜角肌,起源于颈$_7$横突的前结节,在颈$_7$和颈$_8$神经根之间穿过,最后到达并附着在前胸膜上。肋间横韧带也可能很短,正如刚才描述的(穿入附近的颈$_7$、颈$_8$神经根或下部的神经主干),也可能很长,然后穿入第一肋的内缘,经过锁骨下腋动脉后,上升至颈$_8$神经根或下降向后到较低的主干(图 11 - 3、11 - 5)。

3. 胸肋间韧带

78%的研究对象都有胸肋间韧带。它位于一个轴向平面(水平位),呈三角形,后面有一个顶峰。从第一肋颈部延伸到 Lisfranc 关节茎突附近的内侧缘。其内侧缘与上脊膜汇合,凹面的外侧缘与第一肋内缘相连,是胸$_1$通过的神经孔。其下表面与顶端胸膜有关,上表面从后到前与颈$_8$神经

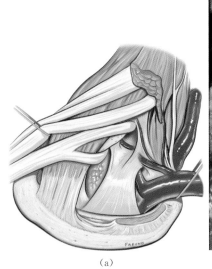

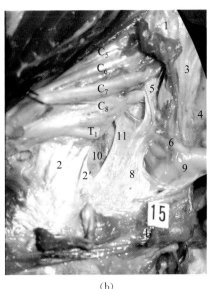

(a)   (b)

图 11 - 3 韧带和锁骨下动脉分支的关系

注:(1)前斜角肌部分段;(2)中斜角肌;(2′)中斜角肌的肌腱止点;(3)膈神经;(4)右颈总动脉;(5)肋间横韧带;(6)甲状颈干;(7)椎动脉;(8)胸膜上膜;(9)锁骨下动脉;(10)肺尖;(11)肋间韧带。

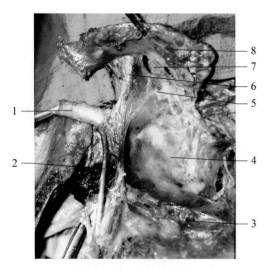

图 11-4 右肺尖解剖

注:剥离第一肋并向上牵拉。(1)锁骨下动脉;(2)胸廓内动脉;(3)胸膜圆顶;(4)脏层胸膜;(5)胸膜上膜;(6)胸肋间韧带;(7)胸₁神经孔;(8)第一肋。

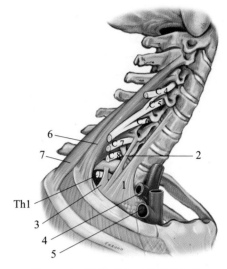

图 11-5 胸膜顶点凹处的悬韧带

注:三条韧带从颈₇椎体、第一肋骨插入胸膜上膜。(1)椎骨肋骨间韧带;(2)肋间横韧带;(3)胸肋间韧带;(4)锁骨下动脉;(5)锁骨下静脉;(6)中斜角肌;(7)后斜角肌。

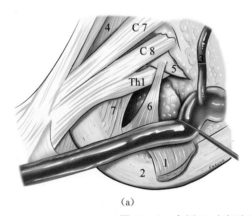

(a)

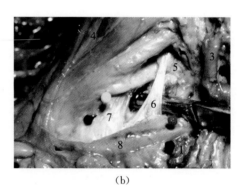

(b)

图 11-6 右侧 T₁ 底部胸肋间韧带模式图和解剖图

注:(1)前斜角肌;(2)第一肋;(3)椎动脉;(4)后斜角肌;(5)第一肋骨的后缘;(6)胸肋间韧带;(7)中斜角肌;(8)锁骨下动脉。

根、肋间横韧带(或小斜角肌)和锁骨下腋动脉有关(图 11-3、11-5、11-6)。

这些韧带有助于限制以下通道:

(1)胸₁(图 11-6、11-7):受胸肋间韧带和第一肋骨内侧缘的限制,由外侧中斜角肌重叠。这是胸膜顶在外周止点水平的真正裂孔。

(2)颈₈~胸₁(图 11-3、11-5、11-7):形成于肋间横韧带(上、前),胸肋间韧带(下)之间。臂丛的颈₈~胸₁神经根(或较低的主干)穿过这条通路。有时肋间横韧带被小斜角肌取代或重叠。随着韧带(或小斜角肌)的穿入,这个通道会更窄。

(二)肌间沟三角

斜角肌经典的描述有 3 个:前斜角肌,中斜角肌,后斜角肌。然而我们的研究表明有 5 种分类方式。

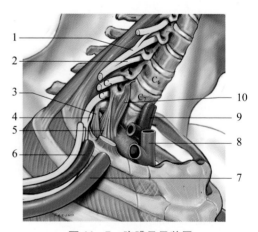

图 11-7 胸膜悬吊装置

注:(1)颈₅;(2)颈₆;(3)肋间韧带;(4) T₁;(5)肋间横韧带;(6)锁骨下动脉;(7)锁骨下静脉;(8)颈内静脉;(9)颈动脉;(10)小斜角肌。

对这个事实有一个胚胎学的解释。根据 Orts-Llorca 的看法,斜角肌来自数个原始节段的胚胎成分,由于没有颈部肋骨,这些原始节段相互融合。就是说斜角肌是来自一个单一的胚胎部分。因此在一开始,斜角肌是一个简单组织,从颈椎延伸到第一、二根肋骨和胸膜。我们可以称之为"原始斜角肌体"。在胚胎第 30 天左右,上肢的胚胎组织在下颈椎区发育。在这个胚胎成分长出来以后,手开始向远端移动,并拖动血管和神经,这些血管和神经滋养和支配上臂、前臂和手部。

为此,主动脉(以后成为锁骨下腋动脉)和神经(以后成为臂丛及其分支)必须通过这个单一的组织块,并一定会分成几个分支。只有主静脉(以后的腋-锁骨下静脉)会穿过前方原始斜角肌组织。原始肌肉组织的所有部分都留在动脉和神经前面并成为前斜角肌,其他部分会变成中斜角肌和后斜角肌。

那么在前斜角肌和中间斜角肌之间的肌群会变成什么呢?它们成为我们称之为上中斜角肌和下中斜角肌的组织。

事实上,在一半的病例中,我们发现较低的中间斜角肌或小斜角肌,并在 14.3% 病例中,有上部中间斜角肌。

因此,斜角肌复合体,其近端附着于颈椎,远端附着于第一、二肋和胸膜。因此,我们可以区分成人的 5 块肌肉。

(1)前斜角肌:从颈椎颈$_3$~颈$_6$横突的前结节延伸到第一肋骨上表面的 Lisfranc 关节和胸膜上,穿过锁骨下-腋动脉(后面)和腋下-锁骨静脉(前面)。

(2)中斜角肌:附着在颈椎颈$_2$~颈$_7$横突的前肌肉结节上,然后附着在 Lisfranc 关节结节后的第一肋骨的上侧和上胸膜上。经过臂丛和锁骨-腋下动脉。

(3)后斜角肌:位于颈$_4$~颈$_6$椎体后结节上,附着于中斜角肌后方的第一、二肋骨。

(4)上中斜角肌:从中斜角肌中分离出来,位于臂丛颈$_6$~颈$_7$神经根之间,穿过锁骨-腋下动脉,并与后斜角肌一起附着在斜角肌后方 Lisfranc 结节上。

(5)下中斜角肌(或者小斜角肌):附着于颈$_7$横突前结节,穿过颈$_8$和胸$_1$神经根后方和锁骨-腋下动脉前方的间隙,远端穿入胸膜内,也可以附着在第一肋骨上方,位于锁骨-腋下动脉后方。

这些解剖结果表明,不仅有一个斜角肌三角形,还有其他途径,即:①后斜角肌是纯神经的,受后面的中斜角肌、前面的中斜角肌(小斜角肌)及下面的胸肋间韧带限制。小斜角肌可以被纤维束取代:肋间横韧带。臂丛的颈$_8$和胸$_1$穿过这个通路。②前斜角肌是在血管下方的斜角肌,位于前斜角肌前方和后面的中斜角肌之间,经锁骨下-腋动脉穿过。在前斜角肌和中斜角肌之间,通过颈$_5$~颈$_7$神经根。如图 11-8~11-12 所示。

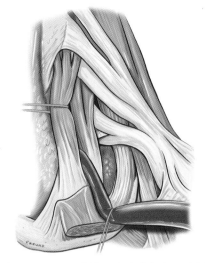

图 11-8　左侧斜角肌复合体解剖示意图

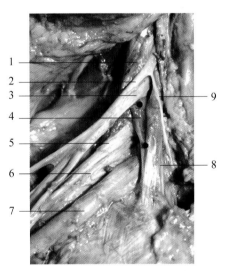

图 11-9　上中部斜角肌复合体(右侧)

注:该肌肉从中斜角肌中分离出来,并向前和向下走行,加入前斜角肌,再穿过臂丛的颈$_7$神经根后,可以压迫颈$_7$并类似腕管综合征。(1)中斜角肌;(2)颈$_5$;(3)颈$_6$;(4)上中斜角肌;(5)颈$_7$;(6)颈$_8$;(7)锁骨下动脉;(8)前斜角肌;(9)膈神经。

然而,当颈$_6$和颈$_7$神经根之间有上中斜角肌通过时,该部位被细分为以下 3 个部分:

上神经节段:在前斜角肌和中斜角肌之间,通过颈$_5$和颈$_6$神经根。

中间神经节段:前面一部分在上、中斜角肌之间,后面一部分在中斜角肌之间。颈$_7$神经根穿过这条通道,它在这个水平上的卡压可以模拟腕管综合征。

较低的血管节段:位于前部位置,在上方的中斜角肌之间,还有后部位置在下面的中斜角肌之间。这一节段允许锁骨下动脉-腋动脉通过。如果小斜角肌的插入更加向前,那么这条通路会变得更窄。

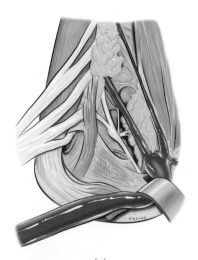

(a)

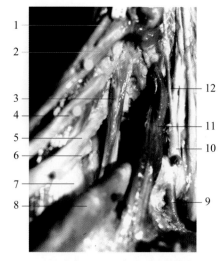

图 11-12 动脉(前)和神经(后)斜角肌(右侧)

注:(1)颈$_5$神经根;(2)颈$_6$;(3)小斜角肌;(4)颈$_7$;(5)颈$_8$;(6)胸$_1$;(7)中斜角肌;(8)锁骨下动脉;(9)胸廓内动脉;(10)甲状颈干;(11)前斜角肌;(12)膈神经。

鉴于斜角肌复合体的胚胎学进化及其对成人的影响,人们很容易想象到肩胛骨的个体解剖变异,以及肩胛顶端和持续位置在斜角肌中产生的神经血管卡压。

（三）肋锁三角

肋锁间隙受锁骨的限制(由锁骨下肌和纤维鞘双重限制),位于第一肋的顶部和底部。它连接锁骨上凹、胸腔与腋窝。

在这一段的腋窝部分,我们找到了 Caldani 韧带或内侧喙锁韧带(图 11-13,11-14),它与血管和神经密切相关。这种韧带结构很重要,值得仔细讨论。

它是连接喙突内侧缘与锁骨前缘的一个韧带。

它的侧向止点由两个原始束构成,连接到喙突的内边缘,一个在前面,另一个在胸小肌的后面。

这两束结合形成韧带体,向上和向内,最后连接到锁骨的前侧缘,并与下面肌纤维融合。韧带在腋窝血管和臂丛神经干前表面有一个尖锐的下缘。

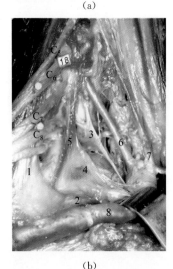

(b)

图 11-10 右侧中下斜角肌(小斜角肌)示意图和解剖图

注:这块肌肉与颈$_7$横向分离,并附着在胸膜上膜和前斜角肌后面的第一肋上。在较短时,它不会到达第一肋骨,附着在颈$_5$和颈$_6$附近的膜上。较长时,它可到达第一肋骨并与锁骨下动脉相邻。(1)斜角肌肌腱;(2)斜角肌前切迹;(3)星状交感神经节;(4)胸膜上膜;(5)下中斜角肌;(6)椎动脉;(7)甲状颈干;(8)锁骨下动脉。

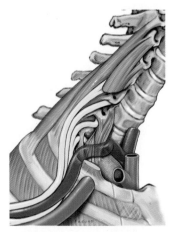

图 11-11 小斜角肌

注:小斜角肌肋间横韧带,由锁骨下动脉的前间隙和由臂神经丛下干组成的后间隙(颈$_8$～胸$_1$)组成。胸$_1$神经根可以被肋间韧带所阻挡。

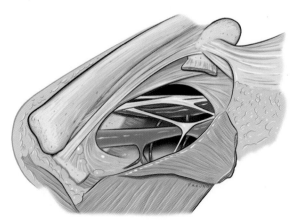

(a)

韧带有3个腱膜扩张：

（1）上部扩张：从锁骨外侧开始向上延伸至锁骨前上缘，加强锁骨下肌的肌鞘。

（2）下部扩张，也起源于它的外侧部，并在胸小肌后下降。

（3）内侧扩张，从内部向下构成一个凹形曲线，止点到达第一肋的内侧。此扩张与腋静脉密切相关。

在这个层次上，有两个狭窄的通道围绕着喙突（图11-15）。

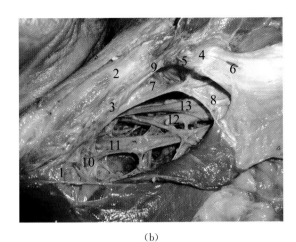

(b)

图 11-13　Caldani. 的内侧锁骨韧带（左侧）

注：这条韧带从喙突延伸到锁骨下肌的锁骨和腱鞘。（1）第一肋；（2）锁骨；（3）喙肩-锁骨韧带；（4）喙突；（5）胸小肌；（6）喙肱肌腱；（7）颈-锁骨韧带后缘；（8）下部筋膜扩张；（9）颈锁骨韧带前缘；（10）内侧筋膜扩张；（11）腋静脉；（12）腋动脉；（13）臂丛。

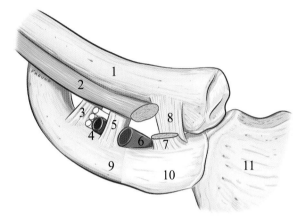

图 11-15　肋-锁外侧和内侧的走行

注：前斜角肌分开两个走行方向。（1）锁骨；（2）锁骨下肌；（3）中斜角肌止点；（4）锁骨下动脉；（5）前斜角肌止点；（6）锁骨下静脉；（7）锁骨下肌肌腱分离；（8）肋锁韧带；（9）第一肋骨；（10）肋软骨；（11）胸骨。

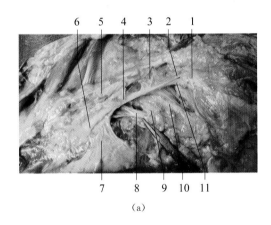

(a)

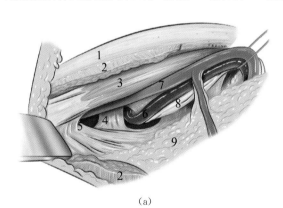

(a)

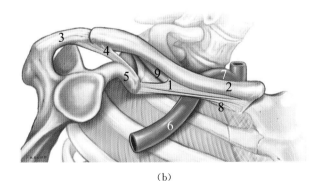

(b)

图 11-14　锁骨胸肌区域

注：(a)Caldani. 的内侧锁骨韧带（左侧）。（1）喙突；（2）颈-锁骨韧带后缘；（3）上部筋膜扩张；（4）内侧喙锁韧带；（5）锁骨；（6）锁骨下肌；（7）内侧筋膜扩张；（8）腋静脉；（9）腋动脉；（10）臂丛干；（11）颈-锁骨韧带后缘。(b)胸锁韧带与锁骨下静脉直接接触，形成一个压迫带。（1）喙锁韧带；（2）锁骨；（3）肩峰；（4）喙肩韧带；（5）喙突；（6）腋静脉；（7）锁骨下静脉；（8）第一肋骨；（9）锁骨下肌。

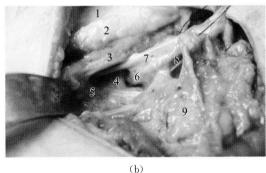

(b)

图 11-16　锁骨下静脉的通道（左侧）

注：（1）锁骨；（2）胸大肌（切开的）；（3）锁骨下肌；（4）前斜角肌；（5）肋锁韧带；（6）锁骨下腋动脉；（7）锁骨下腋静脉；（8）臂丛；（9）胸肌筋膜。

217

外侧肋锁通道：允许臂丛和锁骨下腋动脉的次级分支血管通过。边界由喙突外侧、前斜角肌内侧构成，向上向内为喙锁韧带、锁骨下肌及其纤维鞘、锁骨，下方为第一肋。

内侧锁骨下通道或腋下-锁骨下静脉通道：通过腋-锁骨下静脉（图 11-16）。

局限性包括：①Caldani 韧带的内侧筋膜扩张与腋静脉经常接触（图 11-13、11-14）。②锁骨下方接触与锁骨下肌及其纤维鞘，均相交于 X 轴上。这个弧形结构（Poitevin 描述）是该弧形的最凹处，从锁骨后缘和锁骨下肌的后表面分离，经过锁骨下静脉，并插入到第一肋的内侧表面。

下面：第一肋的上部，前斜角肌的前面。

向内、向前：肋间 Caldani 韧带止点的内侧筋膜扩张，锁骨下肌及其腱鞘的肌腱，强劲的肋锁韧带和胸锁关节。

内外：前斜角肌。

（四）腋窝通道显示

在腋窝，有 3 个区域的卡压没有固定限制，它们是在肩胛骨顶端位置形成的。

1. 胸小肌下区

在上肢抬高时，血管和神经可以向后卡压，并在肌肉肌腱周围弯曲（图 11-17）。

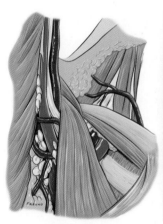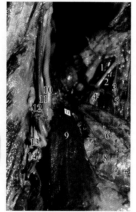

图 11-17　胸小肌较小的区域（右侧）

注：(1)中肌；(2)前斜角肌；(3)膈神经；(4)臂丛根部；(5)颈横动脉；(6)锁骨下肌；(7)间筋膜；(8)第二肋骨；(9)胸小肌；(10)腋动脉；(11)正中神经根部；(12)腋静脉；(13)肩胛下动脉；(14)淋巴结。

2. 肱骨头前的区域

当 90°后绑姿势使手臂过度伸展或后移，肱骨头形成的前投影会卡压神经和血管（图 11-18）。

3. 正中神经的"Y"区域

正中神经的两个分支，起源于次级神经干，位于腋动脉前方（图 11-19）。然而，当手臂上举到 180°时，动脉可以卡压神经的一个分支。

在 90%的受试者中，腋窝通路有 4 个受压区，第 4 个如下：

4. Langer 腋窝肌区

这块肌肉从背阔肌延伸到胸大肌，通过手臂的神经血管蒂，底部是肱二头肌（图 11-18）。

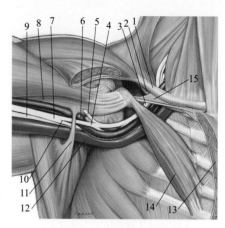

图 11-18　肱骨头前的区域

注：当手臂被反绑和后移的时候，肱头向前移动，压迫腋动脉，此处还受正中神经呈"Y"形卡压，使其处于张力之下。腋窝肌导致神经血管的远端压迫。(1)锁骨；(2)锁骨下肌；(3)臂神经丛束；(4)正中神经的外侧束来源；(5)肌皮神经；(6)腋动脉；(7)正中神经；(8)喙肱肌；(9)尺神经；(10)正中神经的"Y"形；(11)腋窝肌；(12)腋静脉；(13)胸大肌；(14)胸小肌；(15)喙锁内侧韧带或胛脏体韧带。

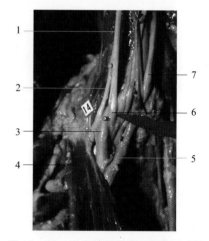

图 11-19　正中神经"Y"形区域（左侧）

注：(1)正中神经；(2)外侧根；(3)腋动脉；(4)胸小肌；(5)腋静脉；(6)正中神经内侧根；(7)尺神经。

二、静态卡压

其遵循形状或数量组成的解剖学变化。

（一）胸膜上凹的变化

肋间韧带可以或多或少地发育，可以形成一个或多个完整的胸$_1$神经孔（图 11-20、11-21）。

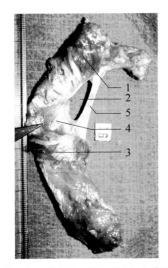

图 11-20 胸₁神经孔(第一肋骨,上表面,右侧)

注:胸肋间韧带因为有更宽的胸₁神经孔而发育得很差。(1)中斜角肌;(2)胸₁神经孔;(3)前斜角肌;(4)锁骨下动脉管;(5)胸肋间韧带。

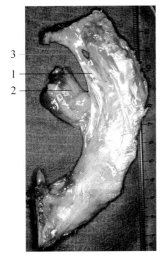

图 11-21 胸₁神经孔(第一肋骨,下表面,右侧)

注:肋间韧带发育良好。胸₁神经孔狭窄。(1)胸肋间韧带;(2)前斜角肌,断端;(3)胸₁神经孔。

(二)斜角肌的变化

1. 数量变化

(1)上中斜角肌可以卡压臂丛的颈₇神经根,并与腕管综合征相似(图 11-8、11-9)。

(2)下中斜角肌(小斜角肌)如果附着在很远的上脊膜,可能会卡压下干(或最后两个神经根),并位于中斜角肌对侧(图 11-12),这可能类似尺神经在肘部的卡压。另一方面,如果它在第一肋前部位置很好,会抬高动脉,与之缠绕,紧靠前斜肌(图 11-11、11-22)。当有肋间横韧带,而不是小斜角肌韧带时,卡压机制是相似的。

2. 形状和布局的变化

(1)前斜角肌在第一肋骨上的止点可能会超出正常范围并与中斜角肌重叠,或者用它形成真正的吊索,吊起锁骨下腋动脉和下干(图 11-23、11-24)。

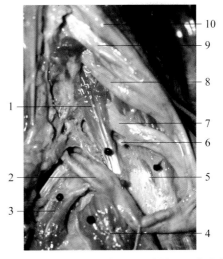

图 11-22 动脉(前)和神经(后)斜角肌,由小斜角肌来划分(左侧)

注:(1)小斜角肌;(2)锁骨下动脉;(3)上中斜角肌,切断和回缩;(4)前斜角肌切断和回缩;(5)中斜角肌;(6)胸₁神经根;(7)颈₈;(8)颈₇;(9)颈₆;(10)颈₅。

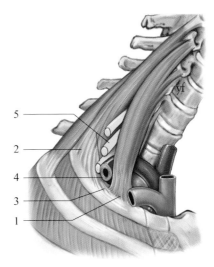

图 11-23 斜角肌三角

注:(1)前斜角肌的两个镰状止点;(2)中斜角肌;(3)在第一肋骨水平形成双镰状;(4)锁骨下动脉陷窝;(5)臂丛下干根部。

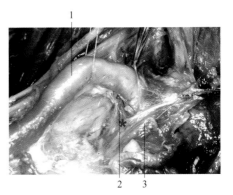

图 11-24 由前、中斜角肌形成的双镰状(右侧)

注:(1)锁骨下动脉;(2)中斜角肌;(3)前斜角肌。

（2）中斜角肌腱可能有一个镰状结构（图11-25～11-27），有一个尖锐的前缘，抬高锁骨下腺动脉，最重要的是可以卡压臂丛下干。临床表现类似肘关节尺神经卡压，但伴随所有固有肌肉的麻痹。

三、动态卡压

在临床实践中，有两种情况涉及血管或神经在胸-颈-腋交叉，这有一个解剖学原因：肩胛骨随着胸廓上升和下降。

（一）肩部过度外展

肩部过度外展如图11-28、11-29所示。

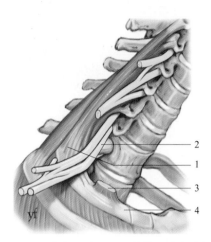

图11-25　斜角肌中下干及锁骨下动脉的角度

注：斜角肌使下干和锁骨下动脉在其周围插入。当上臂被后绑或后伸时，神经血管结构被压迫在斜角肌三角之间。（1）中斜角肌在第一肋骨上的止点；（2）下干；（3）前斜角肌止点；（4）第一肋骨。

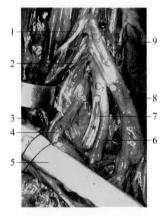

图11-26　中斜角肌筋膜边缘（镰状）（左侧）

注：这种类似于镰刀的斜角肌中段肌腱止点可改变对颈$_8$和胸$_1$神经根的压迫，类似尺神经卡压。（1）膈神经；（2）前斜角肌；（3）锁骨下动脉；（4）臂丛神经下干；（5）锁骨；（6）臂丛神经中干；（7）斜角肌筋膜边缘；（8）臂丛神经上干；（9）中斜角肌。

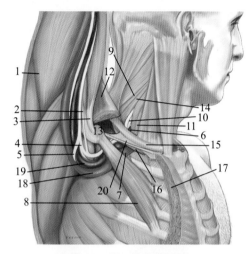

图11-28　胸小肌下区

注：当手臂被过度后绑时，胸小肌就像一个吊索，会压迫腋血管和臂丛。（1）三角肌；（2）肌皮神经；（3）喙肱肌；（4）正中神经外侧束的来源；（5）正中神经内侧束的来源；（6）锁骨下动脉；（7）锁骨下静脉；（8）胸小肌；（9）后斜角肌；（10）颈$_5$、颈$_6$神经根；（11）前斜角肌；（12）胸大肌肱骨止点；（13）喙突；（14）中斜角肌；（15）锁骨；（16）锁骨下肌；（17）胸大肌；（18）腋静脉；（19）腋动脉；（20）内侧胸锁韧带。

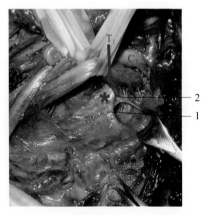

图11-27　镰状中斜角肌（手术图片）

注：该患者手的所有肌肉都萎缩了。（1）压迫颈$_8$和胸$_1$神经根的中斜角肌锐利凹陷筋膜缘。（2）根部筋膜粘连。

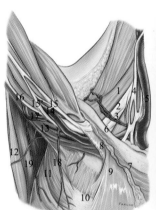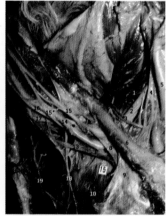

图11-29　肩部后绑导致动态压缩

注：腋窝动脉和静脉及臂丛神经束的延伸在内侧锁骨韧带周围。锁骨压迫了臂丛的分支。（1）中斜角肌；（2）臂丛神经根；（3）颈横动脉；（4）膈神经；（5）颈总动脉；（6）锁骨；（7）胸大肌（断端）；（8）喙突内侧韧带；（9）胸肌筋膜；（10）第二肋骨；（11）前锯肌；（12）背阔肌；（13）腋静脉；（14）腋动脉；（15）正中神经外侧束的来源；（15）正中神经内侧束的来源；（16）尺神经；（17）肩胛下动脉；（18）胸外侧动脉；（19）胸背动脉。

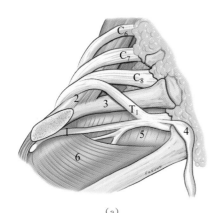

(a)

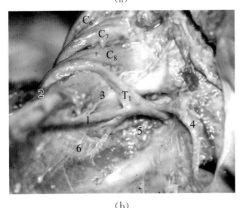

(b)

图 11 - 30　胸₁ 的三重曲线或"循环"

注：胸₁ 神经根在第一肋骨周围形成一个三重曲线：向上、向外和向前。(1)第一肋间神经；(2)中斜角肌肌腱；(3)第一肋骨；(4)交感神经节；(5)脏层胸膜；(6)肋间肌内侧。

这是手臂上举的最高位置，可能是睡眠时不正确的姿势或工作有关的原因（比如天花板粉刷工）造成的。

整个神经血管束在内侧喙锁韧带（Caldani）周围弯曲。受卡压最严重的是腋静脉。受影响最大的神经根是颈₆、颈₇和颈₈。

胸小肌仅在 14.3% 的受试者中卡压神经血管。

（二）肩胛带凹陷

这种情况在携带重物的患者身上很常见。

随着年龄增大，肩胛上提肌力量变弱，导致肩胛骨下降。

这些情况通过沿身体轴向牵引手臂的方式进行实验再现（图 11 - 30）。

牵拉胸₁ 神经根：为了解释这一动作的作用机制，有必要考虑胸₁ 神经根与第一肋的比例。事实上这个神经根来源于颈胸交界，位于第 7 颈椎下方。它经过下方、后方和里面，向上、向前、向外到达第一肋的上表面后，在胸肋间韧带和第一肋之间穿出。然后，该神经根又向外和向下第 2 次弯曲，到达腋下和手臂。因此根部为"S"形路线，这增加了其通道的狭窄和轴向施加的压力，将导致神经根的牵拉产生放射样症状，放射到手臂内表面和前臂远端 1/3。

颈₈ 神经根，即使它有一个更线性的路径，也可能受到牵拉影响，所以感觉异常可能发生在第五指，类似尺神经在肘部的卡压。

当有小斜角肌存在（50% 的情况下）时，该斜角肌可以卡压下干而非中斜角肌，这可以与尺神经在肘部的卡压混淆。

锁骨下腋动脉也因其附着于颈椎的 Truffert 筋膜及其上升支而受到牵拉。

（三）颈肋

在 0.4%～1% 的人群中观察到颈肋的存在。10 人中有 9 人无症状，女性的发病率是男性 3 倍，50% 的情况为双侧发病。大约 1% 的人有一个多余的颈肋，与颈₇ 横突相连（图 11 - 31）。它可以是双侧的，长度是可变的。Grüber 根据它的止点将它归为 4 种类型（图 11 - 32，11 - 33）。这减少了斜角肌间隙空间，并可能产生症状，需要切除（虽然很少见）。

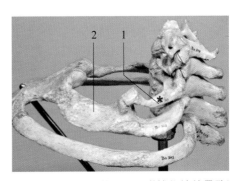

图 11 - 31　颈肋（莱顿解剖学博物馆的骨骼）

注：(1)(Grüber type Ⅲ，见图 11 - 32c)，颈肋与第一肋骨形成关节。(2)第一肋骨。

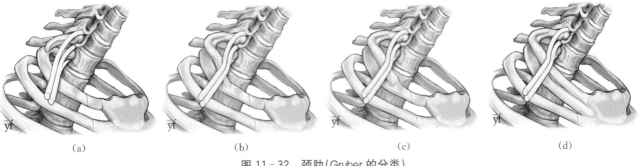

| (a) | (b) | (c) | (d) |

图 11 - 32　颈肋（Gruber 的分类）

(a) Ⅰ型：短颈肋短于 2.5 cm；(b) Ⅱ型：超过 2.5 cm，伴有纤维带或肌肉的定向延长；(c) Ⅲ型：在第一肋骨上的颈肋连接；(d) Ⅳ型：胸骨或第一肋骨与颈肋形成完整关节。

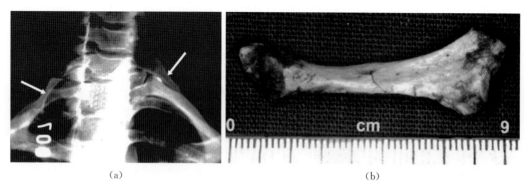

图 11-33　某患者双侧颈肋的 X 线片

注:(a)Gruber Ⅱ型;(b)Ⅲ型。

四、结论

胸-颈-腋过渡区由锁骨下腋血管、臂丛及其分支所在三个地区所穿过的几个狭窄通道组成:胸腔的顶点、肋-锁骨区、腋窝。这些是骨纤维-肌肉通道,其壁可以呈现许多解剖变异,形状、大小,数量和布局(静态因素)。强迫体位(动态因素)可以减小这些通道,并使血管神经结构受卡压,成角和伸展。

在某些情况下,颈肋的存在会产生卡压力并引起症状。

一个简单的解剖变异不足以诱发神经和/或血管损伤。另一方面,通过静态和/或动态动作,会出现神经型、血管型 CTCAS。

第二节　诊断与治疗

我们从 1976 年开始进行颈-胸-腋综合征(CTCAS)的手术治疗,整合了胸部手术(JB)和臂丛神经手术(MM)的相关理论与经验。我们的培训及课程对顺利开展此项手术影响深远。随后,根据 Roos 的报道,我们的美国同行进一步发展了此项手术技术,移除了腋部的第一肋。此外,动脉造影发展迅速。我们的血管外科医生已经获得了很多经验,运用此项技术首先进行锁骨下-腋动脉减压。

由于该项手术的高成功率,Roos 对其有很高的评价。但是在那个时代,人们对于临床表现的评估并不准确。血管手术被用于治疗血管及神经血管造成的 CTCAS。血管外科医生只对锁骨下轴进行减压,并未解除臂丛神经所受到的卡压。手术的适应证是血管造影的结果。

有时该项手术会造成较为严重的并发症,手术指征越来越窄,因为与 Roos 的报道相比手术疗效较差。

与此同时,Allieu、Alnot、Comtet、Gilbert、Merle 等在法国开始行臂丛神经的手术治疗,这项手术得益于 Narakas 在洛桑获得的在这个复杂领域的非凡经验。对患者的临床检查很困难但很重要。在批判的眼光下,在悉尼 Sundertancl 爵士的教导下,我们意识到观察到的大多数临床病例都是神经源性的。

对局部解剖学的研究使得外科医生意识到,臂丛神经存在很多解剖学变异。蒙彼利埃的 Bonnel 做了大量的工作来描述臂丛神经根和干内的神经束分布。Poitevin 是布宜诺斯艾利斯解剖学家及整形外科医生,在他做住院医生期间(1980 年在巴黎)与 Raoul Tubiana 一起在 Delmas 教授的实验室进行了一项十分重要的动态的影像学解剖工作,识别了臂丛神经卡压的 7 个级别。他最近的工作重点在肋锁间隙,分析各种静脉压迫的病因。

很有意思的是,Narakas 也曾用 Roos 的腋部手术入路进行手术,但由于术野的深度,发现很难准确地观察臂丛神经。在这种情况下,他同时采用腋部及颈部的手术入路,这使他能够直接在胸膜悬韧带及斜角肌间结构内操作。

对于处理此类神经问题的手术方法,我们在起初的 15 年内更倾向于采用腋部入路,之后则更倾向于采用不切除第一肋的颈部入路。这种颈部手术入路暴露该手术区域的韧带及肌肉结构更为清晰,这些结构都是固定臂丛的。让患者置于"沙滩椅"体位更有利于上肢活动,外科医生就可以模拟臂丛神经卡压的动态过程。

经过 10 年神经源性疾病的治疗,我们发现有 10%～13% 的患者症状出现反复,这类患者不仅表现出神经性症状,还表现出神经血管性症状。其中一个原因就是臂丛神经及锁骨下血管整体内移,进入肋锁间隙。对于此类患者,我们不得不进行手术干预,继续消融第一肋。由于第一次手术造成的瘢痕,二次手术的难度将大大提升。考虑到此类手术需要尽可能提高一次手术的成功率,在 2000 年,我们决定在手术中通过 Cormier 的锁骨上及锁骨下入路,切除患者的第一肋。甚至对于之前接受了 Roos 的腋部入路或者锁骨下入路手术的患者,如果依然存在过长弓形结构,对臂丛神经产生刺激,我们将对他们进行回访。仅前弓的残存就可能产生静脉压迫综合征。

我们通过双入路手术显著提高了患者舒适度,保证了第一肋完整切除。但这种根治性干预有时会并发慢性神经类症状,可能是由臂丛神经的解剖引起的。总之,对于只涉及颈$_8$、胸$_1$神经根的神经症状及更少见的在颈肋涉及颈$_7$神经根的情况,这种手术治疗似乎是过度的。

通过长期的临床实践,我们总结出在以下 3 种解剖情况下,患者有可能存在神经症状。

(1)颈$_8$、胸$_1$神经根被周围的韧带系统(椎骨-胸膜韧带,椎-肋间韧带等)卡压,胸$_1$神经根有可能被小斜角肌卡压。

(2)中斜角肌卡压下干及有很小的可能卡压臂丛神经根部结构(Allieu)。

(3)在侧方及中部的肋锁间隙内,臂丛神经干部可能被锁骨下腱膜(Bonnel)、喙锁韧带等结构卡压,同样的,这种情况可能造成锁骨下静脉卡压(Carlier,Poitevin)。

所以,这些经验使我们对手术方法做了一定的改进。从 2009 年起,对于通过锁骨上入路进行手术的患者,我们需要切除他们所有的相关韧带及小斜角肌结构,并部分切断中斜角肌。之后,在喙突处做肩-锁切口,需要切除患者锁骨下肌的筋膜,如果肌肉组织过于肥厚,甚至需要切除全部的肌肉组织,并切除患者的喙锁韧带。通过对这种手术方法进行治疗的患者的随访,我们发现 95%的患者有较好的疗效(104 例)。对于这部分患者,我们并没有切除他们的第一肋。

该项手术方法可以改善患者的预后并简化手术方法。

大量的文献报道并推荐对于任何 CTCA 卡压的患者,都可以通过腋部入路切除患者第一肋以改善症状。这项技术由于 Roos 报道的高治愈率被广泛应用并进一步发展。对于胸外科及血管外科医生,他们至今依然将此项技术应用于所有患者;对我们而言,这项技术仅适用于约 5%的单纯由于血管卡压出现症状的患者(1%为动脉,4%为静脉)。

传统观点认为,前斜角肌是引起臂丛下干卡压的主要原因,我们对此有所怀疑。事实上,前斜角肌与下干并无直接接触。他们被锁骨下腋动脉隔开,并被很多纤维间隔分离。在不切除第一肋的情况下切断前斜角肌会增加臂丛神经及锁骨下血管移位的可能,并有可能使患者由单纯的神经症状变为神经血管症状。

我们低估了肋锁三角中相关的韧带及肌肉组织在神经卡压中的重要性。手术过程的探查必须规范化、系统化。在手术过程中,我们以手指探查切口内的相关解剖结构发现,它们在 CTCA 卡压中扮演着很重要的角色。

从临床工作的角度来看,对于"单纯神经症状"的定义有必要达成一致。最早的对于"单纯神经症状"的定义包括骨间肌不可逆的肌肉萎缩伴 Froment 征、爪形手畸形等。

现在,随着临床研究及神经电生理研究的进步,我们可以更早地对患者进行诊断。

实际上,这些操作手法可能造成动脉的完全栓塞,从而使桡动脉搏动消失。然而,在病例中,感觉异常及感觉缺失累及支配手部的所有神经干。另一方面,种种情况的出现说明颈$_8$、胸$_1$神经根的卡压处于一种动态过程中。

我们从脊柱外科医生治疗椎间盘疾病、脊髓疾病等问题的方法中学到了很多。但是这些方法主要适用于颈$_4$~颈$_7$的问题。我们从不处理该水平的神经卡压疾病。颈$_7$神经根(中干)有时也会受到卡压,主要是由多余的颈肋引起的,并且以神经血管症状并发为主,这是因为锁骨下动脉也可能遭遇同样的卡压。

我们也需要对一部分的临床检查进行改进,以减小误诊机会,对于肩关节外科医生而言,可能会将肩关节功能丧失、斜方肌肌肉萎缩伴有上肢疼痛的症状误判为 CTCAS。当肩锁关节产生炎症时,也会出现疼痛症状。在诊断过程中,如果能够多增加一些涉及关节内的检查,可能会产生不同的诊断结果。最终,面对可能存在于肩关节的误诊,我们可能会更改该疾病的诊断标准,使其更倾向于神经卡压症状。

大量辅助检查的加入对该疾病的诊断有较大帮助。X线可以为我们提供关于颈椎、锁骨、颈肋及第一肋的大量信息。MRI 一直迟迟不能广泛应用于临床,这是由于一直难以在斜角肌间沟三角内对臂丛神经的影像进行重建。此外,超声及血管扫描对于诊断有着很大的作用。这使我们可以对肋锁间隙进行充分观察,从而明确第一肋并不是引起卡压的主要原因。此外,也可以明确在斜角肌三角内是否存在动脉分层、假性动脉瘤等动脉损伤的表现,这些损伤一般都较为靠近前斜角肌。多普勒超声一般足以帮我们排除是否存在血管病变,所以一般不需要进行 CTA 或血管磁共振检查。

神经电生理检查对于诊断并无太大帮助,这是由于对锁骨两侧的神经传导速度进行对比,差异并无统计学意义。尺神经第一个可进行手术操作的侧支是臂内侧皮神经,两侧的感觉传导速度进行对比,可以进一步明确是否存在神经卡压。然而,这项电生理检查必须在已暴露臂丛神经的情况下进行。

最后,我们需要对接受了手术的患者进行宣教,以尽量减少肩关节功能的丧失及肩峰撞击综合征。此外,我们对于最年轻的患者采用 Peet 的手术方法进行治疗,并且患者在术后进行持续的康复锻炼,最终症状完全缓解。

我们改变了一部分同事的观点,他们认为这些患者的病因是由于心理脆弱,需要进行心理治疗或者精神治疗。他们并未意识到这些患者表现出了同样的临床表现。这些患者平均需要在 4 年间接受 6 名医生的诊疗才能被正确地诊断出来。我们收集了 40 年间的 800 例接受了手术的病例,根据我们的经验对此进行总结。我们的同事不仅需要有丰富的肩关节及脊柱外科的理论知识,还需要深入学习神经卡压方面的知识。在新时代,进行神经显微手术的医生也需要学习臂丛神经的解剖及手术的相关知识。在解剖实验室里进行这种训练很困难,但是也很让人兴奋。有研究表明,在美国,很少有团队会大量进行这项手术,平均每个医院每年进行此项手术 1.03 次。我们更加可以理解,很多并没有此类经验的外科医生,在患者手术效果不佳时,会尽快让患者接受康复治疗。

我们希望这篇文章中所有的技术信息会对读者的研究有帮助,这对于我们处理这类问题很有必要。

一、发展历史

对于希望可以深度了解 CTCAS 的患者,我们推荐 Narakas 发表的综述。1627 年,William Harvey 报道了一例锁骨下动脉瘤的病例,后来被确认为 CTCAS。Ashley Cooper 爵士在 1821 年也报道了类似的病例。但是直到 1835 年,Mayo 第一次报道由动脉瘤引起相关 CTCAS 症状。

1860 年,Willshire 报道了颈肋可以引起相关症状。1906 年,一位名叫 Murphy 的美国人解释了前斜角肌及颈肋在该疾病中的作用。1903 年,Bramwell 提出第一肋是造成卡压的主要因素。1910 年,一位名叫 Murphy 的澳大利亚人第一次进行了第一肋切除术。1927 年,Adson 和 Coffey 对此手术进行了发展,简化了手术入路并进行斜角肌切开。

与此同时,一部分研究人员坚持斜角肌是造成这项疾病最主要的原因。需要特别提出的是,Puusepp 在 1931 年提出了"小斜角肌"的概念。此外,其他一些研究者如 Gaupp,在 1894,以及 Clerck 在 1917 年着重强调了中斜角肌对于臂丛神经根的影响。这个概念由 Nichols 在 1986 年以及 Allieu 在 1987 年再次提出。在长达数十年的时间里,人们一直认为小斜角肌是造成 CTCAS 的主要原因。在 1938 年,Naffziger 通过临床研究,最终证明了斜角肌切开术的效果,而由于这项手术的高失败率,一直到 20 世纪 60 年代才能被广泛开展。

斜角肌切开术的优势使得人们忽略了 Brickner 在 1927 年进行的工作。他强调了第一肋在锁骨下动脉卡压中所扮演的重要角色。这些结果后来被 Leriche 在 1941 年及 Falconer 和 Weddel 在 1943 年重复。但是患者并不仅仅表现锁骨下动脉卡压的临床症状。锁骨下静脉血栓在 1875 年和 1884 年分别被报道,并被命名为"Paget-Schrötter 综合征"。在 1945 年,Wright 报道了由于手臂过度外展所造成的卡压,使得胸小肌和喙突下方的臂丛神经产生移位。

20 世纪 60 年代,很多激进的手术方法被提出,包括锁骨切除以释放肋锁空间,从后路进行第一肋切除术等。而这些手术入路对于胸外科医生而言并无多少创新。我们注意到其中一位手外科手术的先锋——Marc Iselin。

1956 年,由 Peet 领导的梅奥诊所的团队报道,他们的康复治疗使得超过一半的患者可以避免手术。然而,其他的团队并未得到同样的结论。而另一项里程碑式的事件就是 Roos 在 1966 年提出的腋路第一肋切除术。这项手术的发明有着十分重要的意义,因为其手术瘢痕位于一个十分隐蔽的位置,并且通过切开前斜角肌可以在斜角肌三角内进行减压。一部分外科医生还可以通过此手术入路进行颈肋的切除。Roos 的报道表明,这项手术有着较好的预后,在 106 例病例中,有 88% 的患者神经症状完全消失,而 12% 的患者症状有所改善,此外,有 42% 的患者血管卡压完全治愈,而 53% 的患者血管相关症状有所改善。这些结果有力地支持了 Roos 的手术,使其临床应用要早于相关解剖知识的发展,包括斜角肌三角及胸膜的相关解剖知识的发展(Poitevin,1980)。这就可以解释为什么在 20 世纪七八十年代会有一部分手术失败,从而使颈部入路手术进一步发展。

1980—1990 年,许多文章对腋部和锁骨上手术入路进行了比较。1982 年,Dale 报道了从腋部进行手术切除第一肋的并发症,使这项手术的应用有所减少。Machleder 在 1986 年报道了在前斜角肌内对 I 型纤维的损伤可能产生永久性的肌肉挛缩。而病理解剖学的进步使斜角肌切开术乃至斜角肌切除术的应用再次增多。这些研究表明,当缓和的症状完全或主要由神经因素造成,那么可以采用从颈部入路切除所有造成神经根或者神经干卡压的病理结构,对其进行减压。另一方面,这种手术入路不足以处理由血管卡压或神经血管卡压引起的病变,而第一肋切除术可以处理此类问题。Narakas 这位以严谨著称的神经学专家,推荐当不能明确病变是由哪些因素所引起的时候,可以同时进行腋路手术和颈部入路手术。随着越来越多的团队进行臂丛神经的手术,人们发现这样的手术入路在解剖学上有一定的优越性。我们的手术策略较为靠近 Narakas 提出的方法,但是避免了 3 次手术。从 2000 年起,我们在保护好锁骨下血管和臂丛神经的基础上,开始进行锁骨上及锁骨下手术入路的应用。2009 年,我们进一步优化了手术方法,保存了第一肋,在颈部横切口中对中斜角肌进行部分切开,并切除了肌间沟内的结构,并在肩-胸切口内探查,切除了所有可能造成卡压的结构。这项手术只针对存在颈$_8$、胸$_1$ 神经症状的患者。

但是,临床体检及神经电生理检查有可能将该疾病与腕管综合征及肘管综合征误诊。根据报道,CTCAS 的患者中有 30% 存在这两种神经卡压疾病。在解除造成 CTCA 的神经卡压后,大量的患者自觉症状大幅改善且并没有复发。一段时间后,患者可能出现类似 CTCAS 的症状,但是根据体格检查及神经电生理检查发现,这些症状是由腕管综合征和肘管综合征引起的。

二、卡压的病理生理

由于臂丛神经及锁骨下血管卡压造成的症状十分多变,使我们对于 CTCAS 的诊断变得困难。除了在胸膜相关区域,锁骨下及腋动脉与臂丛神经沿着同样的路径向下走行。从另一方面来讲,腋静脉及锁骨下静脉相对更难暴露,它们走行于肱骨头前方,胸小肌下方,胸锁间隙及肋锁间隙内。对于CTCAS的诊断而言,对颈部、胸部、腋部解剖的熟悉及全面的上肢体格检查是十分必要的(图11-2,11-14)。

由臂丛神经近端颈$_5$～颈$_7$神经根及上中干问题所致的CTCAS不在此范围内。Swank和Simeone在1944年报道了一例伸腕伸指功能障碍,伴有正中神经、肌皮神经感觉区障碍的病例。这是由于前斜角肌后方的纤维束带及斜角肌挛缩造成的。在最终做诊断之前一定要进行全面的检查。这类疾病很容易与椎间盘病变、脊髓病变等相混淆。

另一方面,低位的CTCAS相对更常见,主要累及颈$_7$～胸$_1$神经根,以及中下干,伴有或不伴有血管病变。我们在表11-2中对低位和高位的CTCAS进行了总结,并在表11-3中回顾了解剖学和功能学的表现。

表11-2　高位颈$_5$～颈$_7$与低位颈$_8$～胸$_1$ CTCAS 的临床特征

	高位颈$_5$～颈$_7$ CTCAS	低位颈$_8$～胸$_1$ CTCAS
疼痛	上臂外侧及肩部	后方
病变范围	上肢外侧	肩部后方及上肢内侧
感觉迟钝	桡神经支配区	尺神经支配区
感觉异常	很少在手部(肌皮神经及正中神经支配区)	环小指
活动障碍	肘、腕及手部(伸直受限)	手部,以骨间肌为主
Tinel 征	锁骨上区	锁骨上及锁骨下区

表11-3　CTCAS解剖学与功能学病因

解剖学与功能学病因		结论
颈肋或纤维束带卡压		下干或锁骨下-腋动脉遭受牵拉(神经血管型CTCAS)
静态卡压	因肌萎所致肩关节塌陷	卡压下干(图11-25)+锁骨下动脉于第一肋表面(类似于肘关节卡压)
	前斜角肌的卡压	斜角肌三角的狭窄(图11-8)
	中斜角肌镰刀状卡压	下干及锁骨下血管拉伸状态(图11-26,11-27)
	小斜角肌或肋间隔韧带	斜角肌三角内狭窄(类似于腕管综合征)
		下干卡压(类似于肘管综合征)锁骨下动脉前移(图11-11)
	前中斜角肌纤维连接束	上下部神经根分离
	Langer 肌(腋部)(胸大肌与背阔肌之间的纤维)	卡压神经血管结构(图11-2)
活动不当所致卡压	上肢外展或内收	斜角肌三角关闭
	轴向牵引	第一肋卡压神经血管结构
	外展过度	肋锁间隙关闭(图11-29)Caldanir 韧带卡压锁骨下静脉及臂丛内侧束(图11-14)
	外展或内收	肱骨头卡压正中神经于Y处(图11-2)

三、病因学

Poitevin(1980—2016)进行了十分详细的解剖学研究,为臂丛神经的卡压做了定义,划分了4个区域及7个卡压等级(图11-2):①胸膜相关韧带凹陷处;②肌间沟三角;③肋锁三角;④腋窝区域;⑤胸小肌下方区域;⑥肱骨头前方区域;⑦正中神经Y区域周围;⑧腋窝处Langer肌周围。

区分CTCAS的3种临床类型十分重要:①神经型最为普遍,包含了95%的病例;②静脉型4%;③动脉型1%。

神经卡压的进行性加重可能是由于解剖学的异常,这可能是骨(颈肋等)、韧带或肌肉的原因。这些症状可能是由于创伤或者长期重复性的手工活动造成的。

外伤性的病因有时是由锁骨骨折的复位不良造成的,甚至极少部分人会形成第一肋的假关节。我们的经验表明,对患者临床表现的记录必须建立在外伤后的几天或几周内,否则一旦患者情况稳定,很难采集到最准确的资料。在接受了手术治疗后的几个月,外伤的患者比较容易产生神经症状,这是由于斜角肌内韧带、小斜角肌及肋-纵隔-肋韧带改变了胸$_1$神经根的位置。

脊髓和肩胸部的病变可能造成疼痛及肌肉功能的丧失,比如斜方肌、肩胛提肌、前锯肌、胸锁乳突肌及斜角肌的挛缩。这种慢性疼痛会一直持续下去,并造成上肢功能的减退,可以诱发肩峰撞击综合征,这种表现可能会掩盖周围神经的病变。过分强调患者心理上的脆弱使得医生对于该疾病的诊疗受到了影响。我们观察到,患者确诊时间的延误与一个叫肌筋膜疼痛综合征的模糊概念有一定的因果关系。我们希望读者能够慎重考虑这种综合征的定义。

肌筋膜疼痛综合征是一种肌及骨骼的疼痛,可以归纳为局部的疼痛,位置较深,呈持续状态,在身体的任何部位都可以存在肌筋膜压痛点。患者对疼痛的感知可能超过病变区域。一旦这种疼痛出现,临床工作者必须对其病因进行明确的诊断。

对于上文中我们描述的患者,其所进行的治疗及评估存在很大缺陷。肩外科医生对这种疾病的诊疗有着较为深刻的认识,不管是早期的特色治疗还是后来的关节镜。在处理完患者关节的问题后,肩外科医生注意到患者的神经症状,这些症状解释了为什么我们有1/3的患者在进行CTCAS的治疗前进行了肩关节手术。相反地,在进行了臂丛神经的减压之后,有1/3的患者存在肩关节病变,需要进行手术治疗。

脊柱外科医生也存在着同样的问题,颈$_4$～颈$_7$神经根的疼痛症状很可能是由于椎间盘或者脊髓的问题。在成功采用手术处理脊髓病变之后,颈$_8$、胸$_1$的神经卡压症状并未缓解。CTCAS可能也伴有肌腱病变(肱骨内上髁炎等)。这些证据表明,我们一定要明确患者相关症状的病因,是纤维组织肌痛、肌筋膜疼痛综合征、偏头痛综合征还是患者心理问题造成的。

最后,在明确患者为CTCAS之前,必须要检查患者是否为"双卡综合征",通过检查正中神经是否存在腕管内卡压及桡神经是否存在旋后肌管的卡压。周围神经的慢性卡压会造成慢性的神经病变,从而刺激CTCAS的产生。在这样的病例中,对臂丛神经叩诊会造成较为剧烈的疼痛。Narakas,Wood及我们所报道的病例证明在CTCAS患者中存在双卡综合征的比例为30%~45%。

动脉型CTCAS的病因是肋-锁骨三角、肌间沟三角或颈肋的卡压存在,肋锁三角采用CT及三维重建可以很好地成像。我们不能忘记,锁骨下肌和筋膜、喙锁韧带在腋动脉卡压中所扮演的角色。我们必须牢记,锁骨是可活动的,不像第一肋是固定的。

静脉型CTCAS通常是由于在肋锁三角内,喙锁韧带卡压到了锁骨下静脉导致的。重复性的动作可以造成血流动力学紊乱,并诱导血栓形成,在锁骨下静脉受到阻塞之后,我们还要排除第一肋在疾病形成过程中的影响。

四、诊断

(一)临床测试与补充检查

1. 神经型

颈部、肩胸处、肱骨头和周围神经多处病变可以排除CTCAS的诊断。我们认为存在一种因素可使患者CTCAS的患病率上升,但是肥胖并非这个因素。如果女性的患病率大于男性(70%),可能是由于工作性质。漏斗胸可能为其中一个因素,肩下垂是肌无力的一个特征。

最常见的临床表现包括颈$_8$、胸$_1$神经根范围内,下干的病变包括腋部至前臂内侧的疼痛,环小指及手部内侧的感觉异常。疼痛常于夜间发生,以至于影响患者的睡眠质量。血管舒缩失常有时会导致冷敏感的加重,这可以与雷诺综合征甚至与区域疼痛综合征Ⅰ型(complex regional pain syndrome type Ⅰ,CRPS type Ⅰ)相混淆。斜方肌的麻痹通常处于持续状态,患者会通过各种方式减轻疼痛,通常认为是由肩锁或肩峰撞击综合征造成的。握力与对侧相比减少了30%~50%。病程之初,手内肌并无显著改变,后期可出现Froment征,这是因为第一背侧骨间肌的萎缩,可进一步发展为爪形手。

我们通过进行一系列体检来判断是否存在腕管内正中神经、肘管内尺神经及旋后肌管内桡神经的卡压来排除"双卡综合征"的存在。锁骨上Tinel的存在表示病变区域位于下干。但是尺神经在肘部的卡压一旦过于严重也可以导致腕管内Tinel征存在,并向尺神经支配区放射。我们还没有遇见过更高位的臂丛神经根造成的CTCAS。

颈$_7$神经根的卡压通常是由于颈肋的存在,偶有伴随动脉卡压表现。但是要记住,只有不到10%的颈肋会造成不良症状出现。

2. 静脉型

约占总病例的4%。静脉回流的改变可能是由于血流淤滞,痛性水肿及手背静脉网络的扩张。在以上病因中,患者可能出现肩、胸、背及颈部静脉的扩张。这会使腋静脉血栓形成的可能增大。这被称为Paget-Shroetter综合征。Caldani韧带使这种病变更容易发生。腋静脉-锁骨下静脉在肋锁空间内的位置要求一旦发生病变,需要通过Cormier的方法,于仰卧位,锁骨上手术入路移除第一肋,并切除部分Caldani韧带。

3. 动脉型

动脉型只占总病例的1%左右,通常表现为整个上肢无力,缺血通常为整个上肢范围内,这也解释了为何神经症状的累及范围较为广泛。但是,与神经型不同的是,在肩部及上臂部,由于血流的相对改善,其相关症状较前臂及以下更轻。外展与抬高患肢可以加重症状。肩关节后伸也会使肋锁空间减少。我们对于该诊断的明确可通过桡动脉搏动判断,抬高患肢,桡动脉搏动消失,可判断诊断成立。我们可以在这些患者中发现颈肋。这些慢性的症状可以导致动脉的纤维化及硬化,从而造成狭窄后的假性动脉瘤,减少手部血液灌注。

(二)临床检查

许多临床测试方法被提出,但都缺乏可信度和特异性,对于CTCAS的鉴别能力也并不能让人满意,如Morley在1913年,Adson在1927年,Roos在1966年,以及Gilroy和Meyer在1963年所提出的检查方法。

我们的经验表明,Morley征可用于鉴别是否存在颈$_7$横突,但是对于CTCAS的鉴别意义不大,只能揭露疼痛与颈$_7$神经根和中干受到卡压有关,可能是由横突或颈肋造成的(图11-34)。

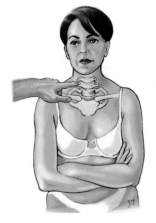

图11-34 Morley试验

注:颈$_7$横突的压迫会产生神经症状。

Adson试验(1927年)中,患者需将头转向患侧,这使肌间沟三角关闭,并使血管受压紧张(图11-35)。

修正Adson试验(1947年)(图11-36),患者处于坐位,肩关节打开,手位于大腿,头转向健侧,下巴上抬,深吸气后屏住呼吸。这种检查被称为绝对正确,可以揭露肌间沟内

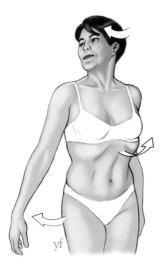

图 11-35　Adson 试验

注:也称斜角肌试验,最初描述为让患者转向受影响的一侧。

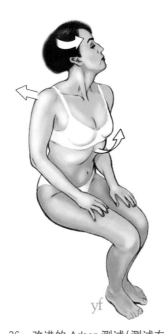

图 11-36　改进的 Adson 测试(测试右上肢)

注:患者取坐位,手放在双腿上,头转向健侧,下巴上抬,深吸气后屏住呼吸。

卡压与桡动脉搏动消失之间的关系。Woods 揭露了这种方法的阳性率在 63%,而原来的方法阳性率在 22%。Sanders 团队表示这种检查的正确率在 22%~100%,其中位数在 31%。

　　Allen 试验的目的是证明存在动脉卡压。手臂抬高 90°,肩关节外旋,屈肘,头转向健侧(图 11-37)。

　　在这个体位下,患者可存在桡动脉搏动的消失,并可以通过抓握放松手掌 20~40 次,直到出现感觉异常,来判断是否出现 Roos 征。同样的表现可以通过烛台试验发现(高举手臂 1~3 分钟)(图 11-38、11-39)。

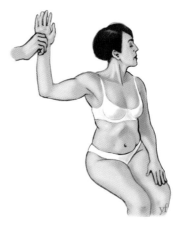

图 11-37　Allen 试验和 Roos 试验

注:头转向健侧。手臂伸直 90°外展,肘部弯曲并外旋,检查者触诊到桡动脉搏动的任何变化,然后在这个位置进行 Roos 测试。

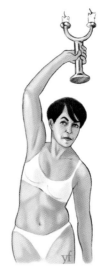

图 11-38　吊灯或烛台试验

注:患者伸展手臂,类似于拿着枝形吊灯。

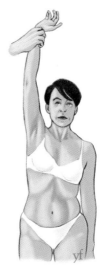

图 11-39　Wright 或 Lord Rosati 征

注:手臂外旋,外展 180°。肋锁间隙消失。

Saunders 认为这个试验对于神经症状检验的可信度为94%。根据我们的经验,采用烛台试验,如果存在神经卡压,通常在 1 分钟内会出现环小指麻痹。如果存在动脉卡压,这种感觉异常通常会在几分钟内发展至上臂及头部。对于仅存在单纯神经症状的患者,由于颈$_8$、胸$_1$神经根或是下干的牵拉会使患者的环小指立刻产生感觉异常。从另一方面来说,如果动脉搏动的消失在几分钟后出现,意味着手臂神经的广泛缺血,感觉异常的症状会蔓延至整个手掌。临床医生需要熟练运用这些临床试验来区分患者的神经及血管症状。

Elvey 在 1986 年提出了改良 Sanders 试验,使上肢处于拉伸状态,以明确是否存在神经症状。患者处于站立位,两臂伸直,无症状侧作为对照。双腕主动伸直,头倾向一侧,耳朵试图接触患侧肩部(图 11 − 40)。这些步骤的目的是使臂丛神经处于拉伸状态,随后患者可以表现出神经症状,但是无法对卡压的平面进行定位,到底是在斜角肌间隙,还是在胸锁区域。根据 Gilroy 和 Meyer 的报道,这个试验的可信度高达 98%,但是这种方法也可导致动脉搏动消失,从而造成相关区域的感觉异常。Narakas 认为该试验对于低位CTCAS 的诊断有较好的可信度。

为改良临床试验的方法以明确臂丛神经在肋锁间隙内是否存在卡压,我们让患者内收手臂,紧贴后背,几秒后即在颈$_8$、胸$_1$支配区出现感觉异常。手部感觉异常的出现延迟,表示存在血管卡压。在一个 104 例病例的报道中,有 8次在烛台试验为阴性时,该试验为阳性(图 11 − 41)。

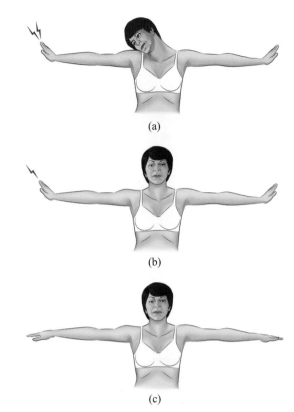

图 11 − 40　改良的 Elvey 征:神经源性综合征的诊断

注:(a)患者取站立位,双肩 90°外展,肘关节伸展,健侧作为对照。(b)患者充分伸展手腕。(c)将头部偏向一侧,触摸患侧的耳朵以诱发患侧肩部症状。患侧手迅速出现手部感觉异常为神经卡压的证据,但无法定位卡压的水平。

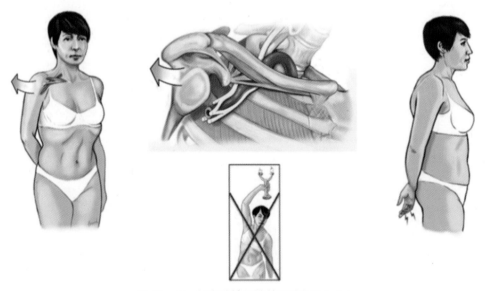

图 11 − 41　仅在肋锁间隙的压迫征(Merle)

注:手臂垂直放置,肩内收,手臂与背部接触。几秒后,在颈$_8$、胸$_1$区域开始出现感觉异常。烛台试验阴性。迟发性感觉异常的表现支持血管综合征。

肋锁间隙的闭合由 Falconer 和 Weddel 提出的站军姿体位来实现(图 11 − 42)。

为了区分神经血管症状,Greenstone 提出了自己的临

床试验方法,压迫斜角肌至肋骨止点处 30 秒(图 11 − 43)。

神经检查必须通过寻找是否存在正中神经在腕管或旋前圆肌内的卡压位置,尺神经在肘部或 Guyon 管内的卡压

或桡神经在旋后肌管内的卡压来完成。Wood 和 Narakas
各自对此进行了报道：19%～31%的 CTCA 与腕管综合征
有关；2%～15%与桡神经在旋后肌管内的卡压有关；7%～
9%与肘管综合征有关。

　　总体上，Wood 等的患者中双卡综合征的比例在 44%，
Narakas 的报道在 32.5%，而我们的报道则在 36%。这种
联合病变可能导致误诊。通常，神经电生理检查在鉴别过
程中会起到很重要的作用。

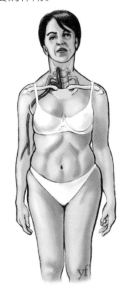

图 11-42　Falkor 和 Weddel 试验或军用支架试验
注：锁骨上的间隙消失。

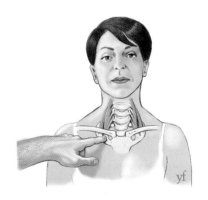

图 11-43　Greenstone 测试
注：检查者的示指压迫前斜角肌 30 秒。

（三）其他辅助检查

1. X 线评估

　　颈椎 X 线正侧位片为最常见的检查。牵拉手臂可以向下移
动肩胛骨使上 8 个椎体在侧位片上很清晰地显示（图 11-44）。

　　颈肋是非常重要的发现，可能为单侧或双侧。第一肋
也需要评判其是否存在解剖异常。偶尔地，锁骨畸形愈合
也可被发现，这可以导致神经血管的卡压。喙突的过度肥
大或者第一肋的假关节也可以在 X 线片上被发现，也可导
致 CTCAS 的发生。

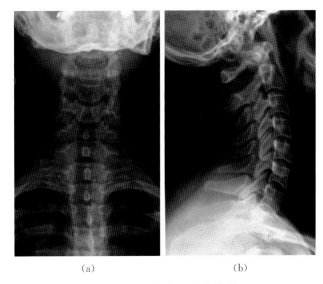

(a)　　　　　　　　　(b)

图 11-44　颈椎 X 线正侧位片
注：在手臂上牵引，使肩胛骨下移，上 8 个椎体可以显示。

2. 骨扫描

　　仅限于骨和肿瘤病变。

3. MRI

　　MRI 可以对该区域的臂丛神经、肌肉组织、纤维束带进行
成像，从而评判其是否对臂丛神经及锁骨下血管存在卡压。
MRI 的成像水平依然有待提高，但是相信随着科技的不断进
步，成像质量会不断提高。MRI 也是对神经鞘瘤和 Pancoast-
Tobias 综合征进行诊断的最好的辅助检查（图 11-45）。

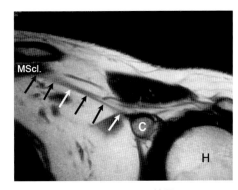

图 11-45　MRI 结果
注：(a)它排除了肿瘤生长带来的压迫；(b)韧带的冠状位显示。

4. 动静脉多普勒超声

　　常规检查，可评价是否存在血管异常、硬化、硬化后假
性动脉瘤、部分栓塞等。如果发现任何的血管异常，那么需
要进一步行血管成像检查。

5. 动脉造影

　　这种检查的适应证目前有所增加，如果多普勒超声发
现存在血管异常伴有骨异常或颈肋，也可以行此检查。大
多数的研究者都认同，血管造影对于评价锁骨下动脉卡压
程度有着很重要的意义，其通常受到第一肋或前斜角肌卡
压（图 11-46）。锁骨下动脉硬化通常会伴有硬化后的扩

张。这些病变在压迫因素解除后一般会自行好转。从另一方面来说,血管内病变可以导致血管内膜损伤,动脉瘤形成,最终形成血栓及相关并发症(图 11 - 47)。目前,对于这

种损伤的治疗还远远不够,必须对动脉行取栓术及相关的动脉修补。CT 和三维重建可以更好地对锁骨下动脉的病变进行评估(图 11 - 46)。

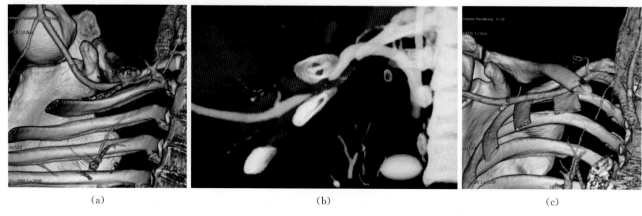

(a)   (b)   (c)

图 11 - 46　三维血管造影

注:(a、b)在过度外展时,锁骨下动脉的血流在肋锁间隙中被阻断。(c)即使手臂贴于体侧壁,肋骨锁骨间隙也很窄(Kirchberg hospital, Luxemburg)。

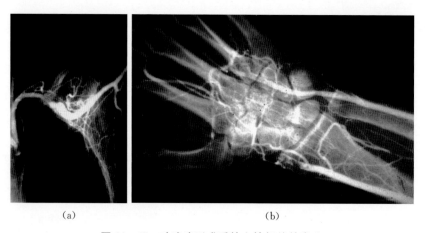

(a)   (b)

图 11 - 47　动脉瘤形成后的血栓相关并发症

注:(a)锁骨下动脉狭窄后动脉瘤。(b)引起桡动脉闭塞的栓子(D. Régent, CHU Nancy)。

6. 静脉造影

只适用于手部或上肢水肿伴有浅静脉系统扩张的情况。一旦出现肌肉抽搐、感觉异常或沉重感,就需要多普勒超声检查,将手臂放于不同位置以明确病变区域。这就需要静脉造影术进一步明确诊断。多普勒超声和静脉造影术可以准确对血栓进行定位(图 11 - 48)。

7. 肌电图和神经传导速度

神经方面的研究目的是明确如何诊断 CTCAS。通常在锁骨周围进行神经传导速度的测定以明确病变。这需要经过大量的临床训练才能顺利进行。在神经型胸廓出口综合征的诊断中,这些检查需要区分高位(颈$_5$~颈$_7$)和低位(颈$_8$~胸$_1$)这些不同类型。在颈$_8$、胸$_1$类型中,肌电图可以通过评价手内肌的失神经程度来判断预后。对臂内侧皮神经传导速度的测定可以在早期明确是否存在低位神经根病变。根据我们的经验,一旦通过肌电图明确患者的胸廓出

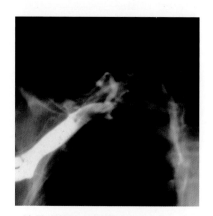

图 11 - 48　锁骨下静脉血栓形成(D. Régent, CHU Nancy)

口综合征诊断,术后一般都有较好的预后。从另一方面来说,如果不能通过电生理检查彻底明确诊断,患者一般很难

通过手术彻底解决问题。

检查不应仅局限于臂丛神经,根据患者的临床表现,应明确患者的正中神经在腕管内和旋前圆肌是否存在卡压,尺神经在肘管和腕部是否存在卡压,或者比较少见的桡神经在旋后肌管处是否存在卡压。双卡综合征一般存在于30%～40%的案例中。周围神经卡压应首先进行药物等保守治疗,如治疗失败再考虑手术治疗。

8. 躯体感觉诱发电位

神经电生理检查的一个不足之处是很难刺激到 Erb 点从而计算传导速度。为了规避这个问题,后来提出了行躯体感觉诱发电位检查,尽管这项技术本身很精确,但是必须承认,其在明确臂丛病变区域、颈胸部病变时依然充满争议。我们并没有在这方面进行探索。

9. 利多卡因或肉毒杆菌阻滞前斜角肌

对一部分患者而言,当其他各种治疗失败后,手术成为唯一的选择。Freischlag 和她的团队采用 0.5%或 2%的利多卡因阻滞,部分联合应用丁哌卡因和 20 mg 甲泼尼龙。在超声引导下注射 1～2 ml 的试剂。他们在 4 小时后对于疼痛减轻的程度进行评估,并将单纯神经症状患者中 40 岁以下与 40 岁以上的患者进行对比。以症状改善 50%为标准,40 岁以下人群达标为 90%,40 岁以上人群为 81%。但是如果阻滞剂中无利多卡因,那么 40 岁以下患者的疗效将大打折扣。从另一方面来说,在 40 岁以上人群中,疗效依然可以达到 67%。采用肉毒杆菌进行同样的测试,2 周后评价疗效,效果较前种方法差。

总体而言,当怀疑患者为 CTCAS 时,需要进行仔细的检查。当怀疑患者为血管型时,多普勒超声是必须要做的检查,可以探测动静脉血流,卡压是否存在及栓塞的部位。CT 及静脉造影也是临床上常见的检查。相反,对神经型患者而言,肌电图可以更好地区分是高位还是低位神经根的病变,也可以鉴别是否存在双卡综合征。多普勒超声可以明确是否存在血管卡压。躯体感觉诱发电位只能给出模糊的结果,并不能作为一线检查。从另一方面来说,MRI 可以显示锁骨上区域绝大多数解剖异常,从而排除神经鞘瘤和 Pancoast-Tobias 综合征。

(四) 鉴别诊断

颈椎、锁骨下及腋窝处,肩关节及肩锁区域的体检可以帮助我们排除许多有类似症状的疾病。CTCAS 引起的上肢疼痛仅占总数的 5%。颈5、颈6 支配区的疼痛更多是颈椎病所致,如椎间盘突出及肿瘤。肩袖的病变应当予以鉴别,其也可以导致肩胛上神经在冈上肌或冈盂切迹处的卡压。有经验的医生可以通过炎性表现及关节僵硬来鉴别 CTCAS 与痛性营养障碍。我们意识到神经卡压综合征与 CTCAS 相联系并在治疗上有所互通,也需要与 CTCAS 相鉴别。最后,当患者仅存在神经性症状,我们还得考虑是否存在系统性疾病,如肌萎缩侧索硬化、多发性硬化、脊髓空洞症、硬皮病和多发性神经纤维瘤。

五、治疗

(一) 保守治疗

对 CTCAS 进一步的认识帮助我们建立了治疗策略,即改善颈椎活动度、扩大胸廓出口和增强膈肌呼吸。1956 年由 Mayo 诊所的 Peet 提出,1979 年 Smith、1983 年 Sällström、1992 年 Aligne、Novak 和 2003 年 Romain 先后再次提出的理念无可争议地改善了部分年轻患者的症状,这些患者早期就诊,有神经症状但无颈部骨性结构异常。这些研究者多数在超过 4 年的随访后发现,66%～87.5%的病例症状可以改善甚至消失;然而,在 10%～20%的病例中,康复锻炼加重了神经和血管症状,并且需要进行手术松解肌间沟处的卡压。

Aligne 和 Barral 提出了一种合理的治疗方案:每周 3 次康复锻炼加上患者每日的自行锻炼,锻炼内容包括:①矫正脊柱错位姿势;②加强腹部肌肉和膈肌的呼吸锻炼;③颈部和肩胛区肌筋膜放松疗法;④利用上肢重量放松肩胛区肌肉;⑤整体力量锻炼增强肩部抬高和后倾;⑥针对胸锁乳突肌、前锯肌、上斜方肌和肩胛提肌的练习。

坚持以上锻炼内容 6～8 周,可增强上斜方肌、中斜方肌、肩胛提肌和胸锁乳突肌,从而扩大胸廓出口,并放松前斜角肌、中斜角肌、锁骨下肌、胸小肌和胸大肌,避免胸廓出口闭锁。

不可否认,多数外科医生并不相信保守治疗,因为他们在门诊能看到的多为保守治疗无效的患者。充分熟悉上述锻炼方法并了解 CTCAS 相关解剖及病因学的康复团队也可能为数不多。Mackinnon 及团队对神经源性综合征有丰富的手术经验,他们对 42 例非手术患者进行了为期 1 年的电话随访,其中 59.5%的患者疼痛和活动范围改善,23.8%症状无明显变化,16.6%患者症状加重;保守治疗对肥胖、外伤及存在双重卡压因素的患者疗效较差。我们与一些康复医学团队就保守治疗的疗效进行交流后发现,他们并没有表现出与推广这些治疗方案的团队同等的热衷。疗效不佳主要与患者群体异质性、CTCAS 诊断不明确及患者积极性不高相关。为促使保守治疗在治疗 CTCAS 中重新取得正确的重要地位,需要康复团队进行更好的宣教,并更严格地筛选适合保守治疗的患者。

(二) 手术治疗

根据既往经验,手术治疗必须分别针对 3 种类型中的一种:神经型、静脉型和动脉型。

对于神经型,我们倾向于胸三角入路颈部切开术,不切除第一肋骨或前斜角肌。

对于静脉型,需要手术直接作用于静脉及需要手术切除颈肋和第一肋的病例,明确手术适应证的情况下,我们倾向于选择 Cormier 的锁骨上及锁骨下入路。

对于无须外科手术处理的动脉型，出于美学考虑，可以选择 Roos 的腋部手术入路。

其他手术方式如锁骨切除术，锁骨下、锁骨后、胸膜外、前外侧或胸膜下入路切除第一肋的方法均已过时。

1. 颈部与胸三角入路手术(Merle 与 Borrelly 提出)

患者采取"沙滩椅"体位，头部偏离手术侧 20°~30°并略微伸颈。对侧上肢 90°外展以固定患者，保证锁骨上手术区内操作。术侧上肢消毒铺巾，手术区域内上肢自由悬垂并允许其在各角度模拟卡压与放松臂丛牵拉(图 11-49a、b)。

(1) 于锁骨上方 2 cm 自胸锁乳突肌外侧缘开始做手术切口。切开皮肤组织及颈阔肌，保护颈外静脉和锁骨上浅表颈丛的感觉神经分支(图 11-49c)。

肩胛舌骨肌常用于解剖学定位，识别臂丛上干和肩胛上神经(图 11-49d)。

臂丛神经根干部常被脂肪垫阻挡，手术结束时将保留的脂肪垫放回原位以滋养臂丛神经，促进其恢复。

臂丛神经根干部如图 11-49e 所示。一般不用皮条标记膈神经以避免撕裂。通过电刺激确定胸长神经("Variostim" ®设定为 2 mA)，胸长神经在半数病例中走行于中斜角肌内(图 11-49f)。

逐步松解臂丛神经。臂丛下干与锁骨下动脉-腋动脉平行，之间以一薄层隔膜分开；下干与前斜角肌接触面积不大。

臂丛神经干的减压是通过切除第一肋上中斜角肌附着物来实现的。附着物的分布可能存在许多变化，通常在臂丛根干部呈肌间的羽状和束状排列。为防止后续可能产生的悬吊，需要部分切除中斜角肌(图 11-49g)，在此过程中需要游离并切断相关的纤维肌肉束带(图 11-5、11-49e、g)。若不切断，这些纤维束带将形成桥接或对接。在切断所有以上结构时，风险最高的是肋间隔膜韧带，它有时在胸₁神经根周围形成坚硬的环状结构(图 11-6、11-20、11-21)。在操作与胸膜顶接触的韧带结构时可能发生轻微的

胸膜撕裂，可用乳酸林格盐水注入锁骨上间隙后通过正压通气诊断，以保持对臂丛及其分支的电刺激。胸膜撕裂可以用可吸收缝线或 Tissucol 处理。

中斜角肌部分切除术可减除臂丛中干和下干的张力(桥梁效应)(图 11-49h)。

松解臂丛神经周围附着粘连后，有时需要在显微镜下进行神经外膜松解减压，通常进行颈₇~胸₁神经根和下干的神经外膜松解。应用 Biover 显微镊提起肥厚的神经外膜，11 号刀片切开松解神经外膜。最后用脂肪垫隔挡松解后的臂丛神经以限制术后纤维化的发生，并促进神经的正常滑动。

最后，用手指评估肋锁间隙臂丛和锁骨下血管的可通过空间，由于喙锁韧带、锁骨下肌和筋膜存在，可能无法模拟上述结构对肋锁间隙的压迫过程，因此我们推荐在手指评估的同时在上述结构上方按压，来模拟对肋锁间隙的压迫。

(2) 在胸大肌、三角肌肌间沟处做切口，逐层切开、保护头静脉，暴露锁骨下喙突内侧区域(图 11-49b)。此处有一横向的纤维结构，有时可能在多个层面上存在，纤维结构的成分是可变的(图 11-13、11-14、11-49i1)。锁骨下筋膜有时张力较高，此时该结构可呈镰刀状；但多数情况下该结构由内侧喙锁韧带(Caldani 韧带，LCCM)构成，对臂丛和锁骨下静脉的压迫常由 LCCM 引起。切除锁骨下增生肥大的锁骨下肌(图 11-49 i2、i3)。Leviet 提出，在一些情况下，胸小肌腱可拉伸呈"人"字形延长。乳腺癌放疗后胸小肌严重挛缩所致的臂丛卡压综合征必须进行手术治疗，需要进行喙突部松解和部分切除。通道减压后周围脂肪垫显露，锁骨后空间与锁骨上入路相通。追踪肱管的神经血管结构发现 Langer 肌大多缺失(超过 800 例临床病例中，仅有 1 例发生卡压症状)。

术后应用前臂吊带固定，一般仅固定数日，以便进行早期上肢和肩胸部的康复锻炼。术后 3~4 周可恢复运动和职业活动。

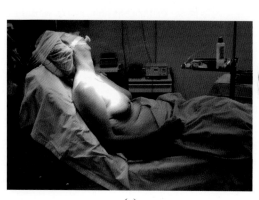

(a)

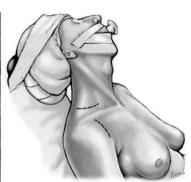

(b)

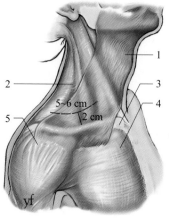

(c)

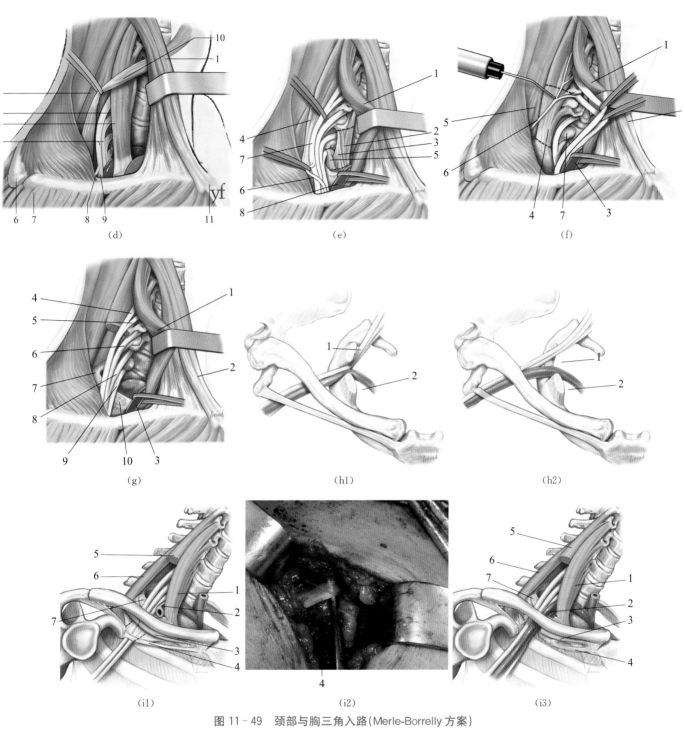

图 11-49　颈部与胸三角入路(Merle-Borrelly 方案)

注：(a、b)患者处于仰卧位，头转向对侧，胸锁乳突肌突出。桌子放置在一个 30°的斜坡位。右肩胛下的支撑会打开肋锁间隙。患侧上肢消毒铺巾。胸肌沟的切口 4~5 cm，可以探查锁胸空间。(c)切口位于锁骨上方 2 cm 处的皮肤皱褶。长 5~6 cm，延伸到胸锁乳突肌的外侧边缘。(1)颈阔肌；(2)胸锁乳突肌；(3)锁骨；(4)胸大肌筋膜；(5)三角肌筋膜。(d)保留锁骨上神经时，颈阔肌被分为两部分。(1)胸锁乳突肌；(2)后斜角肌；(3)中斜角肌；(4)前斜角肌；(5)臂丛神经上干(颈$_5$、颈$_6$)；(6)肩峰；(7)三角肌；(8)肩胛上神经；(9)臂丛神经上干；(10)肩胛舌骨肌；(11)胸骨。(e)臂丛神经干置于环状结构包围中，分离前斜角肌，增加了肌间沟的空间。这有助于放松胸膜悬吊结构，对韧带和肌肉结构(小斜角肌)在直视下进行切除(1)前斜角肌；(2)小斜角肌；(3)肋间横韧带；(4)中斜角肌；(5)肋膈肋韧带；(6)肩胛上神经；(7)上干；(8)锁骨下动脉。(f)识别(电刺激)和保护胸长神经(50%肌内走行)后行斜角肌切除术。(1)前斜角肌；(2)胸锁乳突肌；(3)锁骨下-腋动脉；(4)中斜角肌；(5)后斜角肌；(6)胸长神经；(7)第一肋骨。(g)切除中斜角肌可以令隙丛中、下干松解，还可以使胸膜悬吊装置的韧带和肌肉结构重新探查和完全切除。(1)前斜角肌；(2)胸锁乳突肌；(3)锁骨下-腋动脉；(4)颈$_5$；(5)颈$_6$；(6)颈$_7$；(7)第一肋骨；(8)颈$_8$；(9)胸$_1$；(10)中斜角肌止点。(h1、h2)切除和部分切除中斜角肌，使颈$_7$、中干和颈$_8$、胸$_1$下干水平的神经得以松解。前、中斜角肌之间的神经血管。切除了中斜角肌的止点，给前斜角肌的神经血管结构更多空间。(1)中斜角肌；(2)前斜角肌。(i1)胸三角入路及 Caldani 的内侧喙锁韧带和锁骨下肌切除术。(i2)Caldina 的内侧喙锁韧带可增宽肥大。(i3)如果锁骨下肌过厚，最好切除。(1)前斜角肌；(2)腋动脉；(3)锁骨下肌；(4)Caldina 的内侧喙锁韧带；(5)中斜角肌；(6)后斜角肌；(7)第一肋骨和中斜角肌的止点。

（3）切除颈肋。无论颈肋的解剖形态属于哪种类型（Grüber 提出 4 种分型），切除其颈椎缘都是必要的。建议在其与第一肋骨性或软骨性联结处进行关节分离（此即为最常见的 Grüber 3 型）（图 11 - 32、11 - 33、11 - 50），或切除附着的纤维或肌性束带（Grüber 2 型）。

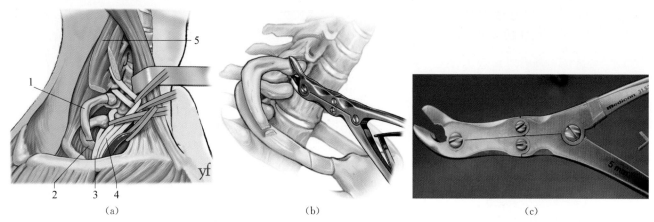

图 11 - 50　Grüber3 型颈肋切除术

注：（a、b）颈肋和第一肋骨之间的骨关节分离，颈部肋骨新的活动性允许更容易地去除纤维、韧带和肌肉结构至颈₇椎体-肋骨交界水平，用角形骨切割钳（Medicon 3 153 - 5 mm 型）进行离断。（1）颈肋；（2）第一肋骨；（3）上干；（4）下干；（5）前、中斜角肌的止点。（c）Becassine 刀具使肋骨恰好切除。

2. 锁骨上下入路手术（Cormier 提出）

此方法是我们手术治疗血管型和神经血管型 CTCAS 的首选，需要切除第一肋骨并松解臂丛神经。

患者体位与颈部入路手术相同，头转向对侧，手术台倾斜至 30°模拟躺椅姿势。上肢自由悬垂。

出于美观考虑，手术切口已作改良（图 11 - 51a、b）。

入路从乳突远端 3 指宽水平开始，沿着胸锁乳突肌外侧缘下行直至锁骨上，接着向外侧继续走行直至中 1/3，然后转至第一肋间隙并在胸肋交界处结束。这种广泛使用的方法能提供完美结构的术野，但是术者可能仍倾向于选择锁骨上一横指水平的横行颈部切口。

锁骨下手术入路需行胸大肌内侧纤维切断，注意不要损伤神经血管蒂（图 11 - 51c）。松解第一肋前上方区域，有助于游离切断锁骨下肌和 Caldani 喙锁韧带（图 11 - 52d）。骨膜剥离子暴露胸肋关节；由于锁骨下静脉的存在，在进行此步骤时必须格外注意。由助手抬高患者肩部，从而打开肋锁间隙并进行前斜角肌内侧纤维切断。当锁骨下静脉在肋锁间隙内被卡压时，可呈膨大充盈形态，直径可达 15 mm。向上方牵拉锁骨有助于锁骨下静脉膨大部排空。游离肋间肌，用钝器或手指分离与第一肋下方粘连的胸膜（图 11 - 51e）。此时可能发生胸膜撕裂，但这并非单纯的手术并发症，而是清理手术区域的一种方法，原因我们将在下文阐述。通过第一肋的下表面继续分离肋骨内弓的肌肉和韧带。此时可检查斜角肌、纵隔和脊椎与肋骨的毗邻关系。用咬骨钳在胸肋关节处咬断切除第一肋。向下牵拉切断的第一肋，同时助手向上牵拉锁骨，从而打开肋锁间隙，并分离附着在肋骨内弓上的后方的肌肉和韧带，进入锁骨上间隙（图 11 - 51f）。

在锁骨上切口继续操作（图 11 - 51g）。切开颈阔肌，保护锁骨上神经和副神经，它位于胸锁乳突肌后方乳突下方约 3 指宽度水平。分离标记肩胛舌骨肌（图 11 - 51h）。肩胛舌骨肌是重要的解剖标志，在它后方即为臂丛上干，向远端约 1 cm 即为肩胛上神经发出处，肩胛上神经直径为 1.5～2.0 mm。臂丛神经根干部通常有脂肪垫覆盖，术中可分离并向外侧牵拉脂肪垫，并在手术结束时前重新用脂肪垫覆盖松解后的臂丛神经。将臂丛上干、中干和肩胛上神经标记牵开后，继续松解仍部分附着于第一肋上的前斜角肌。暴露锁骨下动脉，游离解剖 2～3 cm，与后方的臂丛下干一起标记备用（图 11 - 51i）。分离斜角肌间的镰状组织是绝对必要的，可以避免因锁骨下动脉和臂丛神经向上牵拉导致的悬吊效应。在我们的早期手术实践中，仅分离双镰状结构进行斜角肌切开术，但发现一些患者术后因臂丛神经周围瘢痕形成导致神经痛。因此，目前进行的手术操作需完整切开前斜角肌，部分切开中斜角肌，术中需要正确识别并保护膈神经和胸长神经。

膈神经有时在前斜角肌远端难以识别，因此最好在颈₄和颈₅神经根发出处定位膈神经。我们曾见过 3 例副膈神经卡压于前斜角肌的前外侧。由于膈神经对牵拉非常敏感，一般不应用牵线，在进行斜角肌切开术时，用神经拉钩牵开膈神经。

向前向内牵拉臂丛上中干显露中斜角肌，显露胸长神经。如果直径不超过 1 mm 的神经在肌肉上横向走行，则很容易看到并解剖；但如果神经走行于肌肉内，最好用 1 mA 的神经刺激器帮助识别神经（图 11 - 51j）。

使用有角度的咬骨钳，将第一肋后弓尽可能地切除至靠近第一肋于横突形成关节处。第一肋残端长度不应超过

1 cm 且必须将断面磨平,以免钩住臂丛。切除的肋骨从锁骨下切口取出。

　　显微镜下进行神经松解,仅进行神经外膜切开,避免影响血供。通常需要进行颈$_7$、颈$_8$和胸$_1$的松解。

　　用大量盐水冲洗手术区域,去除残余碎片。

　　当发生气胸时,将胸腔引流管放置于第二肋间前方(图

11 - 51l)。此引流管的主要作用是使肺充气,但我们发现它也能有效引流锁骨上下间隙。较使用局部负压引流的患者,放置胸腔引流管更少形成术后瘢痕。

　　将脂肪垫放置于松解后的神经上方,然后逐层缝合锁骨上切口。对于锁骨下切口,需要将胸大肌重新缝合固定至锁骨或周围组织。术后需上臂贴胸位固定 10 天。

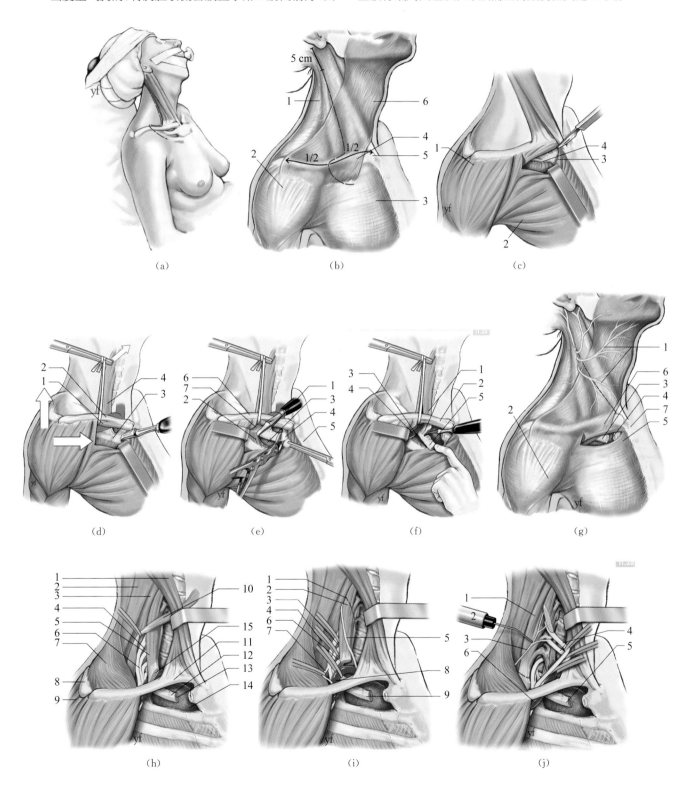

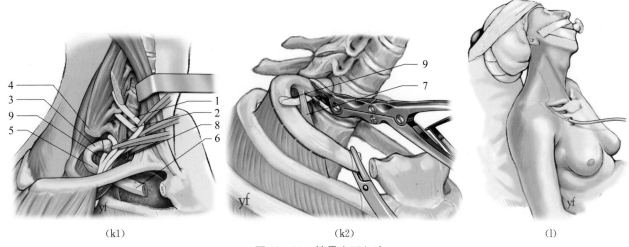

(k1)　　　　　　　　　　(k2)　　　　　　　　　　(l)

图 11-51　锁骨上下入路

注:(a)体位:患者仰卧位,头部抬高 30°,头偏向健侧。肩下的支撑打开了肋锁间隙。(b)入路:切口在乳突下方 3 个手指的宽度,沿着胸锁乳突肌的外侧边界,在锁骨的上缘向外侧延伸,至其中点,然后弯至胸大肌的锁骨止点。(1)颈筋膜;(2)三角肌筋膜;(3)胸大肌;(4)锁骨;(5)胸骨;(6)颈阔肌。(c)锁骨下手术操作:在胸大肌锁骨止点 3~4 cm 的胸锁关节进行切开。(1)三角肌;(2)胸大肌;(3)松解的锁骨止点;(4)第一肋骨的弧形外侧。(d)锁骨下入路手术操作:锁骨下分支。第一肋骨的肋胸关节用骨膜剥离子剥离。前斜角肌的前、中纤维是分开的。在锁骨周围形成一环形通道,以扩大肋锁间隙。(1)锁骨下肌;(2)锁骨;(3)胸肋软骨;(4)前斜角肌。(e)锁骨下手术操作:将肋间肌组织分离,将胸膜从第一肋骨的下表面分离出来。用角肋切割器在胸肋交界处将第一肋骨切开。(1)前斜角肌,部分切开;(2)肋间肌;(3)胸膜;(4)第一肋骨和胸骨联合;(5)胸骨;(6)锁骨;(7)锁骨下静脉。(f)锁骨下入路:外科医生用示指向后活动第一肋骨。这种手法结合锁骨上的牵引力有助于前斜角肌和肋间肌完全断开,直到肋骨中部。(1)前斜角肌;(2)锁骨;(3)锁骨下动脉;(4)胸膜;(5)回缩的第一肋骨。(g)锁骨上入路:颈筋膜切开术。在切口上方,必须保护副神经和颈横神经。(1)颈神经;(2)三角肌筋膜;(3)第一肋骨;(4)胸膜;(5)胸大肌;(6)锁骨;(7)胸骨。(h)锁骨上入路:颈阔肌切开术。在切口上方,必须保护副神经和颈横神经。(1)胸锁乳突肌;(2)肩胛提肌;(3)后斜角肌;(4)中斜角肌;(5)前斜角肌;(6)臂丛上中干;(7)斜方肌;(8)肩峰;(9)三角肌;(10)肩胛舌骨肌;(11)锁骨;(12)第一肋;(13)第一肋与胸骨的软骨连接;(14)胸膜顶;(15)前斜角肌断端。(i)锁骨上入路:在前斜角肌切除前探查,分离动脉以橡皮管标记上、中干,肩胛上神经、锁骨下动脉,将膈神经从前斜角肌表面分离、前斜角肌切除术以双极电凝从下而上小心止血进行。(1)前斜角肌切除上限;(2)前斜角肌;(3)中斜角肌;(4)后斜角肌;(5)膈神经;(6)臂丛根干部;(7)肩胛上神经;(8)锁骨下动脉;(9)第一肋。(j)锁骨上切口:(1)中斜角肌;(2)Variostim 电刺激仪(1mA);(3)胸长神经;(4)臂丛根干部;(5)第一肋;(6)锁骨下动脉。(k1,k2)(1)上干;(2)中干;(3)第一肋后弧;(4)肌肉断面;(5)第一肋中间弧;(6)一肋前弧;(7)肋肋韧带;(8)锁骨下动脉;(9)T_1 神经根。(l)关闭和引流:当胸膜破裂时,20 或 24 法式胸腔导管通过第二肋间隙放置 3 天。臂丛神经用脂肪垫覆盖之后,关闭切口。

3. Roos 腋部入路手术

对 Roos 腋部手术入路的解剖学研究表明,解剖臂丛内侧束直至其根部是可行的。尽管理论上可行,此入路手术仍侧重于切除第一肋骨以治疗无并发症的血管型 CTCAS。患者取卧位,向后外侧倾斜 60°,头部借助手术台抬高 30°(图 11-52a)。腋窝皱襞处于水平位置,主刀站在患者后方,一位助手在主刀身边维持光源照明,另一位助手从前方举起患侧手臂并垂直向上牵拉以暴露腋尖部和腋部神经血管结构。做倒置的“U”形切口,以腋尖为顶点,切口沿胸大肌和背阔肌走行(图 11-52a)。

切开前锯肌,暴露肋骨。保护胸长神经和胸$_2$发出的肋间臂神经支(图 11-52b),切断神经可能导致患者产生难以忍受的疼痛。

理论上倾向于在骨膜外切除第一肋以防由纤维化导致的复发。实际操作时,分离前中斜角肌并用骨膜剥离子分离附着于第一肋上的肌肉和韧带结构后,切除第一肋时常常位于骨膜下平面(图 11-52c)。

Narakas 认为,只要胸膜的悬韧带被分开,骨膜下切除就不会引起任何问题,这样可以使胸膜顶下降数厘米。

首先松开肋骨凸面,接着松开锁骨下肌和斜角肌。注意分离斜角肌双镰状结构(图 11-52d),否则会形成悬吊效

应,神经血管结构向近端牵拉,患者术后症状反而加重(图 11-52e)。然后用骨膜剥离子松开肋骨的凹面,小心解剖肋纵隔韧带,以免牵拉损伤胸$_1$神经根(图 11-52f)。第一肋切除通常分为两部分完成。原则上需要解脱第一肋后方的关节,但当暴露困难时,可用肋骨刀切断肋骨,留下约 1 cm 的残端并用咬骨钳咬平断面(图 11-52g)。从前方入路咬除第一肋时需注意保护毗邻的锁骨下静脉(图 11-52h)。在咬除第一肋后必须检查是否存在骨刺或凸起结构,否则尖端可能损伤锁骨下静脉、动脉和臂丛神经。肋骨刀切除肋骨一般会留下带尖端的残端,前斜角肌纤维可能牵拉残端,压迫锁骨下静脉。必须意识到这一点,并确保用长形牵开器牵开锁骨下静脉、完全切除第一肋。显微镜下松解颈$_8$和胸$_1$神经根,此处显微操作困难,通常在神经外膜纤维化最严重处切开神经外膜。

腋部手术入路可分离 Langer 肌肉、胸小肌的喙突附着处和喙锁韧带。尽管通过腋部入路切除第一肋理论上是可行的,但是由于锁骨上韧带和肌肉暴露不足,例如无法完成斜角肌切除术,因此此手术入路并不尽如人意。

去除肋骨后,大量盐水冲洗以去除残余组织碎屑,同时检验胸膜完整性。如果存在气胸,需要应用引流管或胸腔引流管,然后缝合伤口(图 11-52j)。

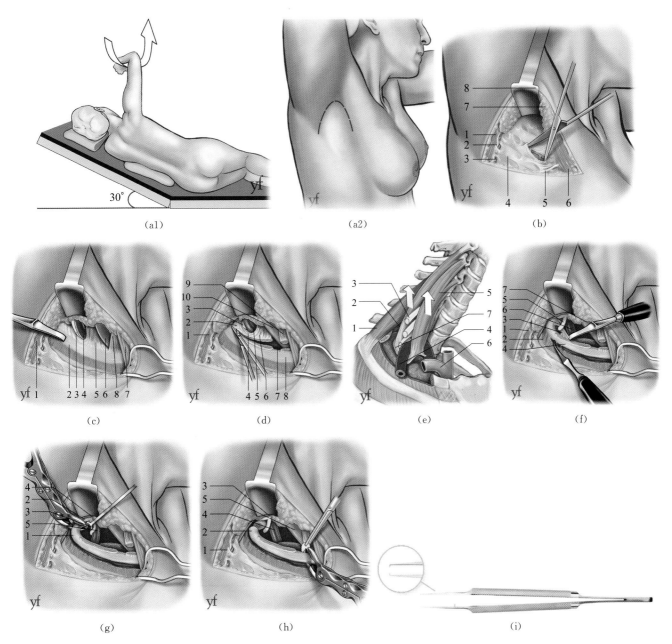

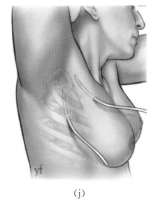

图 11-52　Roos 腋部入路

注：(a1、a2) 体位：患者取后仰 60°的仰卧位，头部借助手术台抬高 30°。取背阔肌向胸大肌的倒"U"形切口。(a2) Roos 的腋窝入路。(b) 第一肋骨入路：脂肪组织上缩，胸长神经、腋动脉及其分支受到保护。切开覆盖胸部的筋膜进入第一肋骨的肌平面，可以通过手指扣及，助手将手臂朝头端牵拉。(1) 背阔肌；(2) 胸长神经；(3) 胸背动脉；(4) 筋膜；(5) 胸-腋血管吻合；(6) 胸大肌；(7) 脂肪组织；(8) 牵开器。(c) 第一肋骨凸出处用骨膜剥离子暴露。解剖平面为骨膜下。(1) 背阔肌；(2) 第一肋骨；(3) 臂丛神经干部；(4) 锁骨下动脉；(5) 前斜角肌；(6) 锁骨下静脉；(7) 胸大肌；(8) 锁骨下肌。(d) 锁骨下段和前中斜角肌的划分：锁骨下段在保护锁骨下静脉时分开。必须完整分离斜角肌，必须分离双镰状纤维。胸膜的悬吊韧带必须分开，能让胸膜穹顶下落。(1) 背阔肌；(2) 中斜角肌；(3) 臂丛神经干部；(4) 斜角肌双镰状；(5) 锁骨下动脉；(6) 分离的前斜角肌；(7) 椎胸膜韧带；(8) 第一肋骨；(9) 锁骨下肌；(10) 锁骨下静脉。(e) 悬吊综合征：当前斜角肌、肌腱未被分离时，它们形成一个吊索，在唤醒时，会拉近神经血管结构，加重患者症状。(1) 后斜角肌；(2) 中斜角肌；(3) 臂丛神经干部；(4) 锁骨下动脉；(5) 前斜角肌；(6) 锁骨下静脉；(7) 斜角肌双镰状。(f) 第一肋的凹陷和下表面的松解，以及肋间韧带的分开。当此韧带保留时，未切除该韧带可能导致胸$_1$神经根撕脱。(1) 背阔肌；(2) 后斜角肌；(3) 肋间韧带；(4) 第一肋骨；(5) 胸$_1$神经根；(6) 锁骨下动脉；(7) 锁骨下静脉。(g) 第一肋骨后侧面切除术。可以不使用断肋器，但如用有角度的骨切割器则更容易。(1) 第一肋骨；(2) 颈$_8$；(3) 胸$_1$；(4) 下干神经根；(5) 锁骨下动脉。(h) 第一肋骨前部的分离尽可能接近胸骨肋软骨。锁骨下静脉用镊子上的纱布保护。(1) 背阔肌；(2) 第一肋骨；(3) 下干；(4) 锁骨下动脉；(5) 锁骨下静脉。(i) 以 Biover 微爪长显微外科镊子松解臂丛根干部神经。(j) 闭合和引流：在没有气胸的情况下，闭合是用 Redon 引流管完成的。若气胸，则通过第二肋间隙放置的 20 或 24 胸管进行引流。

术后4周可进行一般和职业性活动。

手术并发症。我们在1985—2005年共开展了289例手术:115例颈部入路,38例腋部入路,136例锁骨上下联合入路。2010—2013年,我们进行了104例锁骨上联合胸三角入路,不切除第一肋骨的手术。手术的并发症和技术困难根据使用的手术方法有所不同。迄今发生最多问题的是腋部入路手术。应用联合入路手术改良。

4. 颈部与胸三角入路手术

这种方法非常可靠,同时因为它保持了第一肋和前斜角肌的完整性,对组织破坏较少。唯一的困难是识别胸长神经:在一半的病例中,胸长神经走行于中斜角肌内。应用神经电刺激仪有助于胸长神经识别解剖。在104例手术中,我们发现暂时性的麻痹可以较快恢复。有2例患者因锁骨下肌和Caldani喙锁韧带切除不充分,需要通过胸三角入路再次手术。需要再次手术的神经型卡压综合征并无指征进行第一肋切除。

5. 不切除第一肋的颈部入路手术

尽管已明确摒弃了这种方法,但解释其原因仍然是有必要的。

(1)术中并发症。我们发现术中仅有胸长神经(走行于中斜角肌内)支配的前锯肌出现麻痹。目前在斜角肌切除术中,我们常规使用神经电刺激仪帮助识别胸长神经。

乳糜胸可通过胸腔引流和低脂饮食治疗,一般疗程为15天。

(2)技术困难。在我们的共115例手术中,16例需要二次手术切除第一肋骨。最初这些患者(有1例双侧病变)接受的是前斜角肌切除术,不切除第一肋骨。然而Narakas发现,当切除前斜角肌使得第一肋变得更倾斜时,斜角肌间沟综合征可以发展为肋锁关节综合征。血管蒂向内侧移动,并楔入锁骨和肋骨形成的锐角中。Sunderland也描述了这种并发症。于是我们尝试在切除中斜角肌时保留最内侧的前斜角肌纤维,以使神经血管蒂在肩外展时向后方移位而非向内侧移位。然而这种方法并不能解决所有的症状,尤其是神经症状。对于需二次手术的16例患者,我们使用了Cormier的锁骨上下联合入路手术方法。

6. Cormier锁骨上下入路手术的并发症

在使用Cormier方法手术的136例病例中,2例出现血管并发症;1例既往接受过颈部入路手术的患者发生腋动脉夹层,这可能与锁骨下动脉难以游离解剖、侧支动脉的结扎部与夹层发生处前斜角肌粘连紧密相关。放置支架后可即时恢复远端桡动脉搏动(图11-53)。另一例并发症是锁骨下静脉分支裂伤,需要立即重新探查。在20%的病例中,我们还观察到由于在前斜角肌切除术之前广泛游离膈神经而引起的短暂性膈肌麻痹。

此手术方案存在美观缺陷,胸大肌锁骨部可发生瘢痕和离散的肌肉萎缩。通过改良切口可减少瘢痕的发生(图11-51a、b,11-54)。沿胸锁乳突肌设计一"S"形切口,向外

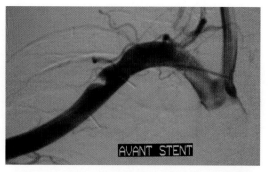

(a)

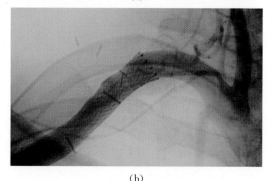

(b)

图11-53 锁骨下动脉解剖

注:(a)锁骨下动脉解剖;(b)插入管腔内支架可立即恢复桡动脉搏动。

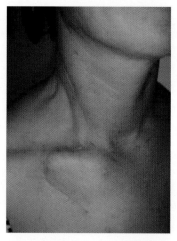

图11-54 手术后3个月上、锁骨处形成瘢痕

侧沿锁骨上缘横行继续做5 cm切口,然后回向内侧到第一肋间隙直至胸肋关节处。这种切口最大限度地减少了缩窄性和肥厚性瘢痕的产生,并有助于外科医生最大限度地避免胸大肌锁骨部的腱断裂。它还有助于充分暴露臂丛神经,在必要的翻修手术中,颈$_5$、颈$_6$神经根充分游离解剖有利于识别膈神经和胸长神经,以及手术探查第一肋后弓的残端。

7. Roos腋部入路手术的并发症

在我们的手术病例中,此手术方法存在大量并发症和技术困难(38例中有28例发生并发症或技术困难,占比

73.6%），13 例为初次采用其他手术方法的翻修手术。

我们没有将气胸归为并发症，因为我们认为胸腔引流较胸膜外引流能使胸膜顶更好地恢复。

（1）锁骨下动脉损伤。锁骨下动脉损伤可导致动脉瘤发生，血栓脱落进入桡动脉，可通过静脉旁路治疗。动脉瘤必须立即处理。Melliere 等报道了 1 例由第一肋引起的双侧锁骨下动脉瘤，最终导致前臂截肢。

锁骨下静脉的损伤也很难治疗。由于手术区域狭小且较深，血管撕裂难以修复，因而经常发生血管狭窄或形成血栓。

（2）膈神经麻痹。我们发现 1 例膈神经麻痹，可能与未充分暴露即进行前斜角肌切除相关。当应用颈部手术入路时，可在前斜角肌表面识别膈神经，随着膈神经向远端向内侧走行，识别变得较为困难。因此，腋部入路手术中膈神经难以识别。

Narakas 报道了 102 例手术中仅 1 例、Batt 等报道 112 例手术中仅 1 例出现膈神经麻痹。大多数文献报道在腋部入路手术病例中此并发症发生率在 0.5%～0.6%。

（3）胸$_1$神经根撕脱。Poitevin 的解剖学发现使这种并发症得到了更好的认识。胸$_1$神经根和臂丛下干一方面紧贴第一肋，另一方面与肋骨-纵隔韧带粘连（图 11-6、11-20、11-21）。完全切除第一肋可导致神经根自髓内撕脱。外科医生必须在肋骨的上表面确认该纤维结构是否存在。神经根的撕脱是不可修复的，患者残余的感觉和运动障碍通常会产生法医学上的问题。

（4）前锯肌瘫痪。前锯肌瘫痪导致翼状肩，患者通常难以忍受。各团队报道的胸长神经损伤发生率各有不同：Woods 报道 100 例中发生 14 例；Sharp 报道 36 例中发生 1 例；Batt 报道 112 例中仅发生 1 例。胸长神经（直径 1 mm）可以完全走行于中斜角肌内。进行中斜角肌部分或完全的切除术都有可能损伤胸长神经。因此必须先用神经电刺激仪识别胸长神经。为补救已经发生的翼状肩，我们目前不再将肩胛骨用阔筋膜固定至胸肋，而是将大圆肌转位到肩胛骨的内侧缘。

（5）臂丛暂时性麻痹所致的灼痛。这是由助手在术中牵拉上肢引起的。助手必须持续牵拉上肢以维持良好的暴露，同时助手自己并不能看到手术视野。肥胖或肌肉发达的患者需要强力牵拉，因而存在神经麻痹、轴突断裂甚至颈$_8$和胸$_1$神经根撕脱的风险。Horowitz 报道了 4 例经腋部入路切除第一肋手术后灼痛发生，其症状与颈$_8$、胸$_1$神经根撕脱相同，表现为严重的神经痛，需要镇痛药和抗抑郁药治疗。需要在整个手术过程中引导助手进行适度牵拉，以避免神经性和缺血性的并发症发生。

我们观察到的 2 例灼痛并发症均发生于肥胖患者，患者有神经失用和轴突断裂的情况超过 1 年。尽管需要强效镇痛药和抗抑郁药治疗，但此并发症是可逆的。

（6）肋间臂神经部分或完全损伤。肋间臂神经部分或完全损伤将导致上臂内侧难以忍受的感觉异常或麻木。脱敏疗法和皮质醇注射并不能改善症状。在我们遇到的 2 例病例中，我们不得不游离切除神经瘤并将神经残端埋入肋间肌肉组织中。为避免此并发症发生，我们将切口设计成凸向腋尖部的椭圆形，以免在手术区域损伤肋间臂神经。

（7）悬吊综合征。当前斜角肌与中斜角肌未分离，反而在第一肋上方附着点的腱鞘内合并时，可发生悬吊综合征。当进行骨膜下剥离时，这条镰状结构将锁骨下动脉、臂丛下干甚至臂丛中干向上牵拉（图 11-52e）。在术后苏醒时，患者可即刻感到疼痛甚至肢体部分缺血。这些可能被误认为是过度焦虑和抑郁的表现，而外科医生则认为手术进展顺利，许多团队因而延迟了翻修手术的时机。翻修手术通过锁骨上入路手术进行。此时解剖较为困难，特别是对于锁骨下动脉而言，锁骨下动脉被斜角肌附着形成的条索结构挤压并抬高。一旦分离并切除这些肌肉，就可以简化臂丛神经的松解。神经外膜纤维化变性常见，需要神经外膜松解减压（图 11-55）。

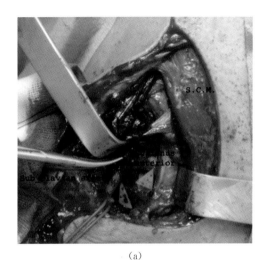

（a）

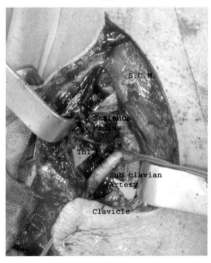

（b）

图 11-55 悬吊综合征

注：（a）悬吊综合征：锁骨下动脉和臂神经丛被前、中斜角肌的联合牵引向上拉动。（b）斜角肌分离和神经血管周围粘连松解显示锁骨下腋动脉的异常上升。有必要行臂丛下干神经松解术。

（8）纤维或肌性结构切除不全。胸膜的悬吊结构（横向肋纵隔韧带、脊椎-纵隔-肋骨韧带、肋间韧带、小斜角肌）可能导致颈$_7$、颈$_8$、胸$_1$神经根或臂丛下干神经炎症状持续存在。腋部手术入路无法充分暴露这些结构，因而可能导致神经炎症状持续。我们通过锁骨上入路进行翻修手术，切除残存的韧带结构并进行神经松解。

（9）前、中斜角肌切除不充分。切除斜角肌不足以保证完全和远期的疗效。第一肋的骨膜下切除可能会产生悬吊条索，将锁骨下动脉、臂丛下干和臂丛中干上抬。前斜角肌和中斜角肌来源的纤维组织再次产生对臂丛神经的挤压，需要进行翻修手术。Roos的腋部手术入路不能为斜角肌切除术提供充分的视野暴露，可能损伤膈神经和胸长神经。

（10）第一肋前弓切除不足。这种并发症尚未得到充分认识，大多数文献都集中关注第一肋后弓的不完全切除（Ursheld，Razzuk）。我们发现5例患者术后出现上肢水肿（2例）和疼痛（5例），需要麻醉镇痛药干预。检测第一肋前弓的残留程度需要多次X线透视。大多数研究者没有意识

到这种残留结构的重要性，因为他们认为已经用肋骨刀在肋软骨交界处进行了完全切除。我们手术切除的第一肋残余前弓均有一个尖锐的斜面，恰好对应所用肋骨刀的倾斜度。该残余骨端与臂丛神经直接接触。

另一方面，对锁骨下静脉和动脉的压迫是由于不完全切除前斜角肌时残留的第一肋抬高。2名等待翻修手术数年的患者在术后几小时内即看到上肢水肿消退（图11-56）。尽管肋骨刀在第一肋切除术中是必需的，但是依然必须使用有角度的骨切割器完成切除。翻修手术通过锁骨上下入路进行，分别处理臂丛神经、动脉和静脉的卡压因素。

（11）严重瘢痕反应诱发的慢性神经炎。由于存在严重的纤维化反应，我们不得不进行3例翻修手术。纤维化反应累及斜角肌和其他韧带结构残余，它们与臂丛下干没有直接接触。这些瘢痕反应可能是由手术或血肿引流不佳引起的。我们的队列研究表明，胸腔引流比在胸膜顶水平的原位引流更易引流血肿。我们认为血肿残余的局部硬化并不太重要。此外，在锁骨上入路手术期间，我们保留了脂肪垫，

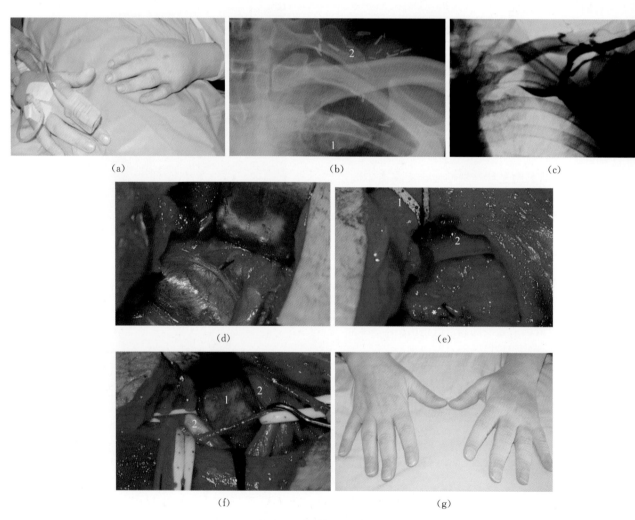

图 11-56　第一肋不完全切除

注：(a) 左上肢因第一肋骨不完全切除而引起灼痛和水肿；(b) X线片显示不完全前弓(1)和后弓(2)切除；(c) 锁骨下间隙压迫锁骨下静脉的静脉造影；(d) 静脉扩张异常主要表现为楔状纤维断裂＊；(e) ＊锁骨牵引后静脉排空(1)和胸锁间隙开放(2)；(f) 残余的后弓(1)钩起臂丛神经(2)；(g) 术后5天，左手水肿显著减轻。

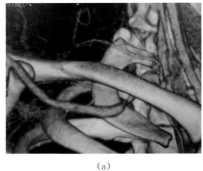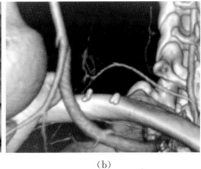

(a)   (b)

图 11-57　锁骨下动脉压迫

注:(a) 一名 39 岁妇女的锁骨下动脉压迫。血管外科医生建议切除第一肋骨,切除并重新吻合狭窄的动脉。(b) 我们将手术局限于颈部和胸三角间隙,斜角肌切断和切除,在胸膜悬吊的凹槽内切除韧带和肌肉结构,以及行肋锁韧带切除术,锁骨上韧带切除术。动脉立即获得再通,脉搏恢复正常。

用于在手术结束时覆盖臂丛,从而为其提供营养辅助。

对以上一系列并发症进行回顾,Roos 腋部入路手术预防复发的标准可归纳为:骨膜外切除第一肋骨;第一肋残端尽可能短;切除所有异常的肌肉腱膜组织;充分止血;缝合伤口前反复冲洗伤口;术后 3 个月内限制肩膀和上肢运动。

(三) 手术适应证与预后

40 年的手术经验使我们现在能够准确地掌握手术的适应证。在考虑进行任何手术之前,我们的患者均接受了特定的康复计划,尤其是针对相关病变进行治疗,例如上肢多发性肌腱病,肩峰撞击和肩锁关节撞击。临床和肌电图评估诊断外周神经卡压综合征,30%~40%存在双重卡压的情况。倾向于在手术治疗 CTCAS 之前先治疗伴发的神经卡压。伴有上行性神经炎的肘部尺神经严重卡压可能与颈$_8$、胸$_1$ 神经根卡压综合征表现相似。应当在周围神经松解术后 2 个月以后观察患者症状以评估 CTCAS 是否存在。我们也像 Narakas 一样发现,一些没有周围神经卡压明显迹象的 CTCAS 患者,经手术治愈 CTCAS 1 年后出现了明显的肘管综合征状。这可能是由于颈$_8$ 和胸$_1$ 的再生轴突在既往已萎缩的结构通道中发生卡压。这些患者担心CTCAS 复发,但是单纯的肘部尺神经松解即可治愈其症状。我们相信这些周围神经卡压综合征与失神经支配和神经再支配相关的神经形态、体积变化有关。

1. 神经型 CTCAS

神经型 CTCAS 主要累及颈$_7$~胸$_1$ 神经根、臂丛下干及锁骨间隙可能压迫的神经束,需要手术治疗,保留前斜角肌和第一肋。中斜角肌切除术,斜角肌间隙内韧带、肌肉和筋膜结构松解及 Sebileau 胸膜间隙内松解可保证颈$_8$、胸$_1$ 神经根和臂丛下干松解减压。需要通过胸三角入路手术探查胸锁间隙,切除锁骨下筋膜和 Caldani 喙锁韧带。当锁骨下动脉-腋动脉上因桥接效应压迫动脉时,需同时进行颈肋的切除。

我们对 104 例病例进行了评估,平均随访时间为 20 个月。平均年龄为 41 岁(19~66 岁),包括 36 名男性和 73 名女性。在半数的病例中,患者病程超过 5 年,并且在最终诊断之前已咨询了 5~6 名医生。值得注意的是,49.5%的患者在治疗其臂丛神经症状之前已因为发生肩峰撞击接受了药物或手术治疗。

(1) 解剖学发现。有几次我们的术前计划是切除第一肋骨,但事实上我们从未发现第一肋骨造成的肋锁间隙的卡压。保留第一肋依然可以在肋锁间隙中进行手指滑动。

在锁骨上入路的 104 例手术中,出现在上胸膜间隙内的纤维肌肉结构及相应的病例数为:肋骨-纵隔肌韧带(26 例);脊椎-肋骨韧带(28 例);脊椎和胸膜韧带(20 例);小斜角肌(10 例)。

在胸大肌三角肌间沟入路手术中,起初我们认为胸小肌是主要的结构,但事实上 104 例中仅有 2 例与胸小肌相关。另一方面,根据 Bonnel 的说法,Caldani 喙锁韧带(Poitevin 描述其为一恒定的结构)可与锁骨下肌的肌筋膜共存(104 例中 88 例)。28 例锁骨下肌因其体积较大被切除。我们未在肱管内发现 Langer 肌。

(2) 功能评估。在 104 例病例中,73 例患者(70%)术后疼痛消失,26 例(25%)疼痛减弱,优良率达 95%。3 例患者术后疼痛再次出现,但无须翻修手术(分别为术后 6、14 和 18 个月)。2 例患者疼痛未缓解,其中 1 例接受了翻修手术。

83 例(80%)患者术后握力较术前提高了 4 kg 以上,21 例患者术后握力无改善。

比较分析:在 104 例手术病例中,6 例为相同方案的双侧手术,平均手术间隔 1 年;9 例对侧既往接受 Cormier 入路切除第一肋和前斜角肌手术。1 例不切除第一肋的手术最终预后不佳。患者两束中斜角肌之间出现了一个悬吊条索,尽管已通过手术将其与第一肋完全剥离。术中不可留下任何一个可能抬高臂丛的结构,当中斜角肌是羽毛型、胸长神经走行于肌内时,操作尤其困难。对其他 8 例患者进行的比较分析显示,新方案的恢复期更短,其中包括 1 例术后血肿患者。在肌力方面未发现客观差异。

2. 静脉型 CTCAS

静脉型 CTCAS 需要精细操作,需要充分暴露肋锁骨区域的解剖结构,尤其是 Caldani 韧带的内侧附着部位。需要完全切除第一肋骨。Cormier 的锁骨上和锁骨下手术入路是较为安全的，因为必须对第一肋骨的前弓进行完全切除，以此剥离卡压静脉的胸肋和锁骨韧带的附着点。锁骨上入路可切除最靠近横突-脊椎关节的第一肋后弓。与 Roos 腋部入路相比，腋静脉-锁骨下静脉的直观暴露更为可靠。

在 Paget-Schröetter 综合征中，目前一致认为应当溶栓治疗腋静脉-锁骨下静脉的血栓形成。静脉造影首先在肩内收时进行，然后将肩外展，以评估是否残留血管狭窄，可通过球囊血管成形术治疗。外部压迫是 Cormier 入路切除第一肋的手术指征。Hawkin 等报告了 30 例平均年龄 29.5 岁的运动员患者应用该方案进行手术治疗。溶栓和切除第一肋手术之间的平均间隔为 3.2 周。经过两年的随访，腋静脉-锁骨下静脉的通畅率达 100%。

3. 动脉型 CTCAS

如果锁骨下动脉-腋动脉的减压没有伴随其他直接手术操作，首选 Roos 的腋部入路。毫无疑问，这是切除第一肋较好的方式。手术需要一个好的助手将上臂向上牵拉，但又不能牵拉过度，以避免轴突断裂导致灼痛症状产生。由于手术区域较深，需要使用头灯照明。腋静脉-锁骨下静脉很容易暴露并牵开保护。但是 Roos 腋部入路并不总能完全切除第一肋的前弓，并且此入路切除前斜角肌并不安全，有一定风险会导致臂丛神经瘢痕纤维化和悬吊综合征发生。

Roos 进行了超过 1 500 例 CTCAS 手术，报道手术后 90%～94% 的患者可治愈或症状显著改善。由于这一统计结果是在 35 年前报道的，未区分 CTCAS 属于神经型、血管型或混合型。神经型 CTCAS 还需要进行功能评估，包括疼痛、肌力和关节活动度。

我们对手术团队的专长和他们的入路选择感到惊讶。血管型团队似乎只知道腋部入路，即使他们必须处理神经型 CTCAS。Freischlag 和她的团队在 161 名因神经型 CTCAS 接受手术治疗的患者中发现腋部入路手术复发率达 14%（23 例）。

他们在任何时候都没有引入其他治疗神经型 CTCAS 的手术方法，但是他们会将患者的高龄、吸烟、病变的年龄、相关的功能障碍等纳入考量。Narakas 也注意到 15% 的腋部入路手术预后不佳。Qvafordt 通过结合腋部和锁骨上手术入路将手术不良后果发生率降至 1%。在我们的研究中，我们观察到腋部入路手术预后不良或早期复发的比例在 13%～15%，因此我们改变了手术入路。

在动脉型 CTCAS 并发血管狭窄或假性动脉瘤的病例中，血管手术将通过 Cormier 的锁骨上和锁骨下入路进行。这种方法的优点是能够客观化所有可能压迫锁骨下血管的锁骨上病因，有时可通过简单的中斜角肌切除术进行动脉减压（图 11-57）。

六、结论

CTCAS 是一种排除性的诊断，要求医生对脊柱、肩关节和外周肌腱病的病理学有很好的了解，因为这些都可能与神经型 CTCAS 的表现混淆。除肌电图外，辅助检查对神经型 CTCAS 几乎没有诊断价值，同时肌电图能帮助诊断是否存在双重卡压，假如存在，则优先治疗周围神经卡压。应当系统开展相应的康复治疗方案，并在年轻患者中持续康复治疗直到其发育结束，先天畸形不属于这一范畴。由于神经型 CTCAS 个体差异大，我们已经证实第一肋切除或前斜角肌切除术都不能获得 95% 的治疗优良率。Cormier 的锁骨上和锁骨下入路是治疗静脉型和动脉型 CTCAS 最安全和便于操作的方法。腋部入路对于治疗单纯动脉型 CTCAS 是合理的，可以最小化瘢痕、较为美观，但其并发症风险高。手术治疗的质量与外科医生的经验密切相关，并且最好由多学科团队共同参与，包括臂丛神经专科医生、胸部血管外科医生、肌电图医生、放射介入科医生和康复治疗师。多学科合作可以对结果进行客观评估，并为治疗方案选择提供灵活性。重要的是在治疗过程中不拘泥于既往的教条理念。Narakas 和 Allieu 已关注并报道 CTCAS 中斜角肌的作用。Stallworth 早在 1977 年就提出了一个现在看来恰恰正确的问题：治疗 CTCAS 是否必须切除第一肋骨？

（翻译：陈希、江烨、周英杰、李深茜）

（审校：劳杰）

参考文献

1. Atasoy E. Combined surgical treatment of thoracic outlet syndrome: transaxillary first rib resection and transcervical scalenectomy. *Hand Clin.* 2004, 20: 71 - 82.

2. Blandin J. Traité d'Anatomie topographique des regions du corps humain. Auger-Méquignon, Paris, France. 1826.

3. Borrelly J, Merle M. Nouvelle approche thérapeutique chirurgicale des syndromes neurogéniques du défilé thoraco-cervico-axillaire. 《Paix à la première côte》 À propos d'une série homogène et continue de 104 cas (juillet 2010 - mai 2013), *Chirurgie Thoracique et Cardio-Vasculaire* 2014, 18(3): 143 - 148.

4. Bourgery JM. Traité complet d'Anatomie de Homme. T. I, Delaunay, Baillet, Paris, France. 1866.

5. Caix M, Outrequin G, et al. Un cas d'arc axillaiare de Langer. *CR Assoc Anat*, 1967: 1423 - 424.

6. Caldani Leopoldo Marco Antonio Iconum anatomicarum explicatio: *Ossa*, Volume 1. Venice, 1802

7. Cordier-Devos, Le dôme pleural. Aspect endothoracique. Ann Anat Pathol. 1938, 15: 465 - 488

8. Cormier F, Brun JP, Marzelle J, Fichele JM, Cormier JM. Syndrome du défilé thoraco-brachial. *Actualités d'Angéiologie*. 1994, 19: 62 - 69.

9. Cruveilhier J. Traité d'Anatomie descriptive. 4 ed. 1862. I. Asselin, Paris, France.

10. Delmas A. L'orifice supérieur du thorax. Etude morphogénétique de ses éléments constitutifs osseux et fibreux. *Thèse* Médecine. Montpellier. 1938.

11. Falconer MA, Li WP. Resection of the first ribin costoclavicular compression of the brachial plexus. *Lancet* 19962:59 – 63.

12. Fernández LL. Compresiones vásculo-nerviosas supraclaviculares. Técnica de la exploración quirúrgica. *Pr. Med. Arg.* 1957,44: 871 – 878.

13. Gerard G. Manuel d'anatomie humaine. Steinheil, Paris, France. 1912.

14. Green RM, Waldman D, Ouriel K, Riggs P, DeWeese JA. Claviculectomy for subclavian venous repair: long-term functional results. *J Vasc Surg.* 2000,32:315 – 21.

15. Gruber W. Ueber die Halsrippen des Menschen mit vergleichenden anatomischen Bemerkungen. *Mem Acad Imper Sciences*, Saint-Petersbourg, 1869:12

16. Henle J. Handbuch der systematischen Anatomie des Menschen (Handbuch der Muskellehre), 2° ed. Vieweg und Sohn. Braunschweig, Deutschland. 1872.

17. Leblanc G. L'appareil musculo-fibreux du septum cervico-thoracique et le petit scalène. *Ann. Anat Pathol*, 1937,14:809 – 830

18. Merle M, Borrelly J, Villani F, Parra L. Bilan de la chirurgie des défilés cervico-thoraco-axillaire, *e-mémoires de l'Académie Nationale de Chirurgie*, 2011,10 (1):84 – 94

19. Molina JE. Operative technique of first rib resection via subclavicular approach. *Vascular Surgery* 1993:27:667 – 72.

20. Ockert B, Braunstein V, Sprecher C et al Attachment sites of the coracoclavicular ligaments are characterized by fibrocartilage differentiation: a study on human cadaveric tissue. *Scand JMed Sci Sports.* 2010. 22,(1):12 – 17

21. Orts-Llorca F. anatomía Humana. Científico Médica, Barcelona, 1970

22. Paturet G. Traité d'Anatomie humaine. T. I y II. Masson, Paris, France. 1951.

23. Poirier P, et Gharpt A. Traité d'Anatomie humaine. T. I, 4° ed, Masson. Paris, France. 1926

24. Poitevin L. Los desfiladeros tóraco-cérvico-braquiales. Investigaciones anatómicas, dinámicas y radiológicas. Aplicaciones clínicas. *Tesis de Doctorado*, Universidad de Buenos Aires, 1986. II, 334 – 335.

25. Poitevin L. Proximal compressions of the upper limb neurovascular bundle. An anatomic research study. *Hand Clinics.* 1988. Vol4. Nro. 4:575 – 584.

26. Poitevin L. Compressions à la confluence cervico-brachiale. En: Tubiana R. Traité de Chirurgie de la Main. Masson, Paris, 1991. Volume 4:368 – 369.

27. Poitevin L. Proximal compressions of the upper limb neurovascular bundle. The Hand. Tubiana R. WB Saunders Volume Ⅳ Chapter 20:338 – 339,1993

28. Qvarfordt PG, Ehrenfeld WK, Stoney RJ. Supraclavicular radical scalenectomy and transaxilary first rib resection for the thoracic outlet syndrome. *Am J Surg.* 1984,148:11 – 116.

29. Roos DB. Transaxillary approach for the first rib resection to relieve thoracic outlet syndrome. *Ann Surg.* 1966,163:354.

30. Rosati LM, Lord JW. Neurovascular cojmprssion syndomes of the shoulder girdle p. XX. Grune and Stratton, New York, 1961.

31. Rouvière H. Anatomie Humaine, 2a edition. Masson, Paris, France. 1927.

32. Sanders RJ, Pearce WH. The treatment of thoracic outlet syndrome: a comparison of different operations. *J Vasc Surg.* 1989,10:626 – 634.

33. Sébileau P. L'appareil suspenseur de la plèvre. Bull Soc Anat Paris. LXVI 1891:410 – 445

34. Souteyrand-Boulanger. Les formations fibreuses et les ligaments du triangle clavi-coraco-pectoral chez les primates. *Mammalia*, 1966, 30:645 – 666.

35. Stimec, et al. Medial coraco-clavicular ligament revisted: an anatomic study and review of the literature. *Arch Orthop Trauma surg.* 2012 Aug;132(8):1071 – 5

36. Telford ED, Mottershead S. Pressure at the cervicobrachial juncture. *J Bone Jt Surg* 1948,30b:249 – 265.

37. Testut L, Latarjet A. Tratado de Anatomía Humana, 9a ed, T I, Salvat, Barcelona. 1965.

38. Todd TW. The descent of the shoulder after birth. *Anat Anz*, 1912,41:385.

39. Truffert P, Le cou. Anatomie topographique. Les aponévroses. Les loges. Arnette. Paris. 1922.

40. Urschel HC JF, Patel AN. Surgery Remains the Most Effective Treatment for Paget-Schroetter Syndrome:50 Years' Experience, Ann Thorac Surg. 2008,86:254 – 60.

41. Vallois HV. Le ligament coraco-claviculaire interne. *C. R. Ass. Anat.*, 18e réunion, Lyon:1923:485 – 490.

42. Vallois, HV, Thomas L. Les formations fibreuses du triangle clavipectoral. *Arch Anato Hist Embr.* 1924,3:363 – 396.

43. Wright IS. The neurovascular syndrome produced by hyperabduction of the arm. *Am Heart J*, 1945,29:1 – 8.

44. Zancolli E. A. Sindrome del pectoral menor. *Bol y Tr. Soc. Arg. Ortop y Traum.* 1963,28:482.

45. Adson AW, Coffey JR, Cervical Rib. A method of anterior approach for relief of symptoms by division of the scalenus anticus. *Ann Surg* 1927;85:839 – 857.

46. Adson AW. Surgical treatment for symptoms produced by cervical rib and the scalenus anticus muscle. *Surg Gynecol Obstet* 1947;85: 687 – 700.

47. Aligne C, Barral X. La rééducation des syndromes de la traversée thoracobrachiale. *Ann Chir Vasc* 1992;64:381 – 389.

48. Allieu Y, Benichou M, Touchais S, Desbonnet P, Lussiez B. Les formes neurologiques du syndrome du hile du membre supérieur: le rôle du scalène moyen. *Ann Chir Main* 1991;10,4:308 – 312.

49. Aziz S, Straehley CJ, Whelan JT. Effort-related axillosubclavian vein thrombosis a new theory of pathogenesis and a plea for direct surgical intervention. *Am J Surg* 1986;152:57 – 61.

50. Batt M, Griffet J, Scotti L, Le Bas P. Le syndrome de la traversée cervicobrachiale. À propos de 112 cas: vers une attitude tactique plus nuancée. *J Chir* 1983;120:687 – 691.

51. Bonnel F. Traumatic paralysis of the brachial plexus in the adult. Ⅲ. Internal histophysiologic configuration. *Rev Chir Orthop Reparatrice Appar Mot.* 1977;63(1):35 – 8.

52. Bonnel F. Les muscles du membre supérieur: nouvelle anatomie-biomécanique-chirurgie-rééducation. Paris Sauramps 2011.

53. Borrelly J, Merle M, Hubert J, Grosdidier G, Wack B. Compression du plexus brachial par pseudarthrose de la première côte. *Ann Chir Main* 1984;3:266 – 268.

54. Borrelly J, Merle M. Nouvelle approche thérapeutique chirurgicale des syndromes neurogéniques du défilé thoraco-cervico-axillaire. 《Paix à la première côte》 À propos d'une série homogène et continue de 104 cas (juillet 2010 – mai 2013). *Chir Thor Card-Vasc*. 2014;3:143 – 148

55. Bramwell E. Lesions of the first dorsal nerve root. *Rev Neurol Neurosurg Psychiatry* 1903;1:236.

56. Brickner WM. Brachial plexus pressure by the normal first rib. *Ann Surg* 1927;85:858 – 872.

57. Brudon JR, Brudon F, Bady B, Descotes J. Intérêt des potentiels évoqués somesthésiques dans les syndromes de la traversée thoracobrachiale. *J Mal Vasc* 1989;14:303 – 306.

58. Carlier A. Le syndrome de la traversée cervico-thoraco brachiale: une lourde hérédité anatomique. *e-Mémoires de l'ANC*, 2008, vol. 7(3),049 – 055

59. Chang DC, Lidor AO, Matsen SL, Freischlag JA. Reported in-hospital complications following rib resections for neurogenic thoracic outlet syndrome. Ann Vasc Surg. 2007;5:564 – 570

60. Clerc A, Didier R, Robbie J. Anomalie de la première côte gauche. *Bulletin de l'Académie de médecine* Paris, 1917,3ᵉ série, tome LXXVII.

61. Cooper A. On exostosis. In: A. Cooper, B. Cooper, B. Travers, *Surgical Essays*. James Webster, Philadelphie, 2ᵉ éd. , 1821.

62. Cormier F, Brun JP, Marzelle J, Fichele JM, Cormier JM. Syndrome du défilé thoraco-brachial. *Actualités d'angéiologie* 1994;19 – 4:62 – 69.

63. Dale WA. Thoracic outlet compression syndrome. *Arch Surg* 1982;117:1437 – 1445

64. Elvey RL. The investigation of arm pain: In Grieve GP, editor. Modern manuel therapy of the vertebral column. Edimbourgh: Churchill Livingstone;1986. P. 530 – 535

65. Falconer MA, Weddell G. Costoclavicular compression of the subclavian artery and vein. *Lancet* 1943;30:539 – 543.

66. Gaupp E. Über die Bewegungen des menschlichen schulterguertels und der ätiologie der sogenannten narkosenlaehmungen. *Zentr F Chir* 1894;21:793 – 795.

67. Gilroy J, Meyer JS. Compression of the subclavian artery as a cause of ischemic brachial neuropathy. Brain 1963;86:733 – 745

68. Grüber W. Ueber die Halsrippen des Menschen mit vergleichenden anatomischen Bemerkungen. *Mem Acad Imper Sciences Saint-Pétersbourg* 1869;12.

69. Harvey W. *Exercitatio anatomica de motu cordis et sanguinis in animalibus* (1627). Trad. Angl. de C. D. Leake. C. Thomas, Springfield,1970,5ᵉ éd. , p. 36.

70. Hawkins AT, Schaumeler MJ, Smith AD, de Vos MS, HO KJ, Semel ME, Nguyen LL. Concurrent venography during first resection and scalenectomy for venous thoracic outlet syndrome is safe and efficient. *J Vasc Surg Venous Lymphat Disord*. 2015;3:290 – 294.

71. Horovitz SH. Brachial Plexus Injuries with causalgia resulting from transaxillary rib resection. *Arch Surg* 1985;120:1189 – 1191.

72. Kenny RA, Traynor GB, Withigton D, Keagan D. Thoracic outlet syndrome: A useful exercice treatment option. *Am J Surg* 1993;165:282 – 284.

73. Kieffer E. *Les Syndromes de la traversée thoracobrachiale*. AERCV, Paris, 1989.

74. Laulan J. Thoracic outlet syndromes. The so-called "neurogenic types". *Hand Surg Rehabil*. 2016 Jun;35(3):155 – 164.

75. Leriche R. Les syndromes du défilé costoclaviculaire, l'insomnie par douleur du bras dans l'horizontale. *Presse Méd* 1941;64:825 – 826.

76. Lum YW, Brooke BS, Likes K, Modi M, Grunebach H, Christo PJ, and Freischlag JA. Impact of anterior scalene lidocaine blocks on predicting surgical succes in older patients with neurogenic thoracic outlet syndrome. *J Vasc Surg* 2012;55:1370 – 1375

77. Machleder HI, Moll F, Verity MA. The anterior scalene muscle in thoracic outlet compression syndrome. *Arch Surg* 1986; 121:1141 – 1144.

78. Martinez NS. Posterior first rib resection for total thoracic outlet decompression syndrome. *Contemp Surg* 1979;15:13 – 21.

79. Marty FL, Corcia P, Alexandre J, Laulan J. Formes déficitaires de syndrome de la traversée thoraco-brachiale: Etude rétrospective de 30 cas consécutifs. *Chir Main* 2012;31:244 – 249.

80. Maxwell-Armstrong CA, Noorpuri BS, Haque SA, Baker DM, Lamerton AJ. Long term results of surgical decompression of thoracic outlet compression syndrome. *J R Coll Surg Edimb* 2001;46:35 – 38.

81. Mayo H. Exostosis of the first rib with strong pulsations of the subclavian artery. *London Med Phys J* 1835;11:40.

82. Melliere D, Becquemin JP, Etienne G. Les complications de la chirurgie des défilés thoraco-cervico-braciaiux. *J Chir* 1985;122:151 – 157.

83. Mercier CL, Huguet JF. *Les Syndromes vasculaires de la traversée thoraco-brachiale*. Masson, Paris, 1976.

84. Merle M, Borrelly J. Le traitement des formes neurologiques du syndrome du défilé cervico-axillaire par voie de Roos. *Chirurgie* 1987;113:188 – 194.

85. Merle M. Les syndromes de la traversée cervico-thoraco-brachiale. In: *Cahier d'enseignement de la Société française de chirurgie de la main*. Expansion scientifique française, Paris, 1995, p. 29 – 47.

86. Merle M, Borrelly J. Complications de la chirurgie du défilé cervico-thoraco-axillaire. *Chirurgie* 2002;3:23 – 28.

87. Merle M, Borrelly J, Villani F, Parra L. Bilan de la chirurgie des défilés cervico-thoraco-axillaires. *e-mémoire de l'Académie Nationale de Chirurgie* 2011;10 (1):084 – 094

88. Morley J. Brachial pressure neuritis due to a normal first thoracic rib: its diagnosis and treatment by excision of rib. *Clin J* 1913;13:461 – 463.

89. Murphy JB. The clinical significance of cervical ribs. *Surg Gynecol Obstet* 1906;3:514 – 520.

90. Murphy T. Brachial neuritis from pressure of the first rib. *Aust Med J* 1910;15:582 – 584.

91. Naffziger HL, Grant WT. Neuritis of the brachial plexus mechanical in origin. The scalenus syndrome. *Surg Gynecol Obstet* 1938;67;722 – 730.

92. Narakas AO. Revue critique du traitement conservateur et chirurgical du syndrome de la traversée thoraco-cervico-brachiale. *Revue médicale de la Suisse romande* 1989;109;557 – 571.

93. Narakas AO. Syndrome de la traversée thoracocervicobrachiale. In: R. Tubiana, *Traité de chirurgie de la main*. Masson, Paris, 1991, vol. 4, p. 378 – 418.

94. Narakas AO. The role of thoracic outlet syndrome in the double crush syndrome. *Annals of Hand and Upperlimb Surgery* 1990;9 – 5;331 – 340.

95. Nichols HM. Anatomical structures of the thoracic outlet. *Clin Orthop* 1986;207;13 – 20.

96. Novak CB. Physical therapy management of musicians with thoracic outlet syndrome. *J Hand Ther* 1992;5;73 – 79.

97. Novak CB, Collins ED, Mackinnon SE. Outcome following conservative management of thoracic outlet syndrome. *J Hand Surg* 1995;20;542 – 548.

98. Paget J. *Clinical Lectures and Essays*. Longman-Green and Co., Londres-New York, 1875.

99. Peet RM, Henriksen JD, Anderson PT, Martin GM. Thoracic outlet syndrome: Evaluation of a therapeutic exercice program. *Mayo Clinic Proc* 1956;31;281 – 287.

100. Poitevin LA. Compressions à la confluence cervicobrachiale. In: R. Tubiana, *Traité de chirurgie de la main*. Masson, Paris, 1991, vol. 4, p. 362 – 378.

101. Poitevin LA. *Étude des défilés thoraco-cervico-brachiaux: étude anatomique, dynamique et radiologique*. Thèse de Médecine, Paris, 1980.

102. Poitevin LA. Les défilés thoraco-cervico-brachiaux. *Mem Lab Anat* Paris, 1980;42;1 – 207.

103. Puusepp L. Kompression des plexus brachialis durch di normale1. Brustrippe. *Folia Neuropath Eston* 1931, II, p. 93 – 95.

104. Qvarfordt PG, Ehrenfeld WK, Stoney RJ. Supraclavicular radical scalenectomy and transaxillary first rib resection for the thoracic outlet syndrome. *Am J Surg* 1984;148;111 – 115.

105. Rochlin DH, Likes KC, Gilson MM, Christo PJ, Freischlag JA. Management of unresolved, recurrent, and/or controlateral neurogenic symtoms in patients following first resection and scalenectomy. *J Vasc Surg* 2012;56;1061 – 1068

106. Romain M, Nougaret C, Pellegrin R, Brunon A, Dupuy S. Technologie de rééducation appliquée au syndrome de la traversée cervico-thoraco-brachiale. In: M. Romain, C. Leblond, Ch. Herisson, *Le Syndrome de la traversée cervico-thoraco-brachiale*. Sauramps, Montpellier, 2003, p. 97 – 105.

107. Roos DB. Trans axillary approach for first rib resection to relieve thoracic outlet syndrome. *Ann surg* 1966;163;354 – 358.

108. Roos DB. New concepts of thoracic outlet syndrome which explain etiology, symptoms, diagnosis and treatment. *Vasc Surg* 1979;13;313 – 321.

109. Roos DB. The place of scalenectomy and first rib resection in thoracic outlet syndrome. *Surgery* 1982;92;1077 – 1083.

110. Roos DB. Thoracic outlet syndromes: Update 1987. *Am J Surg* 1987;154;568 – 573.

111. Roos DB. The thoracic outlet syndrome is underradet. *Arch Neurol* 1990;47;327 – 328.

112. Roos DB. Récidives postopératoires des syndromes de la traversée thoraco-brachiale. In: E. Kieffer, *Les Syndromes de la traversée thoracobrachiale*. AERCV, Paris, 1989, p. 317 – 328.

113. Sällström J, Celegin Z. Physiotherapy in patients with thoracic outlet syndrome. *VASA* 1983;12;257 – 261.

114. Sanders RJ. Scalenectomy versus first rib resection for thoracic outlet syndrome. *Surgery* 1979;85;109 – 121.

115. Sanders RJ, Haug CE. Thoracic outlet syndrome: a common sequelae of neck injuries. Philadelphia: Lippincott;1991. p77

116. Sanders RJ, Hammond SL, Rao NM. Diagnosis of thiracic outlet syndrome. *J Vasc Surg* 2007;46;601 – 604

117. Schrötter L. von Erkrankungen der Gefäse. In: *Nothnagel's Handbuch der Pathologie und Therapie*. Holder, Vienne, 1884.

118. Sebileau P. *Démonstrations d'anatomie*. G. Steinheil, Paris, 1892.

119. Serror O. Medial antebrachial cutaneous nerveconduction study, a new tool to demonstrate mild lower brachial plexus lesions. A report of 16 cases. *Clin Neurophysiol* 2004;115;2316 – 2322

120. Sharp WJ, Nowak LR, Zamani T, Kresowik TF, Hoballah JJ, Ballinger BA, Corson JD. Long-term follow-up and patient satisfaction after surgery for thoracic outlet syndrome. *Ann Vasc Surg* 2001;15;32 – 36.

121. Smith KF. The thoracic outlet syndrome: a protocol of treatment. *J Orthop Sports Phys Ther* 1979;1;89 – 99.

122. Stallworth JM, Quin GJ, Aiken AF. Is rib resection necessary for relief of thoracic outlet syndrome? *Ann Surg*. 1977;5;581 – 592

123. Swank RL, Simeone EA. The scalenus anticus syndrome. *Arch Neurol Psychiatry* 1944;51;432 – 445.

124. Ursheld HC, Razzuk MA, The failes operation for thoracic outled syndrome: The difficulty of diagnosi and mangement. *Ann Thorac Surg* 1986;42;523 – 528.

125. Ward AS, Cormier JM. Thoracic outlet syndrome and upper limb revascularisation In: *Operative Techniques in Arterial Surgery*. MTP Press Limited, Lancaster UK 1986, p. 283 – 303.

126. Weber AE, Criado E. Relevance of bone anomalies in patients with thoracic outlet syndrome. *Annals of vascular Surgery*. 2014;4;924 – 932.

127. Wilbourn AJ. The thoracic outlet syndrome is overdiagnosed. *Arch Neurol* 1990;47;328 – 330.

128. Willshire WH. Superary first rib. *Lancet* 1860, p. 633 – 634.

129. Wright IS. The neurovascular syndrome produced by hyperabduction of the arms. *Am Heart J* 1945;29;1 – 19.

130. Wood VE, Tvito R, Verska JM. Thoracic outlet syndrome. The results on first rib resection in 100 patients. *Orthop Clin North Am* 1988;19;131 – 146.

131. Wood VE, Biondi J, Linda L. Double crush nerve compression in thoracic outlet syndrome. *J Bone Joint Surg* 1990;72A;85 – 87.

132. Woods WW. Personal experiences with surgical treatment os 250 cases of cervicobrachial neurovascular compression syndrome.

第十二章　尺神经卡压

第一节　肘部周围卡压——肘管综合征

从 19 世纪起,大家逐渐清晰认识到尺神经在解剖上的缺陷。虽然 Earle 早在 1816 年就首次提出尺神经非创伤性卡压的病理概念,但他认为根本的病因仍是创伤。Mouchet 提出的分类方法曾被广泛认可:根据病程将尺神经损伤分为原发性、继发性和迟发性。其中迟发性尺神经麻痹这个术语沿用至今,用于描述肱骨外侧髁骨折引起的尺神经卡压症状。直至 1957 年,Osborne 才首次描述了尺侧腕屈肌两个头之间存在束带,并能导致肘部尺神经卡压。

目前认为尺神经卡压已是发病率仅次于腕管综合征的常见神经卡压性疾病。然而,外科医生对于该病的病理生理机制及治疗方法尚未达成共识,大量不同的研究显示解剖因素、机械因素及血管因素均可能导致症状发生。

继发性卡压主要由尺神经周围的结构发生病理改变导致,例如肘关节来源的骨赘及腱鞘囊肿、粉碎性骨折和肿瘤等。肱骨骨折是罕见的病因,但对于儿童并不罕见,因为肱骨髁上骨折会损伤尺神经。必须注意两种医源性病因:止血带麻痹和臂内侧筋膜室综合征。

一、尺神经的解剖

尺神经是臂丛内侧束的终末支。从起始部至上臂中 1/3,尺神经在腋动脉及肱动脉内侧走行,后与尺侧上副动脉伴行穿内侧肌间隔至后方。在该区域,尺神经位于内侧肌间隔的后方、肱三头肌内侧头前方。在成人肱骨内上髁近端大约 8 cm 的位置,Struthers 弓跨过尺神经,这是起自肱三头肌内侧头至内侧肌间隔的筋膜带。

尺神经从肱骨内上髁的后方走行进入肘管(图 12-1),随后穿过尺侧腕屈肌两个头,位于尺侧腕屈肌和指深屈肌之间。其在此发出运动支至尺侧腕屈肌两个头及指深屈肌内侧半。在前臂远端,尺神经走行于尺侧腕屈肌腱和指浅屈肌腱之间(图 12-2)。

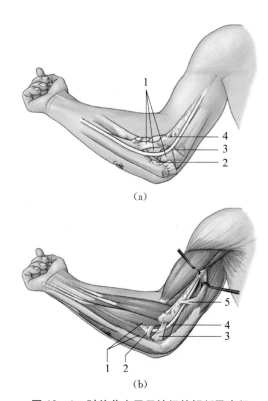

（a）

（b）

图 12-1　肘关节水平尺神经的解剖及走行

注:(a) 关节囊和韧带结构组成肘管的底部。(1)内侧副韧带;(2)肘管支持带的止点;(3)尺神经;(4)内侧肌间隔。(b) 包围尺神经的结构。(1)尺侧腕屈肌;(2)尺侧腕屈肌腱膜;(3)肘管支持带;(4)尺神经;(5)Struthers 弓。

二、尺神经的血供

尺神经由尺动脉的分支供血。神经血供包括内外两套系统(图 12-3),内部供血系统的小动脉来自尺侧副血管和尺侧后副动脉,其不组成中央血管,而是在神经内部由纵行小动脉组成血管丛。

在肘部,尺神经的血供来自尺侧上、下副动脉及尺侧后副动脉,这组成了外部系统。在肘管内,尺侧后副动脉返支

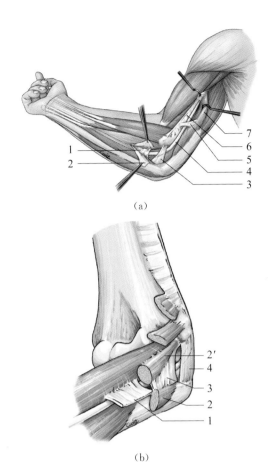

(a)

(b)

图 12-2　尺神经的解剖和走行

注:(a) 尺侧腕屈肌腱膜的远端,尺神经走行于深屈肌群和旋前肌腱膜的下方。(1)深屈肌群和旋前肌腱膜;(2)尺侧腕屈肌腱膜;(3)肘管支持带;(4)尺神经;(5)Struthers弓;(6)内侧肌间隔;(7)肱三头肌。(b) 深屈肌群和旋前肌腱膜。(1)深屈肌群和旋前肌腱膜;(2,2′)尺侧腕屈肌;(3)尺侧腕屈肌腱膜;(4)肘管支持带。

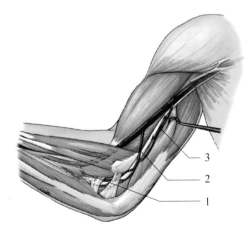

图 12-3　尺神经内部血管分布(有3条动脉来源)

注:(1)尺侧后动脉返支;(2)尺侧下副动脉;(3)尺侧上副动脉。

与尺侧下副动脉吻合,增加了尺神经血供。

神经受压或者手术中长时间制动会中断血液循环,可能导致轴突缺血性损伤。在采用灵长类动物为模型的研究中,尺神经前置后会出现持续4～7天的短暂性脑缺血发作。

三、原发性尺神经卡压的发病机制

人体中没有一条神经像尺神经这样在走行过程中遇到那么多生理受压点,这条不利的路线即从上臂前部至后部再到前臂前部。尺神经经常被拉伸、压迫,并且在肱骨内上髁滑车后方滑动,这里恰是其最易受损伤的部位。Apfelberg和Larson充分描述了尺神经在该部位的机械形变,包括在尸体解剖研究中肘管是如何变窄的,以及在肘关节屈曲过程中尺神经是如何因肘管支持带的拉伸被压平的,这些都导致了尺神经发生卡压,甚至可能从尺神经沟内被挤出。他们还描述了肱三头肌内侧头参与挤压尺神经进入由内侧肌间隔和肘管支持带形成的夹角中,这也是发病因素之一。因此,很多学者认为尺神经从前方走行更符合生理原则,这个概念正是所有卡压综合征中手术改变神经走行的理论基础。Gelberman等也认为肘关节屈曲会增加神经内的压力,减少肘管的容量。

肘关节屈曲的活动范围较大,换言之,关节轴线远端和近端的骨性突起(肱骨内上髁和尺骨鹰嘴)之间的距离可以变得很大。屈肘动作也改变了肘管支持带骨性附着点的软组织结构。因此,尺神经在肘关节屈曲时受到严重的形变外力。

简言之,导致肘部尺神经病变的因素可以分为两类:对神经纵向牵拉的力和从外部压迫的力(这些作用力在屈肘时会同时产生)。

(一) 神经受到纵向牵拉

尺神经起自臂丛神经内侧束并纵向走行,随后发出肌支到尺侧腕屈肌和指深屈肌,最后在腕部形成终末支。

肘关节屈曲过程中,从肱骨内上髁至尺骨鹰嘴的距离增加了。尺神经由肘关节近端的起始部和肘关节远端的尺侧腕屈肌支固定,对此只能以有限的神经滑动抵消部分神经牵拉作用,而剩下的牵拉力则导致神经被拉长,最终向内侧移位以避开肱骨内上髁,这在尺神经半脱位的患者中常见。Wilgis等报道了肘关节屈曲时尺神经的纵向滑动距离大约为肘上1.0 cm、肘下0.6 cm。Schuind等表明肘关节屈曲时尺神经在肘管近侧区域被拉长18%。Lister指出引起摩擦的异常神经滑动及神经纵向弹性的降低会导致尺神经不能顺利适应屈肘姿势,这可能是导致肘部尺神经原发卡压性神经病变的重要病理因素。

(二) 神经受到外部压力

尺神经虽然受到许多横跨神经的纤维结构的限制,但是和骨性结构相接壤的部位只有两个:肘管和Guyon管。关于卡压的部位和造成卡压的横行纤维结构的命名在很多文献中容易混淆。对此,Amadio提出了一组实用且易理解的名词,包括Struthers弓、内侧肌间隔、肘管支持带、尺侧腕屈肌束带、深屈肌群-旋前肌腱膜。

1. Struthers 弓

Struthers 于 1854 年描述了 9 种手部肌腹-肌腱弓。其中 8 种和正中神经有关,1 种和尺神经有关。这是在 68% 成年人上臂肱骨内上髁近端 8 cm 发现的一纤维结构,由上臂增厚的深筋膜形成。尺神经和尺侧上副动脉从该结构下穿过,可能导致尺神经在上臂受到机械卡压,松解手术时应常规探查该结构。

2. 内侧肌间隔

内侧肌间隔并不影响正常尺神经,但是当神经位置改变或者半脱位时,该结构可以变成继发性限位因素。

3. 肘管

肘管是肱骨内上髁后方狭窄的纤维骨性通道,该概念在 1958 年由 Feindel 和 Stratford 首次提出。肘管底部由肘关节囊和内侧副韧带覆盖的肱骨内上髁和尺骨近端的横行部分组成。这些结构不会造成尺神经卡压。

而肘管顶部由肘管支持带近端和尺侧腕屈肌腱膜远端组成,这两个结构形成 Osborne 束带,由 Osborne 于 1957 年首次提出。这条纤维组织桥接了尺侧腕屈肌的两个头,直接覆盖在尺神经表面,一头固定在内上髁,活动的一头固定于尺骨鹰嘴,伸肘时变松,屈肘时变紧,从而压迫下方的神经。

O'Driscoll 和 Horii 在该部位做了深入的解剖研究后创造了“肘管支持带”这个名词,以命名肘管顶部的横行纤维束带,即造成神经动态卡压的主要因素。该结构可能是肘肌的残余,因为他们注意到该结构和构成肘管顶部远端部分的尺侧腕屈肌腱膜互相独立。尺侧腕屈肌腱膜的纤维走行是纵向的,而肘管支持带由较厚的横行纤维构成,伸展在肱骨内上髁和尺骨鹰嘴之间。正如 Apfelberg 和 Larson 所认为的,在屈肘时两个止点分开,使管道从圆形变成扁三角形,导致通道横截面积减少 55%。

4. 屈肌和旋前肌腱膜

虽然 Amadio 和 Beckenbaugh、Inserra 和 Spinner 首先提出屈肌-旋前肌腱膜是“常见的腱膜”,但其在尺侧腕屈肌肱骨头和屈肌旋前肌群内侧部分之间并非连续性筋膜连接。Degeorges 和 Masquelet 通过尸体研究发现该束带仅在 45.8% 的病例中很明显。

四、诊断

尺神经卡压患者会表现出一系列症状,从手及前臂尺侧的持续疼痛到晚期的爪形手畸形。在早期,症状可能是一过性地沿着手尺侧、小指和环指的感觉异常,并在肘关节屈曲姿势时加重。这些症状进一步发展就会影响运动功能,包括握笔困难、用钥匙不灵活,对于亚洲人来说甚至影响使用筷子,因为这很大程度上依赖手内肌的功能。患者有时会忽略早期的症状,直到晚期发生严重改变时才发现,比如虎口处凹陷、掌骨间由于骨间肌萎缩出现沟状改变,以及尺侧手指发生爪形手畸形。在护理不周及晚期的尺神经

麻痹患者手上还可观察到营养性改变及感觉丧失手指的皮肤溃疡。

解剖学差异能解释更近端的原因导致的卡压,即胸廓出口综合征和颈神经根卡压,尤其是出现双侧症状时。手外科医生若是先入为主地将尺神经卡压归因于解剖是不对的,不能忽视神经疾病的可能性,比如运动神经元疾病、麻风病、糖尿病性周围神经病及中枢神经系统损伤等。排除其他会导致手尺侧感觉障碍及手内肌废用无力的病理原因是临床检查的重要环节。

一旦确认尺神经损伤的解剖基础存在,病因可以被分为原发性和继发性两类(表 12-1)。

表 12-1 尺神经卡压的病因

分类		病因
原发性		过度使用肘关节后发生的进行性神经退行性病变
继发性	创伤性	神经挫伤
		肱骨远端骨折
		肱骨远端骨折不愈合
		持续性压迫:昏迷
		医源性:止血带
	非创伤性	骨赘:骨关节炎
		滑膜炎:类风湿关节炎
		骨软骨瘤病
		软组织肿瘤
		神经肿瘤:神经鞘瘤
		异常肌肉组织:肱三头肌,肘肌

(一)临床检查

整个上肢包括肩部、颈部均需检查。对于严重神经卡压病例,爪形手、骨间肌沟及虎口凹陷均显而易见。肘部明显的内翻或外翻畸形、肿块、瘢痕都须注意。有必要检查颈部、肩部及腋部以排除近端的神经卡压因素。

感觉检查较容易。用笔标出感觉丧失的区域有助于分辨是周围尺神经卡压还是颈$_8$～胸$_1$神经根损伤。即检查比较尺神经感觉支配区域(前臂尺侧缘、手部包括手背)感觉丧失和胸$_1$皮节(仅为前臂内侧)感觉丧失。

神经运动功能的检查相对复杂。尺神经在上肢支配 18 块肌肉,因此大约有 20 种神经运动功能检查。鉴于选择繁多,且有些检查结果难以观察或难以引出,很难形成一种系统的运动功能检查方法。我们将尺神经的运动功能分成 4 个功能区,每个区域选择一个代表性的检查。这 4 个区域依次是:前臂肌群、小鱼际肌、指骨间肌和第一骨间背侧肌。在 Guyon 管内的尺神经深支损伤仅仅会影响后两个区域的功能。

1. 前臂肌群

Pollock 征可评估指深屈肌活动环小指的肌力。指深屈肌可以很容易地独立检查。这些肌肉有时可能肌力正常,因为该运动支有时在肘管近端即分出(图 12-4a)。

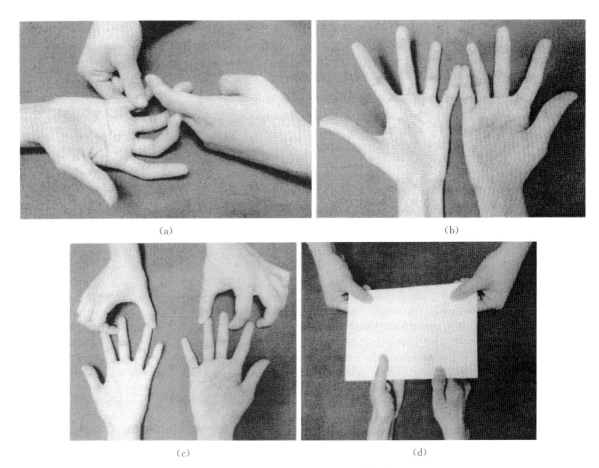

(a)　　　　　　　　　　　　　　(b)

(c)　　　　　　　　　　　　　　(d)

图 12 - 4　尺神经卡压的临床检查

注:(a) Pollock 征,远指间关节不能屈曲是由尺神经支配的指深屈肌尺侧半麻痹导致的。(b) 和正常右手相比,左小指展肌肌力减退,该患者双手外展小指相互用力推。画点区域为感觉丧失分布区。(c) Pitres-Testut 征:正常手可以通过掌指关节外展内收中指。(d) Froment 征是指当患者尝试用力内收拇指时,拇指指间关节明显屈曲。

2. 小鱼际肌

要求患者用力外展双手小指,并相互用力推小指尺侧,对比双手小指展肌肌力。外展肌力大的一侧会将肌力弱的那侧推向内收(图 12 - 4b)。

3. 骨间肌

Pitres-Testut 征用于检查骨间肌肌力减退,患者不能通过掌指关节外展内收中指。这还可以用于半定量检查,即要求患者用中指和环指夹挤检查者的手指,并进行双手比较(图 12 - 4c)。

4. 拇收肌和第一背侧骨间肌肌力减退

Froment 征主要检查尺神经手部终末支,阳性提示第一骨间背侧肌肌力减退。当患者尝试用力内收拇指时,拇指指间关节明显屈曲(图 12 - 4d)。

(二) 激发试验

当没有明确的尺神经病变的症状体征时,尤其当症状为一过性或者姿势相关性时,激发试验用于定位原发性卡压的位置。

屈肘试验类似于 Phalen 试验。当肘关节完全屈曲时症状被引出,表明神经卡压在肘管。另一个试验类似于腕管卡压试验(联合压力激发试验),即屈曲肘关节并压迫尺神经 30 秒,这是肘管综合征最敏感且最特异的激发试验。

Tinel 征在卡压部位可以被引出,神经原发性和继发性卡压均可表现为阳性。明显的 Tinel 征不仅可以定位卡压位置,还能依据位置不同分辨不同类型的神经病理改变。例如,肱骨内上髁远端 3~4 cm 处 Tinel 征阳性可排除肘管内卡压,且表明可能是远端好发的病理改变导致,如腱鞘囊肿。可以将其理解为电生理检查中的微移试验在临床中的同等概念。Tinel 征阳性的敏感度达 70%,60 秒以上的屈肘试验的敏感度达 75%。屈肘联合压力激发试验的敏感度达 98%。

(三) 严重程度评估

神经卡压的严重程度可用 McGowan 分类法分类。一般轻度卡压主要导致间歇性感觉症状。主观的运动肌力减退或者动作不灵活提示中度卡压。当出现客观的肌力减退或肌肉萎缩则提示重度或者长期慢性的卡压。

五、辅助检查

临床检查用于诊断尺神经卡压,而辅助检查用于精确定位卡压部位、卡压原因,并定量卡压严重程度。

肘关节 X 线须作为常规检查,以排除陈旧性骨折、畸形、骨赘及肘关节附近骨肿瘤。怀疑近端卡压的患者还需摄颈部 X 线,以发现能导致臂丛神经根部或束支部卡压的颈肋或骨赘。

高分辨率超声是一种无创、安全、可靠的检查,能显示尺神经在肘部的情况,在诊断肘管综合征时也是神经传导速度检测有价值的辅助检查。Wiesler 等发现肘管综合征患者与无肘管综合征人群肘管内尺神经横截面积存在显著差异。正常尺神经横截面积为 0.065 cm²,而肘管综合征患者的增粗至平均 0.19 cm²。超声检查的另一个优势为可以可靠地诊断神经半脱位,且能指导治疗方案。无半脱位的神经可以安全地采用松解术减压,而有半脱位的神经则需前置术治疗。

超声检查还能诊断来自肘关节的腱鞘囊肿或其他临床检查时不明显的小肿块。当怀疑有肿块时,采用 MRI 检查特异性的解剖结构。当怀疑颈部神经根卡压时,有必要行颈椎 MRI 检查。

有症状的患者的神经传导速度可能还是正常的,这不能排除尺神经卡压的可能。神经传导速度有助于定位卡压的位置,并排除神经系统疾病导致的神经病变。神经传导速度小于 50 m/s 或者与健侧相比降低 10 m/s 以上都提示肘管综合征。微移试验能更精确地定位神经卡压的位置,有助于确定手术方案。若发现一个不寻常的卡压点,则需要考虑寻找具体的神经外部病灶,比如肿瘤或者腱鞘囊肿。

肌电图检查用于定位失神经支配的肌肉。定位不同的肌群有助于分辨周围神经卡压和神经根部卡压。肌电图显示第一背侧骨间肌失神经支配提示尺神经轴索变性。而伴随拇短展肌的肌电图异常则提示下干损伤或者胸廓出口卡压。

六、原发性尺神经卡压的手术治疗

原发性尺神经卡压的治疗方法取决于患者症状的持续时间和严重程度。对于轻度或者仅有一过性感觉异常的患者,症状持续时间较短,采用简单的治疗措施即可,包括改变活动方式,防止长时间屈曲或反复屈伸肘关节,均可有效缓解症状。戴 6 周防止肘关节屈曲的支具也是有效的,但最近的研究显示夜间佩戴支具及神经滑动练习相较于单纯避免激惹尺神经的治疗方法并不影响预后。患者接受非手术治疗期间必须严密观察。Dellon 的研究表明,在仅有症状的病例中,保守治疗有效率达

89%。超过 2~3 个月症状并未改善或加重则必须行手术减压治疗。

原发性尺神经卡压多由一系列解剖和生物力学因素造成。虽然手术方法繁多,但对于术式的选择和疗效尚未真正达成共识。手术包括卡压位置的定位及该部位的手术松解。涉及的操作有肘管支持带、Struthers 弓及内侧肌间隔的松解。在单纯松解的基础上,我们还提倡神经前置,并使神经保持在新的位置,尽量减少神经周围瘢痕形成。

治疗方式的选择受到 1989 年 Dellon 发表的荟萃分析的影响。根据这篇文章,几乎 100% 的轻度卡压患者在接受 5 种常见术式的任何一种后都能取得很好的疗效。尺神经肌下前置术对于中度卡压患者来说效果最好、复发最少,而对重度卡压患者来说疗效最差、复发率最高。这篇荟萃分析主要的缺点在于无法对纳入的研究进行标准化后的精确比较。作者也承认基于该分析并不能建立有统计学意义的指导依据。

尽管该文章结论模糊,受其影响,改变神经位置也成了松解手术的标准步骤。改变神经位置的术式会显著增加手术并发症发生率,因为切口变大,有损伤神经血供的风险,可能损伤尺侧腕屈肌支,大范围移动肌肉和长时间术后康复过程,以及之后可能发生的神经周围瘢痕形成,还没有确切证据表明其对预后有积极影响。即使如此,外科医生仍放弃了原来单纯神经原位松解的术式。

之后发表的文献一直支持原位松解术式的疗效,尤其是一篇 2007 年由 Zlowodzki 发表的随机对照试验荟萃分析,比较了神经前置术和单纯松解术,结果显示两者预后没有显著差异。2008 年,Chung 循证分析了肘管综合征手术治疗,认为神经原位松解是有效的。这些研究及很多作者发表的个人经验重新建立了单纯松解作为肘管综合征标准术式的理念,有特殊指征时才采用神经前置术。我们也认为前置术不应该作为肘管综合征的首选手术治疗方法。

(一) 神经单纯松解(原位松解)

神经单纯松解采用肱骨内上髁远端的斜行切口(图 12-5)。应小心避开前臂内侧皮神经。在直视下切开肘管支持带和尺侧腕屈肌处筋膜(图 12-6)。接着显露屈肌群-旋前肌腱膜并切开(图 12-7~12-9)。将尺神经留在原位,不对其周围进行解剖,以保留覆盖的软组织及血供。由于皮肤的伸缩性,近端可以一直解剖至 Struthers 弓。该术式在局部麻醉下即可完成。神经原位松解最大的优点在于操作技术简单,神经内外生理性血供得以保留。相较于改变神经位置的术式,原位松解术手术范围小,切口小,患者术后恢复周期更短。

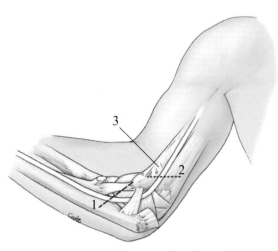

图 12-5　单纯松解手术方式

注:(1)基本切口就在肱骨内上髁以远处;(2)辅助切口用于解剖内侧肌间隔(3)。

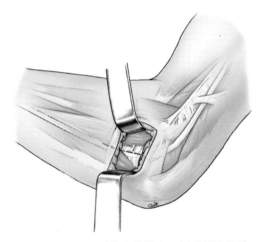

图 12-6　切开肘管支持带和尺侧腕屈肌筋膜

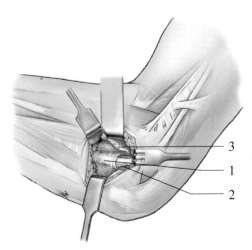

图 12-7　切开屈肌群和旋前肌腱膜

注:(1)屈肌群和旋前肌腱膜;(2)尺神经;(3)切开的肘管支持带和尺侧腕屈肌腱膜。

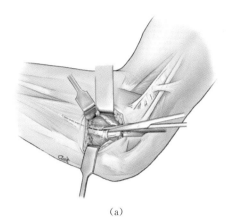

(a)

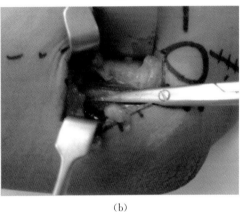

(b)

图 12-8　切开屈肌群-旋前肌腱膜以游离神经 5～6 cm

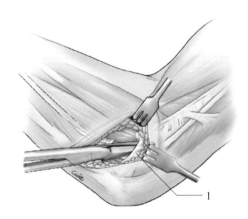

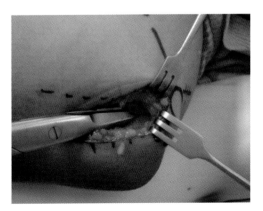

图 12-9　用钝头梅奥剪刀切开肘管支持带

251

（二）内镜下神经松解术

内镜下尺神经肘部松解于 1995 年由 Tsai 等首次报道。随后不断有关于该技术改良的报道。该术式采用位于尺神经沟处的小切口，通常为 1.5～3.5 cm，该术野下可以进行神经原位松解。Yoshida 和 Hoffmann 的研究证明了采用内窥镜技术的神经原位松解术在缓解症状方面的疗效。最近的研究显示该技术相较于开放神经松解术的优越性，尤其是在术后疼痛方面。

（三）内上髁切除术

内上髁切除术最早于 1950 年由 King 和 Morgan 提出，通过肘管底及内上髁部分切除以减轻对神经的压迫。该技术的支持者认为这能使神经前置而不破坏血供（图 12-10）。于肘管中央行 5 cm 长的切口，应避免前部切口，否则容易导致内上髁部位的瘢痕。于内上髁肘管支持带止点的位置将支持带松解，以便制造尺骨鹰嘴处的皮瓣。在前方解剖游离前臂屈肌总起点，并切开内上髁的骨膜，随后提起。只有 20%～40% 的内上髁切除术需要用骨凿，并用牵开器保护神经。肌肉的起点在伸肘位时在神经下方重新缝回肱骨，支持带放于神经和残余的内上髁之间。术后制动并非必须。

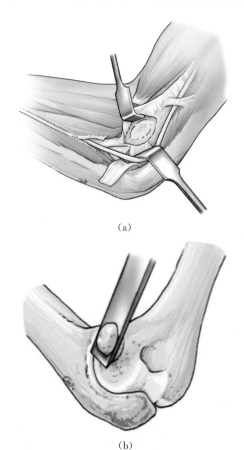

(a)

(b)

图 12-10　内上髁切除术

注：用骨凿将骨膜从内上髁剥离，仅切除 20%～40% 以保存尺侧副韧带，神经用牵开器保护。

如果过多切除内上髁，主要的并发症为肘外翻不稳，导致内侧副韧带分离。O'Driscoll 等观察到如果切除超过 19% 的内上髁会损伤副韧带。Tada 等建议内上髁完全切除后进行副韧带修复。从技术角度看，术中很难判断内上髁切除量，同样很难估计内侧副韧带损伤程度，肘外翻不稳都是术后才发现的。

（四）神经前置术

所有神经前置术都需在肘部游离尺神经并保留其纵向血供，再将其转位至肘前方。改变尺神经的走行至屈肘轴线的前方能降低神经张力，且使其移位到一个受运动影响更小的地方。1898 年，Curtis 首次提出皮下前置术。其现今的改良形式为，将神经前置到皮下层面，并用一个筋膜瓣固定在新的位置。1942 年，Learmonth 第一次行肌下前置术，该术式的理论基础在于肌肉可以给神经提供一个合适的组织床。这个术式将神经大范围游离，分离并抬高前臂屈肌旋前肌群，并将神经置于其下方，随后修复肌群。术后需要制动肘关节 10 天，随后行活动肘关节的康复治疗。1958 年，Adson 提出肌内前置术，该术式为在前臂屈肌旋前肌群内制造一沟后将神经置于此。该方法曾因可能会导致神经周围瘢痕形成而受到反对，尽管有些作者常规行该术式并取得了满意疗效。

尺神经皮下前置术从来不是首选术式，除非神经有半脱位或者有类似肘外翻等病理改变导致神经走行异常。我们将该方法作为单纯神经松解失败后的保留手段。手术入路必须足够长（大约 10 cm），以便充分游离神经的远端和近端，避免神经移位后扭转（图 12-11）。须保护好前臂内侧皮神经，切开 Struthers 弓、内侧肌间隔、肘管支持带、尺侧腕屈肌筋膜及屈肌旋前肌腱膜。可牺牲尺神经关节支，但是尺侧腕屈肌支必须保留。需解剖近端的肌内分支至多 7 cm 以便充分松解神经（图 12-13）。神经包括其伴行动脉需整体前置，这样可以减轻术后缺血的影响，尤其必须保留尺侧下副动脉（图 12-11）。

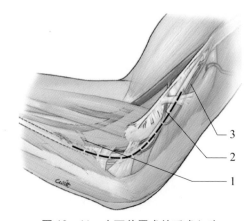

图 12-11　皮下前置术的手术入路

注：(1)尺侧后动脉返支；(2)尺侧下副动脉；(3)尺侧上副动脉。

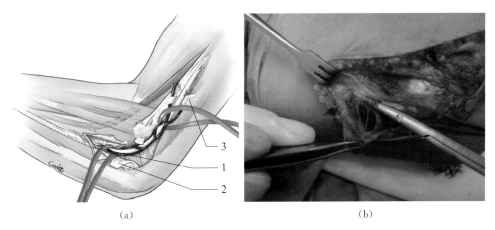

（a）　　　　　　　　　　　　　　（b）

图 12 - 12　尺神经皮下前置术

注：切口必须足够长，以便充分松解所有需要游离的结构，三条血管：（1）尺侧后动脉返支，（2）尺侧下副动脉，（3）尺侧上副动脉需保留，并和神经一起移位。

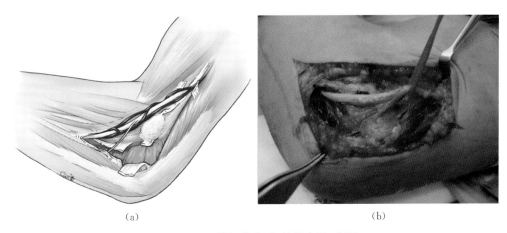

（a）　　　　　　　　　　　　　　（b）

图 12 - 13　神经游离后，纱带牵引，前置

神经松解后前置于屈肌总起点，后如 Eaton 所述，用覆盖这些肌肉的深筋膜制作一筋膜瓣缝于皮下来固定神经于新的位置（图 12 - 12～12 - 14）。筋膜瓣固定神经的同时能避免卡压的风险。术后长臂支具固定患肢两周，但并不限制患者使用该手臂，以防肘关节僵硬。

七、总结

尺神经肘部卡压的手术方法仍存在争议。强有力的证据表明，对绝大多数患者来说，原位神经松解和范围更广的前置术疗效相当。内镜下手术能达到有效松解并且术后康复相对无痛。神经前置术的适应证有限，比如合并尺神经半脱位、长时间的严重卡压和单纯松解后复发等。

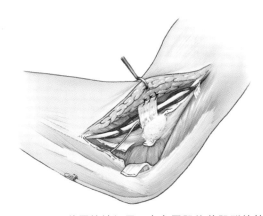

图 12 - 14　前置的神经用一来自屈肌旋前肌群的筋膜瓣固定

注：蒂部位于内上髁，筋膜瓣缝于皮下形成一吊索样结构。

第二节　腕部卡压——腕尺管综合征

Guyon 管是一根狭窄的通道，尺神经从前臂走行至手　掌时从中穿过。1871 年，Felix Guyon 首次报道了该区域的解剖研究。事实上这是纤维和腱膜组织组成的空间结构,与肘管相比它并没有严格的边界。因此该结构用"canal"来描述比"tunnel"更合适,而法语的"loge"意思是一个隔间或空间,可能更贴切。

尺神经在腕部的卡压并非如在肘部那样由关节活动带来压迫,而通常直接由解剖因素造成,包括肌肉变异、重复创伤或者包块性病灶,其中腱鞘囊肿是最常见的病因。

一、Guyon 管的解剖

尺神经与尺动脉伴行于尺侧腕屈肌下方,在前臂远端 1/3 处发出手背支后穿过 Guyon 管进入手掌部(图 12 -

15a)。

1996 年,Cobb 等做了更详细的研究,弄清了 Guyon 管的解剖。他称 Guyon 管为"腕部尺侧血管神经间隙",且认为 Guyon 的原始描述和他的研究相符合。理解该解剖结构的关键在于理解这是一个横截面为三角形的空间,其顶边和桡侧边相汇合,形成三角形的上界。顶边和桡侧边的近端由前臂筋膜组成,中段为脂肪组织,远端为掌短肌(图 12 - 15c)。钩骨并没有形成桡侧边界,而是位于管道底边之下。尺侧边界近端为豌豆骨,在远端通过小鱼际肌与顶部汇合。底边由腕横支持带、豆钩韧带和小鱼际肌组成。钩骨钩部在腕横支持带下方参与组成部分底边,这解释了小鱼际撞击综合征的机制。

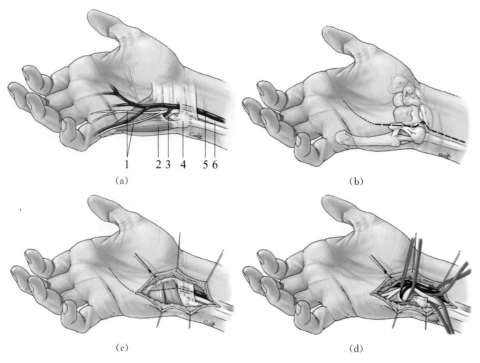

图 12 - 15　Guyon 管内尺神经卡压

注:(a) 腕部尺神经的解剖。(1)尺神经感觉支;(2)小指展肌;(3)尺神经运动支;(4)豌豆骨;(5)尺动脉;(6)尺神经。(b) 经典入路为尺侧腕屈肌的尺侧,于屈腕的皱褶处行切口,虚线表示切口的延伸,当小鱼际撞击综合征探查时,还需一个旁路移植。(c) 在神经血管蒂的轴线上,前臂筋膜及掌短肌的上方,打开 Guyon 管。(d) 动脉用橡皮条牵开,确认尺神经分支。当仅有尺神经运动支受损时,有必要切开小指屈肌起点的腱弓。

尺神经在 Guyon 管的远端分成运动支和感觉支。两者在掌背侧和尺桡侧平面分开。感觉支在掌短肌远侧下方离开 Guyon 管,在运动支的掌尺侧。运动支也在掌短肌远侧深面离开 Guyon 管,并进入小指屈肌和小指展肌间隙,或者走行于小指屈肌近端起始部的深面。

Gross 和 Gelberman 将神经的走行分成 3 个区。Ⅰ区为尺神经分叉处以近,Ⅱ区和Ⅲ区平行。Ⅱ区包含尺神经运动支,Ⅲ区为感觉支。Guyon 管的细分让我们可以根据临床发现,即主要症状到底是运动性还是感觉性,来更精确地定位 Guyon 管内的卡压部位。

二、病因

尺神经腕部卡压可以由 Guyon 管内的肿瘤或组织肿胀、尺动脉病变、解剖变异、骨折、腕关节或桡尺关节炎引起。小鱼际区域也是手部的承重区域,重体力劳动者该部位会被反复冲击和压迫。

尺神经 Guyon 管内卡压最常见的病因是腱鞘囊肿。导致何种综合征取决于神经受卡压的区域。Brooks 观察到如果腱鞘囊肿来自豌豆骨钩骨韧带以近,会引起运动感觉混合症状,而如果来自豌豆骨钩骨韧带以远,则感觉和小鱼际肌不受影响。这些观察与Ⅰ区卡压(运动与感觉)及Ⅱ区卡压(远端运动)症状相符。

神经附近的骨折创伤,比如钩骨、豌豆骨,或第四、五掌骨基底骨折,可直接导致 Guyon 管内的尺神经卡压。1934年,Rosen 首次提出一种特殊的病症,即小鱼际撞击综合征,由直接撞击将尺动脉压迫于钩骨钩部后,尺动脉血栓形成导致。这会造成手指缺血及急性尺神经卡压症状。Gross 等报道,16%的腕尺管综合征归因于解剖变异,包括肌肉异常、尺神经走行异常及腕骨异常。

尺神经卡压也发现与腕管综合征有关。观察表明腕横韧带松解后,尺神经会同时被减压,随后多数患者症状会减轻,无须再单独松解 Guyon 管。关节疾病,如骨关节炎、类风湿关节炎并发水肿和滑膜增生,也会导致 Guyon 管内尺神经卡压。

三、临床检查

临床检查的目的在于确定卡压的部位,找到病因,评价严重程度及是否需要干预。

感觉症状包括小指和环指尺侧的感觉异常或感觉丧失。手背的感觉不受影响。感觉丧失的范围需要描画,最好使用 Semmes Weinstein 细丝检查,并记录静止两点分辨觉。这提供了客观的临床指标以评价治疗效果。异常的两点分辨觉提示严重卡压,需要早期进行干预。

运动症状由手内肌肌力减退导致,影响包括写字、捡拾物品及操作小物件在内的日常活动,患者会自述动作笨拙。很多临床体征可以用来诊断手内肌肌力减退。

小指持续外展状态表明小指内收肌肌力减退,该外展是由小指的外在伸肌动作不平衡造成的,称为 Wartenberg 征。Froment 征是指用力内收拇指时拇指指间关节屈曲。拇长屈肌代偿了拇收肌和第一骨间背侧肌肌力减退。患者无法完成指腹对指腹,则通过指尖对指腹来代偿。对于晚期及严重的卡压,手内肌完全麻痹会导致明显的爪形手及掌骨间明显的沟壑。Jeanne 征是指拇短屈肌麻痹导致拇指掌指关节过伸,这是一个晚期的体征,也导致爪形手表现。

应注意可见或可触及的肿块,并注意寻找任何部位的压痛,尤其是钩骨钩部,这可能提示近期创伤。通过问诊来排除可能导致小鱼际区域反复受创的职业因素或爱好。外科医生还需全面查看患者档案,并主动设法排除自身免疫性疾病,如类风湿关节炎或糖尿病导致周围神经病症。

四、辅助检查

神经传导速度检查用以确认卡压部位,并评估卡压严重程度。X 线检查对排除钩骨及附近关节的病变是必要的。Guyon 管的高分辨超声简单且便宜,对临床上隐匿的肿块,如腱鞘囊肿、肿瘤或血管损伤导致的神经卡压,都能提供直观的神经影像。当超声检查发现肿块时,通常需行 MRI 检查来确定手术计划。

五、治疗

早期的原发性神经卡压,在排除特殊病变导致卡压后,建议非手术治疗,方法包括腕关节制动、服用抗炎药、停止进行可能与小鱼际区域反复受创有关的职业活动和兴趣爱好。需要严密监视治疗效果,如果保守治疗没有效果则需要手术干预。在原发性神经卡压的早期,手术干预的时机没有严格的规定。保守治疗 6 周后症状未减轻可作为一个较为随意的标准。如果患者表现出两点分辨觉异常、手内肌肌力减退,手术干预迫在眉睫。肿块导致的神经卡压则是行肿块切除加神经松解的明确指征。

Guyon 管松解术的手术目的是尺神经减压,并寻找、去除任何 Guyon 管内的病变。尺侧腕屈肌远端、豌豆骨、钩骨钩都是定位 Guyon 管的标志。在 Guyon 管上方行"Z"形切口,并延伸至前臂远端尺侧腕屈肌的尺侧(图 12-15b)。

找到尺神经、尺动脉,于近端皮条牵引后向远端追踪,按顺序切开形成管顶部的结构,包括前臂筋膜、掌短肌纤维、小鱼际纤维组织(图 12-15c)。牵开运动支和感觉支继续向深层解剖。任何肿块、骨赘、异常肌肉、炎性的滑膜组织均需切除(图 12-15、12-16)。当尺神经深支受损时,进入手掌处跨过其上的纤维弓必须探查并切开。

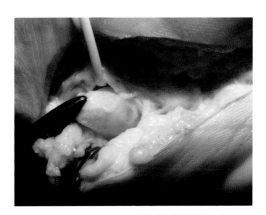

图 12-16　Guyon 管内滑膜囊肿切除

六、总结

尺神经 Guyon 管处的卡压不如肘部卡压常见,并且病因繁多,多数是因存在腱鞘囊肿或者其他特殊病症导致的,而不是活动后解剖结构的改变造成的。由于这些差异,手术探查和松解在治疗中相比保守方法更重要。

(翻译:江烨、于虎、刘宇洲、彭蔚骢)

(审校:庄永青)

参考文献

1. Adson AW.（1918）The surgical treatment of progressive ulnar

paralysis. Minn Med 2:455 – 460.

2. Al-Qattan MM, Murray KA. (1991) The arcade of Struthers: an anatomical study. J Hand Surg 16B:311 – 314.

3. Amadio PC. (1986) Anatomical basis fortechnique of ulnar transposition. Surg Radiol Anat 8:158.

4. Amadio PC, Beckenbaugh R. (1986) Entrapment of the ulnar nerve by the deep flexor-pronator aponeurosis. J Hand Surg 11A: 83 – 87.

5. Apfelberg DB, Larson SJ. (1973) Dynamic anatomy of the ulnar nerve at the elbow. Plast Reconstr Surg 51:76 – 81.

6. Broca and Mouchet. (1899) A Rev. de Chir. June, xix.

7. Brooks DM. (1963) Nerve compression syndromes. J Bone Joint Surg 45B:445 – 446.

8. Buehler MJ, Thayer DT. (1988) The elbow flexion test: a clinical test for the cubital tunnel syndrome. Clin Orthop 233:213 – 216.

9. Bultmann C, Hoffmann R. (2009) Endoscopic decompression of the ulnar nerve in cubital tunnel syndrome. Oper Orthop Traumatol 21(2):193 – 205 [German].

10. Chung KC. (2008) Treatment of ulnar nerve compression at the elbow. J Hand Surg Am 33A:1625 – 1627.

11. Cobb TK, Carmichael SW. Cooney WP(1996) J Hand Surg Am 21 (5):861 – 869.

12. Curtis BF. (1898) Traumatic ulnar neuritis, transplantation of the nerve. J Nerv Ment Dis 25:480.

13. Degeorges R, Masquelet AC. (2002) The cubital tunnel: anatomical study of its distal part. Surg Radiol Anat 24:169 – 176.

14. Dellon L, Hament W, Gittelshon A. (1993) Nonoperative management of cubital tunnel syndrome: an 8-year prospective study. Neurology 43:1673.

15. Dellon AL. (1989) Review of treatment results for unar nerve entrapment at the elbow. /Hand Surg 14A:688 – 700.

16. Eversmann WW. (1988) Entrapment and compression neuropathies: ulnar nerve entrapment at the elbow. In: DP Green (ed.), Operative Hand Surgery, 3rd ed. Churchill Livingston, New York, pp. 1356 – 1365.

17. Feindel W, Stratford J. (1958) The role of the cubital tunnel in tardy ulnar palsy. Can J Surg 1:287 – 300.

18. Gelberman RH, Yamaguchi K, Hollstien SB, et al. (1998) Changes in interstitial pressure and cross-sectional area of the cubital tunnel and of the ulnar nerve with flexion of the elbow. An experimental study in human cadavera. /Bone Joint Surg Am 80: 492 – 501.

19. Gross MS, Gelberman RH. (1985) The anatomy of the distal ulnar tunnel. Clin Orthop 196:238.

20. Guyon F. (1861) Note sur une disposition anatomique propre ala face anterieure du poignet et non decrite. Bull Soc Anat Paris 6: 184 – 186.

21. Earle H. (1816) Cases and observations, illstrating the influence of nervous system in regulating animal heat. Medico-Chirurgical Transactions 7:173 – 194.

22. Hiburn JW. (1996) General principles and use of electrodi-agnostic studies in carpal and cubital tunnel syndromes. Hand Clin 12:205 – 221.

23. Iuserra S, Spnner M. (1986) An anatomic factor significant in transposition of the ulnar nerve. J Hand Surg 11A:80 – 82.

24. King T. (1950) The treatment of traumatic ulnar neuritis: mobilization of ulnar nerve at the elbow by removal of the medial epicondyle and adjacent bone. Aust N Z J Surg 20(1):33 – 42.

25. Kuschner S, Gelberman RH. (1988) UInar nerve compres sion at the wrist. J Hand Surg 13A:577 – 580.

26. Learmonth JR. (1942) A technique for transplanting the ulnar nerve. Surg Gynaecol Obstet 75:792 – 793.

27. Lister G. (1977) The Hand Diagnosis and Treatment. Churchill Livingstone, Edinburgh, London, New York, pp. 93 – 116.

28. McGowan AJ. (1950) The results of transposition of the ulnar nerve for traumatic ulnar neuritis. J Bone Joint Surg 32B: 293 – 301.

29. Novak CB, Lee GW, Mackinnon SE, et al. (1994) Provocative testing for cubital tunnel syndrome. J Hand Surg 19A:817 – 820.

30. O'Driscoll SW, Horii E, Carmichael SW, Morrey BF. (1991) The cubital tunnel and ulnar neuropathy. J Bone Joint Surg 73B(4): 613 – 617.

31. O'Driscoll SW, Morrey BF, An KN. (1992) Origin of the medial ulnar collateral ligament. J Hand Surg 17A:164 – 168.

32. Ogata K, Manske PR, Lesker PA. (1985) The effect of surgical dissection on regional blood flow to the ulnar nerve in the cubital tunnel. Clin Orthop 193:195 – 198.

33. Ogata K, Shimon S, Owen J, Manske PR. (1991) Effects of compression and devascularisation on ulnar nerve function. A quantitative study of regional blood flow and nerve con-duction in monkeys. J Hand Surg 16B:104 – 108.

34. Osborne GV. (1957) The surgical treatment of tardy ulnar neuritis. J Bone Joint Surg 39B:782.

35. Osterman AL, Davis CA. (1996) Subcutaneous transposition of the ulnar nerve for treatment of cubital tunnel syndrome. Hand Clin 12:421 – 433.

36. Richmond JC, Southmayd WW. (1982) Superficial anterior transposition of the ulnar nerve at the elbow for ulnar neuritis. Clin Orthop 164:42 – 44.

37. Ryan GM, Jensen C, Duke J. (1992) Elbow flexion test in normal population. J Hand Surg 17A:86 – 89.

38. Scelsa SN. (2000) Syringomyelia presenting as ulnar neuropathy at the elbow. Clin Neurophysiol 111(9):1527 – 1530.

39. Schuind FA, Goldschmidt D, Bastin C, Burny F. (1995) A biomechanical study of the ulnar nerve at the elbow. J Hand Surg 20B:623 – 627.

40. Silver MA, Gelberman RH, Gellman H, et al. (1985) Carpal tunnel syndrome, associated abnormalities in ulnar nerve function and effect of carpal tunnel release on these abnor-malities. J Hand Surg 10A:170.

41. Smith DC, Mitchell DA, Peterson GW, et al. (1989) Medial brachial fascial compartment syndrome: anatomic basis of neuropathy after transaxillary arteriography. Radiology 173(1): 149 – 154.

42. Struthers J. (1854) On some points in the abnormal anatomy of the arm. Br foreign Med Chir Rev 12:523 – 533.

43. Svernlov, et al. （2009） Conservative treatment of the cubital tunnel syndrome. J Hand Surg 34B:201－207.

44. Tada H，Hirayama T，Katsuki M，Habaguchi T. （1997） Long term result using a modified King's method for cubital tunnel syndrome. Clin Orthop 336:107－110.

45. Taylor AR. （1974） UInar nerve compression at the wrist in rheumatoid arthritis. J Bone Joint Surg 56B:142.

46. Tomaino MW，Brach PJ，Vansickle DP. （2001） The rationale for and efficacy of surgical intervention for electrodiagnostic-negative cubital tunnel syndrome. J Hand Surg 26A:1077－1081

47. Tsai TM，Tsuruta T，Syed SA，Kimura H. （1995） Anew technique for endoscopic carpal tunnel decompression J Hand Surg 20B(4):465－469.

48. Tubiana R，Thomine JM，MackinE. （1998） Examination of the Hand and Wrist. 22nd ed. Martin Dunitz Ltd，London，p. 261.

49. Waugh RP，Pellegrini VD. （2007） UInar tunnel syndrome. Hand Clin 23:301－310.

50. Wiesler ER，Chloros GD. Cartwright MS. （2006） Ultrasound in the diagnosis of ulnar neuropathy at the cubital tunnel. J Hand Surg 31A:1088－1093.

51. Wilgis EF，Murphy R. （1986） The significance of longitudinal excursion in peripheral nerves. Hand Clin2:761－766.

52. Yamaguchi K，Sweet FA. Bindra R，Gelberman RH. （1999） The extraneural and intraneural arterial anatomy of the ulnar nerve at the elbow. J Shoulder Elbow Surg 8:17－21.

53. Yoshida A，Okutsu I，Hamanaka I. （2009） Endoscopic anatomical nerve observation and minimally invasive management of cubital tunnel syndrome. J Hand Surg 34B:115－120.

54. Zlowodzki M. Chan S，Bhandari M，et al （2007） Anterior transposition compared with simple decompression for treat-ment or cubital unnel syndrome. A meta-analysis of randomized，controlled trials. J Bone Joint Surg 89A:2591－2598.

第十三章　正中神经卡压

第一节　肘部正中神经卡压

尽管正中神经卡压更多地发生在腕管内,但将位于上臂远1/3至前臂间的近端区域神经卡压鉴别出来是十分重要的,虽然后者的发生率较前者小100倍。

一、正中神经的解剖

正中神经由来自颈$_6$、颈$_7$、颈$_8$和胸$_1$神经根的神经轴突组成。这些轴突参与构成上、中、下干,然后进入外侧束和内侧束,从而合成正中神经,走行在肱二头肌沟中。在上臂远1/3,其位于肱二头肌腱、肱肌和肱动脉内侧及屈肌群起点的外侧,并走行在肱二头肌腱膜下方。正中神经的第一个分支是运动神经,一般出现在肘横纹区附近,支配旋前圆肌、桡侧屈腕肌、掌长肌和指浅屈肌。然后正中神经穿过旋前圆肌的两个头,在位于肱骨内上髁下方5~8 cm处发出骨间前神经。骨间前神经支配拇长屈肌、示中指指深屈肌及旋前方肌;终末支配桡腕关节、桡尺远侧关节、腕中关节和腕掌关节的关节支。然后正中神经从其在前臂中1/3支配的指浅屈肌弓下方穿过,远端支配手指掌侧面(从拇指基底部至环指桡侧半),以及这些手指的近节以远的背侧皮肤。鱼际肌的运动支支配拇短展肌、拇对掌肌和拇短屈肌的浅层;最终还有掌侧的一个分支支配第一、第二蚓状肌(图13-1)。

正中神经可在近端卡压,源于肱骨内上髁上方隆起的存在,其上可有变异的 Struther 韧带(图13-2)。Spinner 报道过由副肱二头肌腱膜引起的骨间前神经卡压。在旋前圆肌和骨间前神经综合征中,经常可以观察到位于旋前圆肌两个头之间的纤维束带。正中神经也可能从旋前圆肌的两个头下方或从旋前圆肌的肱骨头穿过。旋前圆肌的纤维弓或者指浅屈肌也可能造成正中神经的卡压。更少见的情况是由变异肌肉引起的,比如

Gantzer 肌肉(拇长屈肌的附属肌肉)、掌短肌和掌深肌等。

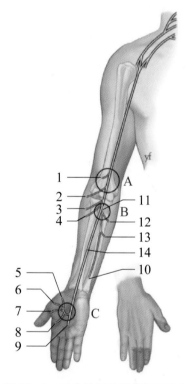

图13-1　正中神经及其发起和分支

注:正中神经易在3个部位受到卡压。(A)髁上区。(B)旋前圆肌两头之间。(C)腕管。(1)旋前圆肌支。(2)桡侧屈肌(FCR)。(3)掌长肌(PL)。(4)指浅屈肌(FDS)。(5)拇短展肌(APB)。(6)拇短屈肌(FPB)。(7)拇对掌肌(Opp)。(8)第一蚓状肌。(9)第二蚓状肌。(10)旋前方肌(PQ)。(11)骨间前神经(AIN)。(12)拇长屈肌(FPL)。(13)示指指深屈肌和中指指深屈肌(FDP Ⅱ 和 FDP Ⅲ)。(14)正中神经。皮肤区为橙色。

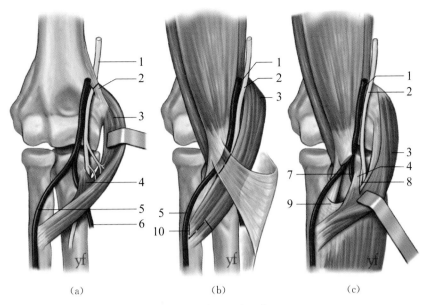

(a)　　　　　　　　(b)　　　　　　　　(c)

图 13-2　肘正中神经卡压

注:(a)在 1% 的人群中,有 Struthers 韧带(2)将髁上突与内上髁相连,形成一个由内侧肌间隔和上髁前侧限制的纤维骨隧道,其中正中神经(1)可能被压迫。(b) 正中神经(2)与肱动脉(1)伴行,可能被肱二头肌腱膜压迫。肘部正中神经探查时需将其分离。(c) 正中神经(2)通常在旋前肌的浅头(3)和深头(4)之间走行,但也可深入深头,较少通过浅头。旋前圆肌两个头与指浅屈肌弓之间的纤维弓可能导致正中神经或骨间前神经受压。(1) 肱动脉。(2) 正中神经。(3) 旋前圆肌浅头或肱侧头。(4) 旋前圆肌的深头或尺侧头。(5) 桡动脉。(6) 尺动脉。(7) 骨间前动脉。(8) 骨间前神经。(9) 指浅屈肌弓。(10) 旋前圆肌浅头"Z"字延长术。

二、旋前圆肌综合征

(一) 临床特点

这种综合征由 Seyffard 在 1951 年首先报道,由 Koppel 和 Thomson 在 1958 年通过手术治疗。由于其在临床上易与骨间前神经综合征混淆而较难诊断。病变所在的位置水平变化较多,取决于前面介绍的解剖结构。与提重物有关的反复的旋前、旋后动作可导致上臂远 1/3 及前臂近 1/3 前方的疼痛,并可以降低正中神经支配手指的感觉敏感度。与腕管综合征相反的是,这些症状会在夜间睡觉时减轻或消失。肘部 Tinel 征阳性可帮助病变定位,而该阳性体征需在数月的卡压后才开始出现。

Spinner 在病变节段的确定方面贡献了 3 种动态检查(图 13-3)。

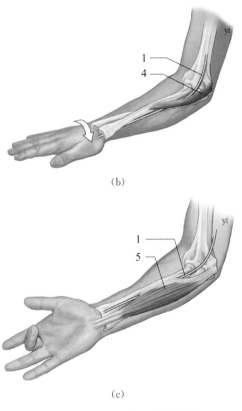

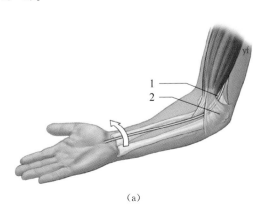

(a)

图 13-3　Spinner 的 3 种动态检查

注:(a) 肘关节屈曲和旋后使肱二头肌腱膜(2)处于紧张状态,从而压迫正中神经(1)。(b) 当旋前受到阻力时,旋前圆肌(4)压迫正中神经(1)。(c) 抵抗阻力弯曲中指的近指间关节会使指浅屈肌弓(5)收紧。(1) 正中神经。(2) 肱二头肌腱膜。(3) 肱二头肌。(4) 旋前圆肌。(5) 指浅屈肌。

抗阻力的屈肘、旋后可使肱二头肌腱膜紧张。Eversmann 对此提出质疑，他认为这个测试在旋前时及正中神经位于屈肌浅面时更有意义。

抗阻力的旋前伸肘、腕部屈曲使手指屈肌放松。若这一测试出现阳性，提示旋前圆肌可能是卡压的部位。

抗阻力的环指近指间关节屈曲可使指浅屈肌弓紧张。

Eversmann 增加了第 4 种测试来检测由 Struthers 韧带引起的正中神经卡压。于肘关节 120°～130°位行抗阻力屈肘可诱发症状。若该试验阳性，可在 X 线片上发现肱骨髁上突。

（二）辅助检查

在旋前圆肌综合征的诊断中神经传导测试并不起决定性作用，因为其会受到多种因素的影响，如年龄、肥胖、上肢水肿及其他神经系统并发症等。另一方面，旋前圆肌、桡侧屈腕肌和指浅屈肌的肌电图检查更为恰当。但是该检查必须间隔 6 周由同一测试者在同一设备上进行，以确认肌肉的病变。最后，即使肌电图检查并无阳性发现，医生仍需通过症状，尤其是 Tinel 征阳性和可重复的 Spinner、Eversmann 检查来确定手术指征。

（三）治疗

当职业性体力活动导致旋前圆肌综合征发生时，必须通过相关正规医学方法治疗，主要包括佩戴在背侧、从上臂到腕部的支具。抗炎药有助于缓解症状，但应避免局部注射类固醇激素，因为难以确定具体的卡压位置。减少体力活动数周后临床症状常常可以得到改善。经过保守治疗，若有更多症状出现并伴有肌电图改变且患者被疼痛折磨，可手术干预。

手术需在气囊止血带下进行。切口从上臂开始，沿着肱二头肌内侧，继续向下延伸 6 cm 至肘横纹，沿着横纹折向外侧，然后斜向反折至屈肌-旋前肌群（图 13-4）。也可继续以"S"形向前臂远端延长切口。探查从近端向远端方向进行，寻找肱骨内上髁上突起与 Struthers 韧带的存在。若发现存在，两者都应切除。

在远端，需探查肱二头肌腱膜以判断其是否为卡压的原因，并需切开或切断（图 13-2b）。更远端，最好继续于正中神经的桡侧缘进行解剖和分离，以免损伤支配尺侧和前方的分支。正中神经常走行在旋前圆肌两个头之间，当其较为肥厚时，可引起卡压。从旋前圆肌深面头发出的筋膜可参与形成纤维束带，也可造成卡压。最好将旋前圆肌两个头及其肌腱分开，对浅头可行单纯肌腱切开，或者通过阶梯状切开来延长肌腱（图 13-2b）以松解正中神经。最后，切开指浅屈肌弓至屈肌腱起点和桡骨结节之间。

整个手术中，术者需保持仔细的分离和解剖，还需要以双极电凝细致止血，尤其是当有大量静脉网存在时。术毕需放置引流物，切口处关闭两层结构。应用加压绷带。术后 3 周内谨慎活动肩关节，减轻神经周围的炎症反应，并保护延长的旋前圆肌。长臂支具可帮助提升舒适度并保护软组织。

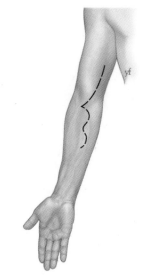

图 13-4　肘正中神经入路

注：切口从肱二头肌弧线内侧开始，斜向时横纹直至主肱二头肌腱，然后向尺侧转向旋前圆肌及屈肌群。当需要探查骨间前神经时，可向远端延伸。

三、骨间前神经综合征

这种综合征首先由 Duchenne 于 1872 年报道；1952 年，Kiloh 和 Nevin 认为这是由局部神经炎引起的。1965 年，Fearn 和 Goodfellow 确认这种疾病为非外伤性的骨间前神经卡压。

（一）临床特点

该病的特点是前臂深处无法减轻的疼痛，迫使患者按揉。手指无感觉异常。患者会观察到示指指深屈肌和拇长屈肌屈曲力量的减弱，这会导致书写能力减退。偶尔会有旋前方肌力量减弱，但是这块肌肉的检测十分困难。只有当疾病到后期，才会出现示指与拇指对捏困难，不能形成"O"字形（图 13-5）。这是由于拇长屈肌和示指指深屈肌无力所致的拇指指间关节和示指的远指间关节处于过伸位。

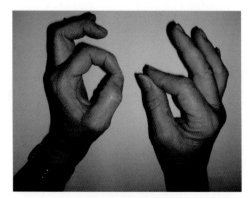

图 13-5　"O"形征

注：由于拇长屈肌和示指指深屈肌无力所致的拇指指间关节和示指的远指间关节在对捏时被迫过度伸展。

也有报道不典型的骨间前神经综合征临床表现,例如一位 36 岁男性,无既往外伤病史,表现为显著的旋前力量减弱及握力减弱。临床体检可以发现前臂旋前无力,拇长屈肌和示中指的指深屈肌力量减弱;无感觉减退、肌肉压痛、Tinel 征阴性。肌电图检查可记录到旋前圆肌、拇长屈肌、旋前方肌和拇短展肌的异常。术中松解时可发现骨间前神经在正中神经主干距旋前圆肌近端 4 cm 处的尺侧发出。骨间前神经在穿过旋前圆肌两个头前,发出一个较大分支支配该肌。术后 6 周患者肌力得到恢复。

有报道称,骨间前神经综合征为肩关节镜手术后的并发症。其可能的病因有肌间沟阻滞引起的周围神经病变、溢出的冲洗液导致的神经卡压,以及由术中体位和牵拉引起的神经损伤。

(二) 辅助检查

1. 肌电图

检查示指的指深屈肌、拇长屈肌及旋前方肌。通过与对侧比较传导速度和支配旋前方肌的近端正中神经在远端的潜伏期,可以帮助诊断。

2. MRI

当怀疑卡压由滑膜囊肿、脂肪瘤、肥厚的结间滑液囊或者神经鞘瘤引起时,常常需要行 MRI 检查。

(三) 鉴别诊断

在内侧束和正中神经之间特定血管的异常可有类似骨间前神经综合征的症状。病变可通过血管造影或臂丛探查术发现。还应排除外伤引起的肌腱损伤和同样可以引起"O"字征(图 13-5)的类风湿关节炎。更少见的是,沙漏样改变可累及骨间前神经,尽管该病的病理机制仍不清楚。

(四) 治疗

因为该病病因尚不清楚,在治疗方面仍未达成一致。

对于可排除机械性或肿瘤引起卡压的患者,建议观察一段时间。在接种疫苗后发生的病毒性神经炎需要数月的观察,监测临床体征和肌电图在神经功能恢复方面的证据。80% 自发的部分骨间前神经综合征患者可通过保守治疗在 6 个月内恢复,而完全恢复平均需要 9.5 个月。20% 的患者通过手术松解,并不能加快恢复速度。另一方面,当肌肉彻底瘫痪或者 3 个月后仍无临床缓解,继续采取保守治疗是无意义的。若病理机制确为卡压,神经损伤只会进一步恶化。同理,对于神经束沙漏样缩窄,通过神经松解术能够获益。

骨间前神经手术入路与正中神经相同,但松解该神经需要剥离旋前圆肌的深浅头才可到指深屈肌腱弓。需松开其桡侧,并向内侧翻起才可暴露骨间前神经(图 13-2c)。有时还有必要松解神经至前臂中远 1/3 交界处,因为有多节段卡压的可能性。这样的探查术还有助于切除异常的结构如 Gantzer 肌肉(拇长屈肌的附属肌肉)、掌短肌和掌深肌。肌腱需要延长修复,留置引流 48 小时,切口关闭两层结构。

对于部分旋前圆肌松解的患者,康复锻炼需在 1 周后进行;而完全松解的,需在 3 周后进行。通常要在 6 个月后才可看到功能的全部恢复。若神经再生未见,考虑行肌腱移位术。经典的重建手术包括肱桡肌转位至拇长屈肌、示指指深屈肌腱远端至中指指深屈肌腱或者桡侧腕长伸肌腱。

四、结论

正中神经肘部卡压的诊断需要同一医生在 2~3 个月内重复临床检查和肌电图检查。手术指征是在一定时间内未见自主恢复。手术松解卡压需要有处理神经的显微外科经验方才有把握。在处理这个疾病的病理过程中最大的错误就是一直保持"沉默"的态度,这会导致神经和肌肉的不可逆变性。

第二节　腕管综合征

一、历史

腕管综合征的诊治历史较为短暂,在 20 世纪 50 年代初期,George Phalen 的工作使这种病症公开于医疗圈。但也需要注意,James Paget 在 1854 年首先描述了创伤后的腕管内正中神经卡压。1893 年,Schulze 发明了"肢端感觉异常"来描述中年妇女在夜间感觉到的手指烧灼样发麻的症状。因为手指感觉异常在许多疾病中都存在,这个名词被用作一种描述性的术语,而不包括病因学或病理学含义。1911

年,Ramsey Hunt 报道了两例鱼际肌肉的萎缩,包括拇短展肌、对掌肌及拇短屈肌。他把这种症状归因于正中神经的鱼际肌支在穿过腕横韧带时发生的病变。1913 年,Marie 和 Foix 描述了一例 80 岁女性的尸检情况,发现她的鱼际肌出现萎缩。他们发现了腕横韧带水平的神经炎,韧带下的神经卡压及近端的一枚神经瘤。

在大多数的历史回顾中,第一例腕管松解术是由 Learmonth 在 1929 年完成的。他对 1 名创伤后正中神经卡压患者进行了手术。但 Amadio 可以证明是,Herbert Galloway 在 1924 年首先对 1 例创伤后正中神经卡压患者进行了腕横韧带的切开。1941 年，Woltman 报道了 1 例伴有腕关节炎的单侧正中神经炎，并通过切开腕横韧带得到了缓解。在 20 世纪 40 年代早期，还有一系列关于创伤后正中神经卡压在腕管切开后得到即刻恢复的报道。Brain，Wright 和 Wilkinson 医生首先发表了他们对 6 例无外伤或腕关节炎影像学证据，但是有自发性正中神经卡压症状的女性进行腕管切开手术。他们报道了术后疼痛和感觉异常即刻且完全恢复。2 例患者在术后 3 个月运动功能得到了恢复。在他们为期 3～7 个月的短期随访中，所有其他的患者均有不同程度的神经功能恢复。

1949 年，McArdle 建议肢端感觉异常患者行屈肌支带切开术，他认为这种病症是正中神经在腕部卡压所致。在这一时期，肢端感觉异常通常被归因于颈椎病或臂丛神经在胸廓出口处的卡压性病变。McArdle 的观点被 Kremer 和他的同事所接纳，后者报道了 40 例通过切开腕横韧带治疗"肢端感觉异常综合征"。临床诊断基于疼痛在夜间阵发的特点和严重程度，这可以有别于颈椎间盘退行性疾病、多发性硬化、多发神经炎和颈肋综合征。作者们同意 Brain 的观点——鱼际肌的部分萎缩并不可能是臂丛水平的病变引起的。40 例患者中有 37 例在术后观察到即刻且完全的疼痛缓解。92% 的患者有明确的感觉功能恢复。运动功能的恢复更多地发生在无力感较轻的患者中，仅有一小部分患者的肌肉萎缩得到恢复。作者们观察到在有明确正中神经腕部卡压原因（如腱鞘囊肿或创伤后畸形）的患者和自发症状患者有相似的结果。卡压松解术后疼痛及感觉异常的迅速消失让作者们认为这些症状是神经在腕管处短暂性脑缺血引起的。

为了帮助解决关于肢端感觉异常症的观点冲突，Heathfield 在 1957 年报道了包含 80 例患者的研究结果。当诊断存疑时，他制作了诊断性的腕关节支具来确认正中神经的卡压部位。在 3 年中，他仅发现 3 例颈肋综合征和 1 例腋部入口综合征。正中神经在腕部的卡压是肢端感觉异常症的最常见病因，在 42% 的患者中，支具是有效而确切的治疗方法。

1964 年，Garland 和他的同事尝试将腕管综合征患者随机分入手术组和支具治疗组，来观察哪种是治疗该病更有效的方法。尽管随机和分析的方法不如现在所使用的那么严格，他们的结果表明所有接受手术的患者在术后至少 1 年内症状得到完全缓解，只有 20% 佩戴支具的患者症状得到暂时的减轻。所有 10 例佩戴支具治疗的患者最终都进行了手术，8 例成功进行了腕管切开，症状得到了改善，肌电图恢复正常。一系列 *Lancet* 杂志的通讯报道在 1965 年 7 月 17 日发表的主要文章后迅速跟进，表明屈肌支持带的切开是腕管综合征的确切治疗方法。许多文章质疑这种观点，并建议佩戴支具，Colles 型石膏，控制钠盐摄入并使用氢氯噻嗪，注射氢化可的松。当然也有手术治疗的坚定支持者。这种局面一直持续到 1966 年 Geroge Phalen 发表了他在 17 年中研究的 654 例患手的相关研究。

Phalen 研究的 439 例腕管综合征患者中仅有 40% 进行了手术。腕横韧带的切开常常可以即刻缓解疼痛和感觉异常。78% 的患者重获正常的感觉功能，67.9% 的患者在术后 6 个月～1 年重获正常或接近正常的鱼际肌肌力。之后，腕管切开已成为一种成功的、有益的手术，并且不再存在争议。直到 20 世纪 90 年代内镜技术的出现，争论又重现。两种技术都有很多文章反对。手术并发症，这种在学习新方法时易于发生的情况，自然会被反对阵营大肆宣扬。当然，这样的争议至少有助于外科医生在做出技术性决定和实施时深思熟虑。腕管的外科手术不应被轻视，因为存在损伤正中神经的危险。保护那些"有潜在危险"的结构，比如鱼际肌运动支、掌浅弓，需要在选择外科手术时考虑。在解剖时，遇到任何疑义，都需要立刻转向传统的开放手术。

二、腕管的解剖

腕管是一个由腕骨作为其背侧的骨纤维性结构。从尺侧至桡侧，它包含豌豆骨、三角骨、钩骨、头状骨和舟状骨，它们由腕关节囊装置紧密连接。腕管由腕横韧带在掌面封闭，腕横韧带在尺侧附着在豌豆骨和钩骨钩上，在桡侧位于舟骨结节至大多角骨嵴连线上（图 13-6）。该管的横切面是椭圆形的，截面面积自入口（最远侧腕横纹）开始减小，直

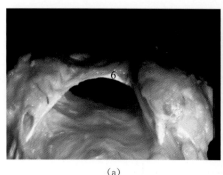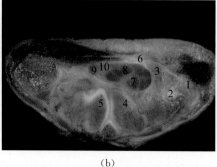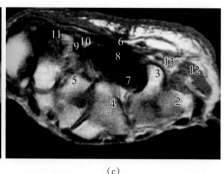

(a)　　　　　　　　(b)　　　　　　　　(c)

图 13-6　腕管的解剖和 MRI

注：(a) 无内容物的腕管。(b) 腕管横切面及其内含物。(c) MRI。(1)豌豆骨。(2)三角骨。(3)钩骨。(4)头状骨。(5)舟状骨。(6)腕横韧带。(7)指深屈肌腱。(8)指浅屈肌腱。(9)拇长屈肌。(10)正中神经。(11)鱼际肌。(12)小鱼际肌。(13)尺神经及血管。

至离支持带最近侧缘 2.0～2.5 cm 以远的点。这样的腕管呈沙漏样。腕管三面由骨性结构形成，顶面是致密的腕横韧带。只有当炎症性疾病如类风湿关节炎可以改变腕骨的囊韧带装置，导致腕管容量增加。这一个坚硬的槽中包含了正中神经和 9 根屈指肌腱及它们的滑膜鞘。正中神经位于掌侧桡侧，从示指的指浅屈肌腱表面穿过。

按照 Cobb 团队的描述，腕横韧带由 3 个连续的部分构成（图 13 - 7）。近端是前臂筋膜的延续，较薄，与腕掌侧韧带一致。远处，腕横韧带因走行在其上方的桡侧腕屈肌和尺侧腕屈肌腱腱鞘的加入而增厚。中间最厚的部分是腕横韧带本身，可有 1～3 mm 厚（平均 1.6 mm），覆盖腕管最窄的部分，长度有 1.25 cm。最远的部分有 1 cm 长，构成了大鱼际和小鱼际腱膜之间的腱性吊索。Tanabe 和 Okutsu 认为，中、远部分各自独立，被一层脂肪组织隔开，远侧部分比中间部分更偏掌侧。腕横韧带有 3 个作用：管内容物的机械保护，屈肌腱的第一个滑车，以及形成大小鱼际肌的起点。它对于保持腕弓的稳定性没有作用。

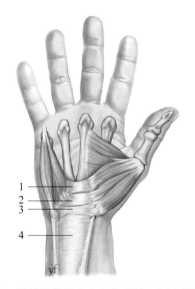

图 13 - 7　腕横韧带的 3 个部分（根据 Cobb 团队描述）
注：（1）远段；（2）中段：腕横韧带；（3）近段；（4）前臂筋膜。

医生必须注意正中神经的解剖变异，这样可以在手术中避免损伤掌皮支和大鱼际肌支。掌皮支是从位于远侧掌横纹近端 5 cm 处的正中神经桡侧发出的。走行在掌长肌桡侧和桡侧腕屈肌尺侧之间，然后穿过掌筋膜到达皮下，分散在大鱼际掌侧的皮肤。正中神经本身在腕管出口分出运动支和感觉支。运动支支配拇收肌、拇短展肌、拇对掌肌和拇短屈肌的浅头。感觉支包括拇指桡侧指神经，以及至第一、二、三掌骨间隙的指掌侧总神经。至第一、二掌骨间隙的指神经还包含分支发出至第一、二蚓状肌。

Lanz 将正中神经的解剖变异分为 4 组（图 13 - 8）。第一组为鱼际肌支的 5 种可能的变异。最常见的变异是从腕横韧带远端发出，而后返折至鱼际肌，可以在韧带下，也可以在腕管表面，亦可穿过环形的韧带。较为罕见的是，从正中神经尺侧缘发出并从其前方穿行进入鱼际肌。最后，还可能从正中神经前方发出，与韧带紧贴走行至其远端。正是后面这两种变异使得内镜下切开有一定的危险性。第二组描述了一些附属的感觉或运动分支的存在。第三组描述了正中神经在高位即分开，中间可能被动脉或异常的肌肉隔开。第四组辨别了一些运动支从腕管近端发出的罕见病例，并有可能有附属的分支来自正中神经尺侧缘，或者短的分支直接进入鱼际肌。

1986 年，Mumford 描述了正中神经鱼际肌支的远端情况及分支类型。20 具尸体标本中有 45% 有一支鱼际肌支主干及 3 支终末分支，各支支配拇短展肌（APB）、拇对掌肌（OP）和拇短屈肌（FPB）。30% 有一支主干及两支终末分支，其中一支支配拇短展肌，另一支支配拇对掌肌，而没有分支支配拇短屈肌。25% 有不同的分支类型，从主干有 2～4 支分支发出。拇短屈肌不受鱼际肌支支配的有 45%。副鱼际肌支在 75% 的标本中被发现，从第一指掌侧总神经发出（33%）或者从拇指桡侧指固有神经（66%）发出。副鱼际肌支支配拇短屈肌。在 40% 的标本中，副鱼际肌支是唯一支配拇短屈肌的正中神经分支。

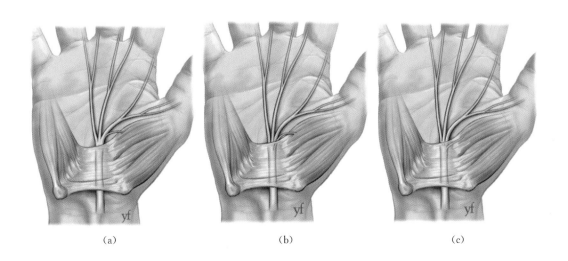

（a）　　　　　　　　　（b）　　　　　　　　　（c）

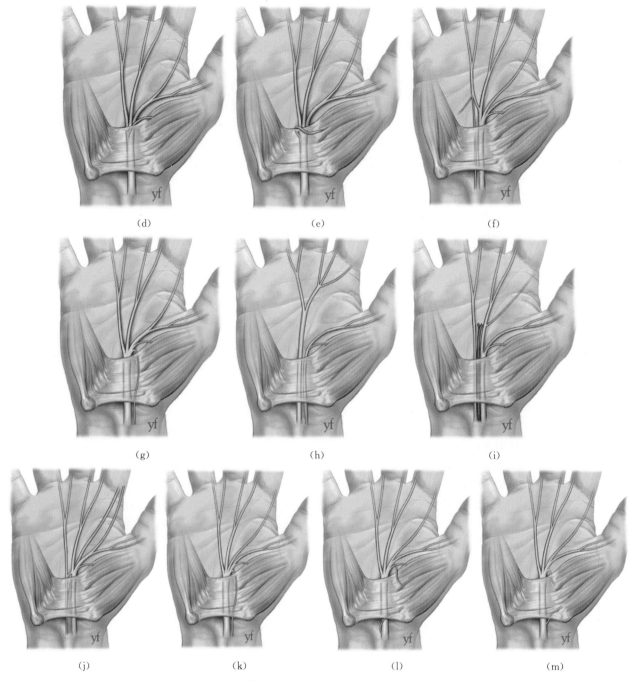

图 13-8 腕管正中神经的解剖变异(根据 Lanz 的研究)

注:第一组。(a)最常见的变异,运动分支为韧带外大鱼际肌,然后穿进鱼际肌。(b)腕横韧带下分支。(c)分支穿过腕横韧带。(d)运动分支从正中神经尺侧缘发出。(e)鱼际肌支穿过腕横韧带的远端边缘。(f、g)第二组。副感觉支起源于正中神经,较少来自大鱼际运动支。第三组。(h)正中神经高位发出。(i)正中神经被正中动脉分为两条分支。(j)异常肌肉。第四组。运动支发生在腕管附近。(k)附属运动支。(l)附属的分支来自正中神经尺侧缘。(m)附属的分支直接进入鱼际肌。

三、神经的生理性移动度

神经在纵轴和横轴上均可移动,并且与周围结构有关。这样的移动度在神经跨过关节时非常重要,可以保护神经,避免不能通过弹性来调节的牵拉、扭转和折叠损伤。Szabo团队测量了正中神经在腕部屈伸过程中有 9~14 mm 的移

动度。这样的移位是和关节及邻近的肌腱的活动度成比例的。其他作者也报道了相似的测量结果。正中神经的最大活动幅度位于手指和腕部同时伸直时。

四、病因学

腕管内正中神经的卡压可由下列原因引起:①外伤或

疾患导致其内容物体积增加；②由创伤或疾患所致的骨性结构畸形，可导致腕管本身体积减小；③腕横韧带增厚；④腕管内异常结构存在。除了明确解剖因素导致的正中神经卡压，腕管综合征通常是特发的。并没有明确的可以用来向 50～60 岁的女性患者解释的病因。腕管综合征更多发生在女性中，症状趋向于发生在双侧。

有许多研究尝试把腕管综合征和重复的手工劳动联系起来，并倾向于工伤补偿。早在 19 世纪 20 年代，Brower 和 Hunt 分别在不同场合强调，需要拇指间断受压的职业更易发生正中神经炎和鱼际肌萎缩。近年来，Dias 团队研究了 217 位患有腕管综合征的女性手工劳动工人。他们发现，重复性或非重复性工作不会导致或加重腕管综合征。

腕管综合征的一个经典病因是类风湿关节炎导致的正中神经卡压。尽管在疾病初期是这样，此时，屈肌的滑膜炎进展迅速；然后在疾病的后续阶段就并非如此了，因为这时炎症改变了关节囊-韧带结构并使腕骨分开，结果却使得腕管容量变大。Eversmann 报道了 60% 的桡骨远端骨折可导致腕管综合征。他们认为，创伤、骨关节的畸形、骨的新生物均可导致腕管狭窄，从而造成正中神经卡压。通过放射学检查，Dekel 和 Coates 观察到女性腕管综合征患者中无骨性异常的腕管狭窄。管内占位性病变的存在，如腱鞘囊肿、脂肪瘤或异常的正中动脉、异常肌肉（如中指的指浅屈肌腹和小指屈肌的副束），也可导致正中神经卡压。

还有更多的情况，如糖尿病、甲状腺功能减退（简称甲减）、肢端肥大症、淀粉样变性、痛风等也与腕管综合征有关。Murray 和 Simpson 发现黏液性水肿患者手指的感觉异常与普通的腕管综合征在临床症状和肌电图检查方面相类似。尽管神经症状的存在与黏液水肿的严重程度无关，甲减的临床治疗反应与腕管综合征的缓解直接相关。孕期激素的改变经常可在孕期后 3 个月诱发症状。孕期的腕管综合征通常可以在产后自发缓解。关于孕期发生的正中神经卡压有诸多理论可以解释，包括体重迅速增加、水钠潴留、韧带张力改变、静脉淤滞和睡姿等。孕前存在的颈椎病也有一定的影响。

五、发病机制

正中神经卡压引发的症状从本质上说源于缺血，而并非神经本身的变性。许多作者已证明当腕关节屈伸时腕内压力增加。在正常人群中，腕中立位时腕管内压力为 2.5 mmHg，当腕部屈曲或背伸 90°时增加到 30 mmHg。在腕管综合征患者中，腕中立位时压力为 32 mmHg，屈曲 90°时可达 94 mmHg，背伸 90°时可达 110 mmHg。神经表面持续的压迫不仅可导致缺血，还可导致静脉淤滞，最终可致神经水肿，水肿又可进一步增加管内压力，产生恶性循环。这就解释了为什么会在夜间出现症状：因为睡觉时腕部会屈曲或者被支起。

必须要重视工作一天后滑膜鞘的炎症对该疾病的影响。McKee 在他大量的腕管手术中观察到屈肌腱表面覆盖着水肿的滑膜，这让他提出腕管综合征事实上是屈肌腱在经过屈肌支持带时发生狭窄性腱鞘炎，非常类似 DeQuervain's 病。在 Phalen 的病例中，85.6% 的活检标本中可以看到屈肌腱腱鞘的慢性炎症或纤维化。尽管基于现在的认识水平，滑膜鞘的炎症不是腕管综合征的原发病理机制，但它依旧在疾病的发病过程中起着重要作用；它会导致管内压力增加，加重缺血症状。这就可以解释为什么患者经常会感觉夜间症状在白天较重的工作之后加重，并且这些症状可在患者摆动手部促进血液循环后减轻。

当缺血加重，会发生神经内水肿，并且改变毛细血管的内皮，轴浆流被破坏，神经传导也发生了改变。进展性的神经内纤维化将导致不可逆的神经束萎缩，无法通过神经松解来纠正。

六、临床病史

当我们认识到功能障碍是由于腕管内压力增加加重缺血时，腕管综合征的症状就不难理解了。功能障碍是指正中神经支配区域敏感性的改变——感觉减退、感觉异常和疼痛。最初，患者会主诉夜间麻刺感，通常在入睡后 2～3 小时发生。他们会感觉自己的手部沉重，醒来并尝试按摩或摆动手部来缓解症状。这样的方法通常十分有效，因为正中神经的血液循环得以重建。在就诊时，失眠是主诉之一。

随着症状进展，针刺感或烧灼感可在患者白天活动时出现，包括持续抓握时，如读报、开车、打电话、拖地、使用刀子等。拇示中指的感觉异常会造成精细操作的困难，很难完成日常家务。患者会诉症状在费力用手后休息时加重。症状的定位需要非常仔细的询问病史，常有患者首诊时主诉所有手指或整个手均疼痛或有麻刺感。需要通过反复询问患者每个手指感觉异常的严重程度，来引导他们仔细留意症状。沿正中神经走行的前臂疼痛提示高位的神经炎。神经功能的完全丧失，表现为不同程度的感觉丧失，会出现在疾病的自然进程晚期。在更严重的病例中，会存在指腹持续的感觉缺失，并常伴有鱼际肌的萎缩。

七、临床检查

临床体格检查从视诊手部、腕部畸形开始。需要记录腕部的肿胀、肿块或骨性畸形，并作为正中神经卡压的可能原因。鱼际区隆起变平坦表明鱼际肌的萎缩，这是疾病进展的标志。然后需要通过试验拇指掌侧外展的能力来测试拇短展肌的肌力。内收功能通过患者用拇指和示指形成一个"O"字形或圆形来测试，当拇收肌无力时，患者只能摆出椭圆形。医生应该牢记鱼际肌的萎缩或无力提示疾病的严重性，在腕管综合征早期并不会出现。

感觉测试通过 Semmes-Weinstein 单根丝线或 Weber 两点分辨觉来进行。Semmes-Weinstein 压力测试是甄别早期神经卡压最精确的定量测试。对于两点分辨觉，大于6 mm提示神经功能减退。Dellon认为256 cps的音叉测试震动觉是十分重要的，Szabo认为这一测试比静止的两点分辨觉更有用。75%的腕管综合征患者表现为这一试验的阳性，而两点分辨觉仅有22%阳性率。需要重复说明的是，在疾病早期，感觉功能可能是正常的。

关于腕管综合征的早期诊断，文献中有一系列的激发试验。最实用的方法是医生基于它们不同的敏感度和特异度来选择其中的数个。最为敏感的是Phalen试验，不同研究中报道其具有71%～87%的敏感度。这一试验中，腕部需要自然完全屈曲60秒，可让患者在桌面放置肘部，垂直举起前臂，让双手同时下垂至完全屈曲。

还有一个比较敏感的试验是腕管压迫试验，医生直接在腕管处压迫其下的正中神经约30秒。这一试验主要归功于Durkan的研究，但早在1966年Phalen就详细描述过。Phalen之所以未强调这一试验的重要性，是因为在他的观察中疾病早期鲜有试验阳性的情况。近年来关于腕管压迫试验的研究有了进展。1991年，Durkan报道这一试验敏感度为87%，特异度90%，相比Phalen征（敏感度70%，特异度84%）及Tinel征（敏感度56%，特异度80%）都更高。1997年，Del Pino发现该征在200例临床确诊腕管综合征患手中有87%的敏感度和95%的特异度，胜过Phalen征和Tinel征。它有一个优点是可以在腕部活动受限或疼痛的患者中方便实现，这些患者不能通过Phalen征来评估。

1915年首次提出的Tinel征，是通过轻叩受损神经来诱发麻刺感的实验。在腕管综合征患者中，是通过轻敲腕部正中神经来观察的。这一试验因其有高达97%的稳定的特异度而十分有用，它可以帮助外科医生判断卡压可能最严重的部位。

Flick法通过询问患者症状最严重时手部的动作来测试。有手部快速闪动的动作（如甩水银温度计）为阳性。这种方法在142例电生理诊断明确的患者中有37%的敏感度和74%的特异度。

腕管综合征仍是一种没有诊断金标准的疾病。诊断需要基于临床病史和体格检查。在手外科临床实践中，Szabo团队发现当患者有夜间痛、异常手部外形、异常的单根丝线敏感性测试和阳性的腕部压迫试验时，有86%的可能性诊断为腕管综合征。

总的来说，我们建议诊断腕管综合征时使用3种临床试验——Phalen征、腕部压迫试验和Tinel征。通过对腕管内正中神经施加压力的激发试验，如Phalen征和腕部压迫试验在疾病早期最为敏感。当疾病进展时，可诱发Tinel征，并且是最为特异的。我们也建议测试拇短展肌（APB）的肌力。大多数腕管综合征患者并无明显拇外展无力。但当用拇外展肌力与示指屈曲肌力的比例来测试时，这一指标<0.51可在诊断时有98%的特异度，并且拇短展肌的无力和萎缩可以指示神经卡压严重程度和疾病进程，也可提示正中神经的鱼际肌运动支存在前方的分支。Mumford在解剖

标本时发现80%的类似情况。外科医生需要知晓这种分支类型，因为这会给腕管切开手术带来风险。

八、诊断性辅助检查

X线检查仅在以下情况下有帮助：怀疑软组织钙化、骨退行性病变或创伤如钩骨钩骨折（可在腕管位片或CT检查中被发现）。除非临床怀疑肿瘤或副肌肉存在，否则没有行MRI检查的指征。

高分辨率的超声对于测量腕管入口近端的正中神经横截面积十分有用。将10 mm²设定为临界值，研究发现在与电生理检查的对比中，超声检查对腕管综合征的诊断有78%～90%的敏感度和74%～91%的特异度。具有94%的敏感度的高分辨率超声被用来作为三级医院初诊特发性腕管综合征的方法，具有无痛、廉价、易获得的特性，当然也受到检查医生的影响。

电生理检查包括运动和感觉的传导速度、远端的潜伏期。当远端运动潜伏期大于4.3毫秒、感觉潜伏期大于3.5毫秒，可认为是病理性的。这些指标常被作为诊断腕管综合征的金标准。当然，这种说法也存在一定的问题，因为电生理诊断检查本身不能用于所有患者诊断腕管综合征。早在1965年，Fullerton和Gilliat就报道了1例尽管具有频发而严重的腕管综合征症状，却在神经传导检查中一切正常的患者，最终医生将屈肌支持带切开，有效缓解了这名患者的症状。

尽管有临床意义的正中神经卡压存在，神经传导检查也可正常。有接近8%～22%的患者尽管神经传导检查正常，但临床诊断为腕管综合征，并且可通过腕管切开减压缓解症状。当临床病史、体格检查发现均为典型的腕管综合征，可以在不进行电生理检查的情况下安全地开始治疗。这一点在实际操作时是值得推荐的，尤其当电生理检查并不方便获得、较昂贵或者会进一步耽误治疗时。同样地，当一个患者并没有典型的腕管综合征症状，但神经传导检查表现异常时，考虑其他的诊断才是比较明智的选择。电生理检查在帮助确诊那些具有可疑症状的患者方面是有帮助的，有助于判断卡压的部位或甄别周围神经病变的存在。当然，在手术治疗作为一种高诉讼率医疗行为的环境中，也建议进行神经电生理检查诊断。

九、鉴别诊断

需要排除其他一些可以导致手部疼痛和感觉异常的情况，包括系统性的疾病和更近端的神经病变。糖尿病性多发神经病变可导致手指麻木，而腕管并没有出现卡压。与甲减相关的腕管综合征会在患者的甲减症状得到纠正、恢复正常甲状腺功能后得到缓解。在诊断多发性硬化时，患者表现为除了上肢以外无任何夜间症状。

颈椎间盘突出表现为颈部显著的疼痛或僵硬，疼痛、感

觉缺失或无力感是循皮节区分布的,反映了颈神经根的卡压部位。颈椎关节强硬和颈椎间盘突出有相似症状,尽管前者起病更隐匿,并且会累及多根神经根,表现为上运动神经元的体征。放射治疗病史可作为可能的放射性臂丛神经炎的标志。胸廓出口综合征,伴或不伴颈肋,也会表现为整个或部分肢体或环小指的夜间感觉异常。白天的症状与需要将手臂抬举到肩部的活动或者聚举重物有关,患者也可有锁骨下动脉卡压的症状,会出现肢体肿胀、充血或雷诺现象,而这些症状一般不在腕管综合征中出现。

十、保守治疗

当腕管综合征症状出现时间较短或诊断并不那么明确时,合理的做法是行非手术治疗。给患者用支具固定,保持腕关节中立位,以减少腕管内的压力(图 13 - 9)。许多预制的支具将腕关节背伸 30°,此时需要将其调整为中立位。支具需在夜间佩戴,因为在睡眠时,腕关节会自然而然地屈曲。若白天也有症状,则白天也应佩戴支具。腕部支具对于 18.4% 的患者在至少 6 个月内缓解症状是有效的。当没有以下危险因素时,2/3 的患者都能有效:超过 50 岁,症状超过 10 个月,持续的感觉异常,狭窄性屈肌腱滑膜炎,Phalen 征阳性(小于 30 秒)。59.6% 的具有上述一项危险因素的患者、83.3% 的具有两项危险因素的患者、93.2% 的具有三项危险因素的患者支具治疗可能失败;具有四到五项危险因素的患者均不能通过支具治疗缓解症状。加用 NSAIDs 不会有益于临床疗效。维生素 B$_6$ 对减缓病理过程没有作用。

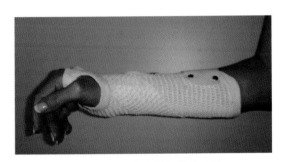

图 13 - 9　手腕支具保持中立位

皮质醇激素注射可在疾病早期患者的运动和感觉检查仍正常时有效。并未观察到激素注射有剂量-效应关系。在腕管周围改变注射部位对症状的缓解并无意义。并无强烈建议某种特定皮质醇激素的剂型,但我们更偏好使用地塞米松,因为偶尔注射地塞米松对神经无害。通常疗效显著但效力仅限于数月内。当与夜间佩戴支具联合使用时,激素治疗的短期有效率达到 80%,但这一数据会在 6～26 个月的最终随访时降至 22%。皮质类固醇激素治疗在那些希望在短期内改善症状及因各种原因需要延期数月手术治疗的患者中尤其有效。但应避免重复多次注射,因为激素会

影响腕管内的组织内容物。患者对皮质类固醇激素注射的治疗反应并不能预测他们对手术的治疗反应。

十一、手术治疗

(一) 指征

当患者出现感觉减退或鱼际肌萎缩时,应考虑早期手术治疗特发性腕管综合征。当一段时间的保守治疗并不能改善症状时,也应建议患者手术。患者就诊后也可直接选择手术治疗。

在一项由 Jarvik 等开展的随机化平行组试验中,对无失神经支配征象的腕管综合征患者,进行手术治疗组相比行 3 个月的多项非手术治疗组获得了更多的症状改善和手功能恢复。这一结果在他们接下来一年的随访中一直保持。这和早年 Gerritsen 及 Levine 的发现类似,他们发现,与那些接受非手术治疗的患者相比,进行手术的患者可在腕管手术后获得持续的症状缓解。80% 的患者在术后 3 个月获得完全的症状缓解及功能改善,而使用支具的患者中这一比例仅有 54%。术后 18 个月,手术的有效率更是提高到 90%。腕管手术在社区实践中被证明是有效的,在治疗后 6、18 和 30 个月的随访中,手术组患者症状和功能评分得到显著改善,而非手术组几乎未见改善。有残存症状的手术患者中,有 75% 对他们的结果表示满意,但保守治疗的患者仅有 40% 表示满意。

当然,也有一部分患者会通过保守治疗得到改善。50岁以下、病程较短的患者中有 60% 可以通过支具改善症状。然而,最新的文献支持手术减压是治疗腕管综合征的确切治疗方案。90% 的患者在腕管切开术后一年半后对他们的结果表示满意。

(二) 预后因素

手术效果能否在术前就进行预判存在争议。研究的患者因素有年龄、症状持续时间和严重程度;特定症状存在与否,如夜间症状、主观感无力及不耐受寒冷等;生理和心理健康状态;吸烟和饮酒病史;重型机械的使用及是否有工伤赔偿要求等。

70 岁以上和以下患者的症状和满意度一致。症状持续时间可能影响也可能不影响腕管切开减压的结局。有夜间症状的患者手术效果更好。其他有较好结果的症状包括没有主观无力感和寒冷不耐受。症状更严重的患者在术后症状和功能改善方面提高得更为显著。但是,他们的最终结果仍然没有那些术前症状更轻的患者好。那些术前对生理和心理状态自知力较差的患者术后体验也更差;吸烟、饮酒、重体力活动(如操作机械、使用震动工具和重复手工劳作)的患者也是一样的情况。有工伤赔偿要求的患者在症状严重程度和功能评分的改善方面结果最差。

体格检查指标(如大鱼际萎缩、握力、Tinel 征,Phalen

征、两点分辨觉、Semmes-Weinstein 单根丝线测试)均不是手术效果的预后因素。神经传导测试也不影响手术预后。Phalen 试验阴性、无大鱼际萎缩、神经传导测试轻微异常、B超显示最大腕管横断面面积较大，综合所有这些因素，被认为是预测手术有效的最佳组合。

(三) 麻醉和止血带的使用

腕管手术可以在门诊手术室进行，需在充气式止血带和局部麻醉下开展。3 种局部麻醉可应用于腕管切开减压术。当日间手术配备经验丰富的麻醉医生，腋部神经阻滞麻醉是最佳的选择。它不需要过多的针刺，所以对患者而言不如腕部阻滞那样疼痛。在腋部阻滞时，患者也能较好地耐受止血带，这样外科医生可在正中神经手术时保持术野清楚，避免切开时对正中神经造成不必要的损伤。

当并不配备麻醉专科医生或者腋部阻滞不熟练时，退而求其次可使用静脉局部麻醉或 Bier 阻滞法。最早在 1908 年，August Bier 描述了 Bier 阻滞法，即通过从放置在已驱血手部的静脉导管注射 0.5% 的利多卡因(3 mg/kg)，最好使用双腔驱血带。单腔驱血带可在术中使用不超过 20 分钟。但是，医生必须要确认驱血带工作正常，以防利多卡因全身弥散。麻醉可在 5 分钟内迅速实施完成。当切换到远端的驱血带时，驱血带耐受能力可以进一步提升，也可以在上臂驱血带无法耐受时，使用第二个前臂驱血带。给予 Bier 阻滞法的前臂驱血带被证明与上臂驱血带一样有效。

使用 Bier 阻滞法行腕管切开手术，相比全身麻醉或者腕部阻滞，可以显著缩短手术时间。

最不需要动用大量资源的麻醉方法仍旧是腕部阻滞。在皮下注射布比卡因和利多卡因的混合物，深至筋膜层，随后向尺侧至掌长肌腱，近端至远侧腕横纹，来阻滞正中神经、掌皮支、前臂外侧皮神经。不要在切口处注射麻醉药物以防组织结构变形。麻醉效果可以持续至少 6~8 小时，可以提供术后镇痛。在腕部阻滞下行腕管切开手术的患者，术后住院时间较 Bier 阻滞法或全身麻醉患者显著减少。

关于腕部阻滞，最需担心的问题就是术中止血带导致疼痛。不同患者对止血带的耐受度不同，但最常见的上臂止血带诱发疼痛的记录时间是 20~30 分钟。有两种在安全完成腕管切开手术中使得术野清晰的方法可供选择：不使用止血带时，可在切口附近浸润 1% 利多卡因和 1:100 000 肾上腺素，手术即可安全、有效地进行。这一点在一项包括 21 例患手的研究中得到证实，并且当患者有使用止血带禁忌证(带有血液透析瘘管或伴有恶液质)时这种方法也是有效的。前臂止血带可以用作补充，或者替代上臂驱血带。前臂止血带能否提高止血带耐受性仍需被证明。Hutchinson 和 McClinton 对 20 位医务人员做了测试，发现相比上臂止血带，他们可以多耐受 13 分钟或者 45% 时间的前臂止血带。Yousif 和他的同事在 40 名健康的非医疗人员志愿者中做了测试，发现使用前臂止血带和上臂止血带在疼痛评分和止血带耐受力方面没有显著差异。因此，前臂

止血带可以和上臂止血带一样有效工作。当手术需要更长时间，患者开始不能忍受上臂止血带，此时前臂止血带可作为有效的替代品。

(四) 手术技术

1. 开放腕管切开减压术(OCTR)

开放腕管切开减压术仍按照 1933 年 Leramonth 描述的那样来进行，因其简单有效，这一术式直至今天仍保持着在世界各大医学中心首选术式的地位。该术式也应用在手部和腕部创伤中，是术后再手术的必选。切口的轴线位于中指的尺侧缘，鱼际纹旁开 5~6 mm。切口是曲线形的，止在掌长肌尺侧缘，不跨腕横纹。这样的入路可以减小损伤到正中神经和尺神经的掌皮支的概率。切口设计得过于偏尺侧和过于接近 Guyon 管是没有益处的。同样的，用剪刀小心地钝性分离皮下脂肪对于保护浅表神经分支也是没有益处的。掌腱膜的纵形纤维也需要顺着切口方向分开。一开始，腕横韧带可能无法看到，因为可能被桡侧的鱼际肌纤维覆盖。解剖从韧带的远端开始，这里的掌浅弓和鱼际肌支常常隐藏在脂肪垫下，最好不去切开脂肪垫而是牵拉开，因为可能含有一些感觉纤维。当没看到运动支时，医生在切开韧带时应当谨慎，并且只使用手术刀。这一操作应从远端和尺侧开始，需小心保留附着在钩骨上的束带，为避免屈肌腱的半脱位。切开 1 cm 长度后，就可以看到正中神经了，它可能粘连在韧带上，但是容易活动。只有小心切开剩余的韧带，方可辨认和保护韧带下的、跨韧带的或者掌侧来源的分支。最后，我们在掌长肌尺侧的皮下切开前臂筋膜约 2 cm(图 13-10)。

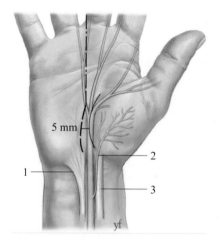

图 13-10 开放腕管切开减压术的路径
注：切口与中指尺侧轴线上的折痕平行。近端界限是指掌长肌腱的内侧边界，因此避免了掌皮支的任何危险。(1)掌长肌。(2)正中神经掌皮支。(3)桡侧腕屈肌。

开放手术可以完全探查腕管的内容物，包括其底部，寻找骨赘、软骨钙质沉着、异常肌肉等结构。术中可以检视滑膜鞘的容量，若存在不是由机械因素引起的滑膜增生，则应

行滑膜切除术。我们认为切除类风湿性或者淀粉样变性的滑膜是有益的。术中没有必要延长切口，因为屈曲手指和腕部可以在近端观察到所有滑膜。

正中神经的沙漏样狭窄需引起警惕，似乎可能是神经外膜切开松解术的指征(图 13 - 11)。自从 Lundborg 发现受过松解术的神经纤维结构会受到影响后，我们也不再进行任何关于神经的直接操作。就症状改善而言，在腕管切开手术的同时进行神经外膜切开或神经松解术的患者总体上效果更差。我们也不进行任何腕横韧带的重建术，因为这会导致瘢痕形成，造成神经的继发卡压，这一点已经在一些复发患者中得到了证实。如果没有进行滑膜切除，缝合皮肤后不需要留置引流。没有必要在缝合皮肤前放松止血带来进行止血的操作。

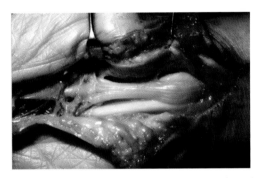

图 13 - 11　腕横韧带切开后见正中神经呈沙漏样

2. 小切口开放腕管切开减压术

擅长开放腕管切开减压术的外科医生也可以很好地适应小切口的改良术式。由 Kevin Chung 描述的这一术式，应用一个约 1 cm 的掌部远侧切口，在直视下分离腕横韧带，不需要任何特殊设备。该 1 cm 切口的体表标志在掌部近端腕横韧带表面，远端从 Kaplan 主线的交点开始，顺着环指桡侧缘作一条线。切开皮肤和皮下组织后，分开掌腱膜以暴露腕横韧带。使用手术刀切开腕横韧带和腕管。然后就可以在腕管内看到正中神经，使用解剖剪在直视下从远端分离韧带。分离韧带远端后，腕横韧带呈"V"字形，这可以帮助术者在直视下继续分离韧带直至前臂筋膜。通过肉眼观察来确认腕横韧带已经完全切开。准确地设计小切口的位置可带来在手术切开过程中观察韧带的良好视角。

3. 掌侧微小切口

我们使用的第二种技术是通过掌侧微小切口，使用一次性的逆行手术刀，这一方法是由 Strickland 最早尝试的。这一手术仅仅应用在特发性腕管综合征中。Strickland 发明了通过微小切口的掌侧入路，并使用逆行手术刀——Indianotome，其在两片抹片中间安装有一个刀片，大小与腕横韧带相适应。

切口设计很容易(图 13 - 12a)，沿中指的尺侧缘轴线作一条线，位于腕横韧带远端和鱼际纹的交点。切开皮肤后，脂肪组织会膨出，使用拉钩将其推开。韧带的远侧缘可通

过一些掌浅筋膜的纤维来辨认。推开脂肪垫直接暴露其远端离尺侧缘1 cm 的部位(图 13 - 12b)，这样可以方便松解正中神经及其运动支，后者仅跨韧带时被松解(图 13 - 12c)。

用生理盐水润滑 Metzenbaum 剪刀的圆头，伸入切口内探查腕管(图 13 - 12d)，以确认手术在钩骨外侧的腕管内进行，而不是 Guyon 管内；当切口过于偏尺侧时，则可能在Guyon 管内。剪刀也可在神经的浅面和韧带的深面之间打开一个通道，然后在韧带浅面分出一个皮下通道直至前臂筋膜，这样可以帮助手术刀进入(图 13 - 12e)。这些步骤对使用 Knifelight(Stryker)安全地切开韧带是十分必要的(图13 - 12f)。这个切开操作需要在一个稳定的移动中完成。外科医生可以在切开韧带时清楚地感觉到捻发音，并且当切至前臂筋膜时可以感觉到阻力减小(图 13 - 12g、h)。继续向近侧腕横纹以远的操作是没有必要的，也是危险的。助手可以使用拉钩来抬起这些游离结构，方便使用刀片上的灯光来观察腕管内的正中神经。用 Metzenbaum 剪的刀尖朝上来由远及近确认腕管已充分切开(图 13 - 12i)。缝合皮肤，不需要留置引流(图 13 - 12j)。

4. 内镜下腕管切开减压(ECTR)

20 世纪 50 年代，内镜手术的出现导致其最终也在腕管手术中得到应用。两个常用的技术包括双孔 Chow 技术(1989 年)(图 13 - 13)和单孔 Agee 技术(1992 年)。双孔技术使用一个腕部切口和一个手掌部切口；而单孔技术为避免掌部痛性瘢痕而设计，使用一个位于远侧腕横纹的1.5 cm 横形切口。

Chow 技术的通道入口通过触摸尺侧腕屈肌在豌豆骨近端的止点来定位，从这一点向桡侧作一条 1.0～1.5 cm 的线，第二条线垂直向近端 0.5 cm。第三条线是从第二条垂直线向桡侧，约 1 cm，作为入口通道。出口通道的定位方法：将患者拇指充分外展，第一条线为从桡侧外展的拇指指端做一条线到大约掌心的位置，与前臂的长轴垂直；第二条线从第三指蹼开始，与前臂平行作线与第一条线相交；第三条线平分前两条线所形成的夹角，从定点延伸约 1 cm，作为出口通道。

首先建立入口通道，钝性分离皮下组织来分离前臂掌侧筋膜。用 Stephen 剪垂直切开前臂筋膜，在掌长肌尺侧操作以避免损伤正中神经掌皮支。拉钩伸入筋膜下，将钝头剪刀插入腕横韧带之下，从其下的韧带和神经上游离开，这样可以方便带槽的套管放置在腕横韧带下方。插有套管的手以过伸位放置在手固定器上。出口通道可以在当术者在之前标记的位置触及套管时再切开皮肤。当套管在位、手固定妥当时，内镜首先从近端插入而探针从远端插入。腕横韧带的远侧半的切开是通过远端通道完成的，使用探针刀、三角刀和逆行刀。近侧半的切开是用探针刀从近端通道完成的。

单孔 Agee 技术的体表标志标记方法：沿着腕横纹，掌长肌尺侧向环指基底部延长，沿着第四掌骨纵轴。在前述所做的腕横纹旁开 1 cm 左右，作 2 cm 的横行切口。使用钝

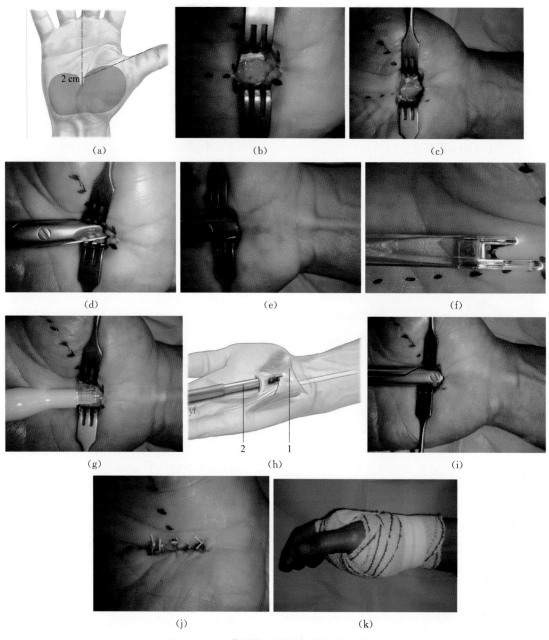

图 13-12　掌侧微小切口使用逆行手术刀

注:(a) 小切口位于中指尺缘和伸展拇指尺侧(Kaplan 主线)的交点,跨过腕横韧带远端。切口不超过 2 cm。(b) 切开皮肤后,脂肪组织由两个猫爪牵开器和腕横韧带牵引,与掌筋膜纤维分离,切开 1 cm 长度,然后脂肪垫就会膨出。(c) 正中神经的运动支就找到了。它位于韧带外(Lanz IA)。(d) 用 Meztenbaum 剪刀探查腕管深至腕横韧带处,这样可以防止错误进入 Guyou 管内。(e) 剪刀进一步向前推进到前臂筋膜以分离腕管韧带及其内容物。(f) Stryker knifelight 的发光刀片。刀片由两片有机玻璃保护。弯曲刀片的宽度被校准为只匹配腕横韧带的厚度。(g) Knifelight 发光刀片被推到前臂筋膜,灯光下显示了刀片的近端。(h) 显示刀片路径。(i) 使用剪刀确认韧带完全松开(无触发)。(j) 用 3/0 Vicryl Rapide 缝线缝合。(k) 加压包扎 24~48 小时。

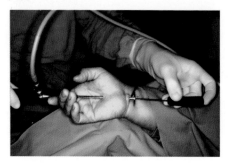

图 13-13　Chow 双孔内窥镜技术

性分离来游离前臂筋膜,在前臂筋膜做一个"U"形或者横行1.5 cm切口进入腕管。在钩骨桡侧,顺着环指的轴线放置滑膜抬高器,帮助把腕横韧带从其下方的神经肌腱表面游离。插入一个扩张器来便于组装有刀片的内镜进入。在轻微背伸位,刀片装置插入腕部,另一只手防止装置穿出腕横韧带的远端。此时应当毫无阻碍地看到腕横韧带,组合装置应当在开始切开操作前平行于环指。腕横韧带应从远端向近端切开,为了彻底切开,可能需要两个来回的操作。

（五）术后处理

在术后最初24～48小时内,需要使用压力性绷带,不需要支具(图13-12k);紧接着使用简单的黏性敷料。为了减少水肿,鼓励患者即刻进行无外力下的手指活动。从减少瘢痕疼痛和手部无力的角度来说,术后制动被证明并不能对术后恢复产生影响,但可帮助腕横韧带的断端形成瘢痕,理论上可预防弓弦状畸形。

术后15天,要求患者去职业治疗师处进行10次瘢痕脱敏和锻炼。这样可以减少因过早恢复活动带来的可能最终会发展为炎症的愈合反应。这种情况可在手术当晚患者自我感觉手指活动恢复时发生,仅仅看到切口大小而低估了手术本身的范围,于是不再谨慎地留意医生给的治疗建议。

如果在3周后出现腕掌部柱状痛,我们会开具一种半柔性的支具,即Gomis发明的"Carpetelle"(图13-14),使患者恢复日常活动。术后15～20天可以允许那些脑力劳动职业的患者回归工作,但对手工工人来说,需要等到6周后,务必记住手部力量平均在术后3个月时才能恢复到术前水平。

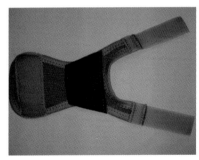

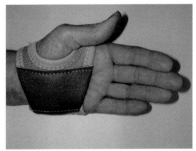

图13-14　半柔性支具

（六）术后结果的比较

目前,内镜下腕管切开术(ECTR)和局限的开放腕管切

开术(LOCTR)是治疗特发性腕管综合征时切开腕横韧带的两种最常用的技术。单孔Agee内镜技术具有比较陡峭的学习曲线,它所使用的1 cm的横行切口可以隐藏在腕横纹中。但该技术在开展时需要相当大的资金投入,并且单次使用刀片会带来持续性资金投入。另外,在Agee技术中,腕横韧带是从近端向远端切开的,这会增加误伤手掌部横形发出的结构的风险(掌浅弓和去往第三指蹼的指掌侧总神经),尤其在这项技术的初学阶段。ECTR需要较长时间,因为组装设备十分费时。当医生需要在一天内进行多台ECTR时,很多时间和金钱会被花费在ECTR设备的消毒上。相比之下,LOCTR就尤为便宜,它使用的是掌部鱼际间区域的长达1.5～2.0 cm的纵行切口。在这种术式,腕横韧带从远端向近端切开,前臂远端没有横行走向的解剖结构。

在ECTR技术发明后不久,许多关于内镜技术优点的文章相继发表,包括腕掌部疼痛、感染、瘢痕敏感发生率的减少,以及患者可以更早回归工作。人们也相信ECTR更昂贵的花费可获得患者在恢复期间生活质量的提高。然而,其中的一些结论可能是有瑕疵的,因为许多研究是将ECTR与传统的开放性腕管松解术(OCTR)进行比较的,OCTR的切口从手掌部延伸到前臂远端。最近的文献将ECTR和LOCTR进行比较,结果表明两者在以下方面的差异没有统计学意义:症状缓解、瘢痕长度、瘢痕硬度、是否需要手部治疗、并发症发生率、恢复日常活动的时间,以及回到工作岗位的时间。Ferdinand做了有关双侧腕管综合征患者一侧行ECTR、另一侧行LOTCR的报道。他的结果显示,LOCTR所需要的时间更短,内镜手术侧在术后肌肉力量、手功能、握力、操作灵活性和感觉方面并没有明显优势。两组术后手功能的恢复率及并发症的发生率相似。

我们在10年时间内积累了传统OCTR、ECTR和LOCTR的经验,我们认为LOCTR是目前首选的手术技术。就腕管手术结果而言,ECTR并没有明显的优势,它更加昂贵,并且受相关产业驱动。我们更喜欢使用Knifelight切开腕横韧带,这在LOCTR中是比较简洁的,因为它的掌侧切口较小(<1 cm),需要切开的组织较少(图13-12)。与ECTR比,它不需要资金投入,也不存在陡峭的学习曲线。

不管使用哪种手术技术,皮肤和皮下的瘢痕会导致疼痛。当切开腕横韧带对组织破坏较严重时,或者进行了过多的滑膜切除或神经松解时,所形成的瘢痕和纤维化反应会对结果不利。当神经周围纤维化发生,神经会和韧带的断端粘连,限制神经的活动性。尽管较少见,屈肌腱也会和韧带粘连。为了避免这些并发症的发生,韧带需要在尺侧部分切开。

腕横韧带的纵行切口(与纤维轴平行)会使得切缘分离,造成正中神经即刻的减压。在CT或MRI研究中可以看到,腕管的矢状面容积明显增加。Richman等测量了容积的增加(24.2±11.6)%,Kato等测量横切面面积增加了(33±15)%。在发现韧带和相似组织发生进展性的瘢痕化之前需要3～6个月来维持术中切开的间隔距离。对彻底减压来说,完全切开韧带中远部是十分有必要的。当然,由于近端的不稳定性和肌肉本身的缩短,大鱼际和小鱼际肌肉会有机械性功能损害。大小鱼际隆起之间的生理性凹陷会在邻近组织切开后变浅。还会发生屈肌腱的弓弦状畸形,这会改变它们的行径和手指活动的角度。测量腕骨内容物的掌侧移位达到了(3.5±1.9) mm。扳机指经常在腕管切开术后发生,这是由于屈肌腱的力量转移到A1滑车。

最后,还出现了出于保护腕弓骨韧带复合体免受功能影响的切开术。打开Guyon管就有很大的益处,并且解决了与之不相关的尺神经支配区域感觉异常的问题。

(七) 影响术后恢复情况的因素

1. 神经症状的持续存在

尽管患者可能在术后第一晚就不再被疼痛所困扰,感觉障碍如感觉异常、感觉迟钝、感觉缺失可能还要持续数周至数月。医生需要在术前就腕管切开术后症状缓解的不同状态向患者进行说明,这样可以使患者的期望值与术后的结果相符。

2. 瘢痕疼痛

疼痛瘢痕可以在术后不久就出现,但若术后超过3～4周持续疼痛,就需要开始瘢痕按摩和治疗。内镜手术后早期瘢痕疼痛发生率更低。不在合适轴线上的切口会导致疼痛瘢痕,因为它破坏了正中神经和尺神经的神经间区域。过于尺侧的切口会有误伤尺神经掌皮支的风险。

3. 腕掌部疼痛

腕掌部疼痛为示指屈肌支持带切开区域的压痛。腕掌部疼痛的发生可以由多种因素导致,可能包括屈肌支持带切开的机械影响、神经末梢的切断、伤口愈合的炎性反应。不论使用什么手术技术,发生率在6%～36%。在大多数病例中,腕掌部疼痛会在1个月内缓解,很少持续超过9个月。

4. 力量减弱

这主要是由于术后疼痛和屈肌支持带切开的机械性影响。这种情况很常见,会在术后3个月得到缓解。Gartsman等认为术后无力的程度和腕弓的切开程度有关。当手部活动延迟恢复时,力量减弱会更严重。可以开具一个保护掌根部的软支具,同时进行职业治疗,帮助患者回归工作。

为了尝试减少力量减弱的发生,许多作者建议重建屈肌支持带。这些韧带成形术可以重建支持带的中间部分,但不修复其全长(图13-15)。需要权衡这些手术各方面的益处,因为由切开导致的瘢痕可能会形成韧带性的组织瓣。需要警惕误伤正中神经的鱼际肌支。Karlsson团队在一项99例患者的回顾性研究中指出,韧带延长手术无益处。

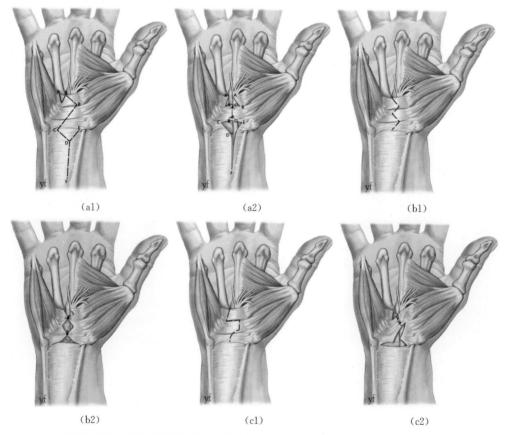

(a1)　　　　　　(a2)　　　　　　(b1)

(b2)　　　　　　(c1)　　　　　　(c2)

图13-15　屈肌支持带韧带成形术(有必要打开Guyon管以便于皮瓣的活动)

注:(a) Kapandj重建;(al)皮瓣;(a2)重建。(b) Karlsson重建;(bl)皮瓣;(b2)重建。(c) Jakab重建;(cl)皮瓣;(c2)重建。

（八）手术治疗的总结

在有失神经支配征象的腕管综合征患者中，若保守治疗无改善或者将手术作为首选治疗方案的，建议患者进行手术治疗，无论用哪种特定的手术技术完全切开屈肌支持带。

不论使用哪种技术，大多数外科医生会观察到超过90％的患者在术后第1天发现夜间症状、白天的感觉异常和感觉缺失症状消失。如果在感觉方面的问题比较小，神经传导阻滞的解除能保证这些症状在术后6周内消失。另一方面，因轴索变性造成的手指感觉缺失会在数月后恢复，并且可能仅恢复部分，但至少会存在保护性感觉。握力和捏力会在术后即刻有所减退。但在术后3个月会恢复到术前水平，并在2年左右有显著改善，前提是术前没有明显的肌肉萎缩。在老年病例中，若鱼际肌萎缩明显，功能性恢复几乎不可能。Foucher通过即刻的掌长肌移位来重建拇短展肌的功能。

有研究比较了内镜技术、单孔、双孔或掌侧微小切口手术，表明术后6个月之后，就症状缓解、瘢痕疼痛、腕掌侧疼痛、回归工作岗位的时间和手功能而言，各个方法之间没有显著差异。没有强烈推荐某一种优于其他的技术。在训练有素的外科医生那里，每种腕管切开的手术方法适用于不同的患者。可以观察到的微创技术的优点是小切口并发症发生率的降低。出于这些原因，Strickland发明的方法比内镜技术更安全。

十二、手术治疗的并发症

不同术式并发症的发生率没有明显差异，为5％～24％。发生并发症的患者按照症状大致可以分为3类：新发症状、症状持续、症状复发。

（一）新发症状

术后出现新发症状可能是由神经、血管、肌腱、皮肤或它们的组合损伤引起。

1. 神经

内镜使用不当或者劣质的检视设备容易损伤正中神经、尺神经及其分支。内镜下从近端或者远端切开腕横韧带时也容易引起神经损伤。当神经并不能清晰可见时，必须立刻转为开放术式。对于Chow技术而言，当装有刀片的套管因握持不稳而旋转时，可能会损伤周围神经。对于开放性手术而言，当切口过于偏向桡侧时，可能会损伤正中神经及其掌皮支。不论使用何种技术，正中神经鱼际肌支行径的变异都会带来损伤风险。

医生该如何处理腕管切开手术的神经损伤呢？通过开放手术立刻进行神经修复会给恢复带来最佳机会。医疗-法律方面同样不容忽视，无论发生任何情况，都应让患者及其保险公司知晓。正确签署并记录知情同意书会在此过程中大有裨益。及时畅通的沟通、医生的真诚及与患者间的

关系十分重要。

如果术中没有意识到损伤的发生，诊断需要依靠术后症状并且常常比较困难。当诊断明确时，需要进行探查手术。处理这些并发症的外科医生需要十分精确地记录临床和术中探查的发现。在探查手术之前，建议先行肌电图和B超检查。

当术中探查发现神经瘤存在时，需要进行神经束切开。如果可以，对神经直接进行无张力修复是最佳选择。对于部分病变，可以对切除的神经束行"omega"修复。神经完全损伤术后即可发现，需要在神经断端回缩从而影响直接修复之前立即行修复手术。腕管内不适宜进行神经移植，因其环境不利于血管再生，且易继发瘢痕。如果不能施行神经的无张力缝合，强烈建议行皮瓣覆盖移植神经。在这些所有病例中，恢复均不完全，需要依靠肌腱移位来改善功能。例如，在行神经移植修复受损的正中神经的鱼际肌支的同时，进行Camitz移位修复拇外展功能。也可能存在继发于使用止血带或者局部麻醉的特发性神经损伤。局部麻醉引起的特发性神经损伤是由神经外膜下血肿引起的，症状常常在数周后缓解。偶尔会有感觉过敏或者压痛点存在。脱敏治疗在大多数病例中有效，也避免了进一步手术探查。

神经病变可以由神经瘢痕形成或术中神经失去血供引起。这一情况可以通过注意表面的光滑度及神经的血供来避免。不建议行外膜切开术甚至神经松解术。其他可能的原因有术后制动时间过长、过早地恢复体力劳动，以及将神经和无机材料接触。最为棘手的并发症要数复杂区域疼痛综合征。

2. 血管损伤

掌浅弓的损伤可能发生在任何手术技术中，由盲目地在深部分离腕横韧带或者向远端切开过多，超出了屈肌支持带的远端纤维造成。当用内镜技术或者Knifelight时，如果误入Guyon管，则会损伤尺动脉。用内镜时，若正中动脉比较粗大也容易损伤。血管的部分损伤会在术中或者术后即刻被发现，表现为持续出血、迅速扩大的血肿或敷料很快被浸透。如果上述情况均未发生，会表现为假性动脉瘤。此时需要重新探查、修复。

3. 肌腱

腕管综合征的复发可由术后的屈肌腱滑膜炎引起。如果出现屈肌腱反应性滑膜炎，可能与术前由正中神经卡压引起的未被发现的炎症有关。炎症的临床征象及抗感染治疗有效可以帮助确诊。

肌腱的部分或完全损伤需要立刻通过切开手术来修复，往往无法在内镜手术中被发现。部分损伤表现为延迟断裂或者无症状，未被发现的损伤也许就慢慢愈合。屈肌支持带切开术后屈肌腱向掌侧移位会使肌腱在A1滑车角度增加，患者易于发生扳机指。

屈肌支持带在切开后断端分开平均4～6 mm。当这个间距过大，或者手术操作不当，如韧带过度切开、牵拉甚至

切除了韧带,腕管内容物的半脱位或者脱位的发生也有报道。环小指的屈肌腱常常被累及。这些屈肌腱甚至可以表现为可听见的、疼痛性的扳机样表现。但完全的皮下肌腱脱位比较少见。

当断端间距过大时,术后制动并不能预防该并发症。当重建剩余的支持带因在翻修手术时较难实现而变得希望渺茫时,可以考虑做伸肌支持带或者阔筋膜移植,这些通常是在滑车重建时使用的筋膜结构,都有朝向管内肌腱的可滑动的滑膜表面。将筋膜与支持带边缘缝合即可。Senwald 和 Macdonald 建议用掌长肌或者部分桡侧腕屈肌腱来编织缝合。目前,没有证据支持使用无机材料充当屈肌支持带重建的移植物。

4. 皮肤

最常见的与伤口有关的并发症包括伤口裂开或者瘢痕增生,尤其当切口跨过腕横纹时会发生。血肿形成有时可以导致伤口感染。

(二)症状持续

腕管综合征症状持续的定义是术后未见临床恢复。多数情况是由于屈肌支持带切开不充分,尤其远端部分。这一点由 Tanabe 和 Okutsu 通过实验验证。仅仅切开韧带中部会导致断端间距(1.3 ± 0.2) mm,而完全切开可使该间距达到(6.6 ± 0.2) mm。切开不充分会在术后数周内表现出来,有或者无一小段时间的临床改善。这种情况会在新手操作内镜手术时更常发生。内镜切开手术的陡峭学习曲线使得外科医生的经验变得尤为重要。神经传导检测能够帮助确认术后未见恢复,切开探查可明确诊断。术中完全切开韧带,并探查神经有无瘢痕化或损伤。

(三)症状复发

复发的定义是外科手术减压的患者术后临床症状改善后又重新出现。这种情况比较少见,因为无论是什么术式,正确施行腕管切开手术的术后效果均较为持久,复发率为$0.3\%\sim2.5\%$。在处理症状复发方面,首先要考虑诊断错误,尤其未行术前的神经传导检查时。需要排除其他引起患者手部症状的原因,包括脊神经根、脊髓病变或者更近端的正中神经病变。还需要排除由糖尿病或者甲减引起的周围神经病变。"双卡"病变也并不罕见。

症状复发通常表现为术后 1~1.5 年的症状进展性变化。Laban 报道了由腕旋后伸直位、示指伸直诱发的近端桡侧放射痛复发。他认为这是由于神经的缩窄引起的。神经传导试验可明确临床诊断。有两个原因可以导致复发:由屈肌支持带瘢痕化引起的腕管狭窄,或者神经周围纤维化,以及粘连。神经病变为混合型的,同时包括卡压和牵拉。在前一种情况中,建议切开手术。而对于后一种情况,用皮瓣覆盖神经十分必要。需要小心评估有腕管综合征症状复发的患者。临床体检通常可以发现神经痛的体征,以及其他疼痛的临床表现。可以有 Tinel 征阳性、疼痛瘢痕及神经

粘连的体征。如果考虑做手术,需要行切开松解及皮瓣术来改善这个区域的神经营养状况。

十三、腕管综合征的翻修手术

必须进行开放手术。新的手术可以沿原手术切口,常常需要延伸到前臂远端。切口的设计常需要考虑行皮瓣手术的可能性。

(一)正中神经的游离

探查神经是否有粘连或者周围组织是否完全瘢痕化。术中解剖需在放大镜的辅助下从瘢痕组织的边缘开始,重新切开支持带和松解神经外膜。通过在腕部被动屈曲或者伸直时轻轻牵拉神经来检查神经的活动度和滑动性。当神经周围有严重的纤维化,将神经同周围组织区分开就较困难。尝试将神经彻底解剖出来会增加损伤和神经缺血的危险。在这些病例中,最好小心谨慎,可以在完全分离纤维化组织较为困难时,保留神经周围的一部分纤维组织。

(二)其他手术

如果滑膜看起来是正常的,不要切除滑膜,保护这些神经肌腱的滑动被膜,以防术后粘连的发生。如果滑膜增厚并与神经粘连,则需切除滑膜并用皮瓣覆盖神经。有时需要重建屈肌支持带。没有证据表明在其内放置无机材料是有用的。

(三)加强营养性

在神经病变的情况下,改善神经营养的手术需要有 3 个目标:①给予周围组织如肌腱、皮肤和骨骼的机械性保护;②形成滑动被膜并与纤维组织隔开;③提供良好的营养和血管床。

机械性保护取决于皮瓣的厚度。滑动的效力由皮瓣不与神经粘连、在神经与周围组织间形成屏障的能力有关。皮瓣提供血管环境的能力与促进滑动的目标相冲突,因为为神经提供营养需要与神经相贴合。尽管难以预测平衡点在哪里,但必须尽力达到。

各种可以用于形成皮瓣的组织都有各自特定的优点。筋膜瓣较柔软并且富有血供,可以同时提供滑动面及血供。脂肪瓣具有机械性作用。脂肪筋膜瓣可以综合筋膜瓣和脂肪瓣的特质。带或不带神经的肌肉瓣都可提供必要的营养性作用,并在对抗感染时更有效。

(四)翻修手术中皮瓣的应用

没有指征表明需要预防性行皮瓣手术。

1. 小的局部皮瓣

可供选择的小的局部皮瓣包括肌瓣如小指展肌、掌短肌、蚓状肌或小鱼际脂肪瓣。

(1)小指展肌(ADM)。小指展肌是一块纺锤形肌肉,

起自豌豆骨和尺侧腕屈肌腱,通过两条纤维带止在近节指骨基底部尺侧。它的作用是外展和屈曲小指,是 Mathes 和 Nahai 的 I 类肌肉。血管束起自尺动脉近端,偶尔也有一支小的血管束营养肌肉中部(图 13 - 16)。

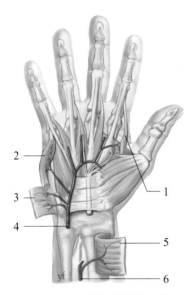

图 13 - 16　局部肌瓣的血供

注:(1)第一蚓状肌。(2)小指外展肌。(3)掌短肌。(4)尺动脉。(5)旋前方肌。(6)骨间前动脉。

1) 手术要点。通过原腕管切口向小指尺侧缘"Z"字形延续或者手掌尺侧缘的曲棍球杆状切口可以暴露该肌肉。分离远端的止点,然后向近端解剖直至血管束,需要注意避免损伤下方支配小指的尺侧指神经。然后将该肌肉翻转到腕管浅面,可以覆盖正中神经约 3 cm(图 13 - 17)。

2) 优缺点。手术操作简单,并且是局部肌瓣中最饱满

的,但是它的宽度有限。这一皮瓣在治疗手掌根部伤口开裂时也十分有效。缺点是会使小鱼际隆起变平,并限制小指外展。

(2) 掌短肌。掌短肌是一块较薄的梯形肌肉,由两个不同神经血管束支配的头构成(神经血管束来自尺神经和尺动脉的深支),止于小鱼际隆起尺侧缘的纤维脂肪组织,构成 Guyon 管的顶部并保护尺神经。掌短肌在 98% 的人群中存在,桡侧缘平均长 2.7 cm,尺侧缘长 3.6 cm,宽约 2.6 cm。

1) 手术要点。切口呈"J"字形,垂直部分位于腕管上方,在腕横纹处向尺侧水平延长。首先在皮下层掀开皮瓣,为了避免损伤正中神经掌皮支。在尺侧的脂肪中解剖直至看到肌肉,通过分离插入皮肤的纤维来游离肌肉的掌侧面。从尺侧向桡侧掀开肌肉,显露它的神经血管束。保留其桡侧缘,切开屈肌支持带。转移肌瓣覆盖正中神经,无张力缝合至屈肌支持带的桡侧缘(图 13 - 18)。

2) 优缺点。肌肉的厚度和大小变化多端,可能在之前做过切开手术后就无法再使用。所以,我们更偏向在内镜切开术后的翻修手术中使用。

(3) 蚓状肌。蚓状肌是长纺锤形的肌肉,起自指深屈肌腱,止于伸肌扩张部。桡侧的两块蚓状肌长约 5 cm(45～75 mm),宽 1.0～1.5 cm。按照 Mathes 和 Nahai 分类,血供为 II 类,起自掌浅弓或者第二掌骨间隙的指总动脉,第二组血管束起源于后者。尺侧的蚓状肌有两个肌腹,大小变异较多,由掌深弓提供血供。

1) 手术要点。在第二掌骨间隙斜行延长腕管切口,仔细解剖该肌肉。在近 1/3 处仔细辨认近端血管束,结扎第二组血管束。按照 Koncilia 描述的方法,切断肌肉止点和起点,翻转 180°覆盖整个腕管。

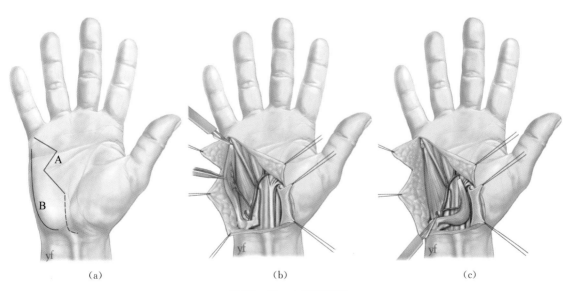

(a)　　　　　　　　　　(b)　　　　　　　　　　(c)

图 13 - 17　小指展肌瓣

注:(a) 切口。A 为腕管切口"Z"字形延伸;B 为手掌尺侧缘的曲棍球杆状切口。(b) 肌肉外露,插入部分。(c) 分离和转移。起点也可以释放以提供更大的范围。

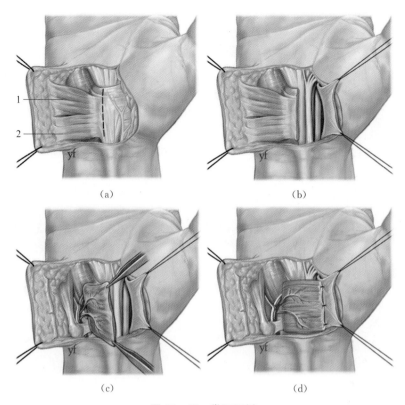

图 13 - 18 掌短肌瓣

注:(a) 尺侧皮瓣牵拉开以露出手掌肌面。(1) 远端头。(2) 近端头。(b) 打开屈肌支持带。(c) 游离肌肉,深部血管蒂连接以供应血液。(d) 肌肉旋转 180°覆盖正中神经。

2) 优缺点。并发症较少,并且两块肌肉都可以使用。解剖需要较为细致的技术,肌肉的位置更有利于指总神经覆盖。对腕管而言,这些肌瓣可以作为其他局部皮瓣的补充。

(4) 小鱼际脂肪瓣。覆盖在小鱼际隆起处的脂肪组织由起自 Guyon 管中约 1 cm 处尺动脉的分支供应。

1) 手术要点。从原切口进入腕管。脂肪瓣通过皮下向尺侧缘分离其掌侧面,直至看到覆盖小指展肌的筋膜,同时需要确保支配皮肤有足够的血供。脂肪瓣深面从屈肌支持带表面分离直至尺侧的血管束。切开屈肌支持带部分尺侧缘。推进脂肪瓣并缝合至腕管的桡侧缘以覆盖神经。术后2 周内敷料加压保护直至拆线(图 13 - 19a)。

2) 术式变异。Giunta 等设计了一种蒂在尺侧的脂肪瓣,面积更大(4 cm×3 cm)并且更加灵活。它可以像书页一样折叠覆盖神经(图 13 - 19b)。

3) 优点。该皮瓣易于分离,不论第一次手术使用了什么切口,均可行。

2. 限于局部的脂肪筋膜瓣

(1) Becker 尺背侧脂肪瓣。该瓣由尺背侧升动脉的皮支供应。该动脉(直径 0.8~1.3 mm)在豌豆骨近端 2~5 cm 处从尺动脉上横向发出(90°~120°)。

1) 手术要点。脂肪瓣可沿尺背侧动脉发出的点旋转,约在豌豆骨近端 4 cm。轴线为顺尺骨的轴线,表面以虚线画出。以长 10 cm、宽 5 cm 为宜。首先在皮下层掀开皮瓣,

并用缝线向四周牵开固定。切取脂肪筋膜瓣,向远端分离,保留血管束内的一支皮下静脉。需要小心避免损伤尺神经的背侧感觉支,大约从尺背侧动脉近端 1~4 cm 处发出。当旋转角度足够时即可停止解剖;没有必要一定要看到动脉,因此脂肪瓣并未孤立。然后将脂肪瓣通过隧道牵引至腕部,其筋膜面从神经下方通过并环绕神经用来确保神经的滑动性。脂肪瓣的边缘缝合至周围组织以固定在位,防止回缩。仔细止血后松开止血带,关闭伤口留置引流(图 13 - 20)。

3) 优点。Becker 脂肪瓣有诸多优点:未牺牲主要动脉;大小和旋转角度非常适合手术需要;脂肪瓣切除较为简单;前臂内侧的脂肪组织更厚、瘢痕较为隐蔽。

(2) 桡动脉穿支脂肪瓣。切取基于桡动脉穿支的逆向脂肪筋膜瓣可保护血管的主干。穿支动脉从桡骨茎突近端1.0~1.5 cm 发出。前臂远侧 2/3 的浅筋膜都可作为该瓣。

1) 手术要点。该组织瓣的轴线和皮肤切口均沿着桡动脉。旋转点位于腕屈曲横纹的近端 5~8 cm。腕管切口从前臂切口延伸,在腕横纹处需横行一小段。两边的皮瓣从皮下层分离,向四周牵开并缝合固定。从近端向远端切取脂肪筋膜瓣,结扎或者电凝近端和中部的穿支,保护远端的穿支。小心避免损伤桡神经浅支。翻转该组织瓣,使其筋膜面从桡侧向尺侧穿过正中神经下方并完全包裹正中神经。组织瓣边缘缝合至屈肌支持带。仔细止血后关闭切口,留置引流(图 13 - 21)。

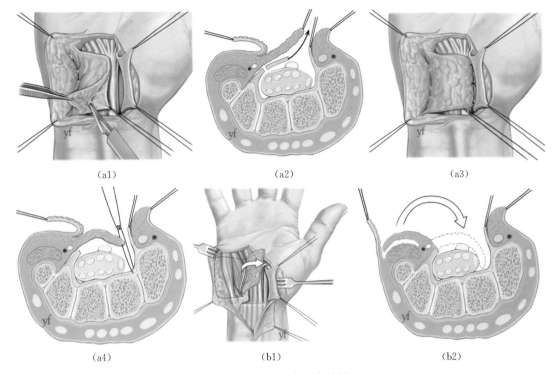

(a1)　　　　　　　　　　(a2)　　　　　　　　　　(a3)

(a4)　　　　　　　　　　(b1)　　　　　　　　　　(b2)

图 13 - 19　小鱼际脂肪瓣

注：(a) Srickland 技术。(a1) 腕管开放后提起脂肪瓣；(a2) 屈肌支持带尺侧部分横切面；(a3、4) 放入脂肪瓣。(b1、b2) Giunta 技术。皮瓣从尺侧向桡侧提起，像一本书一样翻过，覆盖神经。

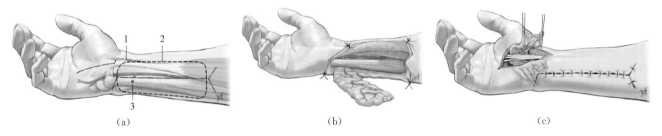

(a)　　　　　　　　　　(b)　　　　　　　　　　(c)

图 13 - 20　Becker 瓣

注：(a) 切口。(1) 紫色线为皮肤切口。(2) 黑色为脂肪瓣区域的表面投影。(3) 脂肪瓣的旋转点在尺背动脉出现的地方。(b) 切下的瓣，注意动脉在尺侧腕屈肌腱后面出现。(c) 脂肪瓣包裹在神经周围（接触的筋膜表面）以将其完全覆盖。

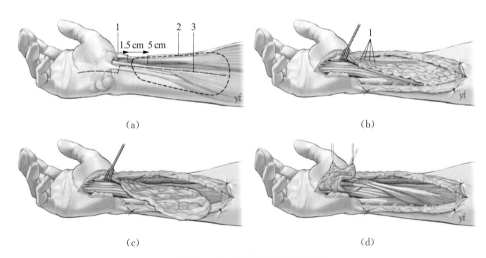

(a)　　　　　　　　　　(b)

(c)　　　　　　　　　　(d)

图 13 - 21　桡动脉穿支脂肪瓣

注：(a) 紫色为皮肤切口，黑色为筋膜组织瓣投影。(1) 桡侧茎突。(2) 脂肪筋膜瓣的投影。(3) 皮肤切口。(b) 从尺桡侧切取组织瓣。(1) 远端中隔穿支。(c) 切取组织瓣。(d) 组织皮瓣旋转 180°，筋膜面穿过正中神经下方，翻卷覆盖神经掌侧。

2) 优缺点。最大的优点就是桡动脉得到保护，并可以轻松地切取面积较大的脂肪瓣。与 Becker 脂肪瓣相比，缺点是组织瓣较薄、切口更明显。

（3）后骨间动脉组织瓣。尽管解剖比较困难，但基于这一动脉的组织瓣大小适宜。但瘢痕较明显并且组织瓣较薄。

（4）逆向桡动脉筋膜瓣。有上述那些选择，为了获取适宜的组织瓣而牺牲桡动脉已不再合理。

3. 基于旋前方肌的限于局部的组织瓣

旋前方肌(PQ)是一块约 5 cm×4 cm 的四边形肌肉，为 Mathes 和 Nahai 标准Ⅱ类肌肉。营养该肌的主要血管为骨间前动脉的终末支，在该肌深面进入。次要血管从桡动脉和尺动脉发出。用旋前方肌作为转移供体的功能性并发症是微不足道的。基于旋前方肌有以下 3 种组织瓣可供获取。

（1）顺行旋前方肌瓣。手术要点：结扎次要血管束后，逐步交替游离旋前方肌的桡侧和尺侧缘，直到看到其主要供血动脉。向近端解剖该肌直至获得带有前骨间动脉的旋前方肌。可旋转的角度取决于游离的血管束长度。最远可至近侧腕横纹。顺行旋前方肌瓣只能用于覆盖腕部近端的神经(图 13 - 22a)。

（2）逆行旋前方肌瓣。Rath、Hung 和 Leung 等在 1990 年介绍了一种逆行血流的旋前方肌骨肌瓣。他们发现骨间前动脉可以在距旋前方肌近侧缘 1.0～3.5 cm 处分出一支肌肉支和一支背侧支。靠背侧支动脉的逆行血供足以滋养旋前方肌。

手术要点：切取该肌肉前，先在肌肉支和背侧支分叉处近端结扎前骨间动脉。从桡侧缘切开骨间膜，将前骨间动脉的背侧支游离得尽可能远。这样可旋转 5～9 cm，使组织瓣毫无困难地到达腕管近端 2/3。肌肉瓣的掌侧面放置在正中神经上，并将其缝合至屈肌支持带(图 13 - 22b、c)。

（3）"横帆"组织瓣。"方帆"或者"横帆"组织瓣，是一种基于旋前方肌血供的脂肪筋膜瓣。首先由 Paliei 在 1997 年报道，并在 2002 年被更加详细地描述。该瓣由桡骨远端的掌桡腕弓发出的逆行分支营养(图 13 - 23)。

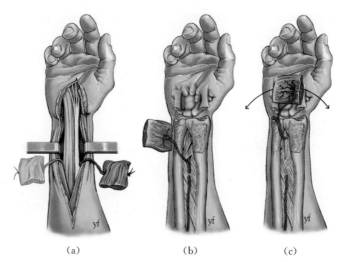

(a)　　　(b)　　　(c)

图 13 - 22　旋前方肌瓣的获取原则

注：(a) 以顺行血供为基础的旋前方肌瓣，即骨间前动脉。(b) 以骨间前动脉背侧支逆行血流为基础的远端组织瓣。(c) 远端组织瓣的旋转弧。

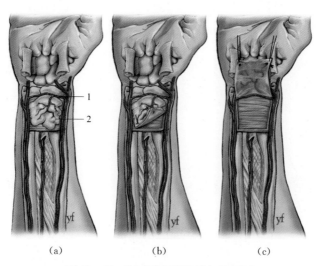

(a)　　　(b)　　　(c)

图 13 - 23　"方帆"组织瓣的切取原则

注：(a) 脂肪垫(2)及其来自桡腕掌弓(1)的血液供应。(b) 将固定在旋前方肌筋膜上的脂肪垫从近端向远端提起分离。(c) 组织瓣向远端折叠，在桡腕掌弓上旋转，覆盖腕管。

手术要点：该脂肪瓣的边缘附着在旋前方肌的筋膜上。从近端向远端掀起脂肪瓣，需同时掀起肌肉外膜和浅层的肌肉纤维，这样可以保护滋养动脉。然后将脂肪瓣向远端翻转覆盖正中神经，并缝合至屈肌支持带上。

4. 其他组织瓣

游离筋膜瓣、游离脂肪筋膜瓣或者部分肌肉瓣可用来保护腕管内的正中神经。然而在大部分情况下，一种局部转移的组织瓣或者多种的组合已经足够。

5. 术后处理

上述介绍的组织瓣都是比较可靠的，不需要特别的监护。如果缝合腕管切口比较困难，伤口可以二期关闭。偶尔也需要进行植皮。术后两周用支具制动腕部在中立位，可以保护组织瓣，也使患者感觉舒适。在这段时间内，建议活动手指。术后手术成功的标志是疼痛和感觉异常症状的消失。

（五）翻修手术中的神经包裹

我们已经向医生们介绍了一个庞大的可供神经保护、防止神经瘤形成的组织瓣"库"。另一个不涉及组织瓣的可行的方法是用移植的静脉来包裹神经。

原则：Masear等在1990年报道了10例使用静脉包裹神经的患者，术后获得了令人振奋的结果。静脉包裹并不提供血供或者可以加强神经的营养，但可以在神经和瘢痕之间提供机械屏障，同时保护滑动能力。有研究表明，用自体大隐静脉包裹坐骨神经不会在神经外膜和血管内膜之间形成粘连。

手术要点：大隐静脉可从内踝开始逆行解剖获取。所需的长度是将要覆盖神经长度的3～4倍，平均25～30 cm。纵行切开静脉可以得到一个宽1.0～1.5 cm的条带。首先将其固定在远离瘢痕化区域的神经外膜上，然后从远端向近端缠绕神经（图13-24）。接触神经的一定是血管的内膜面。以螺旋方式缠绕可以更好地控制环

绕神经的张力，比类似套管的方式会更少地引起扭结或者狭窄。静脉每缠绕一圈，就要通过缝合来加固，这样避免了旋转，并且可以形成密封。最近端的一圈就像第一圈一样固定在神经外膜上。术后一周腕部制动，鼓励手指活动。

Varitimidis等对19例复发的肘管综合征或者腕管综合征患者进行了手术。这些患者平均进行了3.3次手术，并且在未行韧带重建手术的情况下进行了静脉包裹术。所有患者术后都得到了改善，这样令人鼓舞的结果让这一术式在治疗继发于瘢痕的神经病变中有着相当高的地位。

不带血供的脂肪移植：从移植物发生继发纤维化、取自其他部位及诸多可供选择的方案这些角度来看，这一手术并不值得推荐。

（六）笔者对于翻修手术方案的偏好

1. 重建屈肌支持带

我们认为，当腕管综合征复发是支持带周围纤维化或者机械性并发症引起的狭窄所致时，重建十分有用。当神经病变是由不良的组织环境引起时，重建手术并不必要，因为所用的组织瓣有双重作用：提供神经的营养支持及当它被缝合至屈肌支持带时有机械性保护作用。

2. 组织瓣的选择

选择嵌入式或者包裹环绕式组织瓣，取决于神经病变及周围纤维化的范围。当病变区域较为局限时，选择嵌入式组织瓣。我们倾向于使用小鱼际脂肪瓣或者小指展肌瓣，因为它们更易切取且可靠（图13-25）。

当粘连位于较近端，我们选择蒂部较远的旋前方肌瓣，插入神经下方或者覆盖之（图13-26）。

当进行过多次手术，出现大范围粘连及神经病理性症状时，神经必须完全由大面积的组织瓣来覆盖。这时，我们倾向于使用Becker尺背侧组织瓣（图13-27）。

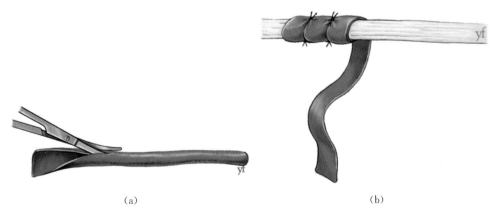

(a)　　　　　　　　　　(b)

图13-24　螺旋静脉包裹术

注：(a) 纵向切开隐静脉。(b) 静脉带从远端到近端呈螺旋状无压力地包裹在神经周围。内膜表面与神经外膜接触。

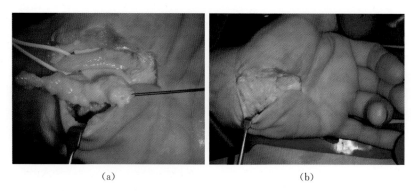

(a)   (b)

图 13‐25　小鱼际脂肪瓣应用于已做过 2 次手术的 48 岁女性患者

注:(a)神经远端明显被压迫和萎缩。皮瓣是根据 Giunta 的技术提出的尺桡动脉分离和保存的分支尺动脉。(b)脂肪瓣像书页一样被翻过来覆盖正中神经。

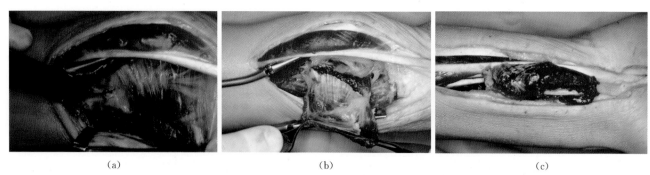

(a)   (b)   (c)

图 13‐26　旋前方肌瓣治疗 33 岁男性前臂远端疼痛性神经病变

注:(a)旋前方肌和骨间前动脉。(b)分离得到旋前方肌瓣。(c)将肌瓣包裹在神经周围。

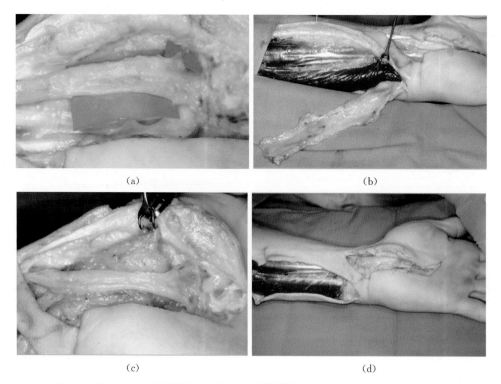

(a)   (b)

(c)   (d)

图 13‐27　Becker 尺背侧组织瓣治疗一例腕管综合征第 3 次复发的 35 岁男性

注:(a)游离和准备好严重瘢痕和萎缩的神经。(b)取好的组织瓣在放进腕管之前的样子。(c)置于正中神经下的组织瓣。(d)最后覆盖神经。

十四、小结

详细了解腕管综合征患者术后潜在的问题是十分重要的，可以帮助外科医生处理患者的主诉并消除他们的疑虑。当复发时，医生必须要鉴别简单卡压和伴有神经病变的卡压，因为两者的治疗方案是不同的。

（翻译：江烨、刘宇洲、曹瑾瑾、刘英男）

（审校：庄永青）

参考文献

1. Ablove RH，Peimer CA，Diao E，et al.（1994）Morphologic changes following endoscopic and two-portal subcutaneous carpal tunnel release. J Hand Surg 19A：821 - 826.

2. Ablove RH，Peimer CA，Diao E，et al.（1994）Morphologic changes following endoscopic and two-portal subcutaneous carpal tunnel release. J Hand Surg 19A：821 - 826.

3. Agabegi SS，Freiberg RA，Plunkett JM，Stern PJ.（2007）Thumb abduction strength measurement in carpal tunnel syndrome. J Hand Surg 32A：859 - 866.

4. Agee JM，Mc Caroll HR，Tortosa RD，et al.（1992）Endoscopic release of the carpal tunnel：a randomised prospective multicenter study. J Hand Surg 17A：987 - 995.

5. Al-Qattan MM，Bowen V，Manktelow RT.（1994）Factors associated with poor outcome following primary carpal tunnel release in non-diabetic patients. J Hand Surg 19B：622 - 625.

6. Amadio PC.（1985）Pyridoxine as an adjunct in the treatment of carpal tunnel syndrome. J Hand Surg 10A：237 - 241.

7. Amadio PC.（1995）The first carpal tunnel release？ J Hand Surg 20B：40 - 41.

8. American Academy of Orthopaedic Surgeons.（2008）Clinical Practice Guideline Treatment of Carpal Tunnel Syndrome. American Academy of Orthopaedic Surgeons（AAOS），Rosemont IL.

9. Ashworth NL，Marshall SC，Classen DA.（1997）Anterior interosseous nerve syndrome presenting with pronator teres weakness a case report. Muscle Nerve 20：1591 - 1594.

10. Atroshi I，Gummesson C.（2009）Non-surgical treatment in carpal tunnel syndrome. Lancet 374：1042 - 1043.

11. AtroshilLarsson GU，OrnsteinE.（2006）Outcomes of endoscopic surgery compared with open surgery for carpal tunnel syndrome among employed patients：a randomized control trial. BMJdoi：10. 1136/bmj. 38863. 632789. 1F

12. Becker C，Gilbert A.（1988）Le lambeau cubital. Ann Chir Main 7：136 - 142.

13. Bhattacharya R，Birdsdal PD，Finn P，Stothard J.（2004）A randomized conrolled trial of Knifelight and open carpal tunnel release. J Hand Surg 29B：113 - 115.

14. Blackburn EW，Shafritz AB.（2010）Why do Bier blocks work for hand surgery...Most of the time？ J Hand Surg 35A：1022 - 1024.

15. Blau JN.（1965）The carpal tunnel syndrome. Lancet7：298.

16. Boyer MI.（2008）Corticosteroid injection for carpal tunnel syndrome. J Hand Surg 33A：1414 - 1415.

17. Brain WR，Wright AD，Wilkinson M.（1947）Spontaneous compression of both median nerves in the carpal tunnel six cases treated surgically. Lancet 1（6443 - 6445）：277 - 282.

18. Braun RM，Jackson WJ.（1994）Electrical studies as a prognostic factor in the surgical treatment of carpal tunnel syndrome. J Hand Surg 19A：893 - 900.

19. Braun RM，Rechnic M，Neill-Cage DJ，Schorr RT.（1995）The retrograde radial fascial forearm flap：surgical rationale，technique，and clinical application. J Hand Surg 20A：915 - 922.

20. Brody GA，Buncke HJ，Alpert BS，Hing DN.（1990）Serratus anterior muscle transplantation for treatment of soft tssue defects in the hand. J Hand Surg 15A：322 - 327.

21. Brooks JJ，Schiller JR，Allen SD，Akelman E.（2003）Biomechanical and anatomical consequences of carpal tunnel release. Gin Biomechan 18：685 - 693.

22. Brown RA，Gelberman RH，Seiler JG，et al.（1993）Carpal tunnel release：a prospective，randomized assessment of open and endoscopic method. J Bone Joint Surg 75A：1265.

23. Burke FD，Shaw Wilgis EF，Dubin NH，et al.（2006）Relationship between the duration and severity of symptoms and the outcome of carpal tunnel surgery. J Hand Surg 31A 1478 - 1482.

24. Bury TF，Akelman E，Weiss AP.（1995）Prospective，randomized trial of splinting after carpal tunnel release. Ann Plast Surg 35：19 - 22.

25. Chaise F，Roger B，Laval-Jeantet M. Alhomme P（1986）Exploration tomodensitometrique des modifications anatomiques du poignet en trainees par la section du ligament annulaire anterieur. Rev Chir Orhop 72：287 - 302.

26. Chalmers J.（1965）The carpal tunnel syndrome. Lancet 23：852.

27. Chapell R，Coates V，Turkelston C.（2003）Poor outcome forneural surgery（epineurotomy or neurolysis）for carpal tunnel syndrome compared with carpal tunnel release alone：a meta-analysis of global outcomes. Plast Reconstr Surg 112：983 - 989.

28. Choi SJ，Ahn DS.（1998）Correlation of clinical history and electrodiagnostic abnormalities with outcome after surgery for carpal tunnel syndrome. Plast Reconstr Surg 102：2374 - 2380.

29. Chong AKS，Tan DMK，OOI BS，et al.（2007）Comparison of forearm and conventional Bier blocks for manipulation and reduction of distal radius fractures. J Hand Surg 32B：57 - 59.

30. Chow JC.（1989）Endoscopic release of the carpal ligament：a new technique for carpal tunnel syndrome. Arthroscopy5：19 - 24.

31. Chow JCY，Papachristos AA.（2006）Endoscopic carpal tunnel release：Chow technique. Tech Orthop 21：19 - 29.

32. Chung KC.（2006）Current status of outcomes research in carpal tunnel surgery. Hand 1：19 - 13.

33. Chung KC，Walters MR，Greenfield MVH，Chernew ME.（1998）Endoscopic versus open carpal tunnel release：a cost- effectiveness analysis. Plast Reconstr Surg 102：1089 - 1099.

34. Cobb TK，Daley BK，Posteraro RH，Lewis RC.（1993）Anatomy

of the flexor retinaculum. J Hand Surg 18A:91 – 99.

35. Cobb TK, Amadio PC. (1996) Reoperation for carpal tunnel syndrome. Hand Clin 12:313 – 323.

36. Concannon MJ, Brownfield ML, Puckett CL. (2000) The incidence of recurrence after endoscopic carpal tunnel release. Plast Reconstr Surg 105:1662 – 1665.

37. Currey HLF. (1965) The carpal tunnel syndrome. Lancet 7:297.

38. Dahlin LB, Lekholm C, Kardum P, Holmberg J. (2002) Coverage of the median nerve with free and pedicled flaps for the treatment of recurrent severe carpal tunnel syndrome. Scand. J Plast Reconstr Hand Surg 36:172 – 176.

39. Das SK, Brown HG. (1976) In search of complications in carpal tunnel decompression. Hand 8:243 – 249.

40. DaSilva MF. (2006) Single portal endoscopic carpal tunnel release. Tech Orthop 21:35 – 41.

41. Davis EN, Chung KC. (2004) The Tinel sign: a historical perspective. Plast Reconstr Surg 114:494 – 499.

42. Dekel S, Coates R. (1979) Primary carpal stenosis as a cause of "idiopathic" carpal tunnel syndrome. Lancet 10:1024.

43. DeKrom MCTFM, Knipschild PG, Kester ADM, Spaans F. (1990) Efficacy of provocative tests for diagnosis of carpal tunnel syndrome. Lancet 335:393 – 395.

44. Dellon AL. (1980) Clinical use of vibrotary stimuli to evaluate peripheral nerve injury and compression neuropathy. Plast Reconst Surg 65:466.

45. Dellon AL, MacKinnon S. (1984) The pronator quadratus muscle flap. J Hand Surg 9A:423 – 427.

46. Dellon AL, Mackinnon SE. (1987) Musculoaponeurotic variations along the course of the median nerve in the proximal forearm. J Hand Surg 12B:359 – 363.

47. Del Pino JG, Delgado-Martinez AD, Gonzalez IG, Lovic A. (1997) Value of the carpal compression tenst in the diagnosis of carpal tunnel syndrome. J Hand Surg 22B:38 – 41.

48. De Smet L. (1993) Recurrent carpal tunnel syndrome. Clinical testing indicating incomplete section of the flexor retinaculum. J Hand Surg 18B:189.

49. De Smet L, Vandeputte G. (2002) Pedicled fat flap coverage of the median nerve after failed carpal tunnel decompression. J Hand Surg 278:350 – 353.

50. Deune EG, Mackinnon SE. (1996) Endoscopic carpal tunnelrelease. The voice of polite dissent. Clin Plast Surg 23(3):487 – 505.

51. Dias JJ, Burke FD, Wildin CJ, et al. (2004) Carpal tunnel syndrome and work. J Hand Surg 29B:329 – 333.

52. Donald HR. (1965) The carpal tunnel syndrome. Lancet 9:740.

53. Duche R, Trabelsi A. Dusserre F, Micallef JP. (2003) Le retinaculum des flechisseurs. Bases anatomiques cliniques et experimentales en faveur de sa reconstruction dans la chirurgie du canal carpien. ChirMain 22:65 – 72.

54. Durkan JA. (1991) A new diagnostic test for carpal tunnel syndrome. J Bone Joint Surg 73A:535 – 538.

55. Einhorn N, Leddy JP. (2004) Pitfalls of endoscopic carpal tunnel release. J Hand Surg 29B:113 – 115.

56. Erhard L, Ozalp T, Citron N, Foucher G. (1999) Carpal tunnel release by the Agee endoscopic technique. J Hand Surg 24B:583 – 585.

57. Eversman WW. (1988) Entrapment and compression neuropathies. In: DP Green (ed.), Operative Hand Surgery; 2nd edn. Churchill Livingstone, New York, p. 1423.

58. Eversmann WW. (1992) Proximal median nerve compression. Hand Clin 8:307 – 315.

59. Fear CD, Goodfellow JW. (1965) Anterior interosseous nerve palsy. J Bone Joint Surg 47B:91 – 93.

60. Ferdinand RD, MacLean JGB. (2002) Endoscopic versus open carpal tunnel release in bilateral carpal tunnel syndrome. J Bone Joint Surg 84B:375 – 379.

61. Finsen V, Russwurm H. (2001) Neurophysiology not required before surgery for typical carpal tunnel syndrome. J Hand Surg 26B:61 – 64.

62. Fissette J, Boucq D, Lahaye TH, Onkelinx A. (1981) Effets de lareconstruction du ligament anterieur du carpe par feuille de silicone dans la chirurgie du syndrome du canal carpien. Acta Orthop Belg 47:375 – 381.

63. Fontaine C, Millot F, Blancje D, Mestdagh H. (1992) Anatomic basis of pronator quadratus flap. Surg Radiol Anat 14:295 – 299.

64. Forman DL, Watson HK, Caulfield KA, et al. (1998) Persistent or recurrent carpal tunnel syndrome following prior endoscopic carpal tunnel release. J Hand Surg 23A:1010 – 1014.

65. Foucher G, Malizos C, Sammut D. (1991) Primary palmaris longus transfer as an opponens plasty in carpal tunnel release. J Hand Surg 16B:56.

66. Foucher G. (1993) Le canal carpien. Peut-il encore etre sujet de controverse? Chirurgie 119. 80 – 84.

67. Fullerton PM, Gilliat RW. (1965) The carpal tunnel syndrome. Lancet 31:241.

68. Fuss FK, Wagner TF. (1996) Biomechanical alterations in the carpal arch and hand muscles after carpal tunnel release: a further approach toward understanding the function of the flexor retinaculum and the cause of postoperative grip weakness. Gin Anar 9. 2100 – 2108.

69. Garcia-Elias M. Sanchez-Freijo JM, Salo JM. Luch AL. (1992) Dynamic changes of the transverse carpal arch during flexion-extension of the wrist: effects of sectioning the transverse carpal ligament. J Hand Surg 17A:1017 – 1019.

70. Garland H, Langworth EP, Tavemer D, Clark JMP. (1964) Surgical treatment for the carpal tunnel syndrome. Lancet 23:1129 – 1130.

71. Gartsman GM, Kovach JC, Crouch CC, et al. (1986) Carpal arch alteration after carpal tunnel release. J Hand Surg 11A:372 – 374.

72. Gebhard RE, Al-Samsam T, Greger J. et al. (2002) Distal nerve blocks at the wrist for outpatient carpal tunnel surgery offer intraoperative cardiovascular stability and reduce dis- charge time. Anesth Analg 95:351 – 355.

73. Gelberman RH, Aronson D, Weisman MH. (1980) Carpal tunnel syndrome. Results of a prospective trial of steroids and splinting. J Bone Joimt Surg 62A:l181 – 1184.

74. Gelberman RH, Hergenroeder PT, Hargens AR, et al. (1981) The carpal tunnel syndrome: a study of carpal pressures. J Bone Joint Surg 36A:380 – 383.

75. Gelberman RH. (1987) Results of treatment of severe carpal-tunnel syndrome without internal neurolysis of the median nerve. J Bone Joint Surg 69A:896 – 903.

76. Gelberman RH, Szabo RM, Williamson RV, Dimick MP. (1983) Sensibility testing in peripheral nerve compression syndromes. J Bone Joint Surg 65A:632 – 639.

77. Gellman H, Gelberman RH, Tan AM, Botte MJ. (1986) Carpal tunnel syndrome an evaluation of provocative tests. J Bone Joint Surg 68A:735 – 737.

78. Gerritsen AAM, de Vet HCW, Scholten RJPM, et al. (2002) Splinting vs surgery in the treatment of carpal tunnel syndrome: a randomized control trial. JAMA 288:1245 – 125.

79. Gilliat RN, Wilson TG. (1953) A pneumatic-tourniquet test in the carpal-tunnel syndrome. Lancet11:595.

80. Giunta R, Frank U, Lanz U. (1998) The hypothenar fat-pad flap for reconstructive repair after scarring of the median nerve at the wrist joint. Ann Chir Main 17:107 – 112.

81. Gong HS, Oh JH, Bin SW, et al. (2008) Clinical features influencing the patient-based outcome after carpal tunnel release. J Hand Surg 33A:1512 – 1517.

82. Graham B. (2008) The value added by electrodiagnostic testing in diagnosis of carpal tunnel syndrome. J Bone Joint Surg 90:2587 – 2593.

83. Graham B, Regehr G, Naglie G, Wright JG. (2006) Development and validation of diagnostic criteria for carpal tunnel syndrome. J Hand Surg 31A:919 – 924.

84. Grundberg AB. (1983) Carpal tunnel decompression in spite of normal electromyography. J Hand Surg 8A:348 – 349.

85. Hallock GG, Lutz DA. (1995) Prospective comparison of minimal incision "open" and two-portal endoscopic carpal tunnel release. Plast Reconstr Surg 96(4):941 – 947.

86. Hansen PA, Micklesen P, Robinson LR. (2004) Clinical utility of the flick maneuver in diagnosing carpal tunnel syndrome. Am J Phys Med Rehab 83:363 – 367.

87. Hashemi AH, Homa M, Naghibi S, et al. (2009) Wrist sonography versus electrophysiologic studies in diagnosis of carpal tunnel syndrome. Neurosurg Q 19:171 – 173.

88. Hassmann P, Patel MR. (1996) Intraepineural constriction of nerve fascicules in pronator syndrome and anterior intersseous nerve syndrome. Clin North Am 27:339 – 344.

89. Heathfield KWG. (1957) Acroparesthesiae and the carpal tunnel syndrome. Lancet 273(6997)663 – 666.

90. Hobby JL, Venkatesh R, Motkur P. (2005) The effect of age and gender upon symptoms and surgical outcomes in carpal tunnel syndrome. J Hand Surg 30B:599 – 604.

91. Holmberg L, Ekerot L. (1993) Post-traumatic neuralgia in the upper extremity treated with extraneural scar excision and flap cover. J Hand Surg 18B:11 – 14.

92. Hulsizer DL, Staebler MP, Weiss APC, Akelman E. (1998) The results of revision carpal tunnel release following previous open versus endoscopic surgery. J Hand Surg 23A:865 – 869.

93. Hunter JM. (1991) Recurrent carpal tunnel syndrome, epineural fibrous fixation, and traction neuropathy. Hand Clin 7: 491 – 504.

94. Hutchinson DT, McClinton MA. (1993) Upper extremity tourniquet tolerance. J Hand Surg 18A:206 – 210.

95. Hutchinson DT, Wang AA. (2010) Releasing the tourniquetin carpal tunnel surgery. Hand 5:57 – 59.

96. Jacobson MD, Plancher KD, Kleinman WB. (1996) Vitamin B (Pyrodoxine)therapy for carpal tunnel syndrome. Hand Clin 12: 253 – 257.

97. Jakab E, Ganos D, Cook FW. (1991) Transverse carpal ligament reconstruction in surgery for carpal tunnel syndrome: a new technique. J Hand Surg 16A:202 – 206.

98. Jarvik JG, Comstock BA, Kliot M, et al. (2009) Surgery versus non-surgical therapy of carpal tunnel syndrome: a randomized parallel-group trial. Lancet 374:1074 – 1081.

99. Johnson RK, Spinner M, Shrewsbury MM. (1979) Median nerve entrapment syndrome in the proximal forearm. . J Hand Surg 4A: 48 – 51.

100. Jones NF, Shaw WW, Katz RG. (1997) Circumferential wrapping of a flap around a scarred peripheral nerve for salvage of end-stage traction neuritis. J Hand Surg 22A:527 – 535.

101. Kapandji AL. (1990) La plastie d'agrandissement du ligament annulaire anterieur du carpe dans le traitement du syndrome du canal carpien. Anm Chir Main 9:305 – 314.

102. Kaplan SJ, Glickel SZ, Eaton RG. (1990) Predictive factors in the non-surgical treatment of carpal tunnel syndrome. J Hand Surg 15B:106 – 108.

103. Karlsson MK, Lindau T, Hagberg L. (1997) Ligament lengthening compared with simple division of the transverse carpal ligament in the open treatment of carpal tunnel syndrome. Scand. J Plast Reconstr Hand Surg 31:65 – 69.

104. KatoT, Kuroshima N, OkutsuI, Ninomiya S. (1994) Effects on endoscopic release of the transverse carpal ligament on carpal canal volume. J Hand Surg 19A:416 – 419.

105. Katz JN, Fossel KK, Simmons BP, et al. (1995) Symptoms, functional status, and neuromuscular impairment following carpal tunnel release. J Hand surg 20A:549 – 555.

106. Katz JN, Keller RB, Simmons BP, et al. (1998) Maine carpal tunnel study: outcomes of operative and nonoperative therapy for carpal tunnel syndrome in a community based cohort. J Hand Surg 23A:697 – 710.

107. Katz JN, Losina E, Amick BC, et al. (2001) Predictors of outcomes of carpal tunnel release. Arhritis Rheum 44: 1184 – 1193.

108. Kelly M. (1965) The carpal tunnelsyndrome. Lancert9:544.

109. Kendall D. (1965) The carpal tunnel syndrome. Lancet 14:341.

110. Kiloh LG, Nevin S. (1952) Isolated neuritis of the anterior interosseous nerve. BMJ 1:850 – 851.

111. Klein RD, Kotsis SV, Chung KC. (2003) Open carpal tunnel release using a 1-centimeter incision: technique and outcomes for 104 patients. Plast Reconstr Surg 111:1616 – 16.

112. Koncilia H, Kuzbari R, Worseg A, et al. (1998) The lumbrical

muscle flap: anatomic study and clinical application. J Hand Surg 23A:111 − 119.

113. Kopell HP, Thomson WAL. (1958) Pronator syndrome. A confirmed case and its diagnosis. N Eng J Med 259:713 − 715.

114. Kremer M. Gilliat RW. Golding JSR, Wilson TG. (1953) Acroparesthesiae in the carpal tunnel syndrome. Lancet 265 (6786):590 − 595.

115. Kuhlman K, Hennessey WJ. (1997) Sensitivity and specificity of carpal tunnel syndrome signs. Am J Phys Med Rehab 76: 451 − 457.

116. Kuhmann N, Tubiana R, Lisfranc R. (1978) Apports de l'anatomie dans la comprehension des syndromes de compression du canal carpien et les sequelles des interventions decompressives. Rev Chir Orhop 64:59 − 70.

117. LaBan MM, MacKenzie JR, Zemenick GA. (1986) Anatomic observations in carpal tunnel syndrome as they relate to the tethered median nerve stress test. Arch Phys Med Rehabil 67: 803 − 804.

118. LaBan MM, Friedman NA, Zemenick GA. (1989) "Tethered" median nerve stress test in chronic carpal tunnel syndrome. Arch Phys Med Rehabil 70:44 − 46.

119. Langloh ND, Linscheid RL. (1972) Recurrent and unrelieved carpal tunnel syndrome. Clin Orhop 83:41 − 47.

120. Lanz U. (1977) Anatomical variations of the median nerve in the carpal tunnel. J Hand Surg 2A:44 − 53.

121. Learmonth J. (1933) The principle of decompression in the treatment of certain diseases of peripheral nerves. Surg Clin North Am 33:905.

122. Lee WPA, Plancher KD, Strickland JW. (1996) Carpal tunnel release with a small palmar incision. Hand Clin 12:271 − 284.

123. Leslie BM, Ruby LK. (1988) Coverage of a carpal tunnel wound dehiscence with abductor digiti minimi muscle flap. J Hand Surg 13A:36 − 39.

124. Levine DW, Simmons BP, Koris MJ, et al. (1993) A self administered questionnaire for the assessment of severity of symptoms and functional status in carpal tunnel syndrome. J Bone Joint Surg 75A:1585 − 1592.

125. Lilly CJ, Magnell TD. (1985) Severance of the thenar branch of the median nerve as a complication of carpal tunnel release. J Hand Surg 10A:399 − 402.

126. Ludlow KS, Merla JL, Cox J, Hurst LN. (1997) Pillar pain as a postoperative complication of carpal tunnel release: a review of the literature. J Hand Ther 10:277 − 282.

127. Lundborg G. (1988) Nerve injury and repai. In: DP Green (ed.), Operative Hand Surger. Churchill Livingstone, New York.

128. Lundborg G. (1988) Compression and stretching. In: Nerve Injury and Repair Churchill Livingstone, New York, p. 91.

129. McClinton MA. (1996) The use of dermal-fat grafts. Hand Clin 12:357 − 364.

130. MacDermid JC, Richards RS, Roth JH, et al. (2003) Endoscopic versus open carpal tunnel release: a randomized trial. J Hand Surg 28A:475 − 480.

131. MacDonald RI, Lichtmann DM, Hanton JJ, Wilson JN. (1978) Complications of surgical release for carpal tunnel syndrome. J Hand Surg 3:70 − 76.

132. MacFarlane DG, Williams TG. (1990) Efficacy of provocative tests for diagnosis of carpal tunnel syndrome. Lancet 24:727.

133. Mackinnon SE. (1991) Secondary carpal tunnel surgery. Neurosurg Clin North Am 2:75 − 91.

134. McKee GK. (1953) Acroparaesthesia in the carpal tunnel syndrome. Lancet 3:732.

135. McLellan DL, Swash M. (1977) Longitudinal sliding of the median nerve during movements of the upper limb. J Neurol Neurosurg Psych 39:566 − 570.

136. Masear VR, Tullos JR, Mary ET, Meyer RD. (1990) Venous wrapping of nerve to prevent scarring J Hand Surg 15A:817 − 818.

137. Masear VR, Colgin S. (1996) The treatment of epineural scarring with allograft vein wrapping. Hand Clin 12:773 − 779.

138. Mathoulin CH, Bahm J, Roulol S. (2000) Pedicled hypothenar fat flap for median nerve coverage in recalcitrant carpal tunnel syndrome. Hand Surg 5:33 − 40.

139. Merle M, Gilbert A, Friol JP, et al. (1992) Traitement chirurgical endoscopique du syndrome du canal carpien a propos de 800 cas. La Lettre chirurgicale europeenne 112:13 − 15.

140. Miler-Breslow A, Terrono A, Millender LH. (1990) Nonoperative treatment of anterior interosseous nerve paralysis. J Hand Surg 15A:493 − 496.

141. Milward TM, Scott WG, Kleinert HE. (1977) The abductor digiti minimi muscle flap. Hand 9:82 − 85.

142. Mumford J, Morecraft R, Blair W. (1987) Anatomy of the thenar branch of the median nerve. J Hand Surg 12A:361 − 365.

143. Murray IPC, Simpson JA. (1958) Acroparaesthesia in myoedema. A clinical and electromyographic study. Lancet 28: 1360 − 1963.

144. Nagano A. (2003) Spontaneous anterior interosseous nerve palsy. J Bone Join Surg 85B:313 − 318.

145. Nakamashi K, Tachinaba S. (1992) Transverse sliding of the median nerve beneath the flexor retinaculum. J Hand Surg 17B: 213 − 216.

146. Naranjo A, Ojeda S, Arana V, et al. (2009) Usefulness of clinical findings, nerve conduction studies and ultrasonography to predict response to surgical release in idiopathic carpal tunnel syndrome. Clin Exp Rheumatol 27:786 − 793.

147. Netscher D, Dinh T, Cohen V, Thornby J. (1998) Division of the carpal ligament and flexor tendon excursion: open and endoscopic carpal tunnel release. Plast Reconstr Surg 102:773 − 778.

148. Novak CB, MacKinnon SE, Brownlee R, Kelly L. (1992) Provocative sensory testing in carpal tunnel syndrome. J Hand Surg 17B:204 − 208.

149. Okutsu I, HamanakaI, Tanabe T, et al. (1996) Complete endoscopic carpal tunnel release in long-term haemodialysis patients. J Hand Surg 21B:668 − 671.

150. Okutsu I, Ninomiya S, Takatori Y, Ugawa Y. (1989)

Endoscopic management of carpal tunnel syndrome. Arthroscopy 5:11 - 18.

151. Omer GE. (1992) Median nerve compression at the wrist. Hand Clin 8:317 - 324.

152. Pagliei A, Tulli A, Rocchi L. (2003) Le lambeau a《voilecarne》 dans les lesions du nerf median au poignet. Elements d'anatomie et revue de vingt cas operes. Chir Main 22:125 - 130.

153. Palmer AK, Toivonen DA. (1999) Complications of endoscopic and open carpal tunnel release. J Hand Surg 24A:561 - 565.

154. Phalen GS. (1966) The carpal tunnel syndrome: Seventeen years'experience in diagnosis and treatment of six hundred fifty four hands. J Bone Joint Surg 48A:211 - 228.

155. Quinlan AG. (1965) The carpal tunnel syndrome. Lancet 24:184.

156. Rath S, Hung LK, Leung PC. (1990) Vascular anatomy of the pronator quadratus muscle-bone flap: a justification for its use with a distally based blood supply. J Hand Surg 15A:630 - 636.

157. Rege AJ, Sher JL. (2001) Can the outcome of carpal tunnel release be predicted? J Hand Surg 26B:148 - 150.

158. Reisman NR, Dellon AL. (1983) The abductor digiti minimi muscle flap: a salvage technique for palmar wrist pain. Plast Reconstr Surg 72:859 - 863.

159. Reyes FR, Burkhalter WE. (1988) The radial fascial flap. J Hand Surg 13A:444 - 449.

160. Richman JA. Gelberman RH, Rydevik BL, et al. (1989) Carpal tunnel syndrome: morphologic changes after release of the transverse carpal ligament. J Hand Surg 14A:852 - 857.

161. Robbins H. (1963) Anatomical study of the median nerve in the carpal tunnel and etiologies of the carpal tunnel syndrome. J Bone Joint Surg 45A:953 - 966.

162. Rose EH, Norris MS, Kowalski TA, et al. (1991) Palmaris brevis turnover flap as an adjunct to internal neurolysis of the chronically scarred median nerve in recurrent carpal tunnel syndrome. J Hand Surg 16A:191 - 201.

163. Rose EH. (1996) The use of the palmaris brevis flap in recurrent carpal tunnel syndrome. Hand Clin 12:389 - 395.

164. Ruch DS, Spinner RM, Koman LA, et al. (1996) The histologic effect of barrier vein wrapping of peripheral nerves. J Recontr Microsurg 12:291 - 295.

165. Rydevick B, Lundborg G, Nordborg C. (1976) Intraneural tissue reactions induced by internal neurolysis. Scand J Plast Reconstr Surg 10:3 - 8.

166. Samson P. (2004) Le syndromedu canal carpien. Chir Main 23 (Suppl. 1):165 - 177.

167. Scheyer RD, Haas DC. (1985) Pyridoxine in carpal tunnel syndrome. Lancet 2(8445):42.

168. Semple JC, Cargill AO. (1969) Carpal-tunnel syndrome results of surgical decompression. Lancet 1(7601):918 - 919.

169. Senwald G, Hagen K. (1990) La decompression du tunnel carpien. A propos de 16 reprises. Scweiz Med Woschr 25:931 - 935.

170. Seyffard H. (1951) Primary myoses in the m. pronator teres as a cause of lesion of the nerf medianus (the pornator teres syndrome). Acta Psychiatr Neurol Scand 74(Suppl):251 - 254.

171. Shibata M, Ogishyo N. (1996) Free flaps based on the anterior interosseous artery. Plast Reconstr Surg 97:746 - 755.

172. Siegmeth AW, Hopkinson-Wooley JA. (2006) Standard open decompression in carpal tunnel syndrome compared with a modified open technique preserving the superficial skin nerves: a prospective randomized study. J Hand Surg 31A:1483 - 1489.

173. Sisco M, Dumanian GA. (2007) Anterior interosseous nerve syndrome following shoulder arthroscopy a report of three cases. J Bone Joint Surg 89A:392 - 395.

174. Smith PJ, Ross DA. (1993) Tubed radial fascial flap and reconstruction of the flexor apparatus in the forearm. J Hand Surg 18A:959 - 962.

175. Sotereanos DG, Giannakopoulos PN, Mitsionis GI. (1995) Vein graft wrapping for the treatment of recurrent compression of the median nerve. Microsurgery 16:752 - 756.

176. Spinner M. (1969) The functional attitude of the hand afflicted with an anterior interosseous nerve paralysis. Bull Hosp Joint Dis 30:21.

177. Spinner M. (1970) The anterior interosseous-nerve syndrome: with special attention to its variations. J Bone Joint Surg Am 52:84 - 94.

178. Spinner M. (1978) Carpal tunnel syndrome. In: Injuries to the Major Branches of Peripheral Nerves of the Forearm, 2nd ed. W. B. Saunders, Philadelphia, p. 198.

179. Steyers CM. (2002) Recurrent carpal tunnel syndrome. Hand Clin 18:339 - 345.

180. Strickland JW, Idler RS, Lourie GM, Planoher KD. (1996) The hypothenar fat pad flap for management of recalcitrant carpal tunnel syndrome. J Hand Surg 21A:840 - 848.

181. Szabo RM, Gelberman RH, Dimick MP. (1984) Sensibility testing in patients with carpal tunnel syndrome. J Bone Join Surg 66A:60.

182. Szabo RM, Bay BK, Sharkey NA, Gaut C. (1994) Median nerve displacement through the carpal canal. J Hand Surg 19A:901 - 906.

183. Szabo RM, Slater RR, Farver TB, et al. (1999) The valuc of diagnostic testing in carpal tunnel syndrome. J Hand Surg 24A:704 - 714.

184. Taleisnik J. (1973) The palmar cutaneous branch of the median nerve and the approach to the carpal tunnel: an anatomical study. J Bone Joint Surg 53A:1212 - 1217.

185. Tanabe T, Okutsu I. (1997) An anatomical study of the palmar ligamentous structures of the carpal canal. J Hand Surg 22B:754 - 757.

186. Tanzer RC. (1959) The carpal tunnel syndrome. A clinical an anatomical study. J Bone Joint Surg 41A:626.

187. Tham SKY, Ireland DCR, Riccio M, Morrison W. (1996) Reverse radial artery fascial flap: a treatment for the chronically scarred median nerve in recurrent carpal tunnel syndrome. J Hand Surg 21A:849 - 854.

188. Thoma A, Veltri K, Haines T, Duku E. (2004) A meta-analysis of randomized controlled trials comparing endoscopic and open

carpal tunnel decompression. Plast Reconsr Surg 114：1137 - 1146.

189. Tinel J. (1915) Le signe du《fourmillement》dans les lesions des nerfs peripheriques. Presse Med 23：388.

190. Tzarnas CD. (1993) Carpal tunnel release without a tourniquet. J Hand Surg 18A：1041 - 1043.

191. Uchiyama S, Toriumi H, Nakagawa H, et al. (2002) Postoperative nerve conduction changes after open and endoscopic carpal tunnel release. Clin Neurophysiol 113(1)：64 - 70.

192. Urbaniak JR, Desai SS. (1996) Complications of non-operative and operative treatment of carpal tunnel syndrome. Hand Clin 12：325 - 335.

193. Varitimidis SE, Riano F Vardakas DG, Sotereanos DG. (2000) Recurrent compressive neuropathy of the median nerve at the wrist：treatment with autogenous saphenous vein graft. J Hand Surg 25B：271 - 275.

194. Varitimidis SE, Vardakas DG, Goebel F, Sotereanos DG. (2001) Treatment of recurrent compressive neuropathy of peripheral nerves in the upper extremity with an autologous vein insulator. J Hand Surg 26A：296 - 302.

195. Vasen AP, Kuntz KM, Simmons BP, Katz JN. (1999) Open versus endoscopic carpal tunnel release：a decision analysis. J Hand Surg 24A：1109 - 1117.

196. Verdugo RJ, Salinas RA, Castillo JL, Cea JG. (2008) Surgical versus non-surgical treatment for carpal tunnel syndrome. Cochrane Database Syst Rew8(4)：CD001552.

197. Visser LH, Smidt MH, Lee ML. (2008) High-resolution sonograhy versus EMG in the diagnosis of carpal tunnel syndrome. J Neuro Neurosurg Psychiatry 79：63 - 67.

198. Voche PH, Merle M. (1997) Utilisation du lambeau de muscle carre pronateur dans la prevention et le traitement des nevrites. Ann Chir Plast Esthet 42：587 - 592.

199. Wadstroem J, Nigst H. (1986) Reoperation for carpal tunnel syndrome：a retrospective analysis of forty cases. Ann Chir Main 5：54 - 58.

200. Weinzweig Z, Chen L, Chen ZW. (1994) The distally based radial forearm fasciosubcutaneous flap with preservation of the radial artery：an anatomic and clinical approach. Plast Reconstr Surg 94：675 - 684.

201. Wheatley MJ, Paul MP. (1997) Recurrent carpal tunnel syndrome following endoscopic carpal tunnel release：a preliminary report. Ann Plast Surg 39：469 - 471

202. Wiesler ER, Chloros GD, Cartwright MS, et al. (2006) The use of diagnostic ultrasound in carpal tunnel syndrome. J Hand Surg 31A：726 - 732.

203. Wilgis EFS. (1984) Local muscle flaps in the hand. Anatomy as related to reconstructive surgery. Bull Hosp Joint Dis 44：552 - 557.

204. Wilgis EFS, Murphy R. (1986) The significance of longitudinal excursion in peripheral nerves. Hand Clin2：379 - 388.

205. Wilkinson M. (1960) The carpal tunnel syndrome in pregnancy. Lancet 29：453 - 454.

206. Wilson KM. (1993) Distal forearm regional block anesthesia for carpal tunnel release. J Hand Surg 18A：438 - 440.

207. Wintsch K, Helaly P. (1986) Free flap of gliding tissue. J Reconstr Microsurg 2：143 - 151.

208. Wong SM, Giffith JF, Hui ACF, et al. (2004) Carpal tunnel syndrome：diagnostic usefulness of sonography. Radiology 232：93 - 99.

209. Wulle C. (1996) The synovial flap as treatment of the recurrent carpal tunnel syndrome. Hand Clin 2：379 - 388.

210. Xu J, Sotoreanos DG, MollerAR, et al. (1998) Nerve wrapping with vein grafts in arat mode：a safe technique tor the treatment of recurrent compressive ncuropathy. J Reconsr Microsurg 14：323 - 328.

211. Yousif NF, Grunert BK, Forte RA, et al. (1993) A comparison of upper arm and forearm tourniquet tolerance. J Hand Surg 18B：639 - 641.

212. Yu GZ, Firrell JC, Tsai TM. (1992) Pre-operative factors and treatment outcome following carpal tunnel release. J Hand Surg 17B：646 - 650.

第十四章　桡神经卡压

相对于正中神经、尺神经,桡神经不太容易被卡压。其卡压主要发生在 3 个平面:肱骨桡神经沟;肘关节以远,包括导致疼痛症状的桡管综合征或导致运动障碍的骨间后神经综合征;前臂远端的桡神经浅支卡压,导致 Wartenberg 综合征。

第一节　桡神经解剖

一、起点与走行

桡神经是起源于臂丛后束的混合神经,它包含来自颈₅~颈₈的神经纤维,偶尔还有来自胸₁的神经纤维。后束分出腋神经的部位即为桡神经的起点。解剖变异较为常见,后束可能会缺失,腋神经和桡神经直接起源于锁骨上臂丛后股的基底部(图 14 - 1)。

之后,桡神经在肱三头肌内侧头的后方、长头的前方走行,在肱骨上中 1/3 处穿出腋窝。随后在肱三头肌内侧头、外侧头之间穿过上臂伸肌区,继续向远端绕过肱骨后方桡神经沟,至外侧肌间隔。在桡神经沟处,桡神经有 8~10 cm 紧贴肱骨干走行,这就解释了为何当肱骨发生螺旋形或斜形骨折时该处的桡神经容易损伤。在肱骨外上髁近端 10~12 cm 处,桡神经穿过外侧肌间隔进入上臂屈肌间室(图 14 - 2)。

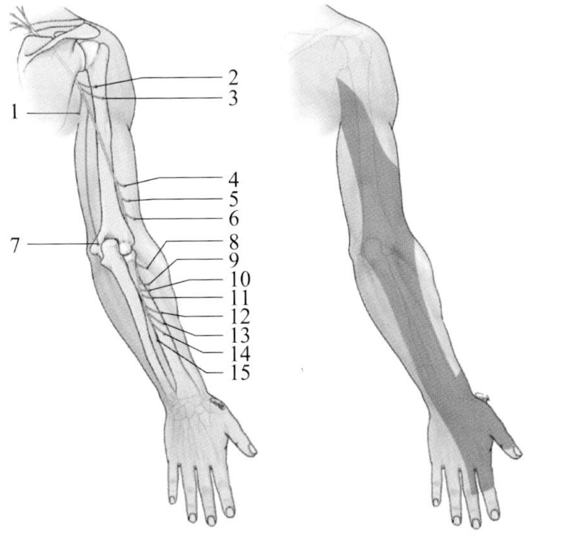

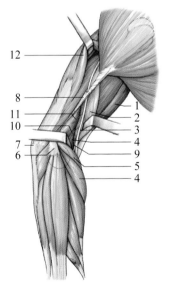

图 14 - 1　桡神经的起点、走行与分支

注:(a) 后束分叉至桡神经和腋神经。分出的运动支排列如下:(1)肱三头肌内侧头;(2)肱三头肌长头;(3)肱三头肌外侧头;(4)肱桡肌;(5)桡侧腕长伸肌;(6)桡侧腕短伸肌;(7)肘肌;(8)旋后肌;(9)指总伸肌;(10)小指伸肌;(11)尺侧腕伸肌;(12)拇长展肌;(13)拇长伸肌;(14)拇短伸肌;(15)示指固有伸肌。(b) 桡神经支配上臂及前臂后侧和手背桡侧半的感觉。

图 14 - 2　桡管上部分

注:桡神经(3)在外上髁以近 10~12 cm 处离开上臂伸肌间室(6),穿过外侧肌间隔(8)进入屈肌间室。走行经过肱骨外侧(2)、肱桡肌内侧(5)。(1)肱二头肌;(4)桡侧腕长伸肌;(7)尺骨鹰嘴;(9)桡侧腕短肌肌支;(10)桡侧腕长伸肌肌支;(11)肱桡肌肌支;(12)肱三头肌外侧头。

根据 Lotem 的描述,桡神经在桡神经沟处会受到肌肉收缩后肱三头肌外侧头起始处副纤维弓的卡压。穿过外侧肌间隔后,桡神经走行在肱肌和肱桡肌之间(肱肌和肱二头肌外侧、肱桡肌内侧)。Roles 和 Maudsley 将该部位的桡神经称为桡管上部分。

桡管的底部从肱骨小头延伸至桡骨小头下缘。神经外侧被桡侧腕短伸肌包围,内侧为肱肌,前方为肱肌和肱二头肌腱(图 14 - 3)。在肘关节水平,桡神经分成两个终末支:运动支为骨间后神经,感觉支为桡神经浅支。

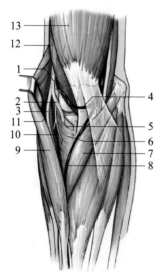

图 14 - 3　桡管的中部和下部

注:桡神经(1)在肘关节水平分成两支:骨间后神经(2)和浅支感觉支(3)。(4)桡动脉返支;(5)Frohse 弓;(6)旋后肌浅层;(7)旋前圆肌;(8)桡动脉;(9)肱肌;(10)桡侧腕短伸肌;(11)桡侧腕长伸肌;(12)肱肌;(13)肱二头肌。

事实上,该部位神经分叉变异很大,在距外上髁远、近端 4 cm 内都可以发生分叉。感觉支桡神经浅支位于外侧走行在肱肌的深面。骨间后神经为桡神经的内侧终末支,通过旋后肌浅头的椭圆形开口进入旋后肌(图 14 - 3)。

桡神经进入旋后肌的深、浅头之间的平面,开口处沿其边缘呈纤维增厚,这就是所谓的 Frohse 弓(在大约 30% 样本中存在)。骨间后神经靠近桡骨小头,该关节的退行性变或者创伤后畸形会导致神经激惹。桡管的下部有丰富的静脉网包围神经,发育良好的 Frohse 弓将会阻碍血流,影响神经干的静脉回流。

二、终末支

骨间后神经广义上分成 3 个主要分支(图 14 - 1):

(1) 后支支配浅层肌肉:尺侧腕伸肌、小指伸肌、指总伸肌。

(2) 前支支配深层肌肉:拇长展肌、拇短伸肌、拇长伸肌、示指固有伸肌。

(3) 终末支为骨间后神经的延续,位于深层肌肉与骨间膜之间。

桡神经浅支的前支走行于肱桡肌的深面。在前臂上 1/3 紧贴肌肉走行,但降至前臂中 1/3 时位于肱桡肌的尺侧缘。其后经过旋前圆肌止点的浅面,走行于桡动脉的外侧(图 14 - 4)。在向远端走行的过程中,神经在桡动脉外侧、在指浅屈肌和拇长屈肌桡侧起点的浅面,向前外侧方向走行。在前臂下 1/3,腕部以近 7 cm 处,神经穿过肱桡肌和桡侧腕长伸肌腱间的前臂筋膜走行至皮下。随后走行于拇长展肌、拇短伸肌和桡侧腕长伸肌腱的浅面。桡神经浅支在该水平的卡压会导致 Wartenberg 综合征。

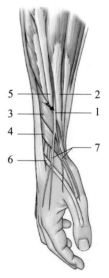

图 14 - 4　桡神经浅支的远端感觉支

注:桡神经(1)在肱桡肌腱(2)的下方神经位于桡骨的外侧,穿过拇长展肌(3)、拇短伸肌(4)和桡侧腕长伸肌(5)的肌腱。在此水平的神经卡压引起 Wartenberg 综合征。(6)拇长伸肌。(7)拇指背侧示指、中指及环指桡侧半的神经分布

神经随后走行至腕部的桡背侧,穿过深筋膜在桡骨茎突水平分成 4 个分支。第一背侧支支配大鱼际的桡侧、拇指背侧至甲根部皮肤感觉。第二支支配拇指的尺背侧及示指的桡背侧皮肤感觉。第三支支配示指的尺背侧及中指的桡背侧皮肤感觉。第四支支配中指的尺背侧及环指的桡背侧皮肤感觉。桡浅神经支配范围在示指背侧至远节指骨中部水平,而对于中指及环指则支配至近指间关节水平。

三、侧支

内侧皮支是桡神经的第一侧支,起始于腋部,支配上臂后内侧的感觉。支配肱三头肌长头的神经起始于大圆肌的下缘,该神经在腋部分成上支和下支,上支支配肌肉上部分,下支支配肌肉下部分(图 14 - 1)。

支配肱三头肌内侧头的肌支起始于桡神经将要进入桡神经沟之前。该肌支发出一侧支支配肘肌。桡神经在桡神

经沟的下界发出皮支,在肱三头肌外侧头和肱桡肌之间穿筋膜支配前臂后外侧。该分支还支配上臂外侧皮瓣的感觉。

在桡管上部,第一分支在外上髁近端5～6 cm处分出以支配肱桡肌,第二分支在第一分支远端2 cm处分出以支配桡侧腕长伸肌。支配肘关节的神经可能发自桡神经的主干或桡侧腕长伸肌肌支。桡侧腕短伸肌肌支发自桡管中部的桡神经。根据Bonnel的报道,桡侧腕短伸肌肌支起自桡神经的三叉分支,另外两支为骨间后神经和桡神经浅支。在桡管的下部,骨间后神经在穿入肌肉前发出旋后肌肌支。

第二节　肱骨桡神经沟处的卡压

很多原因可以造成该水平的桡神经麻痹,我们可以将其分成4种主要病因,这有助于决定临床治疗方法。

一、创伤

桡神经在桡神经沟处受到的创伤往往是由肱骨螺旋形骨折导致的直接损伤(图14-5)。Seddon报道了一组病例,210例中有35％的患者桡神经麻痹是由骨折所致,32％由枪击伤所致,17.6％由缺血、肿瘤或者注射导致。Omer曾报道,常规来说骨折后2～4个月桡神经创伤能自行恢复。对于肱骨骨折导致的桡神经麻痹的处理有两点争议:①需要神经探查的骨折类型是哪些;②神经探查的时机。

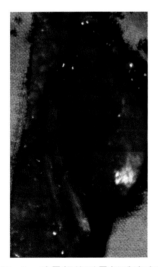

图14-5　肱骨螺旋形骨折后遗症(沿桡神经沟走行的桡神经全部麻痹)

我们认为,当肱骨骨折需要切开复位内固定时,所有病例的桡神经都应该探查,无论术前状态如何。骨折是否需要固定本质上是基于骨折情况的骨科临床决策,不受桡神经麻痹与否的影响。需要切开复位内固定的肱骨骨折包括开放性骨折、闭合复位不能获得满意效果的骨折、合并多发伤的骨折及合并血管损伤的骨折。对于伴有桡神经麻痹的患者,我们不建议使用髓内钉,除非神经能在直视下被保护好。

对于不需手术处理的肱骨骨折患者,我们不探查桡神经(不管复位前后状态如何),除非神经可以自行恢复的时间已过(通常为4～6个月)。根据Seddon的理论,该时间需要多久取决于骨折类型及X线片上骨折线至肱骨外上髁近端2 cm左右位置的距离(图14-6)。肱骨外上髁近端2 cm左右位置为肱桡肌/桡侧腕长伸肌的神经入肌点。对于少数必须做神经缝合修复的患者,延期至6个月修复神经并不会降低功能恢复的可能性。

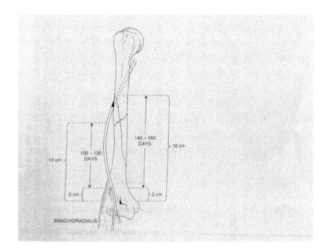

图14-6　肱骨骨折后桡神经再生需要时间

注:左侧的时间轴显示的是横行骨折,右侧显示斜行骨折。

引自: Surgical Disorders or the Peripheral Nerve (2nd ed). Edinburgh, Churchill Livingstone, Seddon 4,1975.

锐器刺伤(玻璃或刀割伤)后的桡神经麻痹需要早期探查并修复神经。这种类型的损伤往往造成神经横断。相反,枪击伤(低速或高速)后桡神经麻痹可以先采用期待疗法。Omer报道了69％的病例可以自行恢复。

二、外部压迫

桡神经在桡神经沟处的外部压迫病因最常见的是不当使用止血带,不是错误调节压力就是充气超过90分钟。其他病因也包括患肢以错误的姿势放于手术台,最近也越来越常见于长时间昏迷的吸毒者。这种压迫更常见于"恋人瘫痪"中长时间的手枕支撑。

在初步的临床检查和评估以后3周可行电生理检查,这可以简单地分辨神经失用(可自行恢复的传导阻滞)及部分或完全轴索断伤(部分或完全的轴突变性,可能部分恢复)。2个月以后未见任何临床或电生理特征性好转,提示需行神经松解术。

三、自发性麻痹

该类型常见于患者持续活动后,其桡神经似乎在桡神经沟以远相对固定。在桡神经麻痹的感觉运动症状出现之前,患者多有长时间持续用力情况。沿着桡神经在肱骨上的走行方向进行叩击,如 Tinel 征阳性,则有助于确定损伤平面。第3周行电生理检查会提示出现失神经表现及轴索断伤表现。如果在2个月内未见恢复,需施行探查手术松解神经。桡神经被肱三头肌外侧头与桡神经沟下缘之间一纤维弓卡压。该纤维结构为神经提供了附着点,当进行一定强度并持续一段时间的体力活动后,该结构可以造成桡神经卡压,导致机械性麻痹。如果神经麻痹在使用支具使手腕和手指得到休息后好转,或者电生理检查显示轴索断伤,则建议进行神经探查术。

患者上肢置于手术侧台上,不上止血带,肘关节半屈,术者坐于患者的头侧。切口位于上臂外侧,肱骨外上髁近端10 cm位置。切口范围应囊括桡神经沟远端部分至桡管入口(图14-7)切开上臂深筋膜后,牵开肱三头肌与肱桡肌可见桡神经。切除肌间隔和肱三头肌外侧头及肱骨之间紧致的纤维弓。如果发现肱三头肌肥厚,并直接接触神经,最好行肱三头肌部分切除。从外部进行神经松解后,如果发现神经出现瘢痕或狭窄,则行单纯神经外膜切开术,应避免

进行神经束膜松解术,因其会造成神经缺血和束膜间瘢痕。术后用一简易支具制动10天。如果仅为神经传导阻滞,那么几天以后可见明显恢复,而如果是轴索断伤,则需几周以后才能恢复。

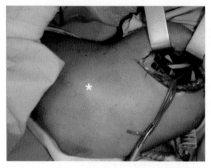

图14-7　在上臂外侧暴露桡神经

注:该神经在外上髁以上几英寸位置横跨桡神经沟远端部分至桡管入口。上臂外侧皮神经位于上臂的后外侧。

四、特发性桡神经麻痹

Palazi 等报道了4例特发性桡神经麻痹。他们认为病因为血管源性或病毒性。临床以肩胛区的疼痛为首发症状,发展进行至颈部外侧区域,然后是上肢。根据不同病例,桡神经麻痹可以在首发症状出现后12小时至2个月出现。3例患者发生真性的神经绞窄,需切除后重新缝合神经,另一位患者行外膜切开的神经松解术。手术探查并未找到任何局部机械性或血管源性病因。

第三节　肘部卡压

桡神经在肘部会因肘关节屈伸而受到牵拉,因前臂旋前旋后而扭转。在旋前位,桡神经远离桡骨头,保持与肱桡肌接触;而在旋后位,桡神经受到肱桡肌强力压迫。桡神经的弹性是有限的,因其界限近侧为肌间隔、远侧为旋后肌近侧缘。重复动作,如屈曲肘关节、背伸腕关节,将导致桡侧腕短伸肌收缩。这增加了神经在外上髁处的张力。

有两种临床表现:桡管综合征表现为疼痛;骨间综合征表现为运动肌力减退。

一、桡管综合征

桡神经深支在肘关节与旋后肌起始处间歇性的卡压引起桡管综合征。临床上,这些患者表现出疼痛症状,并放射至腕部或偶尔至掌指关节处,不伴感觉丧失。这是一个动态的卡压,受上述肌肉与关节活动的综合影响。夜间患者可被这些症状弄醒。容易与网球肘的诊断混淆。

按压肱骨外上髁远端5 cm处桡神经的走行位置可以再现其特征性疼痛,该激发试验是确诊的关键。另一激发试验为,先让患者将上肢以屈肘位置于桌上,检查者握住患手旋前,让患者逐渐伸展肘关节并旋后,而检查者用力使其保持屈腕旋前的状态。该动作使神经卡压于旋后肌弓下方,随后再现症状。

电生理检查很难解释临床表现,因为其结果经常表现为正常或者稍有变化,并不显著。Raimbeau 曾报道,以他的经验,如严格按照 Pelier-Cady 的电生理检查方案,肌电图在确诊该病症方面是有用的,可避免与肱骨外上髁炎相混淆。

该方案中,同一个医生用同一台机器行肌电图检查,共评估3块肌肉,即指总伸肌、拇长伸肌、示指固有伸肌。测量桡神经运动电位潜伏期和传导速度。在第一背侧骨间肌、前臂背侧远端1/3测量感觉传导,或者采用逆行的方法于上臂下端1/3刺激、在前臂下端1/3记录。当3块测试的肌肉都显示异常,而其他肌肉正常时,可以怀疑桡管综合征。异

常为该 3 块肌肉的传导速度降低、潜伏期延长。虽然该检测方法要求较高，完成需花费 1 个小时，但是精准度高、可重复性强，不同于相对不可靠的动态激发试验。

该病需与肱骨外上髁炎进行鉴别诊断。肱骨外上髁炎患者的疼痛集中在肱骨外上髁周围，尤其在重体力劳动或高强度运动后易发生疼痛。相反，桡管综合征疼痛在外上髁以远，更弥散，发散至肌肉内，并会让患者夜间痛醒。然而，我们不能忽略网球肘与桡管综合征的关系。桡神经卡压不会导致外上髁炎，而外上髁炎广泛的炎症渗出将增加桡侧腕短伸肌与桡神经之间的压力。在我们的经验中，我们十分注重鉴别外上髁炎引起的疼痛和按压外上髁远端 5 cm 处桡神经走行位置诱发的疼痛。联合发病也非常常见，对于表现出两个平面疼痛症状的患者，我们会延长桡侧腕短伸肌，并按部就班地切开旋后肌弓。最后，我们常用超声和 MRI 检查来排除神经鞘瘤、囊肿、脂肪瘤或类风湿关节炎增生的关节外血管翳等肿块引起的桡神经卡压。

（一）保守治疗

对所有患者均须行保守治疗，均需采集完整病史来确认机械性病因，包括职业和运动爱好。患者和医生需要良好合作，以期充分休息和改良姿势。手工劳动者应设法更换岗位，并用支具将手腕固定于背伸 10°～20°位（图 14-8）。并不建议注射皮质类固醇激素封闭治疗，而建议应用非甾体抗炎药缓解疼痛。保守治疗下需进行 6 周～3 个月的临床进展评估。然而，如果 6 周以后没有好转，应直接采用手术治疗。

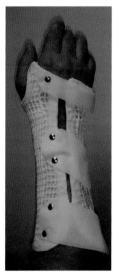

图 14-8 静态支具固定手腕于背伸 10°位

（二）手术治疗

前方 Henry 入路位于肱肌和肱桡肌之间，对于外科医生来说操作相当困难，对于患者来说也不美观。Lister 的穿肱桡肌的入路也少有医生采用。Capener 和 Spinner 提议的桡侧腕短伸肌和指总伸肌之间的后侧入路较为美观。而我

们则采用背外侧切口（图 14-9），从桡侧腕长伸肌和桡侧腕短伸肌之间进入。该入路由 Hagert 等提出，Raimbeau 等、Laulan 等、Pannier 等通过解剖和临床研究支持该入路。

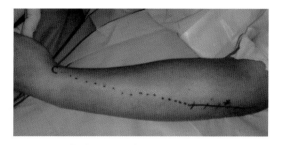

图 14-9 做桡侧腕长伸肌和桡侧腕短伸肌之间的背外侧切口探查桡神经

注：该切口起自外上髁，向桡骨茎突方向延伸 8 cm。*表示桡神经在旋后肌两层之间入口的疼痛点。

患者取仰卧位，上臂上止血带，患肢置于手术侧台上，屈肘 70°位，前臂旋后，腕关节极度背伸位以放松桡侧腕伸肌。起自外上髁，向桡骨茎突连线方向做一长 8～10 cm 的切口。为方便辨认桡侧腕长伸肌和桡侧腕短伸肌间隙，可以先在远端分别确认它们的肌腱，然后向近端追踪。牵开两块肌肉后显露桡神经的分支，可见其被静脉网包绕，需用双极电凝仔细止血（图 14-10）。

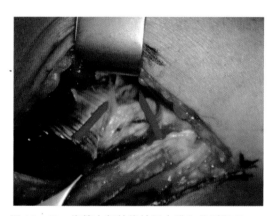

图 14-10 桡管中部的桡神经在进入旋后肌 Forhse 弓下方之前可于桡侧腕短伸肌深面显露

沿其走行切开旋后肌浅层，直至其下缘，该结构可能是压迫原因之一。为了避免由桡侧腕短伸肌引起的一切卡压，深层的肌腱需切断，如有需要，内侧部分也切断（图 14-11）。切断上述结构后，用一根手指试探确认没有纤维束带卡压神经，尤其是桡侧腕短伸肌下方及指浅屈肌弓和桡侧腕长伸肌之间。总之，近端的探查应寻找 4 个卡压因素：关节囊前的纤维束带，桡动脉返支的分支，桡侧腕短伸肌的内侧缘，以及旋后肌上缘（当纤维结构宽于 3 mm 时形成 Frohse 弓）。仔细止血并放置引流 48 小时后，患者需用支具将腕关节固定在背伸 10°位。如果仅行神经单纯松解术，制动 1 周；如果行外上髁炎治疗术，则再加 3 周固定时间。

复健治疗从被动训练开始,逐渐过渡到主动活动,以恢复肘关节和前臂活动的范围。物理治疗和按摩推拿有助于改善肢体整体状态。第3周开始正常活动,2~3个月开始增加力量锻炼。如果是单纯的桡神经卡压,恢复的优良率超过90%,而当合并网球肘或者是工作相关卡压时,治疗结果则不尽人意,重返工作的时间也会延长。

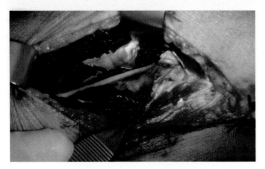

图14-11 在切断桡侧腕短伸肌深层部分和旋后肌浅层部分后显露出的桡神经和骨间后神经

二、骨间后神经综合征

该综合征由骨间后神经的卡压引起,会导致部分伸指伸腕功能丧失,而完全丧失较罕见。骨间后神经支配桡侧腕短伸肌、旋后肌、尺侧腕伸肌、指总伸肌、小指伸肌、拇长展肌、拇短伸肌、拇长伸肌及示指固有伸肌。

1863年,Agnew报道了第一例由滑膜肿瘤压迫导致的骨间后神经外部卡压。1905年,Guillain等报道了第一例神经内部卡压患者,该患者为一名40岁的音乐指挥。他先是不能背伸右示指,逐渐发展至右环指、小指均不能背伸。当他用小指和环指拿住指挥棒的时候,骨间后神经在旋后肌处被卡压,且重复的旋前旋后动作会加重症状,文章作者建议患者休息。接着,很多学者报道了骨间后神经卡压的诸多病因,包括脂肪瘤、滑膜囊肿、肱二头肌结节滑囊炎,或者更为罕见的关节内滑膜血管翳渗出。MRI检查在确诊时发挥重要作用。Spinner、Sharrard、Capener的研究帮助阐明了发病机制、诊断和手术指征。

患者往往有疼痛史,随后发展为肌无力,并随着时间的推移不断加重。反复的屈伸肘关节联合前臂旋前的动作在旋后肌弓处会对神经产生剪切力。旋后肌弓常有纤维增厚,俗称Frohse弓。

对于骨间后神经完全麻痹的病例,患者仍然可以在轻微桡偏时伸腕,因为桡侧腕长伸肌还有功能,但在中立位和尺偏位则伸腕不能。同样,患者的所有手指的掌指关节也不能背伸。然而,在手内肌的作用下,伸指间关节还是可能的。需注意的是,桡神经的前分支并不受卡压,因此所有手背感觉不会受影响。骨间后神经麻痹也可以是部分的,仅有小指、环指或者拇指伸指受限。

辅助检查包括X线检查,查看有无软骨瘤病或外生骨疣。MRI可用于确诊卡压病因,还可以术前分辨脂肪瘤、神经鞘瘤、囊肿和血管翳。电生理检查也很有必要,它可以显示指总伸肌、示指固有伸肌及小指伸肌的失神经表现,即在远端运动神经潜伏期延长,并确认近端肌肉神经支配和桡神经浅支完好。

鉴别诊断包括其他导致手指背伸不能的病因,例如类风湿关节炎导致的拇长伸肌或第四、五伸肌腱断裂。这些可以很容易地和骨间后神经麻痹鉴别,因为神经麻痹时腱固定效应存在,肌腱断裂时则消失。

该病与Narakas和Wood报道的双卡压(即合并胸廓出口综合征的骨间后神经综合征)则较难鉴别。神经系统的症状可能会掩盖骨间后神经的损伤,需要用电生理检查来确诊卡压。骨间后神经卡压采用手术治疗最佳。取桡侧腕长伸肌和桡侧腕短伸肌之间的切口,与上述桡管综合征的治疗相同。该切口使骨间后神经在旋后肌下方沿其走行能够得到彻底松解(图14-11)。当神经没有缩窄时,神经外松解即可,神经直径有明显缩小时,需再行外膜切开术。在解剖游离和神经松解时必须注意神经周围丰富的静脉网,并用双极电凝仔细止血,防止术后血肿,这将导致神经炎性反应加重。切除巨大肿瘤时,需用前方的Henry入路。术前MRI能三维显影肿瘤,有助于计划手术入路。

术后采用支具固定腕关节于背伸10°~20°位10天(图14-8),随后进行主被动康复训练。对于轻症的病例,背伸功能的恢复大约只需几天,而轴突变性的病例则需几个月。

第四节 桡神经浅支卡压

桡神经浅支在腕部的卡压最早由Wartenberg在1932年报道,被称为感觉异常性手痛。Wartenberg原始稿件的翻译稿显示该作者收集了5例不同病因的患者,包括神经痛、手表带过紧、糖尿病性神经病、活动过度及偏瘫后遗症。

不如回到解剖事实来解释桡神经浅支卡压的原因。在前臂背侧下1/3距桡骨茎突约7 cm位置,桡神经浅支穿过

连接肱桡肌和桡侧腕长伸肌的筋膜进入皮下(图14-13b,桡神经感觉支在皮下被连接肱桡肌和桡侧腕短伸肌的筋膜卡压)。桡神经的穿出点是不定的,在桡骨茎突或前臂中1/3附近。如果穿出点在远端,紧箍的手镯或手铐即可导致神经功能障碍;如果在近端,靠近前臂中下1/3交界点,肌肉收缩可以导致神经卡压。在旋后位,桡侧腕长伸肌和肱桡

肌之间的距离增加；然而，在尺偏和旋前位，神经在这两根肌腱之间被卡压并牵拉。这就是 Wartenberg 综合征的机制。诊断必须基于疼痛的性质及诱发疼痛的动作。患者表现为手背部疼痛合并烧灼和/或刺痛感。症状会在写字时或体力劳动后出现。合理的问诊将发现触发疼痛的动作类型或重复情况，亦即尺偏时的旋前或旋后。该类症状在流水线工人、木匠和餐馆服务员中常见。

沿着桡神经的走行叩击可以引出 Tinel 征，进而明确损伤位置。拇指完全屈曲及腕关节尺偏将引发或加重疼痛。该操作被称为 Finkelsteins 征检查，用以确认桡骨茎突狭窄性腱鞘炎。因此需要留意拇长展肌和拇短伸肌的腱鞘炎体征，以明确区分腱鞘炎和神经病变。Foucher 报道了 22 例 Wartenberg 综合征病例，其中 16 例患者有桡骨茎突狭窄性腱鞘炎。此外，他发现 153 例桡骨茎突狭窄性腱鞘炎患者中有 10.4% 的 Wartenberg 综合征发生率。

当手臂垂直伸展，腕关节处于中立位，尺偏并过度旋前时，也可引发症状（图 14-12）。60 秒内，患者诉手背烧灼感、感觉异常及刺痛感。可以通过压迫肱桡肌和桡侧腕长伸肌之间的桡神经穿出点加重这些症状。该检查还可引出腕管正中神经卡压症状。在严重的或症状长期存在的病例中，桡神经支配区域的两点分辨觉与健侧对比会出现异常。

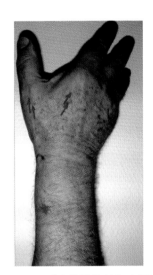

图 14-12　引出前臂桡神经卡压症状的动态检查

注：肘关节、腕关节伸直位，前臂旋前位。腕关节尺偏在 60 秒内引发桡神经支配区感觉异常。

肌电图检查尤其有助于确诊。感觉传导速度与健侧的比较通常用于确诊。治疗通常从停止导致卡压的动作开始，用静态支具于背伸 20° 位固定腕关节及拇指。我们通常不注射类固醇激素，因为这会改变神经环境，导致组织萎缩，造成慢性神经炎。Foucher 报道了 86% 的患者采用保守治疗后得到康复。

对于保守治疗失败的病例，需要手术治疗（图 14-13）。

手术在麻醉及止血带下进行。当该综合征由前臂中下 1/3 交界点处神经卡压造成时，我们选择 4～5 cm 长的垂直切口，平行于神经，以将神经周围瘢痕形成的风险降到最低。麻醉之前标记 Tinel 征阳性位置有助于精确定位神经及切口位置。切开皮下组织时，有必要避开肌皮神经分支。随后可见桡神经从筋膜的穿出点。牵开肱桡肌腱，将与桡侧腕长伸肌相连的筋膜仔细地切除，将神经从被肌腱钳夹的状态中游离出来。神经往往会表现为水肿，偶尔缩窄并被瘢痕组织包围。神经松解术必须以桡神经穿出点为中心，向远近端 6～8 cm 充分游离。对神经的无创处理相当重要，而外膜切除术往往是不必要的。

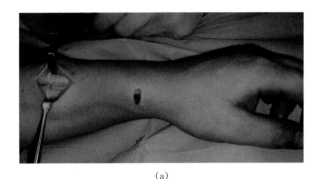

(a)

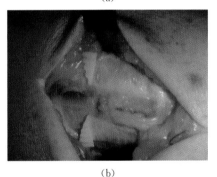

(b)

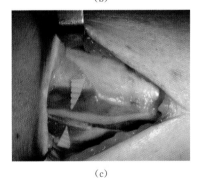

(c)

图 14-13　Wartenberg 综合征的治疗

注：(a) Wartenberg 综合征合并桡骨茎突狭窄性腱鞘炎，以 Verdan 报道的短横切口进行手术。(b) 桡神经浅支在皮下被连接肱桡肌和桡侧腕短伸肌的筋膜卡压。(c) 筋膜单纯切开或切除足以松解卡压的神经。

当疼痛部位在远端且合并桡骨茎突狭窄性腱鞘炎时，我们更倾向于采用 Verdan 建议的横切口。这既可以松解拇长展肌和拇短伸肌腱，切除滑膜，还能松解桡神经。该入路将神经、肌腱粘连风险降到最低。

缝合皮肤,放置引流,48 小时后去除。第一次换药时更换支具。术后 8 天开始小心进行腕关节康复训练,这有助于松解后神经的滑动。

手术不总是效果显著的,因为诊断往往都不及时,神经损伤导致慢性神经炎发生,这已经不能被神经松解所逆转。Ehrlich 等报道了 32 例共经历 35 次神经手术的病例,其中术后效果优 37%、良 49%、可 6%、差 8%。43%的患者恢复了原来的工作,20%的患者换了更合适的工作,剩下的 35%没有工作,但没有合并其他阻碍工作的损伤。

总之,桡神经卡压综合征发病率较高,因解剖变异大,需要特别关注。多数情况下,肌电图检查可以对损伤进行精确诊断。当卡压为外部因素造成时,MRI 检查对确诊疾病相当重要。

（翻译：周英杰、贾亭松、彭蔚骢、魏瑞鸿）

（审校：庄永青）

参考文献

1. Abrams RA. (2004) Reconstruction for radial nerve palsy. In: Berger HR, Weiss APC (eds.), Hand Surgery. Lippincott Williams & Wilkins, Philadelphia, pp. 937 - 952.

2. Agnew DH. (1863) Bursal tumor producing loss of power of forearm. Am J Med Sci 46:404 - 405.

3. Bonnel F. (1990) Nerf radial Anatomie. In: F Bonnel MM (ed.), Nerf peripheriques: Anatomie et pathologie chirugicale. Masson, Paris, pp. 84 - 99.

4. Capener N. (1966) The vulnerability of the posterior interosseous nerve of the forearm. J Bone joint Surg 48B:770 - 783.

5. Dabezies EJ, Banta CJ, Murphy CP, d'Ambrosia RD. (1992) Plate fixation of the humeral shaft for acute fractures, with and without radial nerve injuries. J Orthop Trauma6:10 - 13.

6. Ehrlich W, Dellon AL, Mackinnon SE. (1986) Cheiralgia paresthesia entrapment of the sensory nerve. J Hand Surg 19B: 196 - 199.

7. Ehrlich W, Dellon AL, Mackinnon SE. (1986) Radial sensory nerve entrapment in the forearm. J Hand Surg 11A:199 - 205.

8. Foster RJ, Swiontkowski MF, Bach AW, Sack JT. (1993) Radial nerve palsy caused by open humeral shaft fractures. J Hand Surg 18A:121 - 124.

9. Foucher G, Greant P, Sammut D, Buch N. (1991) Nevrites et nevromes des branches du nerf radial. A propos de quarantequatre cas. Ann Chir Main 10:108 - 112.

10. Frôhse F, Frankel M. (1908) Die Muskeln des Menschlichen armes. In: Bardcleben KH (ed.), Handbuch der Anatomie des Menschen. Gustav Fischer, Iena.

11. Green DP. Radial nerve paralysis. In: Green DP, Hotchkiss RN, Pederson WC, Wolfe SW (eds.), Greens Operative Hand Surgery. Elsevier Health Sciences, pp. 1113 - 1130.

12. Guillain G, Coutellemont R. (1905) L'action du muscle court supinateur dans la paralysie du nerf radial. Presse Med 10:50 - 52.

13. Hagen CG, Lundborg G, HansenT. (1977) Entrapment of the posterior interosseous nerve. ScandJ Plast ReconstrSurg 11: 25 - 212.

14. Henry A. (1973) Extensile Exposure. Churchill Livingstone, Édinburgh.

15. Kettelkamp DB, Alexander H. (1967) Clinical review of radial nerve injury. J Trauma 7:424 - 432.

16. Laulan J, Daaboul J, Fassio E, Favard L. (1994) Les rapports du muscle court extenseur radial du carpe avec la branche de division profonde du nerf radial. Intérêt dans la physiopathulûgie des épicondylalgies. Ann Chir Main Memb Super 13:366 - 372.

17. Lister GD, Belsole RB, Kleinert HE. (1979) The radial tunnel syndrome. J Hand Surg 4A:52 - 59.

18. Lussiez B, Allieu Y. (2004) Compression du nerf radial à la gouttière de torsion humérale. Chir Main 235:102 - 109.

19. Marmor L, Lawrence JF, Dubois EI. (1967) Posterior interosseous nerve palsy due to rheumatoid arthritis. J Bone Joint Surg 49:381 - 383.

20. Massey EW, Pleet AB. (1978) Handcuffs and cheiralgia paresthetica. Neurology 28:1312 - 1313.

21. Narakas A. (1990) The role of thoracic outlet syndrome in the double crush syndromé. Ann Hand Upper Limb Surg 9:331 - 340.

22. Omer GE. (1974) Injuries to the nerves of the upper extremities. J Bone Joint Surg 56A:1615 - 1624.

23. Palazi C, Palazzi S, Roles S, Fisas J. (1977) Nuestra experiencia en las paralysis espontaneas del nervio radial. Mano Rev5: 99 - 100.

24. Pannier S, Masquelet AC. (2002) Treatment of epicondylitis by deep fasciotomy of the extensor carpi radialis brevis and supinator: a review of 18 cases. Rev Chir Orthop Reparat Appar Mot 88: 565 - 572.

25. Pelier-Cady MC, Raimbeau G, Saint-Cast Y. (1997) Posterior interosseous nerve: sensory nerve conduction technique. Muscle Nerve 20:1078.

26. Raimbeaü G, Saint-Cast Y, Pelier-Cady MC. (1990) Radial tunnel syndrome. Study of a continuous and homogenous series of 35 cases. Rev Chir Orthop Reparat Appar Mot 76:177 - 184.

27. Richmond DA. (1953) Lipoma causing a posterior interosseous nerve lesion. J Bone Joint Surg 35B:83.

28. Roles NC, Maudsley RH. (1972) Radial tunnel syndrome. J Bone Joint Surg 54B:499 - 508.

29. Seddon HJ. (1947) Nerve lesions complicating certain closed bone injuries. JAMA 135:691 - 694.

30. Seddon HJ. (1972) Surgical Disorders of the Peripheral Nerve. Williams & Wilkins, Baltimore.

31. Seddon HJ. (1975) Surgical Disorders of the PeripheralNerves. Churchill Livingstone, Edinburgh.

32. Sharrard WJ. (1966) Posterior interosseous neuritis. JBone Joint Surg 48B:777 - 780.

33. Sonneveld GJ, Patka P, Broere G. (1987) Treatment of fractures of the shaft of the humerus accompanied by paralysis of the radial nerve. Injury 18:404 - 406.

34. Spinner M. (1968) The arcade of Frohse and its relationship to

posterior interosseous nerve paralysis. J Bone Joint Sug 50B:809 – 812.

35. Spinner M. (1978) Injuries to the Major Branches of Peripheral Nerves of he Forearm. WB Saunders, Philadelphia.

36. Szalay EA, Rockwood Jr CA. (1983) The Holstein-Lewis fracture revisited. Orthop Trans 7:516.

37. Wartenberg R. (1932) Cheiralgia Paresthetica (lsolierteb Neuritis des Ramus superfiailis nervi radialis). Z Ger Neurol Psychiarr 141:145 – 155.

38. Wood VE, Blondi J, Linda L. (1990) Double crush nerve compression in thoracic outlet syndrome. J Bone Joint Surg 72B:85 – 87.

39. Yang KH, Han DY, Kim HJ. (1997) Intramedullary entrapment of the radial nerve associated with humeral shaft fracture. J Orthop Trauma 11:224 – 237.

40. Zachary RB. (1954) Results of nerve suture. In: Seddon H (ed.). Peripheral Nerve Injuries. H. M. Stationery Office. London.

图书在版编目(CIP)数据

手外科择期手术学:风湿病和退行性疾病、神经卡压综合征/(卢森堡)米歇尔·梅尔(Michel Merle),(卢森堡)托马·雅格尔(Thomas Jager)主编;江烨,陈希,周英杰主译.—上海:复旦大学出版社,2022.10
ISBN 978-7-309-16067-3

Ⅰ.①手… Ⅱ.①米… ②托… ③江… ④陈… ⑤周… Ⅲ.①手-外科手术 Ⅳ.①R658.2

中国版本图书馆 CIP 数据核字(2021)第 272975 号

Original edition:
Copyright 2017 Elsevier Masson SAS. All rights reserved.

This edition of Chirurgie de la main; Affections rhumatismales, dégénératives. Syndromes canalaires, second edition, ISBN: 9782294752407 by Michel Merle & Thomas Jager is published by Fudan University Press Co., Ltd. by arrangement with Elsevier Masson SAS.
Fudan University Press is authorized to publish and distribute exclusively the Chinese (Simplified Characters) language edition. This edition is authorized for sale throughout the world. No part of the publication may be reproduced or distributed by any means, or stored in a database or retrieval system, without the prior written permission of the publisher.
本书中文简体翻译版授权由复旦大学出版社独家出版并在世界范围内销售,未经出版者书面许可,不得以任何方式复制或发行本书的任何部分。

上海市版权局著作权合同登记号:图字 09-2018-514

手外科择期手术学:风湿病和退行性疾病、神经卡压综合征
[卢森堡]米歇尔·梅尔(Michel Merle) [卢森堡]托马·雅格尔(Thomas Jager) 主编
江 烨 陈 希 周英杰 主译
责任编辑/江黎涵

复旦大学出版社有限公司出版发行
上海市国权路 579 号 邮编:200433
网址:fupnet@ fudanpress.com http://www.fudanpress.com
门市零售:86-21-65102580 团体订购:86-21-65104505
出版部电话:86-21-65642845
上海丽佳制版印刷有限公司

开本 890×1240 1/16 印张 19.5 字数 749 千
2022 年 10 月第 1 版
2022 年 10 月第 1 版第 1 次印刷

ISBN 978-7-309-16067-3/R·1928
定价:350.00 元